Andrews' Diseases of the Skin Clinical Atlas

安德鲁斯 临床皮肤病图谱

原　　著　William D. James

　　　　　Dirk M. Elston

　　　　　Patrick J. McMahon

主　　译　张春雷

副 主 译　王文慧　马　川　路雪艳　李薇薇

译　　者（按姓名汉语拼音排序）

　　　　　曹　源　陈诗翔　郭金竹　李春婷　刘子莲

　　　　　王安琪　王冠钰　王晓宇　王艺萌　王　媛

　　　　　尤艳明　张　芊　朱培秋　朱思曼

编译秘书　张　芊　王安琪

北京大学医学出版社

ANDELUSI LINCHUANG PIFUBING TUPU

图书在版编目（CIP）数据

安德鲁斯临床皮肤病图谱 / (美) 威廉姆·詹姆斯
(William D.James) , (美) 德克·埃尔斯顿
(Dirk M.Elston) , (美) 帕特里克·麦克马洪
(Patrick J.McMahon) 原著；张春雷主译. – 北京：
北京大学医学出版社，2020.1
书名原文：Andrews' Diseases of the
Skin Clinical Atlas
ISBN 978-7-5659-2069-1

Ⅰ. ①安… Ⅱ. ①威… ②德… ③帕… ④张… Ⅲ.
①皮肤病—图谱 Ⅳ. ①R751-64

中国版本图书馆CIP数据核字(2019)第222432号

北京市版权局著作权合同登记号：图字：01-2019-6330

ELSEVIER

Elsevier (Singapore) Pte Ltd.
3 Killiney Road, #08-01 Winsland House I, Singapore 239519
Tel: (65) 6349-0200; Fax: (65) 6733-1817

Andrews' Diseases of the Skin Clinical Atlas
Copyright © 2018, Elsevier Inc. All rights reserved.
ISBN-13: 9780323441964

安德鲁斯临床皮肤病图谱

主　译：张春雷
出版发行：北京大学医学出版社
地　　址：（100191）北京市海淀区学院路38号　北京大学医学部院内
电　　话：发行部 010-82802230；图书邮购 010-82802495
网　　址：http://www.pumpress.com.cn
E - m a i l：booksale@bjmu.edu.cn
印　　刷：北京圣彩虹制版印刷技术有限公司
经　　销：新华书店
责任编辑：冯智勇　　责任校对：靳新强　　责任印制：李　啸
开　　本：889 mm × 1194 mm　1/16　印张：35.25　字数：980千字
版　　次：2020年1月第1版　2020年1月第1次印刷
书　　号：ISBN 978-7-5659-2069-1
定　　价：380.00元
版权所有，违者必究
（凡属质量问题请与本社发行部联系退换）

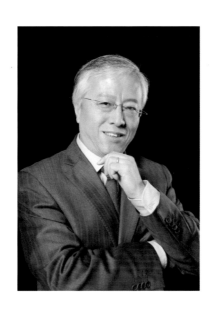

张春雷 北京医科大学（现北京大学医学部）皮肤病与性病学博士，瑞士苏黎世大学医院皮肤科博士后。北京大学第三医院皮肤科特聘教授、科主任、博士生导师。曾任美国德州大学 MD 安德森癌症中心皮肤科助理教授和北京大学皮肤病与性病学系主任。现任中华医学会皮肤性病学分会银屑病学组副组长、中华医学会激光医学分会皮肤整形美容学组副组长和中国医师协会皮肤科医师分会皮肤肿瘤专业委员会副主任委员。

擅长皮肤肿瘤尤其皮肤淋巴瘤及其他 T 细胞介导的皮肤疾病如银屑病和特应性皮炎的临床、基础和转化医学研究。参编（副主编或编者）多部国家级教材，发表 SCI 文章 30 余篇，主持多项国家／省部级科研课题和国际／国内多中心临床试验研究。曾获得美国皮肤淋巴瘤基金会杰出青年研究奖、美国皮肤科学基金会和美国妇女白血病／淋巴瘤协会研究基金奖、美国及日本皮肤科学会奖、美国哈佛大学医学院和美国德州大学 MD 安德森癌症中心 CME 特邀讲者、中国医师协会皮肤科医师分会优秀论文一等奖等多项荣誉或奖励。

译者前言

《安德鲁斯临床皮肤病学》这本殿堂级教科书一直是皮肤科医生的入门必读书籍，它涉及的疾病谱广泛，并且从临床角度入手，观点新颖独到，受到海内外读者的广泛好评。

《安德鲁斯临床皮肤病图谱》作为《安德鲁斯临床皮肤病学》的配套图谱，非常具有学习价值。第一，它覆盖的范围广，图谱中展现了各种年龄、各种皮肤类型的皮肤疾病及其各种亚型，甚至包括一些罕见疾病的图片。第二，图谱中的照片具有高度代表性，相信能让读者直观地认识各种皮肤疾病，提升"眼力"。第三，图谱中的照片质量很高，展现了优质的皮肤科疾病图片应该包含的要素。在中文版的教材里，还没有如此高品质、数量丰富的类似图谱。翻译这本图谱，希望能帮助读者更好地认识、理解皮肤疾病，是我们的初衷。另外，在翻译的过程中与国内外同行不断交流学习，也是翻译本书的价值之一。

最后，感谢每一位为本书的翻译、出版付出努力的人。时间仓促中即便努力校对，难免有错误之处，希望读者能不吝指正。

张春雷及其团队

北京大学第三医院

致　谢

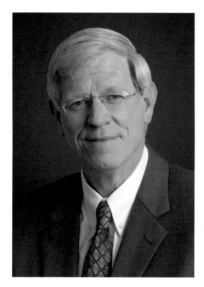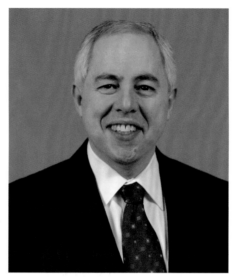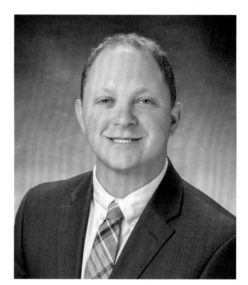

Bill James, Dirk Elston, Patrick McMahon

致我挚爱的家人

我的妻子 Ann，儿子 Dan，女儿 Becca，儿媳 Wynn，孙子 Declan 和 Driscoll，妹妹 Judy 和她的丈夫 Cal。

你们给了我美好的生活！

Bill James

致我的妻子 Kathy 和孩子 Carly，Nate。你们使我的世界完美无缺。

Dirk Elston

致我了不起的妻子 Kate 和可爱的孩子们 Bridget，Brendan，Colin，Molly。

谢谢你们的爱、欢笑与支持。

你们让我的每一天充满快乐！

Patrick McMahon

致我们曾经的患者，我们希望这项工作可以实现你们的愿望，能够帮助未来的皮肤病患者及早认识他们的状况并更快地康复。

Bill, Dirk, Pat

（王安琪 译，王文慧、张春雷 校）

很高兴为您带来这本皮肤病图谱。希望通过这些种类广泛的图片，您可以更好地识别和诊断患者的皮肤状况。如果这些努力能够使一名患者获得更好的转归，那么这就是值得的。本图谱是《安德鲁斯临床皮肤病学》(*Andrews' Diseases of the Skin*) 的配套图谱。章节和正文内容遵循《安德鲁斯临床皮肤病学》的结构进行组织，这样，不必使用过多说明文字，就能使您以简洁明了的方式欣赏这些优质的图片。

皮肤病的诊断能力需要通过反复地观察患者的临床表现来学习。本书包括 3000 余幅图片，与《安德鲁斯临床皮肤病学》结合，将成为皮肤病学领域兼具深度和广度的优秀学习资源。

本书的三位作者受益于加起来有 50 年的行医生涯，以及在此过程中拍摄的照片。此外，我们所在单位和许多朋友的供稿资源使这本书内容翔实，能够展示令人惊叹的疾病种类及其表现。Bill James 感谢教学主管 Richard Odom 博士，他允许我和同事 Robert Horn 拷贝他最好的图片。Tim Berger 分享了他在加利福尼亚大学旧金山分校时拍摄的照片。Walter Reed 陆军医疗中心和宾夕法尼亚大学的教师和医生也慷慨地分享了他们的专业知识。Dirk 感谢 Brooke 陆军医疗中心的成员，他们在 San Antonio 的图像采集中做出了贡献，并感谢 Rutgers Robert Wood Johnson 医学院的教师和医生。最后，

Pat 希望感谢 Paul Honig 和 Walter Tunnessen 医生倾情提供大量的私人资源。此外，费城儿童医院的儿童皮肤科员工 (Albert Yan, MD; James Treat, MD; Leslie, Castelo, MD; Melinda Jen, MD; Marissa Perman, MD) 提供的图像数据库使得本图谱内容更为丰富。最后，James Fitzpatrick 博士也慷慨分享了 Fitzsimmons 陆军医疗中心教职员工拍摄的照片。在此向这些了不起的人们致谢，因为在大多数照片中他们的名字都没有被单独列出。某些照片来自特定的中心或医生，他们的名字会在图像下方以 "*Courtesy*" 的形式列出。

您会发现在图注中列出了超过 50 个单位或个人的名单。其中包括来自巴西和日本的单位，也有来自新加坡、印度和菲律宾的个人，以及国立卫生研究院、宾夕法尼亚大学牙医学院以及全国各地学术中心的工作人员。有几个人需要特别提及：Steven Binnick 医生，他是一位在宾夕法尼亚州 Plymouth Meeting 执业的卓越的皮肤科医生。当 Bill 问他能否为这本图谱提供一些优秀的照片时，他立即就贡献了他珍藏的图片，并且很高兴这些珍藏能够用于帮助他人学习。Curt Samlaska 医生，曾在 Walter Reed 和 Bill 一起培训，他是一位杰出的皮肤科摄影师，提供了许多来自夏威夷州和在内华达州的 Henderson 执业时患者的照片。已故的 Don Adler 医生是 Bill 的好友，他多年来与

Bill 分享了许多图片，他的一些优秀图片也在此一并呈现。来自印度的 Shyam Verma 医生分享了他私人执业中的许多精彩图片。Debabrata Bandyopadhyay 医生还提供了 Kolkata 医学院罕见病症的特殊图片。Scott Norton 医生分享了他在 Fitzsimmons、Walter Reed 以及 Children's National Health System 时的许多图片。Len Sperling 医生一如既往地为本书和之前的《安德鲁斯临床皮肤病学》慷慨提供了毛发疾病的图片。

由于如此多无私的人为本图谱作出贡献，使得我们能够展示在美国很少见的或从未见过的疾病图片。更重要的是，我们能够从各年龄段、各种皮肤类型、各种疾病亚型，以及具有高度代表性外观的经典实例中，选出最佳的3000 余幅图片构成了这本图谱。

我们还希望强调 Barbara Lang 为协助本书成册所做的贡献，她坚定且专业，能使工作有条不紊地进行，并密切关注所有细节。图片由 Elsevier 公司通过 Graphic World 进行了专业处理，因为许多图片是幻灯片形式，需要扫描。Mark Lane、Patty Bassman 和 Cindy Geiss 需要特别提出，他们与 Elsevier 公司在费城的 Karen Giacomucci 负责全面协调这部分工作。Elsevier 公司英国办事处的 Carole McMurray 和 Julie Taylor 在编纂本书时担任了主要角色。Elsevier 公司的 Russell Gabbedy 一直是我们的合作伙伴，她不仅为本图谱的出版提供了大量帮助，而且在上版《安德鲁斯临床皮肤病学》的出版过程中与我们也有愉快的合作。

如果没有对我们家庭成员的个人牺牲做出感谢，致谢部分就不能结束，是他们让我们有机会追求我们的职业梦想。他们包括在"致谢"中列出的所有人。

Bill James，Dirk Elston，Patrick McMahon
（张　芊译，王文慧、张春雷校）

目　录

结构与功能

皮肤病的诊断基于皮损的颜色、形态和分布。皮肤与附属器的结构直接与这些特点相关。

毛囊炎表现为丘疹或脓疱。毛囊凸起是有色人种的疹型特征。痱子患者，由于汗腺开口受累，在出汗严重区域导致红斑丘疹、脓疱或表浅水疱。因为角质层无法阻止水疱在任意方向的扩散，所以晶痱的水疱呈不规则形。而在急性汗疱疹性湿疹或大疱性类天疱疮中，形成海绵水肿和明显圆形的表皮下疱，与其完全不同。

皮疹的颜色取决于多种色素共同作用。棕色色素包含黑素、脂褐素和含铁血黄素。存在于较深真皮层的棕色色素，由于光线的衍射可呈现出蓝色色调。显然，蓝痣是皮肤深层黑素的结果，而结节性汗腺瘤是汗腺中脂褐素的结果。红色色素与氧化血红蛋白有关，而蓝色与脱氧血红蛋白有关。血管的扩张、增生或者血流速度的快慢可以造成深浅不一的红色和蓝色。黄色色素来源于上皮细胞和组织细胞的胞质中溶解的类胡萝卜素或脂质沉积。在肉芽肿相关疾病中，利用玻片压诊法可以去除氧化血红蛋白呈现出来的颜色，从而显示出胞质中类胡萝卜素呈现的典型苹果酱样黄色外观。本章聚焦于皮肤结构以及结构与疾病临床表现的相关性。

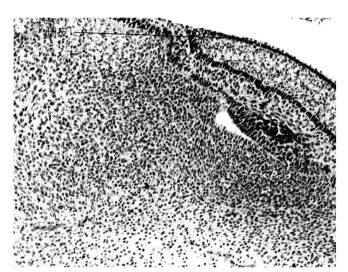

图 1.1 早期胚胎可见立方形周皮，而不是表皮。胎儿皮肤，H&E×40

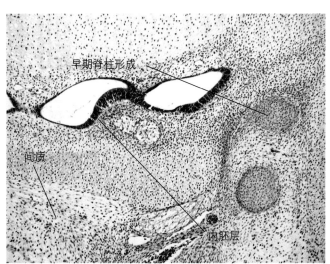

图 1.2 早期胚胎的脊柱由软骨构成，真皮由间质代替，间质愈合时不形成瘢痕，一旦真皮形成，创伤后即会形成瘢痕。胎儿皮肤，H&E×40

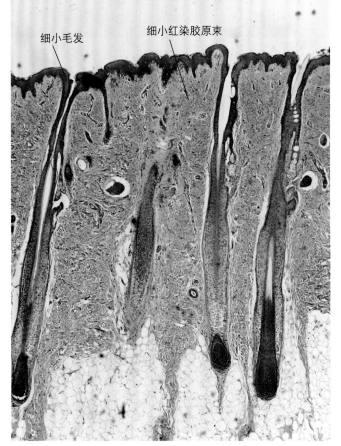

图 1.3　幼儿皮肤典型特征为较小的附属器结构和细小、深红染的真皮胶原束结构，与成人粗壮、粉色的胶原束形成对比。真皮间存在大量成纤维细胞，活跃合成胶原。儿童皮肤，H&E×20

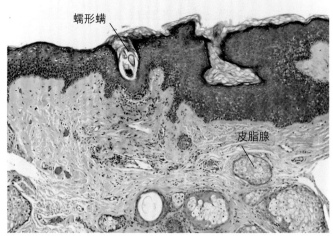

图 1.4　面部皮肤的特征为丰富的毛囊皮脂腺，通常伴有蠕形螨。面部皮肤，H&E×40

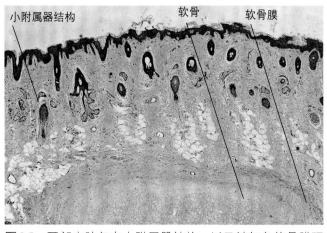

图 1.5　耳部皮肤仅有小附属器结构，以及被红色软骨膜环绕的弹性软骨。耳部皮肤，H&E×20

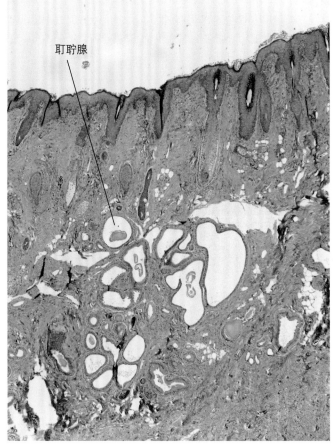

图 1.6　耵聍腺属于变异的顶泌汗腺，除耵聍腺以外，耳道结构与耳部其他部位的结构相似。耳道皮肤，H&E×20

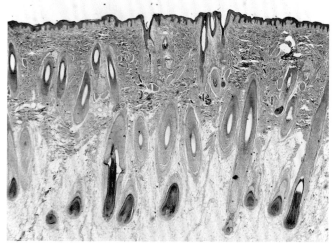

图 1.7 头皮皮肤可见大量休止期毛囊。毛囊下段位于皮下脂肪。头皮皮肤，H&E × 40

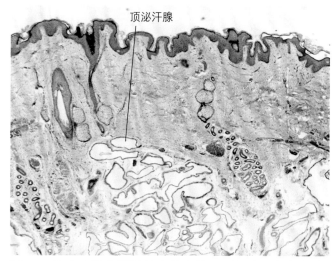

顶泌汗腺

图 1.8 腋窝皮肤有褶皱并有较大的顶泌汗腺。腋窝皮肤，H&E × 40

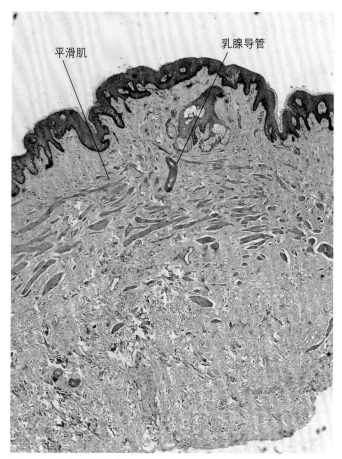

平滑肌　乳腺导管

图 1.9 乳房皮肤拥有大量平滑肌束。乳房皮肤，H&E × 20

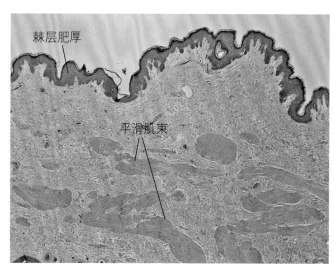

棘层肥厚

平滑肌束

图 1.10 乳头皮肤具有较小平滑肌束，乳腺导管类似于大的汗腺导管。乳房皮肤，H&E × 20

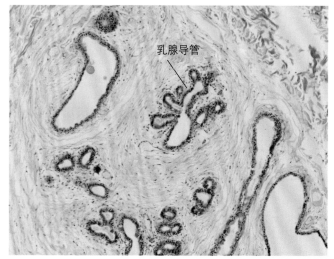

乳腺导管

图 1.11 乳腺导管的分泌部可见柱形上皮排列形成复杂管腔。乳房皮肤，H&E × 100

安
德
鲁
斯
临
床
皮
肤
病
图
谱

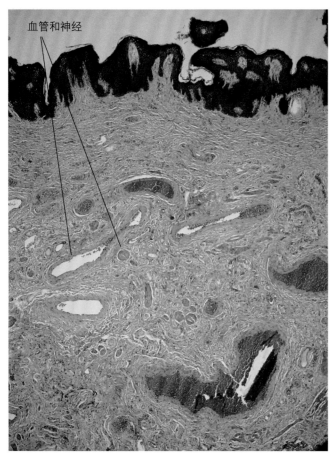

图 1.12　阴茎包皮褶皱较多，可见多量平滑肌束和丰富血管。阴茎包皮，H&E × 20

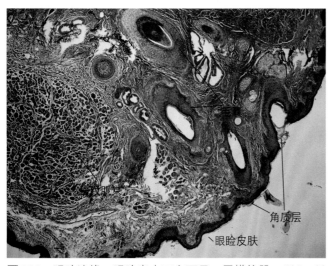

图 1.14　眼睑边缘；眼睑表皮下方可见一层横纹肌，H&E × 10

图 1.16　掌跖皮肤显示较厚的角质层和真皮，H&E × 100

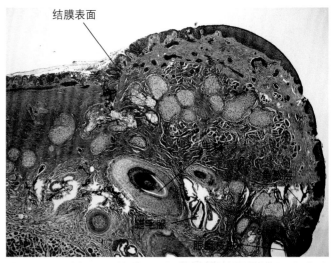

图 1.13　眼睑解剖，结膜下方；密集的纤维状睑板，包含皮脂腺（睑板腺），H&E × 100

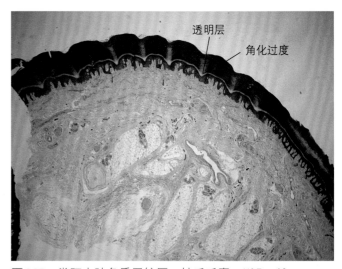

图 1.15　掌跖皮肤角质层较厚，缺乏毛囊，H&E × 40

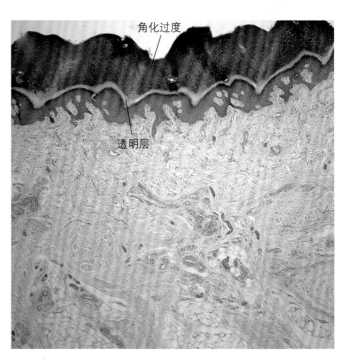

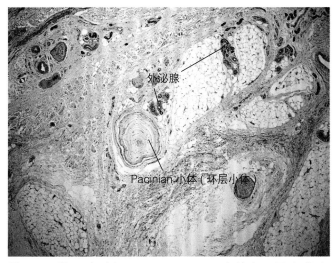

图 1.17　掌跖皮肤深层可见 Pacinian 小体（环层小体），
H&E × 100

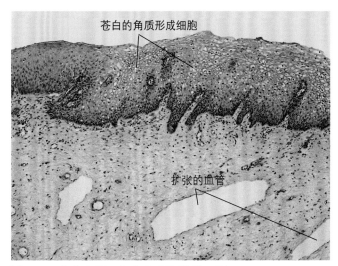

图 1.18　黏膜表面无角化上皮和黏膜下层，H&E × 200

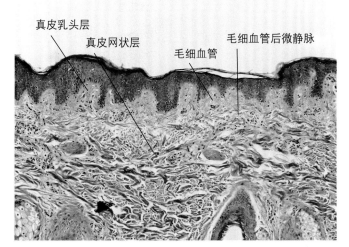

图 1.19　表皮下方的真皮乳头层是由细小的、不成束的胶原
组成。毛细血管存在于真皮乳头层，毛细血管后微静脉位于
真皮乳头层和网状层的交界处。H&E × 40

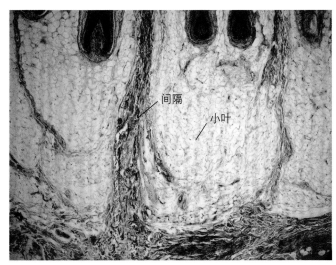

图 1.20　皮下脂肪小叶由纤维间隔分开。H&E × 40

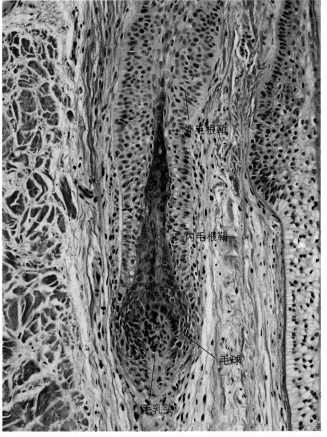

图 1.21　毛发的解剖，纵切面，H&E × 200

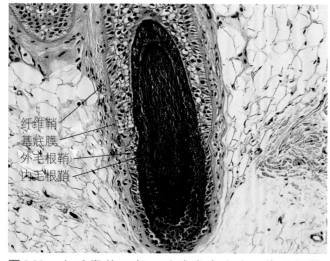

图 1.22　在毛囊的下部，毛球发育出内、外毛根鞘，H&E×200

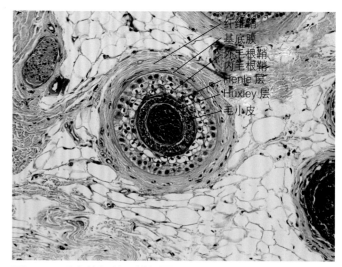

图 1.23　毛发的解剖，横切面，H&E×200

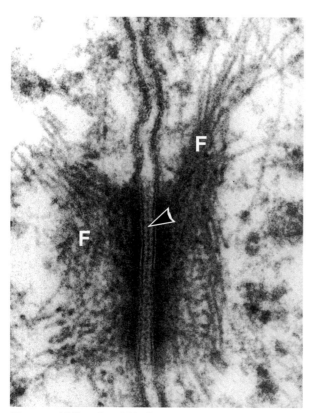

图 1.24　桥粒：典型桥粒有以下特征：（1）相对应的三层膜间统一具有 20~30 nm 间隙，该间隙内有一中间线（箭头所指）。（2）轮廓明显的致密斑块，其内为张力微丝（F）聚集（*Courtesy of Sunita Bhuta, MD*）

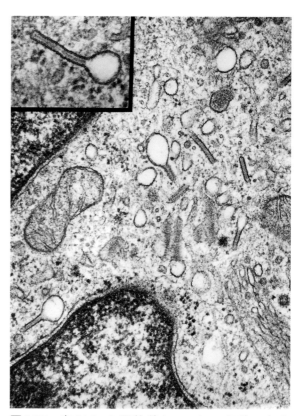

图 1.25　有 Birbeck 颗粒的 Langerhans 细胞。本电镜图显示了在 Langerhans 细胞胞质中有特征性的球拍状颗粒（插图是 Birbeck 颗粒的高倍放大图）（*Courtesy of Sunita Bhuta, MD*）

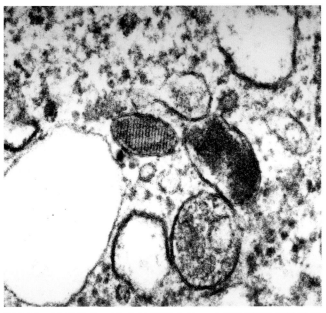

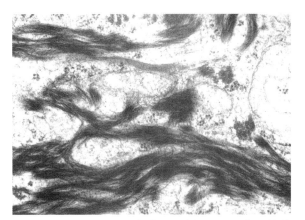

图 1.27 张力微丝：张力微丝（中间丝）游离于鳞状细胞胞质中（*Courtesy of Sunita Bhuta, MD*）

图 1.26 黑素前体：孤立的黑素小体，内部具有特征性的条纹结构（*Courtesy of Sunita Bhuta, MD*）

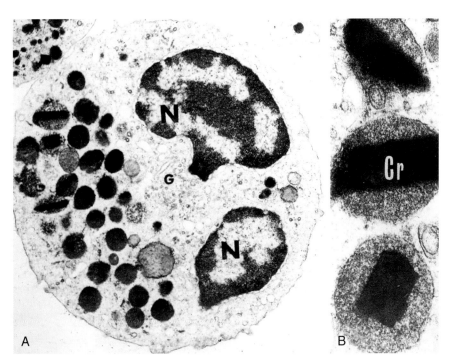

图 1.28 嗜酸性粒细胞：（A）双核（N），胞质内特殊颗粒。（B）特殊颗粒具有细颗粒基质和晶核（*Courtesy of Sunita Bhuta, MD*）

安
德
鲁
斯
临
床
皮
肤
病
图
谱

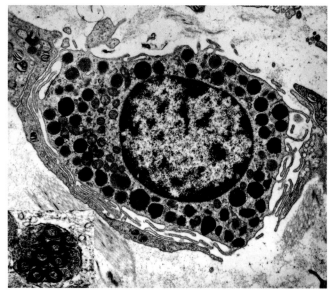

图 1.29 肥大细胞：肥大细胞含有大量电子致密颗粒。插图显示颗粒内部结构，有膜性螺纹（卷轴）（*Courtesy of Sunita Bhuta, MD*）

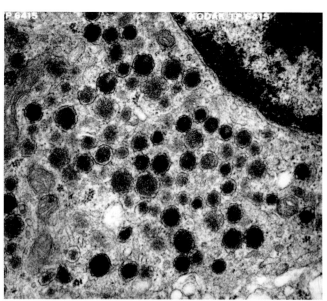

图 1.30 默克尔细胞（Merkel 细胞）：默克尔细胞具有胞质内膜状带、带晕电子致密颗粒（神经分泌颗粒）（*Courtesy of Sunita Bhuta, MD*）

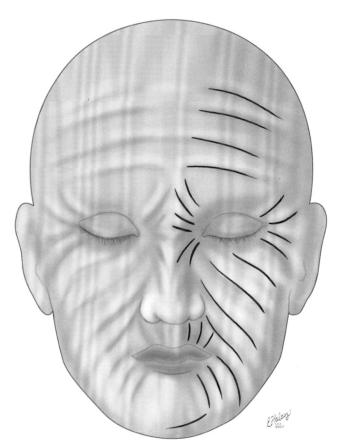

图 1.31 皮肤张力线与老年皮肤可见的皱纹有关。它们与被动的皮肤张力，以及浅表肌筋膜系统肌肉的主动收缩有关。平行于这些线的切口可以获得最佳的手术效果

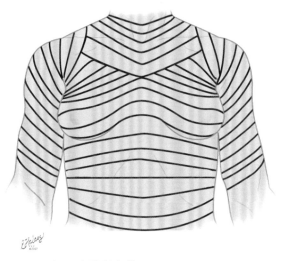
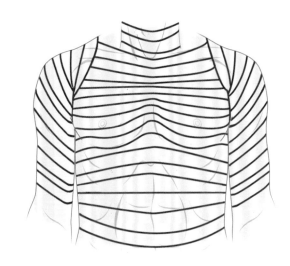

图 1.32　躯干皮肤张力线

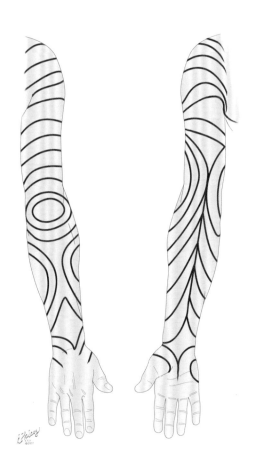
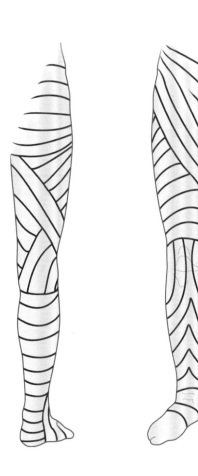

图 1.33　四肢皮肤张力线

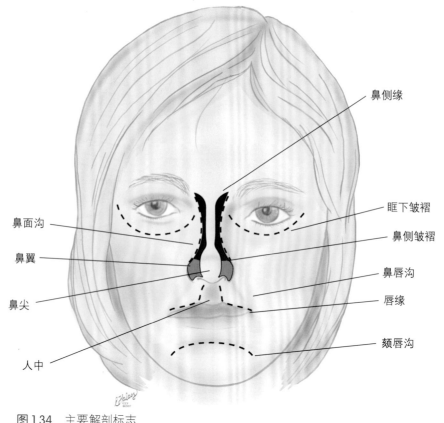

鼻侧缘

眶下皱褶

鼻侧皱褶

鼻面沟

鼻翼

鼻尖

鼻唇沟

唇缘

颏唇沟

人中

图 1.34　主要解剖标志

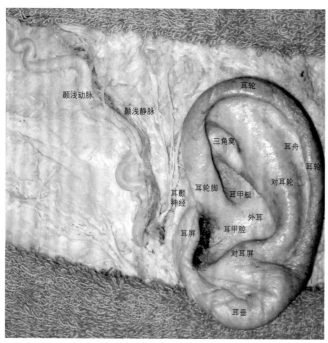

图 1.35　耳、颞浅动脉和耳颞神经的解剖（ *Courtesy Joseph F. Greco, MD and Christopher Skvarka, MD* ）

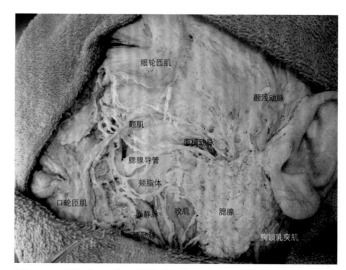

图 1.36　腮腺及相关结构的解剖（ *Courtesy Joseph F. Greco, MD and Christopher Skvarka, MD* ）

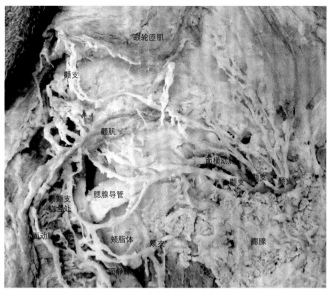

图 1.37 腮腺导管和面神经的解剖（*Courtesy Joseph F. Greco, MD and Christopher Skvarka, MD*）

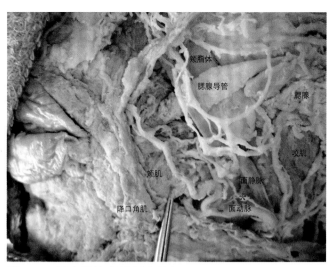

图 1.38 腮腺导管穿通颊肌处（*Courtesy Joseph F. Greco, MD and Christopher Skvarka, MD*）

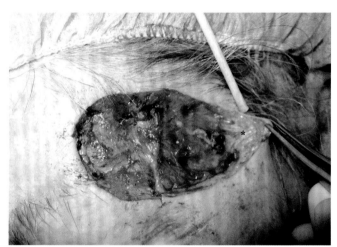

图 1.39 浅表肌筋膜系统（*Courtesy Joseph F. Greco, MD and Christopher Skvarka, MD*）

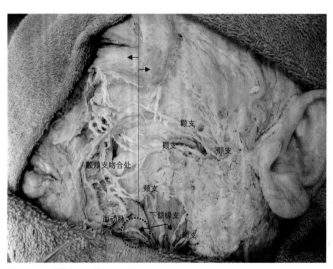

图 1.40 面神经的解剖（*Courtesy Joseph F. Greco, MD and Christopher Skvarka, MD*）

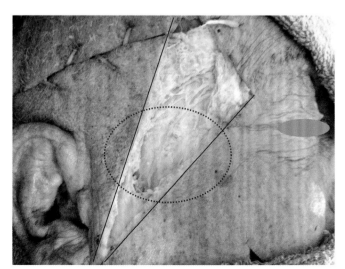

图 1.41 面神经：皮肤外科手术的危险区（*Courtesy Joseph F. Greco, MD and Christopher Skvarka, MD*）

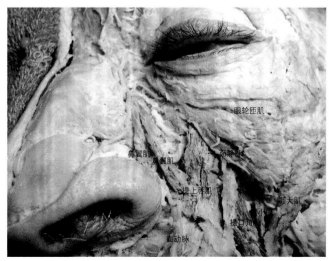

图 1.42 面部表情肌（*Courtesy Joseph F. Greco, MD and Christopher Skvarka, MD*）

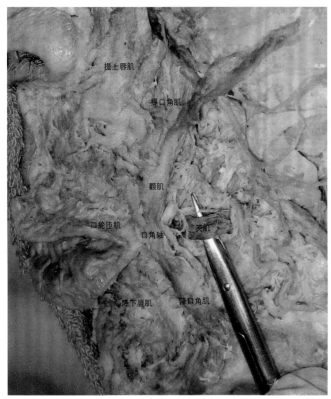

图 1.43　口角轴、提唇肌、降唇肌（*Courtesy Joseph F. Greco, MD and Christopher Skvarka, MD*）

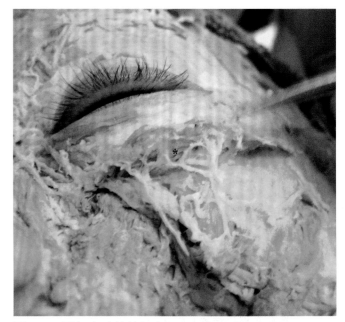

图 1.44　面部皮肤的神经支配（*Courtesy Joseph F. Greco, MD and Christopher Skvarka, MD*）

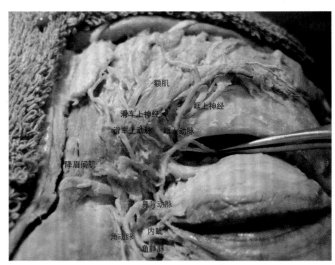

图 1.46　内侧前额：眶上和滑车上神经血管结构（*Courtesy Joseph F. Greco, MD and Christopher Skvarka, MD*）

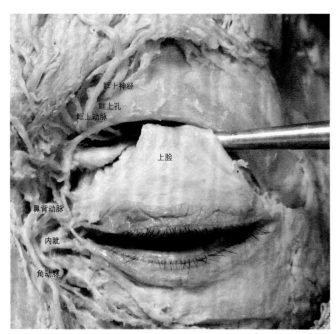

图 1.45　上睑提肌（*Courtesy Joseph F. Greco, MD and Christopher Skvarka, MD*）

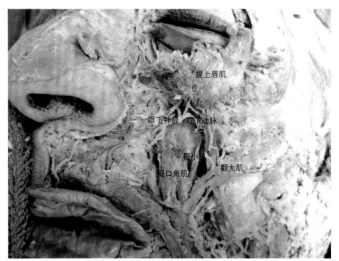

图 1.47　眶下孔及相关结构（*Courtesy Joseph F. Greco, MD and Christopher Skvarka, MD*）

结构与功能

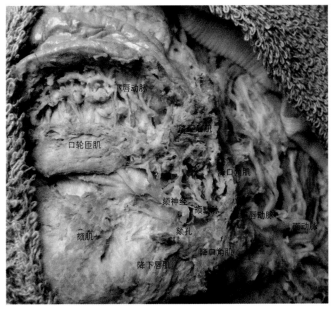

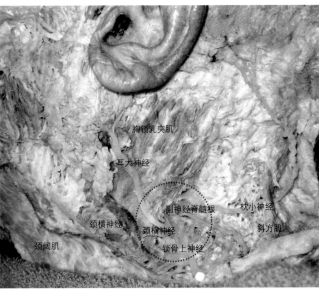

图1.48 颏孔及相关结构（*Courtesy Joseph F. Greco, MD and Christopher Skvarka, MD*）

图1.49 颈部后三角的解剖（Erb点）（*Courtesy Joseph F. Greco, MD and Christopher Skvarka, MD*）

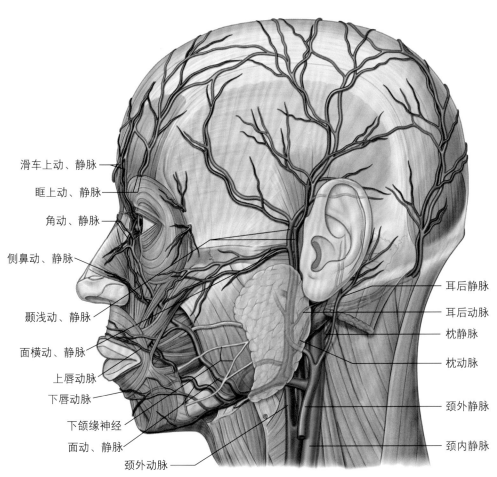

图1.50 供给面部的动脉和静脉

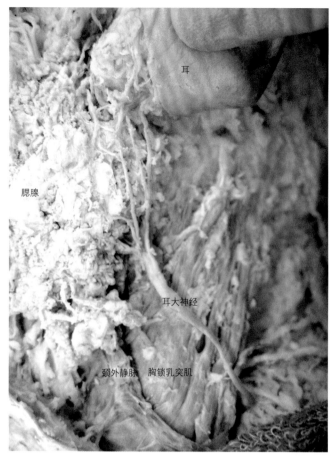

耳

腮腺

耳大神经

颈外静脉　胸锁乳突肌

图 1.51　耳大神经和颈外静脉（*Courtesy Joseph F. Greco, MD and Christopher Skvarka, MD*）

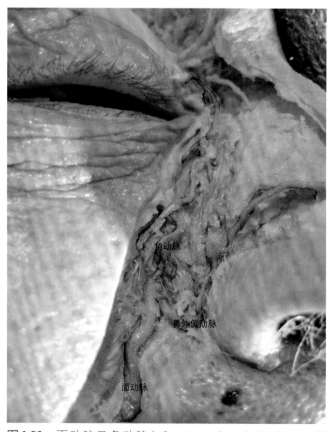

角动脉

鼻外侧动脉

面动脉

图 1.52　面动脉及角动脉（*Courtesy Joseph F. Greco, MD and Christopher Skvarka, MD*）

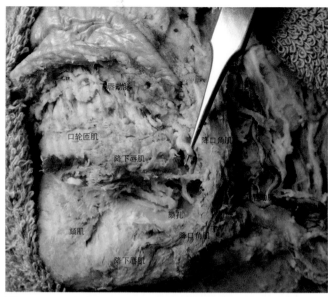

下唇动脉

口轮匝肌

降下唇肌

降口角肌

颏孔

颏肌

降口角肌

降下唇肌

图 1.53　下唇动脉及下唇、颏部相关结构（*Courtesy Joseph F. Greco, MD and Christopher Skvarka, MD*）

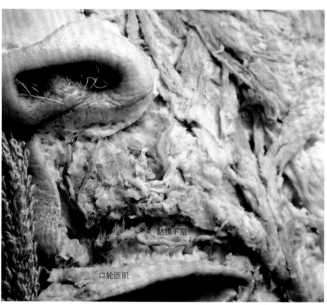

黏膜下层

口轮匝肌

图 1.54　上唇动脉及上唇和面颊的相关结构（*Courtesy Joseph F. Greco, MD and Christopher Skvarka, MD*）

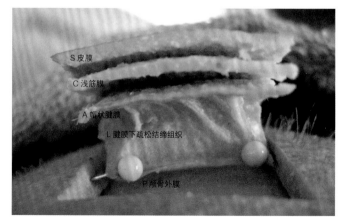

S 皮肤

C 浅筋膜

A 帽状腱膜

L 腱膜下疏松结缔组织

P 颅骨外膜

图 1.55　头皮的分层（*Courtesy Joseph F. Greco, MD and Christopher Skvarka, MD*）

（王媛　刘子莲　译，马川、李薇薇　校）

皮肤体征和诊断 | 2

一位敏锐的临床医生通过患者的皮疹及伴随症状即可获得准确的诊断。症状来自患者的主诉，例如瘙痒或疼痛。与之不同，体征来自医生的查体。疼痛是一种症状，而触痛是一种体征。

本章将重点介绍原发性皮损及经时间推移形成的继发性皮损的形态学表现，后者在诊断价值上不如原发性皮损。包括每一种原发性和继发性皮损，以及其他用于缩小鉴别诊断范围的表现，如形状、分布和颜色。

最后，这些示例强调，敏锐的临床医生应当充分利用所有能观察到的表现，包括毛发、甲和黏膜的表现。

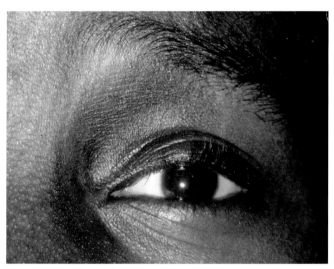

图 2.1 太田痣（斑疹）（*Courtesy Steven Binnick, MD*）

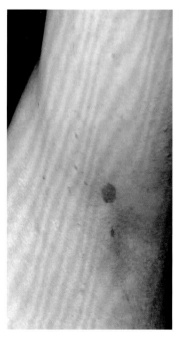

图 2.2 腋窝神经纤维瘤雀斑样表现（斑疹）

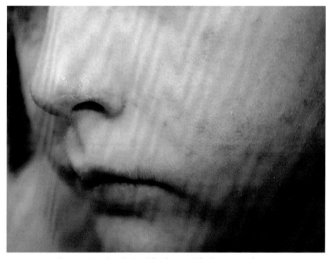

图 2.3 伏立康唑引起的雀斑样痣（斑疹）（*Courtesy Jennifer Huang, MD*）

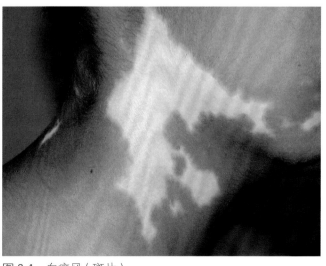

图 2.4 白癜风（斑片）

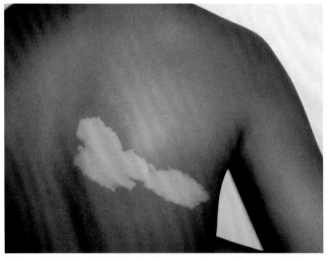

图 2.5 无色素痣（斑片）（*Courtesy Scott Norton, MD*）

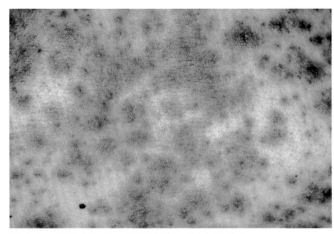

图 2.6 药疹（斑疹，红斑上有一些小丘疹）

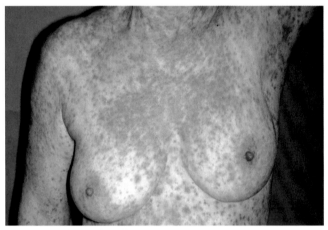

图 2.7 药疹（麻疹型表现）

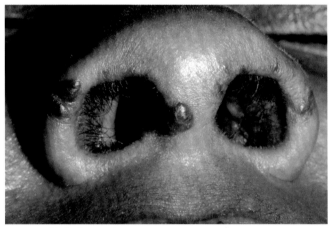

图 2.8 结节病（丘疹）

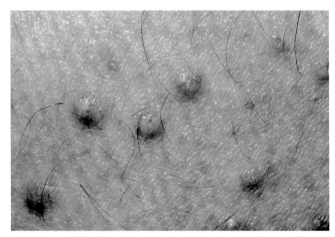

图 2.9 发疹性黄瘤（丘疹），黄色在皮肤中不常见，有助于缩小鉴别诊断的范围

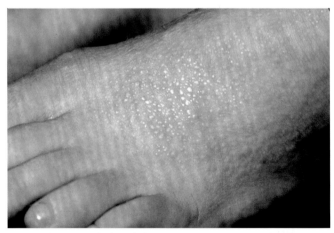

图 2.10 Darier 病（丘疹）

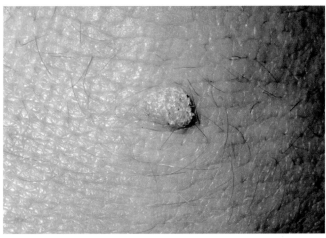

图 2.11 寻常疣（鳞屑性丘疹）

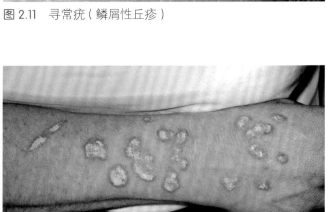

图 2.12 肥厚性红斑狼疮（鳞屑性丘疹和斑块）（*Courtesy Steven Binnick, MD*）

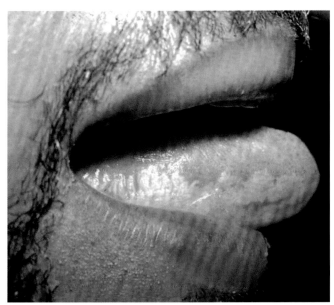

图 2.13 口腔毛状黏膜白斑（斑块）

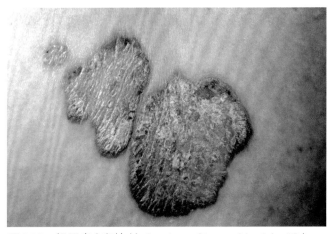

图 2.14 银屑病（斑块）（*Courtesy Steven Binnick, MD*）

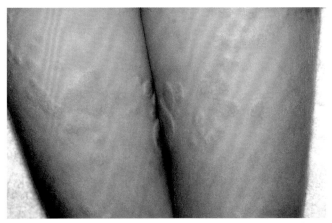

图 2.15 纯合性家族性高胆固醇血症中的黄瘤（黄色斑块）

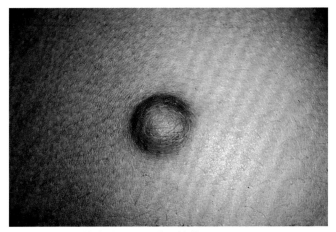

图 2.16 隆突性皮肤纤维肉瘤（结节）

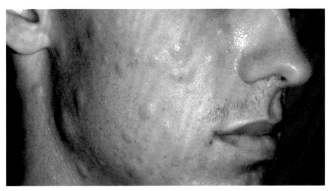

图 2.17 急性髓性白血病（结节）

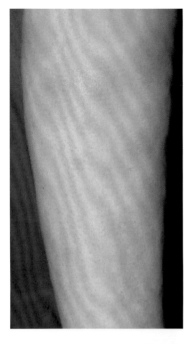

图 2.18　结节性红斑（皮下结节）

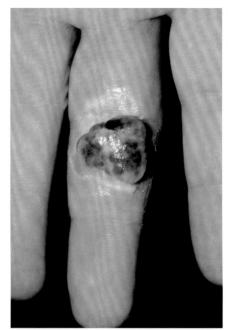

图 2.19　化脓性肉芽肿（肿物）（Courtesy Curt Samlaska, MD）

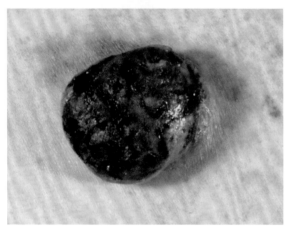

图 2.20　黑素瘤（肿物）（Courtesy Chris Miller, MD）

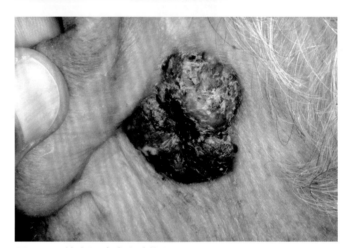

图 2.21　基底细胞癌（肿物）

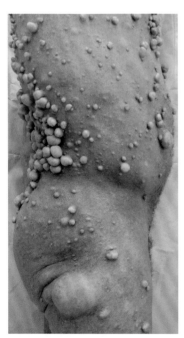

图 2.22　神经纤维瘤病（色素沉着斑，丘疹，肿物）

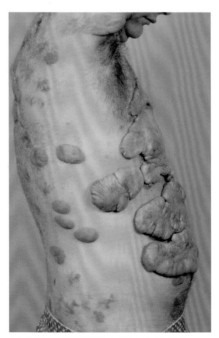

图 2.23　瘢痕疙瘩（斑块和肿物）

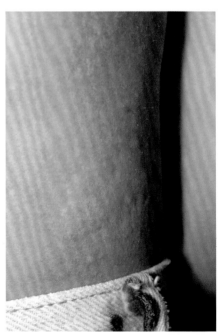

图 2.24　急性荨麻疹（风团）（Courtesy Curt Samlaska, MD）

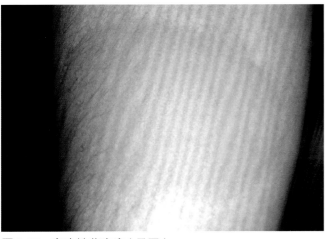

图 2.25　寒冷性荨麻疹（风团）

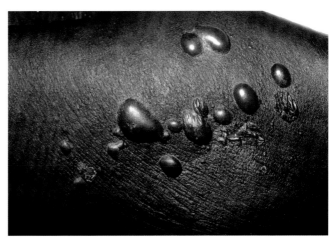

图 2.28　大疱性类天疱疮（水疱和大疱）

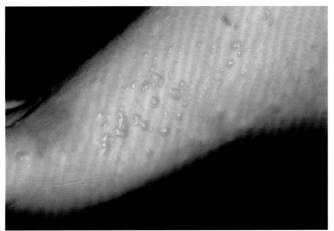

图 2.26　汗疱疹（水疱）

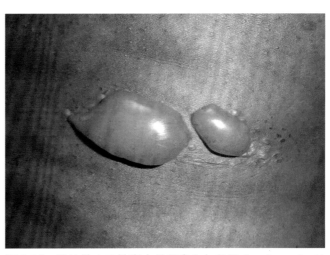

图 2.29　单纯性大疱性表皮松解症（大疱）（ *Courtesy Scott Norton, MD* ）

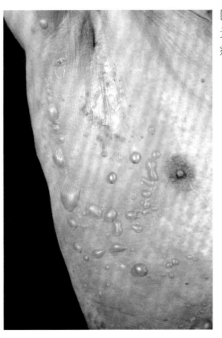

图 2.27　大疱性类天疱疮（水疱和大疱）

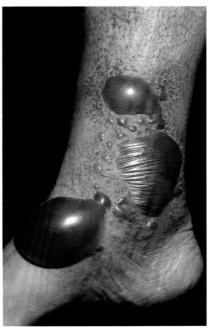

图 2.30　吡罗昔康过敏反应（水疱和大疱，部分出血）

安
德
鲁
斯
临
床
皮
肤
病
图
谱

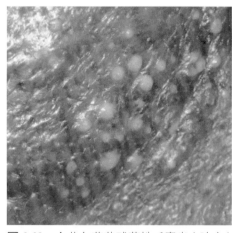

图 2.31　金黄色葡萄球菌性毛囊炎（脓疱）

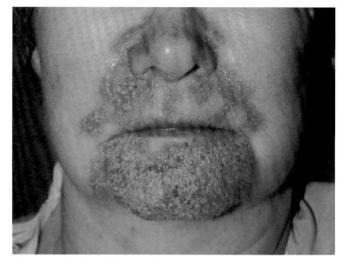

图 2.34　金黄色葡萄球菌性毛囊炎和脓疱疮（脓疱和结痂）

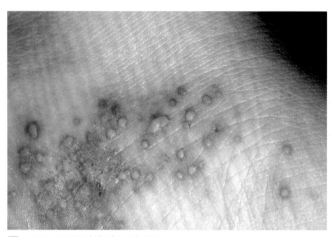

图 2.32　足跖脓疱病（脓疱）

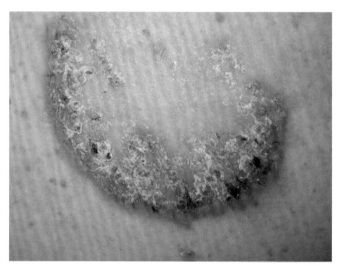

图 2.35　Hailey-Hailey 病（结痂）

图 2.33　自体接种牛痘（有脐窝的脓疱）

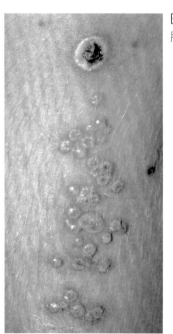

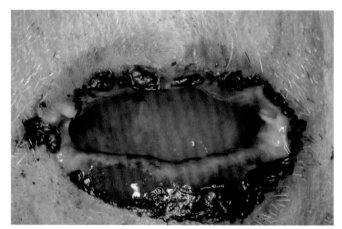

图 2.36　副肿瘤性天疱疮（出血性结痂）(*Courtesy Department of Dermatology, Keio University School of Medicine, Tokyo, Japan*）

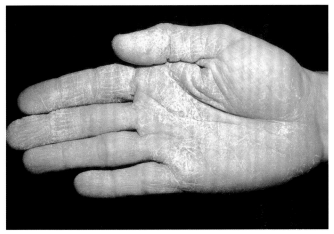

图 2.37 接触水泥所致的慢性手部皮炎（鳞屑）

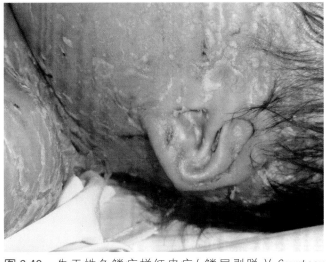

图 2.40 先天性鱼鳞病样红皮病（鳞屑剥脱）（*Courtesy Scott Norton, MD*）

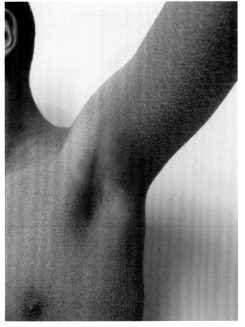

图 2.38 X-连锁鱼鳞病（鳞屑）

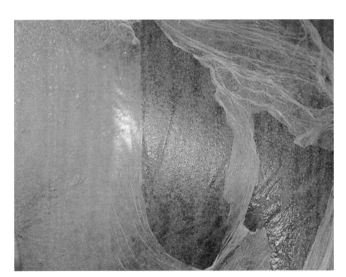

图 2.41 中毒性表皮坏死松解症（成层的剥脱）

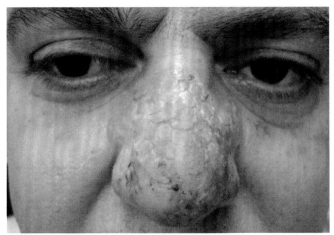

图 2.39 巴西天疱疮（鳞屑）（*Courtesy Dermatology Division, University of Campinas, Brazil*）

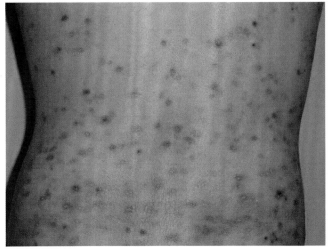

图 2.42 Morgellans病（抓痕）（*Courtesy Scott Norton, MD*）

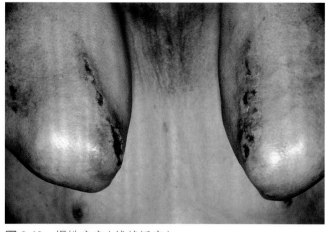

图 2.43　慢性瘙痒（线状抓痕）

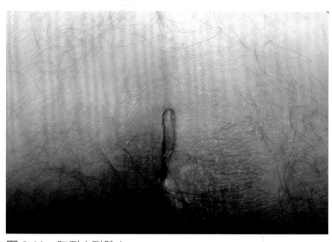

图 2.44　肛裂（裂隙）

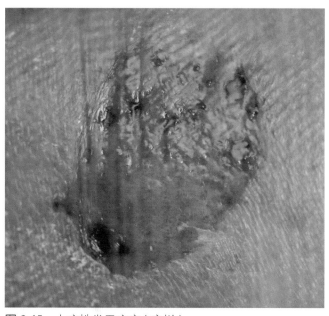

图 2.45　大疱性类天疱疮（糜烂）

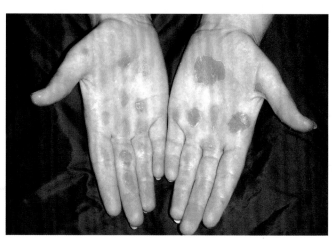

图 2.46　一名大学员工由异维 A 酸所致皮肤脆性增加（糜烂）

图 2.48　坏疽性脓皮病（溃疡）

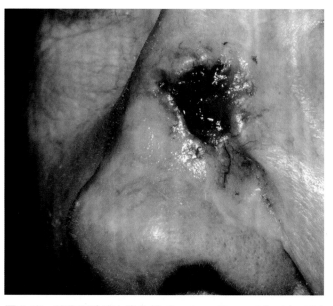

图 2.47　基底细胞癌（溃疡）（*Courtesy Steven Binnick, MD*）

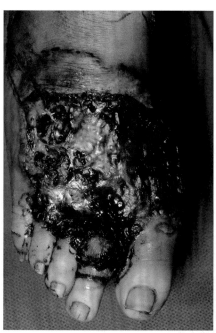

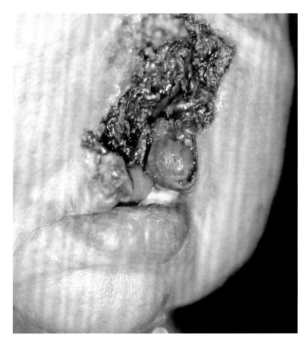

图 2.49　基底细胞癌（溃疡）

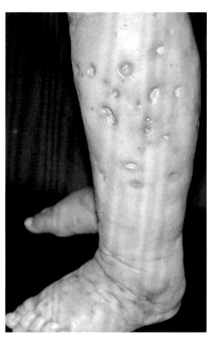

图 2.52　皮下注射引起的圆形瘢痕及水肿

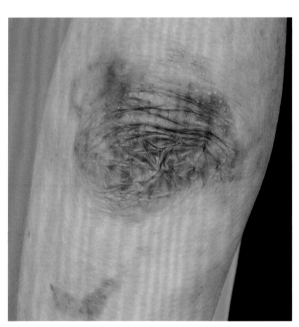

图 2.50　大疱性表皮松解症患者的萎缩性瘢痕伴粟丘疹（ Courtesy Scott Norton, MD ）

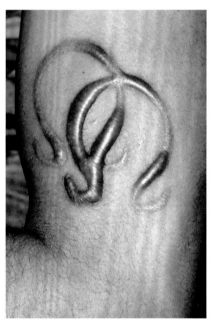

图 2.53　自打标记后的瘢痕疙瘩

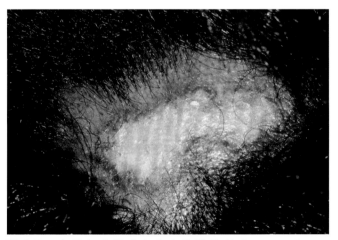

图 2.51　盘状红斑狼疮（瘢痕性脱发)（ Courtesy Steven Binnick, MD ）

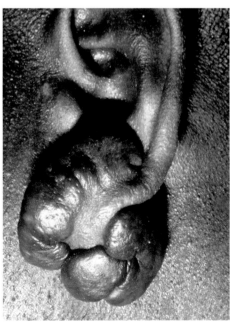

图 2.54　瘢痕疙瘩

23

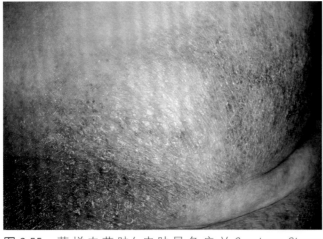

图 2.55　蕈样肉芽肿（皮肤异色症）（*Courtesy Steven Binnick, MD*）

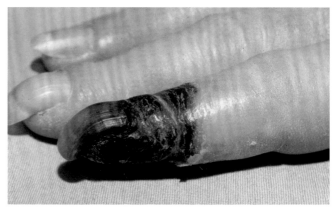

图 2.56　局限性硬皮病，CREST 综合征（坏疽）

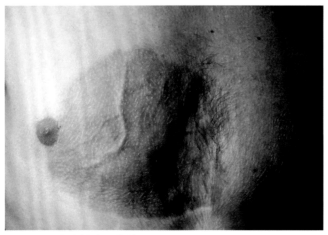

图 2.57　皮肤萎缩（萎缩）（*Courtesy Steven Binnick, MD*）

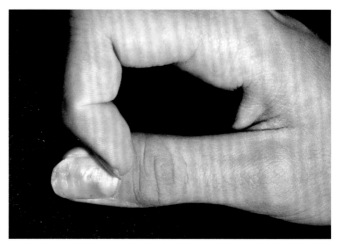

图 2.58　Reeve 征（检查时病因再现），搓板样甲营养不良

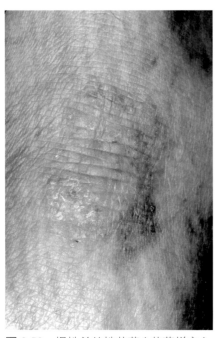

图 2.59　慢性单纯性苔藓（苔藓样变）

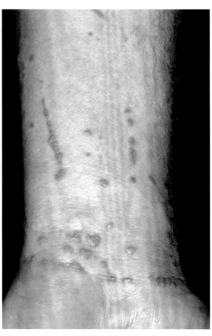

图 2.60　扁平苔藓（线状损害，同形反应）

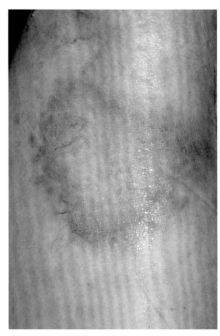

图 2.61　环状肉芽肿（环状）

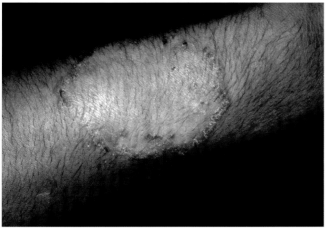

图 2.62　体癣（环状）

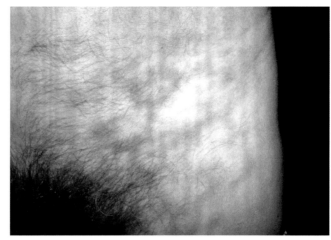

图 2.63　火激红斑（网状）

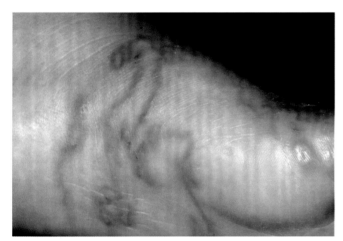

图 2.64　皮肤幼虫移行症（匐行疹）

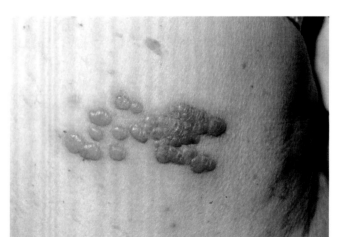

图 2.65　单纯疱疹（簇集）

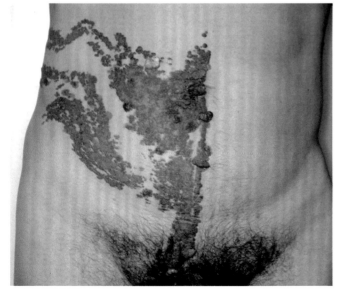

图 2.66　线状表皮痣（沿 Blaschko 线分布）

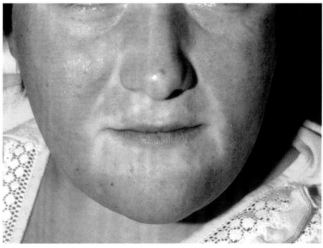

图 2.67　系统性红斑狼疮（光敏感性分布模式，鼻唇沟、鼻下、唇下不受累）（ *Courtesy Steven Binnick, MD* ）

安
德
鲁
斯
临
床
皮
肤
病
图
谱

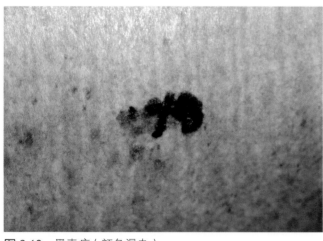

图 2.68　黑素瘤（颜色混杂）

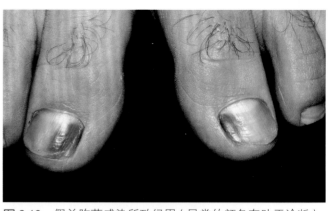

图 2.69　假单胞菌感染所致绿甲（异常的颜色有助于诊断）

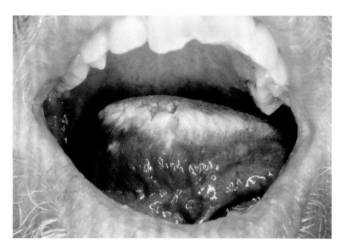

图 2.70　先天性厚甲症（口腔）

图 2.71　Kaposi 肉 瘤
（结膜）

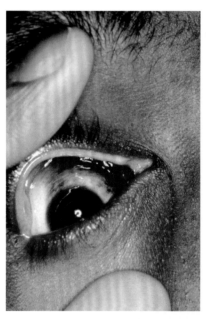

图 2.72　黏液囊肿
导致的甲纵沟

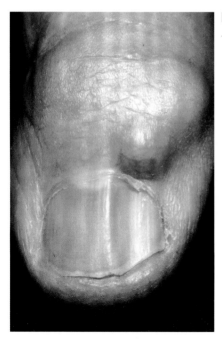

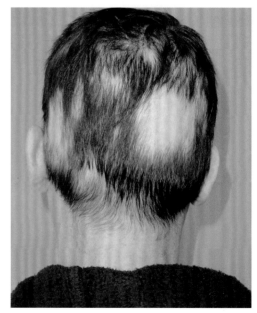

图 2.73　斑 秃（ 毛 发 ）(*Courtesy Scott Norton, MD*)

（王安琪 译，王文慧、路雪艳 校）

物理因素引起的皮肤病

本章列举了皮肤为了保护机体如何对外界环境因素做出反应的一些例子。暴露于物理因素，如热、冷、潮湿、紫外线、放射线、机械性创伤和异物植入后，可以表现出独特形式的皮肤所见。

特别需要注意的是皮疹沿着曝光部位分布的一些病例，对称性累及面、胸部、手背和前臂部位，因为这种模式可作为体格检查的重要线索，提示是某种光敏因素诱发的皮损。那些长时间在户外的人特别容易受到急性和慢性日光损伤，并且肢端部位可能经受温度相关（冷或热）的损害。

然而，机械性损伤和异物反应引起皮损的分布通常是非对称性的。在本章中，我们将学习到由于躯体受虐、放射疗法或植物日光性皮炎所致的几何图形和非自然构型的皮损。在全面的体格检查后，结合患者病史，有时还需要组织学分析，才能够帮助我们明确诊断。

本章集中展示由物理因素引起的皮肤病和皮损。

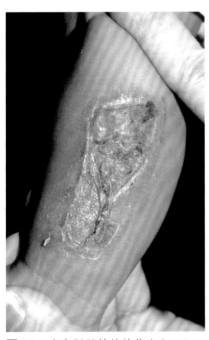

图 3.1 虐童引起的热灼伤（*Courtesy Paul Honig, MD*）

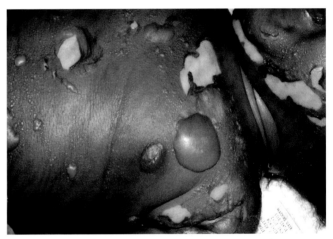

图 3.2 热水灼伤（*Courtesy Steven Binnick, MD*）

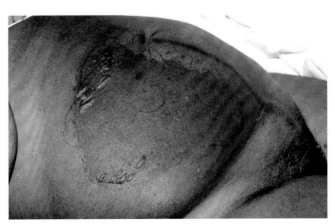

图 3.3 热水瓶损伤（*Courtesy Steven Binnick, MD*）

安德鲁斯临床皮肤病图谱

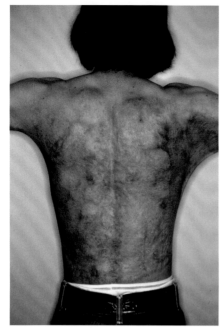

图 3.4　烧伤瘢痕

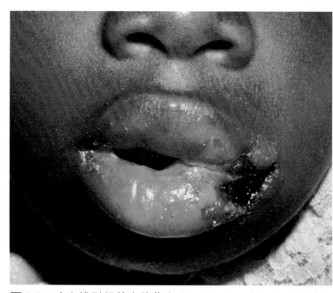

图 3.5　咬电线引起的电灼伤（*Courtesy Paul Honig, MD*）

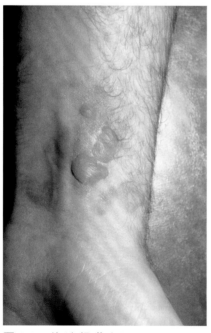

图 3.6　热油烫伤（*Courtesy Steven Binnick, MD*）

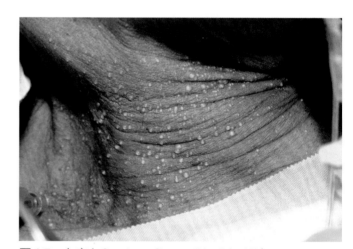

图 3.7　白痱（*Courtesy Steven Binnick, MD*）

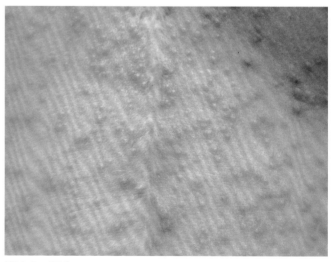

图 3.8　红痱

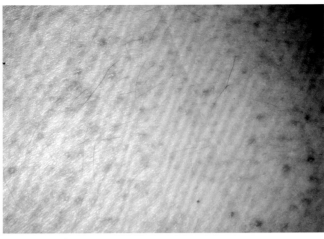

图 3.9　红痱

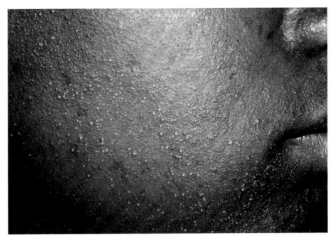

图 3.10　分娩引起的脓痱（*Courtesy Curt Samlaska, MD*）

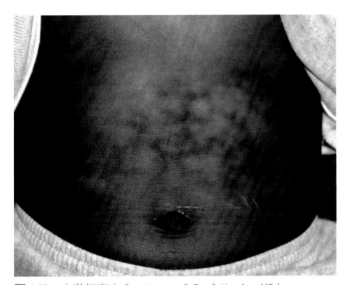

图 3.11　火激红斑（*Courtesy of Paul Honig, MD*）

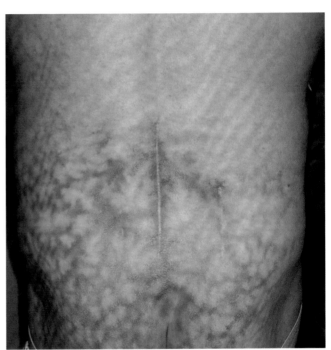

图 3.12　火激红斑（*Courtesy of Misha Rosenbach, MD*）

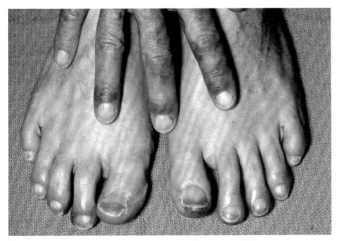

图 3.13　冻疮（*Courtesy Steven Binnick, MD*）

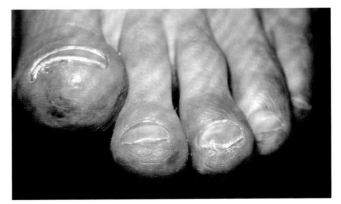

图 3.14　冻疮

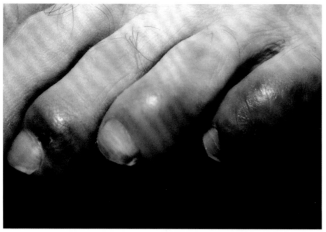

图 3.15　冻疮（*Courtesy Steven Binnick, MD*）

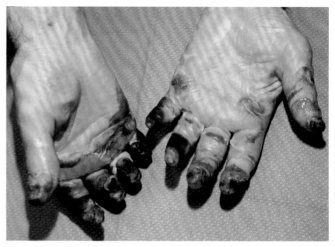

图 3.16　冻伤

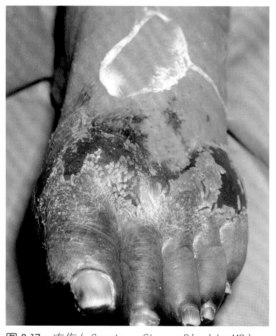

图 3.17　冻伤（*Courtesy Steven Binnick, MD*）

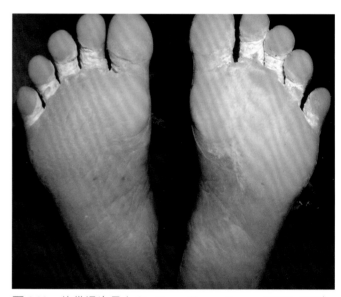

图 3.18　热带浸泡足（*Courtesy Shyam Verma, MBBS, DVD*）

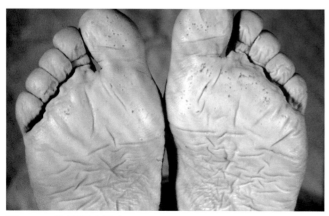

　图 3.19　热带浸泡足（*Courtesy Steven Binnick, MD*）

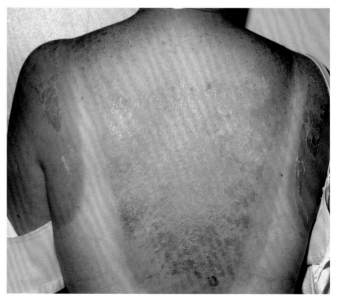

图 3.20　日晒伤（*Courtesy Steven Binnick, MD*）

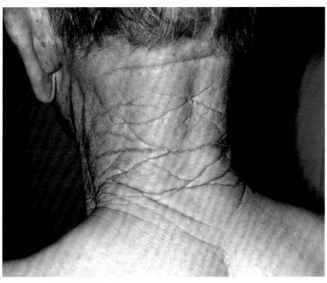

图 3.21　项部菱形皮肤

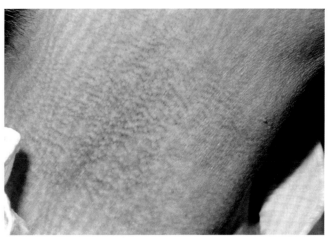

图 3.22　Civatte 皮肤异色症

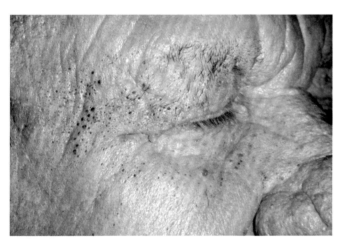

图 3.23　Favre-Racouchot 综合征

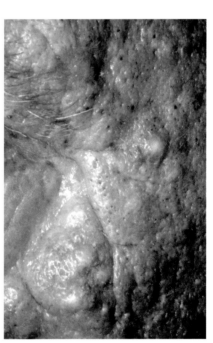

图 3.24　Favre-Racouchot 综合征伴日光弹力纤维结节

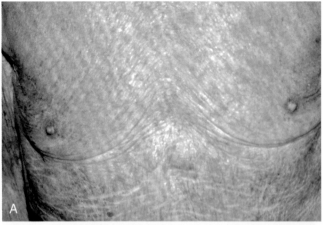

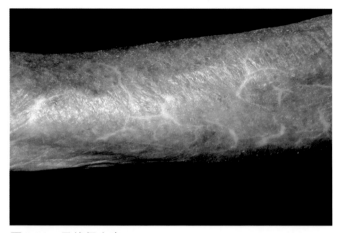

图 3.26 星状假瘢痕

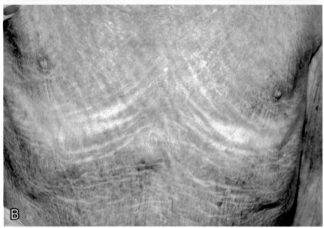

图 3.25 （A）慢性日光损伤；（B）通过向上牵拉，显露出正常的非曝光部位的皮肤

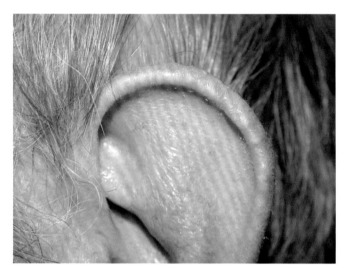

图 3.28 风化结节

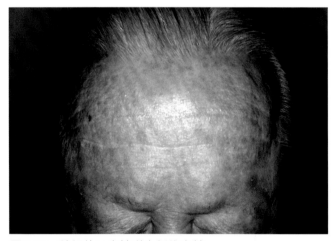

图 3.27 前额的日光性弹力纤维变性

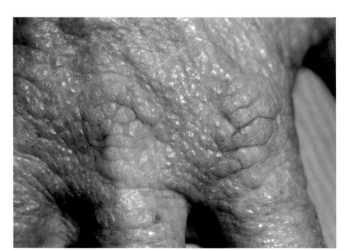

图 3.29 胶样粟丘疹（*Courtesy Ken Greer, MD*）

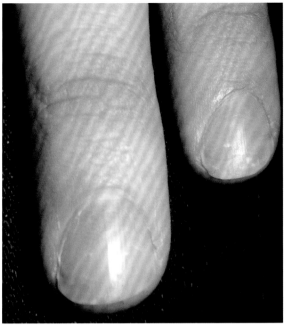

图 3.30　多西环素致光线性甲剥离症（*Courtesy Lindsay Ackerman, MD*）

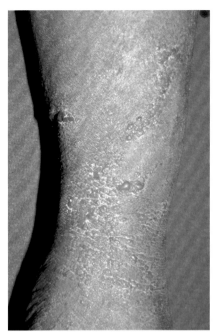

图 3.31　植物日光性皮炎

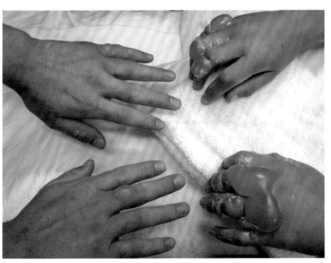

图 3.32　夏天阳光下制作并售卖酸橙汁饮料的两个朋友的手部

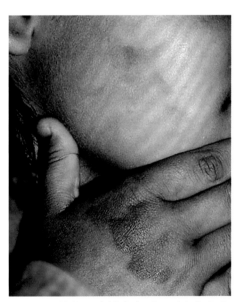

图 3.33　植物日光性皮炎后，手和颊部色素沉着（*Courtesy Paul Honig, MD*）

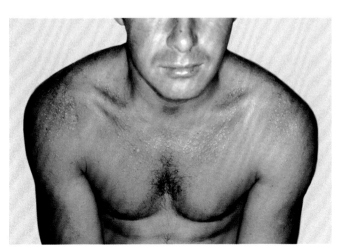

图 3.34　多形性日光疹，丘疹型

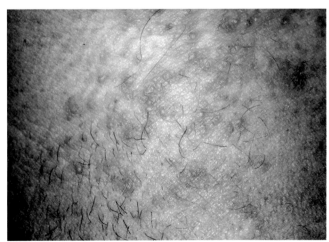

图 3.35　多形性日光疹，丘疹型

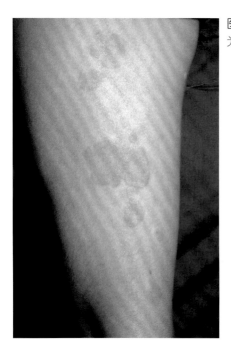

图 3.36　多形性日光疹，斑块型

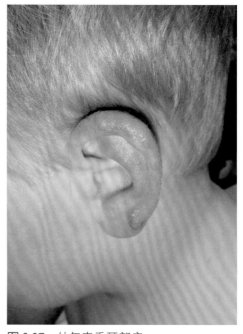

图 3.37　幼年春季耳部疹

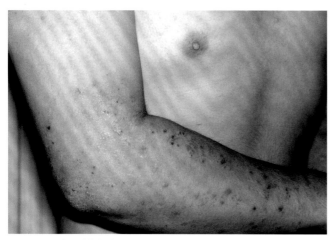

图 3.38　光化性痒疹（*Courtesy Steven Binnick, MD*）

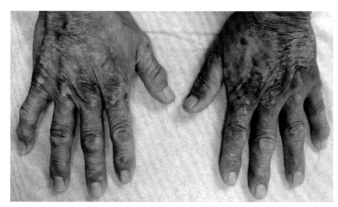

图 3.39　光化性痒疹（*Courtesy Campbell Stewart, MD*）

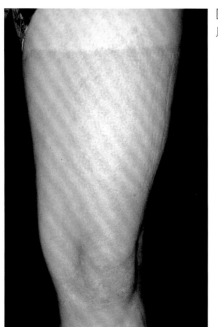

图 3.40　日光性荨麻疹

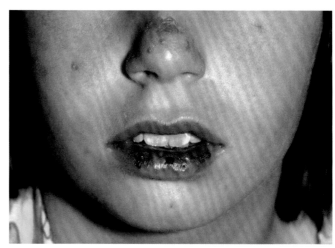

图 3.41　种痘样水疱病（*Courtesy Paul Honig, MD*）

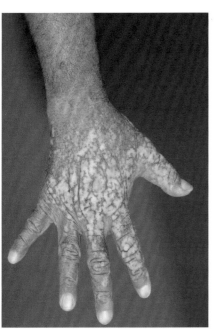

图 3.42 慢性光化性皮炎

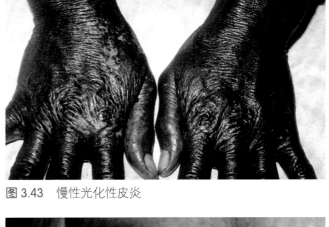

图 3.43 慢性光化性皮炎

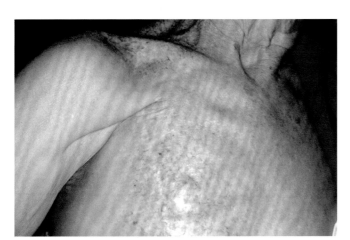

图 3.44 慢性放射性皮炎

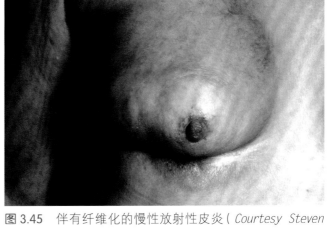

图 3.45 伴有纤维化的慢性放射性皮炎（*Courtesy Steven Binnick, MD*）

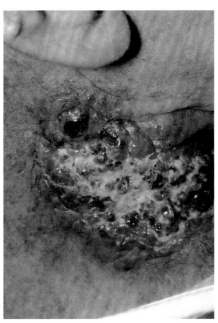

图 3.46 并发基底细胞癌的慢性放射性皮炎（*Courtesy Steven Binnick, MD*）

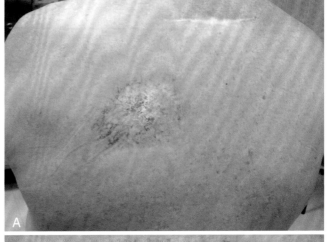

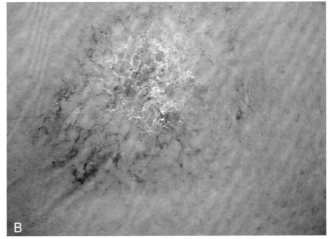

图 3.47 （A）X线透视检查诱发的放射性皮炎；（B）图 3.47A 的特写

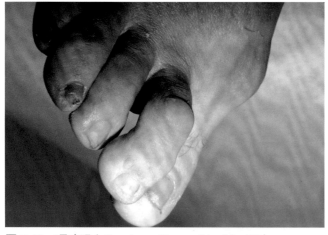

图 3.48　硬鸡眼（*Courtesy Steven Binnick, MD*）

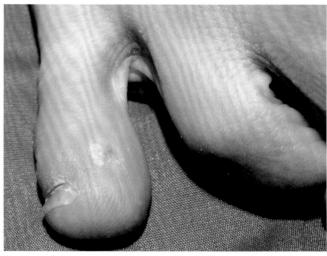

图 3.49　软鸡眼（*Courtesy Steven Binnick, MD*）

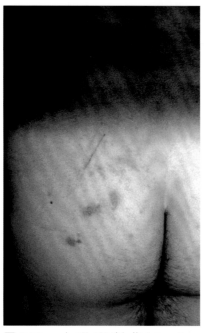

图 3.50　火 珊 瑚 割 伤（*Courtesy Steven Binnick, MD*）

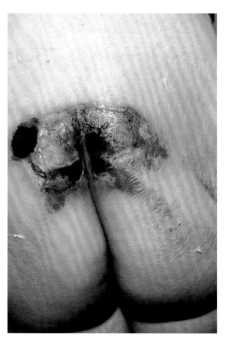

图 3.51　褥 疮（*Courtesy Steven Binnick, MD*）

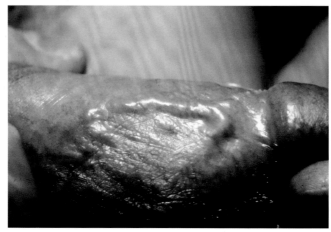

图 3.52　硬化性淋巴管炎

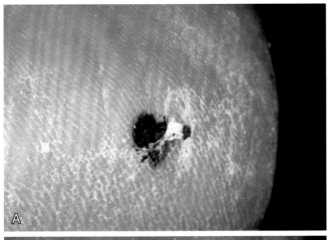

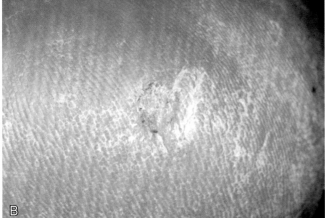

图 3.53 （A）黑踵；（B）黑踵的出血刮除后的即刻反应

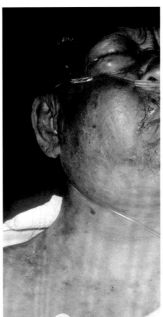

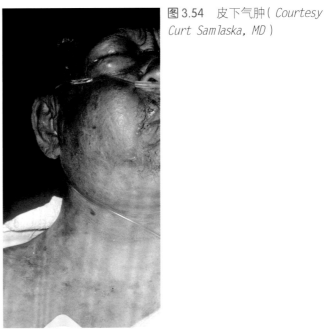

图 3.54 皮下气肿（*Courtesy Curt Samlaska, MD*）

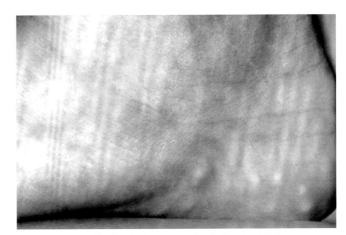

图 3.55 压力性丘疹（*Courtesy Paul Honig, MD*）

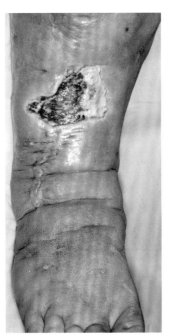

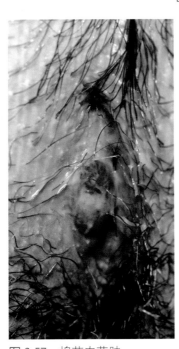

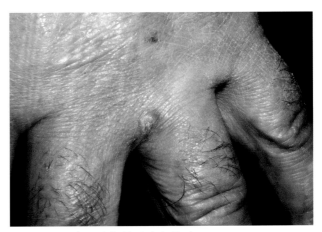

图 3.56 "皮肤用毒品"引起的溃疡

图 3.57 棉花肉芽肿

图 3.58 一个理发师的毛发肉芽肿

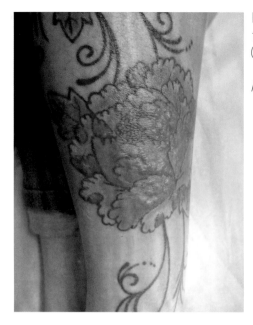

图 3.59 红色文身反应（*Courtesy Rui Tavares Bello, MD*）

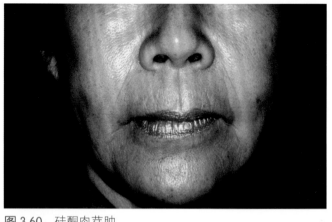

图 3.60 硅酮肉芽肿

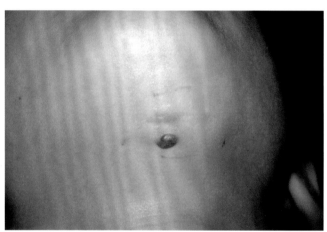

图 3.61 体温计引起的汞肉芽肿

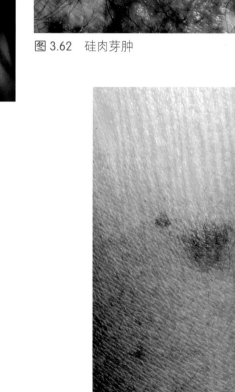

图 3.62 硅肉芽肿

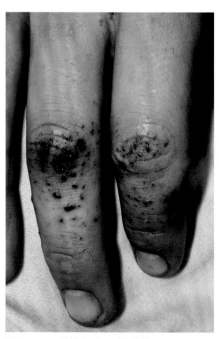

图 3.63 碳着色斑，枪弹伤

图 3.64 牛胶原填充剂肉芽肿，试验部位

（王艺萌 译，李薇薇、马川 校）

瘙痒症和神经精神障碍性皮肤病

瘙痒症通常具有特异的皮疹，其特征是皮疹边缘呈角状。内源性的疾病（通俗所说的内部因素）倾向于引起圆形的皮疹，而外源性刺激性药物、搔抓和其他形式的外伤则导致角状的、线状的或者呈地图形的皮疹（外部因素的征象）。

瘙痒症也可以引起同形反应（Koebner 现象），此时内源性疾病的皮损局限于创伤的区域。这些皮损通常表现为混合形态，提示既有内源性因素又有外部创伤。

苔藓样变源于慢性搔抓或摩擦，特点是角化过度和真皮乳头层纤维化。临床形态表现为轻度浸润和皮肤纹理的加深。表皮剥脱导致颗粒层嗜酸性坏死。角质层可保持完整，但是更严重的表皮剥脱可以导致角质层和有活力表皮的缺失。更为明显的创伤可以导致溃疡，此时损伤累及真皮。

广泛的苔藓样变是慢性单纯性苔藓的特征性表现。散在的丘疹伴有局灶性表皮剥脱是结节性痒疹和节肢动物叮咬（包括臭虫）的典型表现。本章将介绍瘙痒性疾病相关的临床表现。

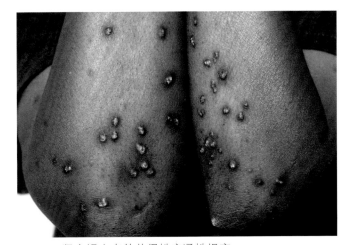

图 4.2　肾衰竭患者的获得性穿通性损害

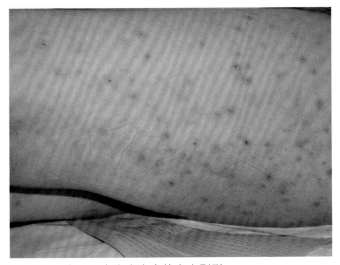

图 4.1　继发于霍奇金病瘙痒的表皮剥脱

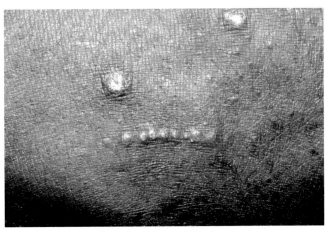

图 4.3　肾衰竭患者的获得性穿通性损害

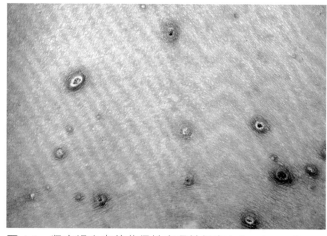

图 4.4　肾衰竭患者的获得性穿通性损害（*Courtesy Steven Binnick, MD*）

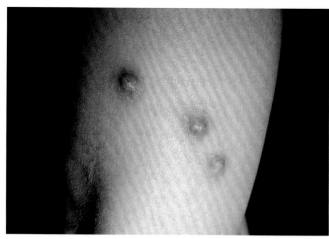

图 4.5　慢性肾衰竭患者的结节性痒疹（*Courtesy Steven Binnick, MD*）

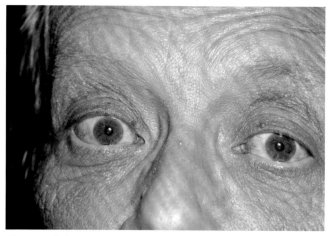

图 4.6　黄疸

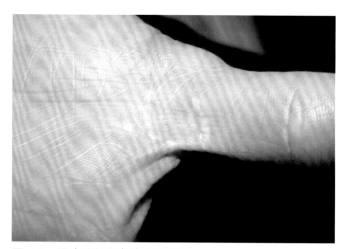

图 4.7　胆汁淤积患者的掌部黄瘤

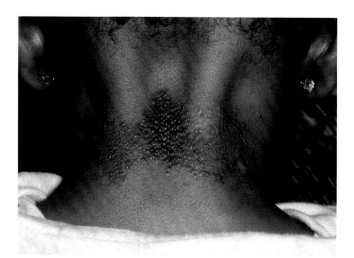

图 4.8　Alagille 病患者的慢性单纯性苔藓

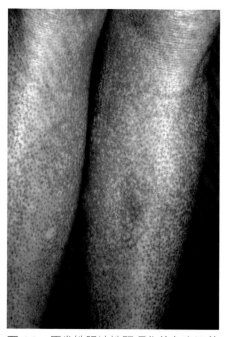

图 4.9　原发性胆汁性肝硬化的色素沉着

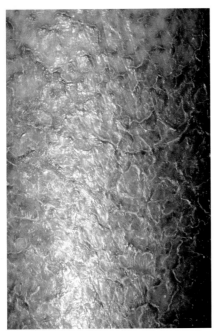

图 4.10 冬季瘙痒

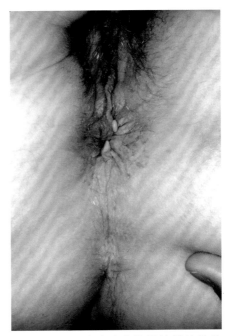

图 4.11 肛周瘙痒患者的慢性单纯性苔藓

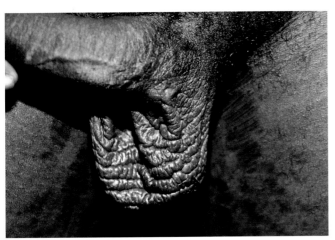

图 4.12 阴囊的慢性单纯性苔藓

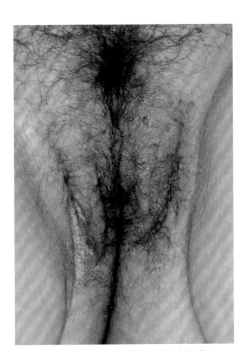

图 4.13 女性外阴的慢性单纯性苔藓

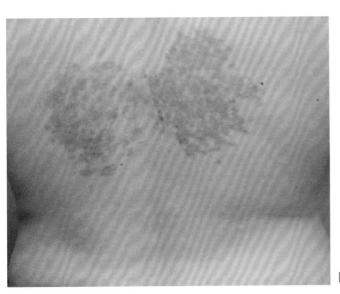

图 4.14 色素性痒疹

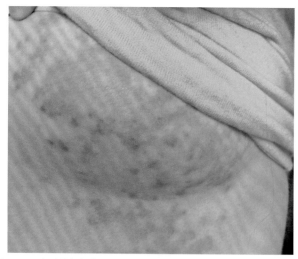

图 4.15　色素性痒疹（*Courtesy Stephen D. Hess, MD, PhD*）

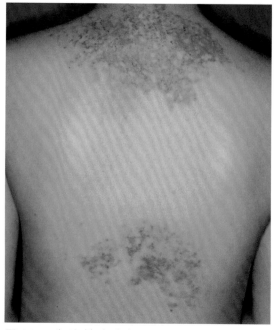

图 4.16　色素性痒疹（*Courtesy of Department of Dermatology, Keio University School of Medicine, Tokyo, Japan*）

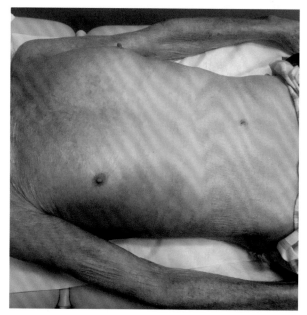

图 4.17　Ofuji 丘疹性红皮病伴躺椅征（*Courtesy Dr. Ang Chia Chun*）

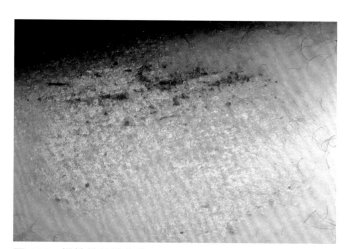

图 4.18　慢性单纯性苔藓

图 4.19　慢性单纯性苔藓

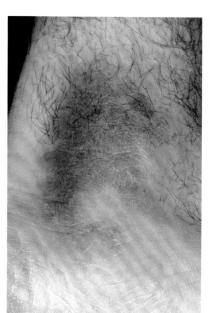

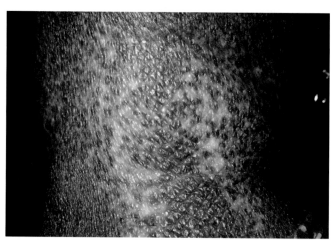

图 4.20　慢性单纯性苔藓

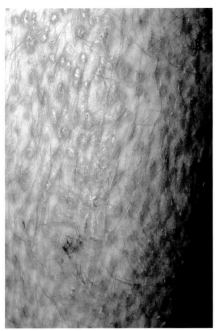

图 4.21 慢性单纯性苔藓 (*Courtesy Steven Binnick, MD*)

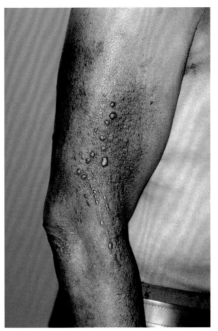

图 4.22 慢性单纯性苔藓伴色素异常和早期结节形成

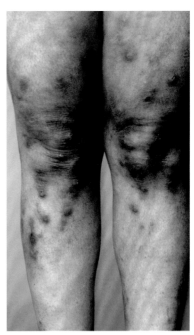

图 4.23 结节性痒疹

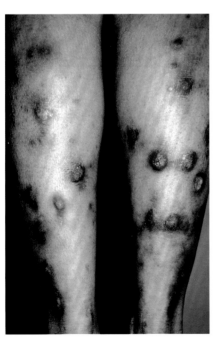

图 4.24 结节性痒疹伴表皮剥脱

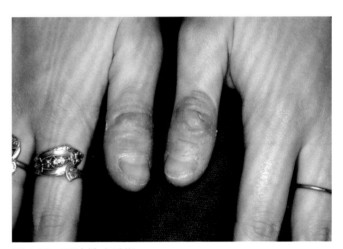

图 4.25 强迫性咬手指

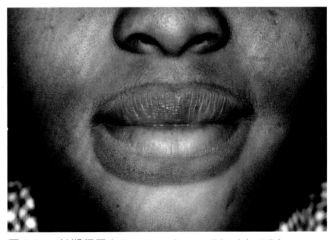

图 4.26 长期舔唇 (*Courtesy Steven Binnick, MD*)

安德鲁斯临床皮肤病图谱

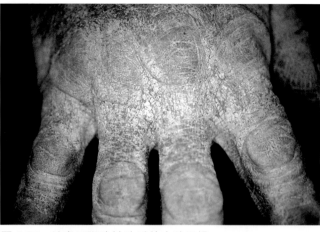

图 4.27　继发于强迫性洗手的皮肤干燥

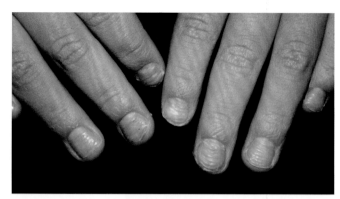

图 4.28　继发于习惯性甲母质损伤的洗衣板样甲

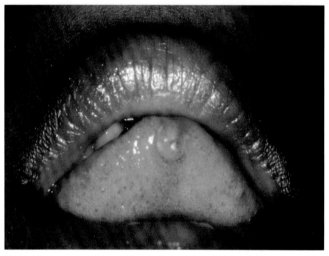

图 4.29　继发于长期咬舌的纤维瘤（*Courtesy of the Department of Oral Medicine, the University of Pennsylvania School of Dental Medicine*）

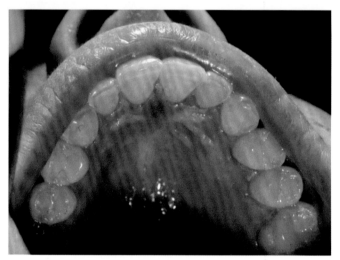

图 4.30　继发于暴食症后呕吐的牙釉质侵蚀（*Courtesy of the Department of Oral Medicine, the University of Pennsylvania School of Dental Medicine*）

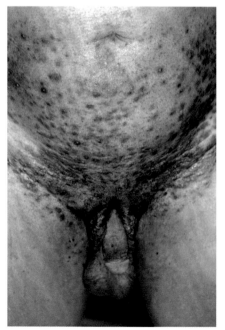

图 4.31　寄生虫病妄想的皮肤表现

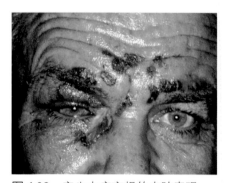

图 4.32　寄生虫病妄想的皮肤表现

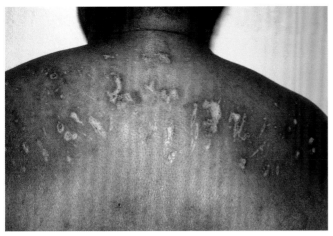

图 4.33 精神性表皮剥脱（*Courtesy Steven Binnick, MD*）

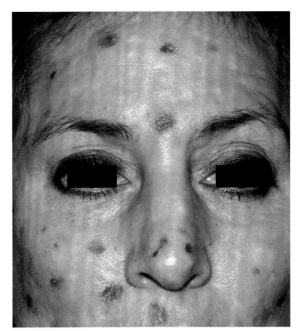

图 4.34 精神性表皮剥脱（*Courtesy Curt Samlaska, MD*）

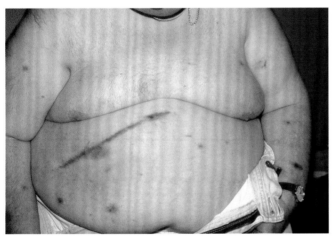

图 4.35 皮肤抠抓，见于 Prader-Willi 综合征（*Courtesy Robert Horn, MD*）

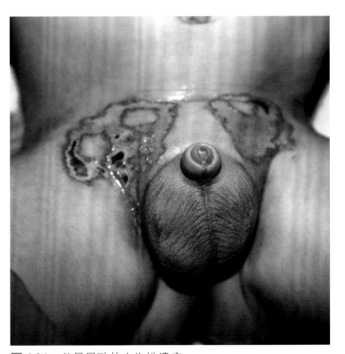

图 4.36 父母导致的人为性溃疡

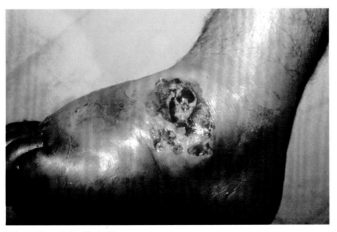

图 4.37 人为性皮炎

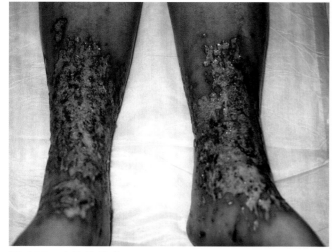

图 4.38 人为性溃疡

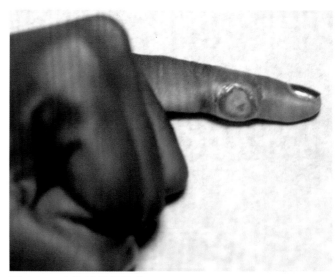

图 4.39 人为性香烟烫伤

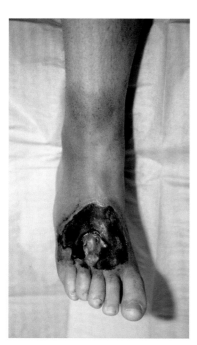

图 4.40 人为性溃疡

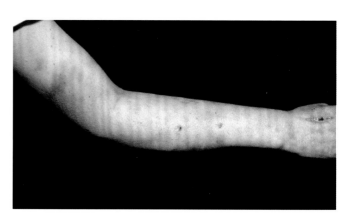

图 4.41 人为性挫伤

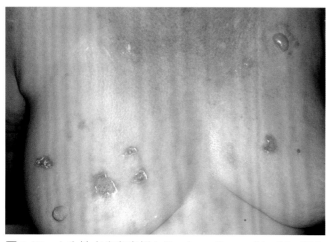

图 4.42 人为性水疱和糜烂 (*Courtesy Steven Binnick, MD*)

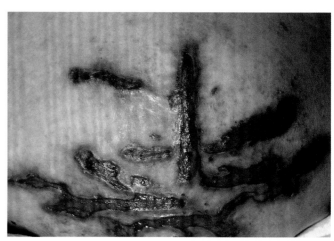

图 4.43 人为性瘢痕

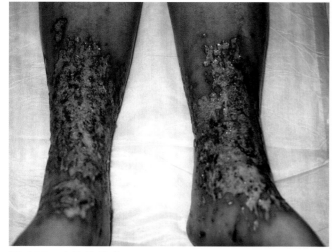

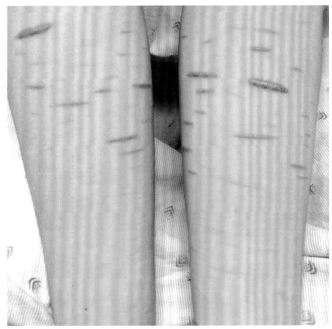

图 4.44　愈合的人为性裂伤（*Courtesy Sheilagh Maguiness, MD*）

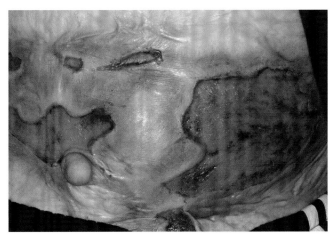

图 4.45　人为性的溃疡和瘢痕

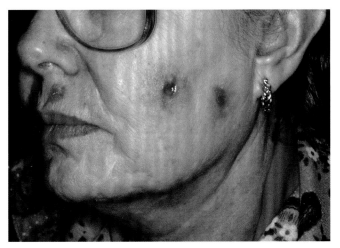

图 4.46　人为性的糜烂和瘢痕

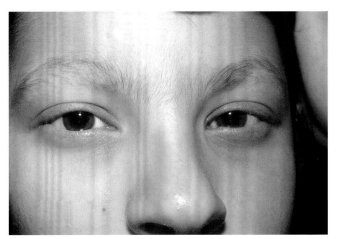

图 4.47　拔毛癖，伴有睫毛缺失和部分眉毛缺失（*Courtesy Steven Binnick, MD*）

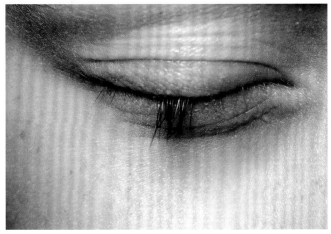

图 4.48　拔毛癖，伴有部分睫毛缺失（*Courtesy Steven Binnick, MD*）

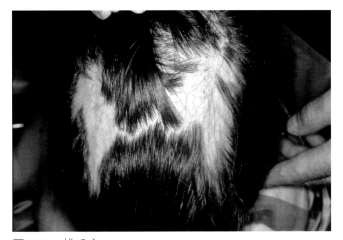

图 4.49　拔毛癖

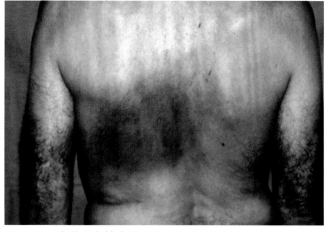

图 4.50　感觉异常性背痛（*Courtesy Curt Samlaska, MD*）

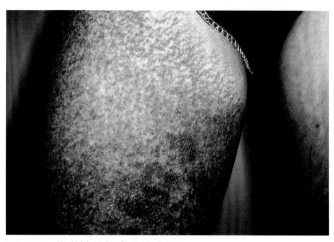

图 4.51　复杂性局部疼痛综合征

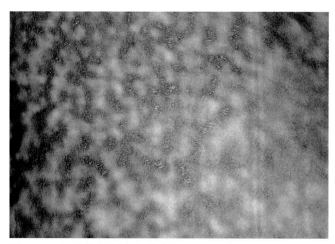

图 4.52　复杂性局部疼痛综合征

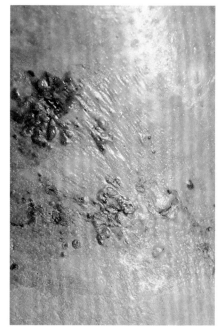

图 4.53　水疱和萎缩，复杂性局部疼痛综合征

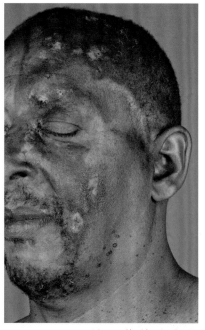

图 4.54　三叉神经营养综合征
（*Courtesy Division of Dermatology University of Campinas, Brazil*）

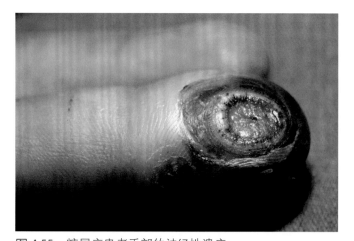

图 4.55　糖尿病患者手部的神经性溃疡

（尤艳明　译，路雪艳、王文慧　校）

特应性皮炎、湿疹和非感染性免疫缺陷性疾病

5

皮炎可以有各种各样的临床表现，从明显的渗出到干燥脱屑。这些表现代表了急性期和慢性期炎症，是各种皮炎和湿疹性疾病的特征性表现。伴随的强烈瘙痒可以导致皮损上出现表皮剥脱，最终使皮肤增厚，即苔藓样变。持续性的瘙痒和表皮屏障的破坏使这些湿疹患者容易受到细菌和病毒的反复感染，表现为脓疱、水疱、结痂、糜烂或者痛性结节。筛查这些感染的迹象是所有皮炎患者体格检查的重要部分，尤其是对于那些有潜在免疫缺陷的患者。

虽然绝大多数病例不需要皮肤活检帮助诊断，但是如果需要鉴别其他影响表皮的疾病，如营养不良、移植物抗宿主病或银屑病，病理检查发现急性皮炎的海绵样改变或者慢性皮炎的表皮棘层肥厚可以帮助确诊。

特应性皮炎（atopic dermatitis，AD）累及的部位随年龄而异。婴儿期 AD 往往会累及面颊，甚至在没有感染的情况下也会有明显的渗出物和结痂。在婴儿中，特应性皮炎也可以相当广泛，好发于伸侧皮肤，值得注意的是不累及尿布区和鼻部，这种现象被称为前车灯征（headlight sign）。儿童期 AD 可能更局限于屈侧，并可能开始表现出苔藓化的外观。很多 AD 患者长大后将不再出现泛发性的

皮炎，但可能表现为慢性手部皮炎或其他的更局限性的 AD。体格检查中 AD 的相关特征包括 Dennie-Morgan 线（眶下褶痕，下眼睑的皱褶加重）、毛周角化、全身干燥、毛囊明显及特应性体征，如眼周色素沉着，即过敏性黑眼圈。

其他类型的湿疹可以表现为不同的形式，钱币样湿疹表现为硬币样、鳞屑性、渗出性斑块，干性湿疹（皲裂性湿疹）表现为广泛性的干燥、皮肤裂隙。即使患者没有 AD 病史，眼睑、乳头也可能出现局限性湿疹，或者湿疹出现于手部，表现为水疱大疱性手湿疹（汗疱疹）。另外，某些免疫缺陷疾病可表现为非特异性的剥脱性红皮病，如重症联合免疫缺陷病（severe combined immunodeficiency，SCID）；或表现为特应性皮炎样皮疹，如高免疫球蛋白 E（IgE）综合征、Wiskott-Aldrich 综合征（Wiskott-Aldrich syndrome，WAS）或 DiGeorge 综合征。在这些病例中，有经验的临床医生将观察到独特的临床表现，如高 IgE 综合征的脓疱性皮损、DiGeorge 综合征的畸形或 WAS 患者的瘀点。

本章重点介绍特应性皮炎及其他类型湿疹的临床表现，也包括了见于免疫缺陷综合征患者的少见的临床表现。

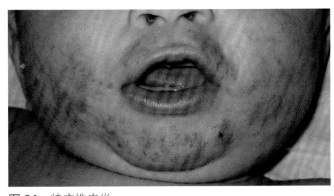

图 5.1　特应性皮炎

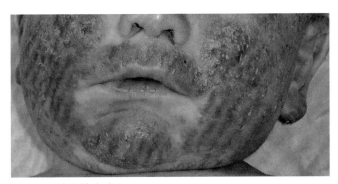

图 5.2　特应性皮炎

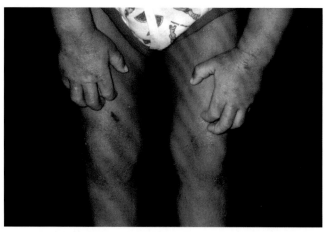

图 5.3 特应性皮炎

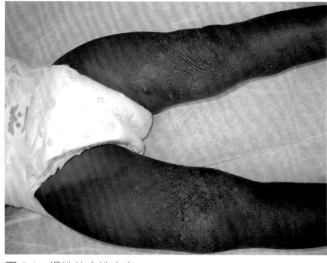

图 5.4 慢性特应性皮炎

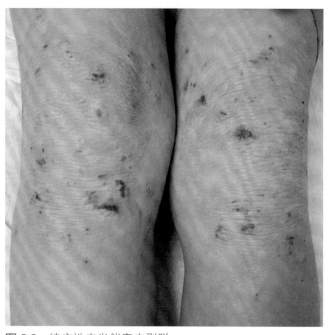

图 5.5 特应性皮炎伴表皮剥脱

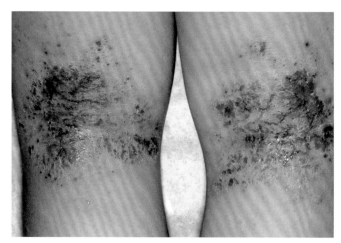

图 5.6 特应性皮炎继发感染（*Courtesy Steven Binnick, MD*）

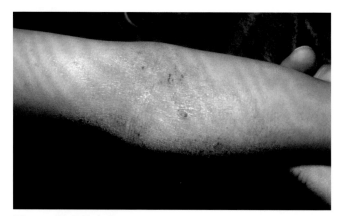

图 5.7 特应性皮炎

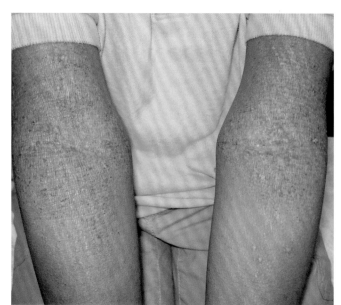

图 5.8 特应性皮炎

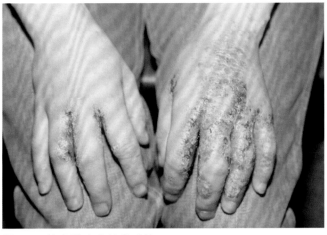

图 5.9　特应性皮炎继发感染

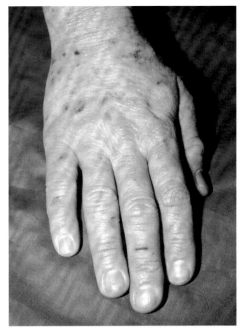

图 5.10　特应性皮炎

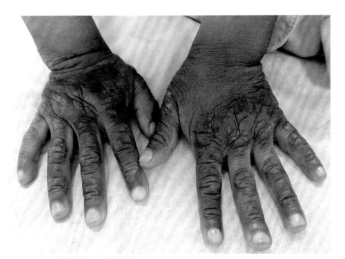

图 5.11　慢性特应性皮炎

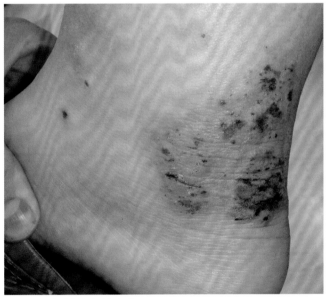

图 5.12　慢性特应性皮炎

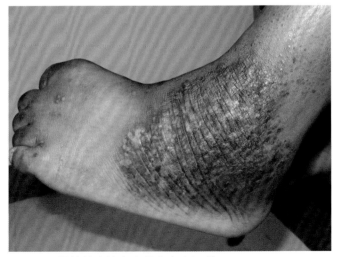

图 5.13　慢性特应性皮炎伴有色素沉着

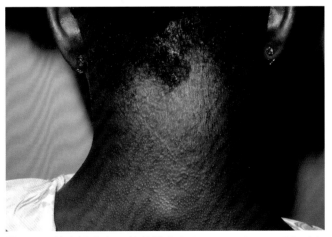

图 5.14　特应性皮炎，苔藓样变（*Courtesy Steven Binnick, MD*）

安德鲁斯临床皮肤病图谱

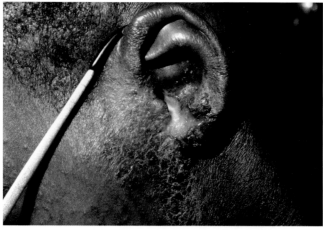

图 5.15 特应性皮炎（*Courtesy Steven Binnick, MD*）

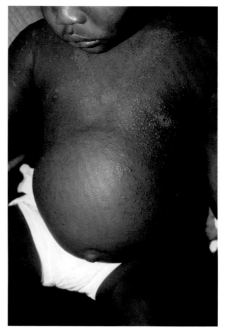

图 5.16 丘疹性特应性皮炎（*Courtesy Steven Binnick, MD*）

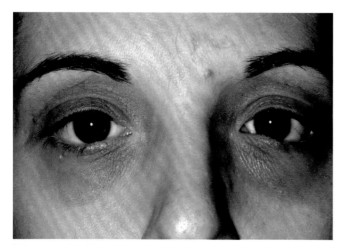

图 5.17 特应性皮炎（*Courtesy Steven Binnick, MD*）

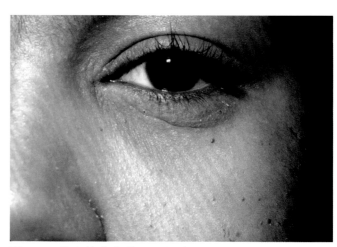

图 5.18 特应性皮炎的眶下褶痕（*Courtesy Steven Binnick, MD*）

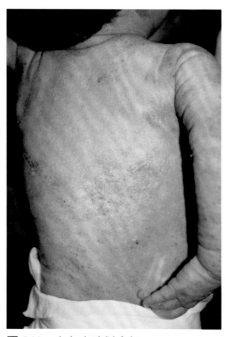

图 5.19 白色皮肤划痕征

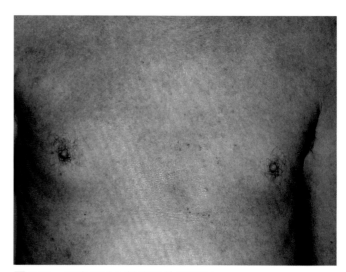

图 5.20 继发于特应性皮炎的红皮病

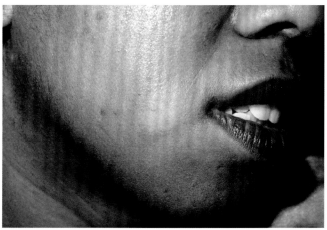

图 5.21 白色糠疹（*Courtesy Steven Binnick, MD*）

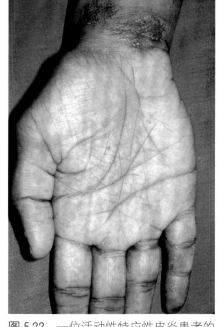

图 5.22 一位活动性特应性皮炎患者的掌纹症（*Courtesy Steven Binnick, MD*）

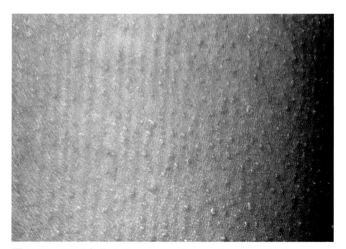

图 5.23 毛周角化（*Courtesy Steven Binnick, MD*）

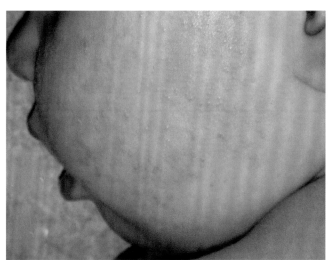

图 5.24 毛周角化

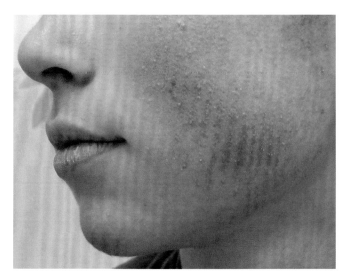

图 5.25 面部红色毛周角化

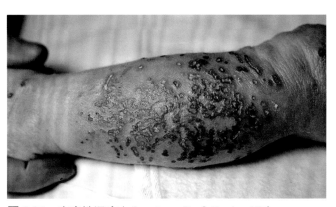

图 5.26 疱疹性湿疹（*Courtesy Paul Honig, MD*）

特应性皮炎、湿疹和非感染性免疫缺陷性疾病

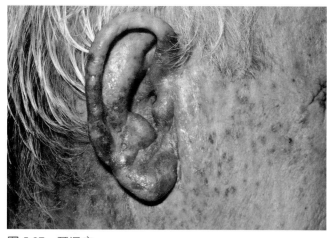

图 5.27　耳湿疹

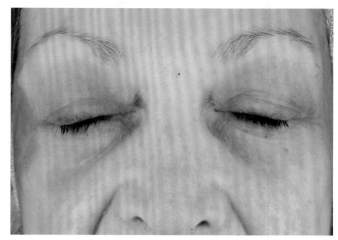

图 5.28　眼睑湿疹

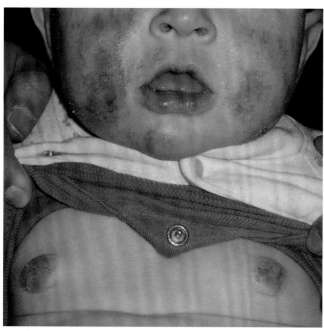

图 5.29　特应性儿童的乳头湿疹

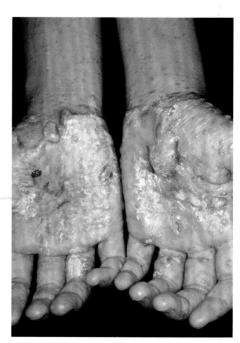

图 5.30　手部湿疹继发感染

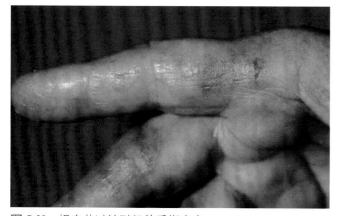

图 5.31　报春花过敏引起的手指皮炎

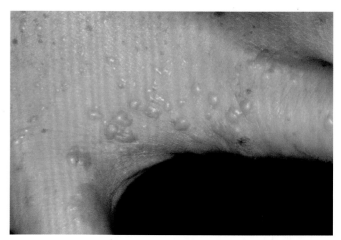

图 5.32　汗疱疹

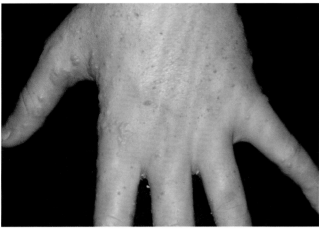

图 5.33 汗疱疹

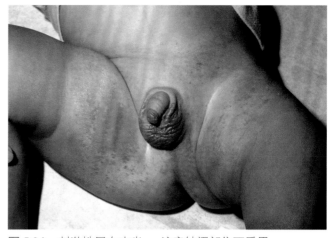

图 5.34 刺激性尿布皮炎。注意皱褶部位不受累

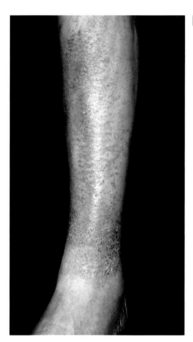

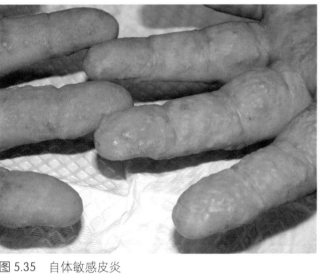

图 5.35 自体敏感皮炎

图 5.37 钱币状湿疹

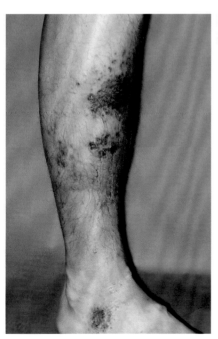

图 5.38 钱币状湿疹(*Courtesy Steven Binnick, MD*)

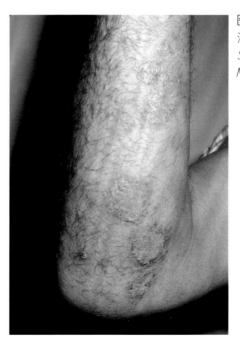

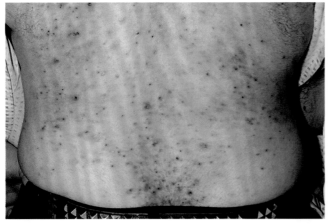

图 5.39　Job 综合征（*Courtesy Edward W. Cowen, MD*）

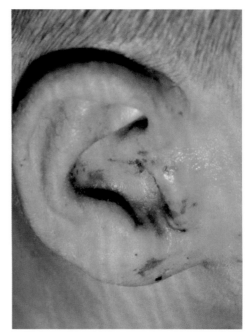

图 5.40　Job 综合征（*Courtesy Edward W. Cowen, MD*）

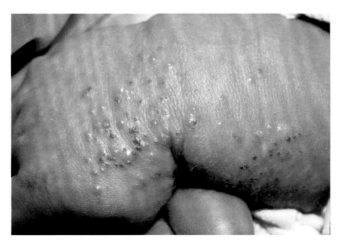

图 5.41　Job 综合征继发感染（*Courtesy Paul Honig, MD*）

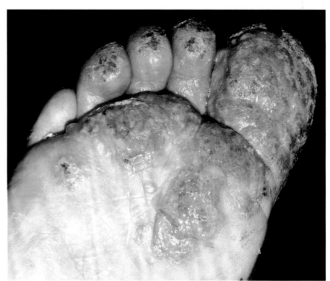

图 5.42　Wiskott-Aldrich 综合征的湿疹表现

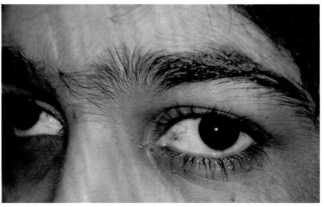

图 5.43　共济失调毛细血管扩张症

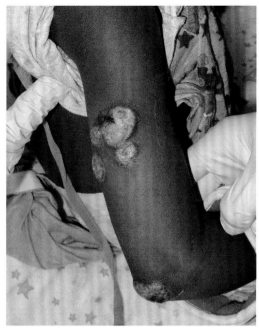

图 5.44 共济失调毛细血管扩张症的肉芽肿性皮损

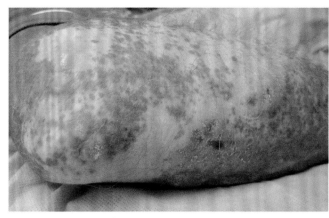

图 5.45 白癜风患者的普通变异型免疫缺陷病伴肉芽肿

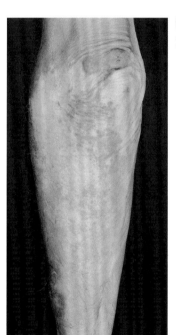

图 5.46 白癜风患者的普通变异型免疫缺陷病伴肉芽肿

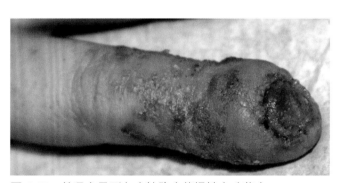

图 5.47 普通变异型免疫缺陷病伴慢性念珠菌病

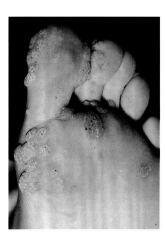

图 5.48 DOCK8 免疫缺陷病的疣（ Courtesy Edward W. Cowen, MD ）

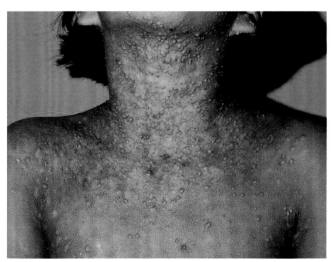

图 5.49 DOCK8 免疫缺陷病的疣（ Courtesy Edward W. Cowen, MD ）

安德鲁斯临床皮肤病图谱

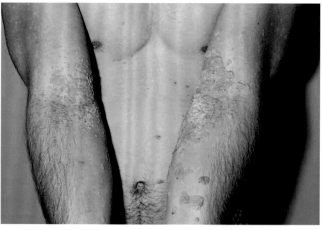

图 5.50　DOCK8 免疫缺陷病的疣（*Courtesy Edward W. Cowen, MD*）

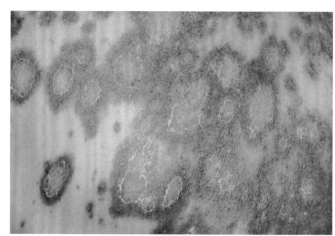

图 5.51　亚急性红斑狼疮，可见于补体缺陷性疾病

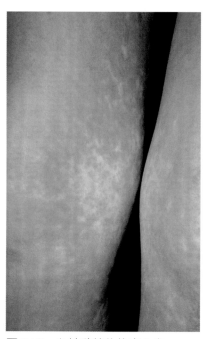

图 5.52　急性移植物抗宿主病

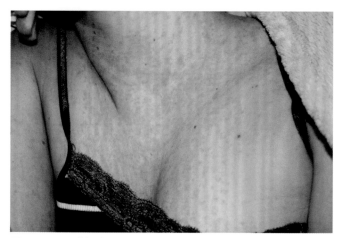

图 5.53　急性移植物抗宿主病 2 级（*Courtesy Jennifer Huang, MD*）

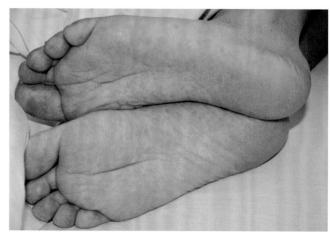

图 5.54　急性移植物抗宿主病 2 级（*Courtesy Jennifer Huang, MD*）

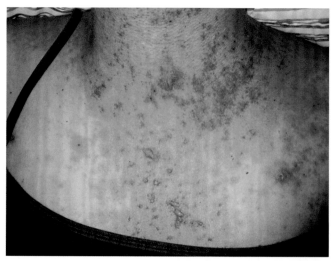

图 5.55　急性移植物抗宿主病 4 级（*Courtesy Jennifer Huang, MD*）

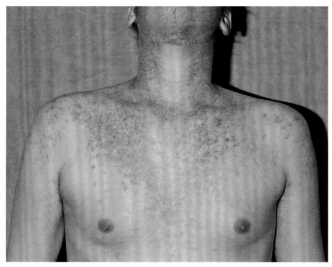

图 5.56 急性移植物抗宿主病（*Courtesy Edward W. Cowen, MD*）

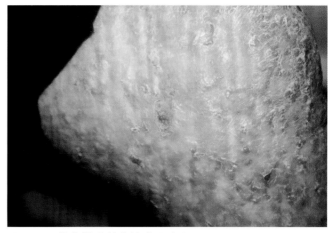

图 5.57 苔藓样移植物抗宿主病（*Courtesy Jennifer Huang, MD*）

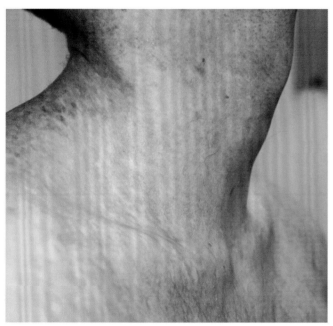

图 5.58 慢性移植物抗宿主病（*Courtesy Jennifer Huang, MD*）

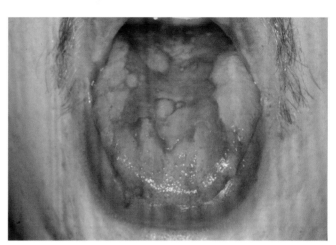

图 5.59 慢性移植物抗宿主病，口腔表现（*Courtesy of the Department of Oral Medicine, the University of Pennsylvania School of Dental Medicine*）

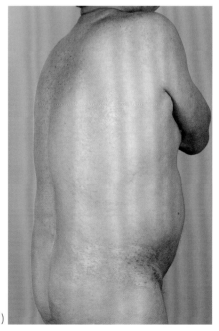

图 5.60 慢性移植物抗宿主病，硬皮病样型（*Courtesy Edward W. Cowen, MD*）

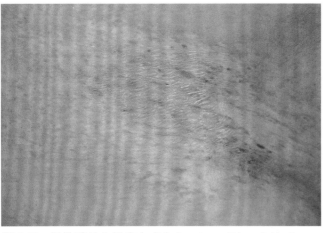

图 5.61 慢性移植物抗宿主病（*Courtesy Edward W. Cowen, MD*）

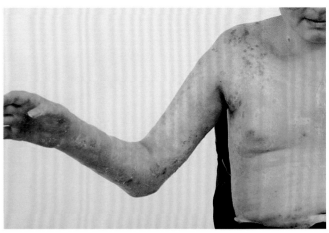

图 5.62 硬皮病样移植物抗宿主病（*Courtesy Edward W. Cowen, MD*）

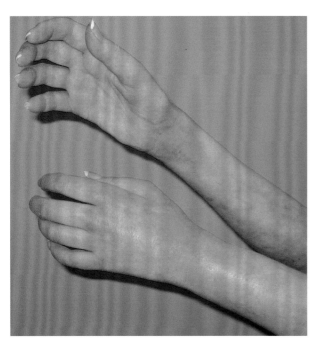

图 5.63 硬皮病样移植物抗宿主病（*Courtesy Edward W. Cowen, MD*）

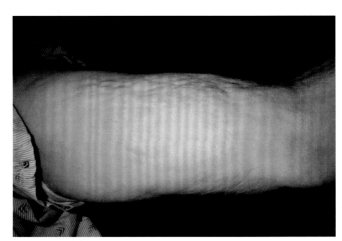

图 5.64 移植物抗宿主病的筋膜炎（*Courtesy Edward W. Cowen, MD*）

（尤艳明 译，路雪艳、王文慧 校）

接触性皮炎和药疹 6

接触性皮炎和药疹都是由皮肤直接接触或摄入外在因素引发的皮肤病。接触性皮炎与特应性皮炎和湿疹有许多共同特征，包括瘙痒、红斑、鳞屑、渗出和结痂。然而，在接触性皮炎的情况下，诊断的主要线索是皮肤表现的形状，这些形状显示了外部刺激物或致敏剂接触的特定位置。这些形状可以分为线状，如大漆树皮炎（毒常春藤）；几何形，如继发于黏合剂过敏；继发于液体刺激物（如酸）的喷溅形状。或者经空气传播时，如香水，则集中在面部、颈部和身体的其他暴露区域。注意身体受影响部位的位置，特别有助于诊断接触性皮炎，例如镍皮炎好发于下腹部和耳部，鞋皮炎好发于足背，以及指甲油成分继发皮炎好发于眼睑。其他接触反应可能更为广泛，例如某些特应性皮炎患者，由于对乳液和洗涤剂中的防腐剂或香味过敏，会同时伴发接触性皮炎。

药疹的表现形式可千差万别，从急性泛发性发疹性脓疱病出现的广泛红斑上的一层小脓疱，到

Stevens-Johnson 综合征和中毒性表皮坏死松解症中出现的出血性黏膜糜烂和水疱性病变，都可见到。必须对患者进行体检，检查其相关特征，如发热、淋巴结肿大和面部水肿，这些有助于区分是全身药物超敏反应，如伴嗜酸性粒细胞增多和系统症状的药疹（drug reaction with eosinophilia and systemic symptoms, DRESS），还是一个简单的发疹型药疹。一些疑似 DRESS 患者可能需要进行血液检查，来寻找嗜酸性粒细胞血症、异形淋巴细胞和终末器官损伤的证据。其他药疹可能更独特，例如固定药疹表现为显著的深红色、圆形斑片和斑块，而化疗引起的中毒性红斑，表现为掌跖疼痛性斑块。由于每年都会生产新的药物，所以了解各种特性的药疹也很重要，例如用肿瘤坏死因子抑制剂治疗的患者，可见头皮和耳后糜烂性银屑病样斑块。

本章展示由接触性皮炎造成的皮肤损伤，以及轻度和重度药疹中所见的各种皮肤表现。

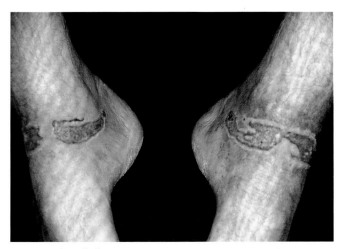

图 6.1 水泥烧伤（*Courtesy Steven Binnick, MD*）

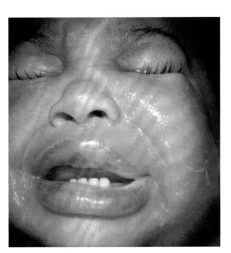

图 6.2 酸烧伤（*Courtesy Paul Honig, MD*）

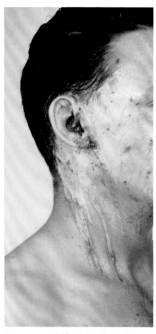

图 6.3 酸溶液滴落烧伤

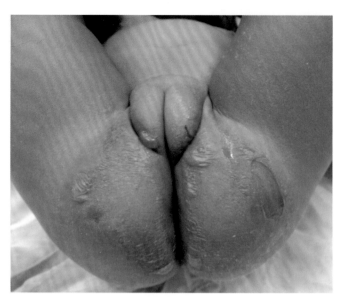

图 6.4 番泻叶（山扁豆属植物）烧伤

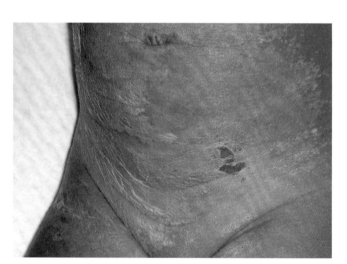

图 6.5 农药烧伤

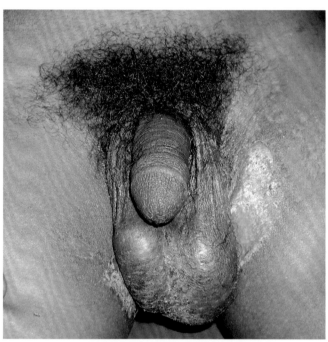

图 6.6 煤油刺激性皮炎（Courtesy Shyam Verma, MBBS, DVD）

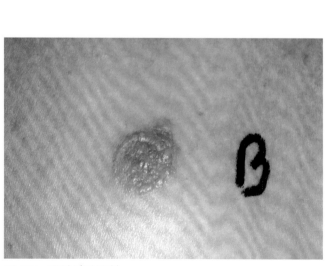

图 6.7 斑贴试验阳性

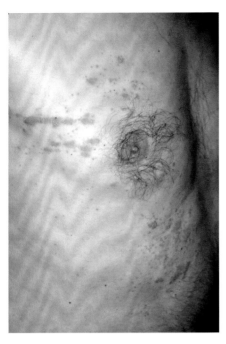

图 6.8　毒常春藤皮炎；注意线性病变

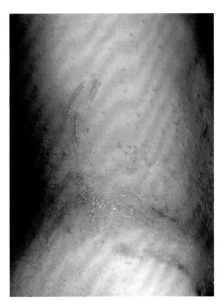

图 6.9　毒常春藤皮炎；注意线性病变

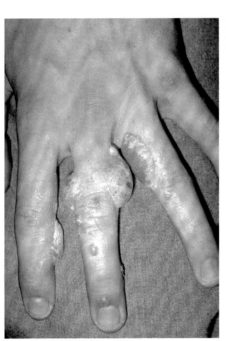

图 6.10　毒常春藤皮炎

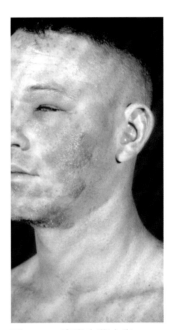

图 6.11　毒常春藤皮炎

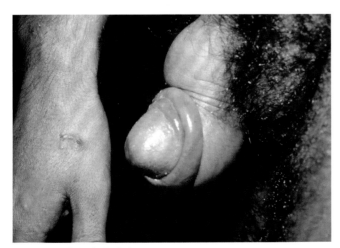

图 6.12　毒常春藤皮炎

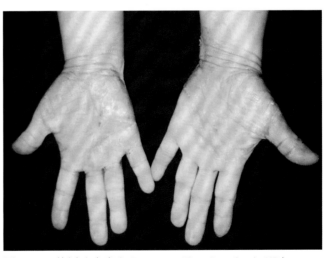

图 6.13　茶树油皮炎（*Courtesy Glen Crawford, MD*）

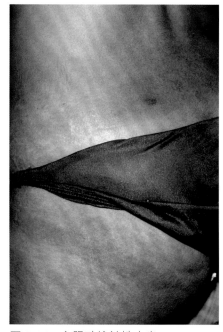

图 6.14 衣服致接触性皮炎

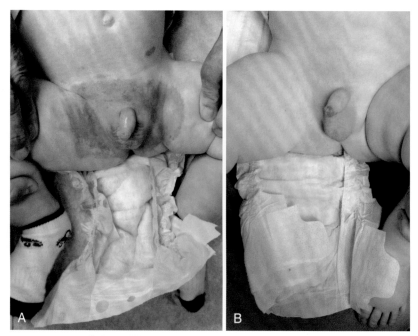

图 6.15 （A）蓝色染料性皮炎；（B）使用不含蓝色染料的尿布症状缓解

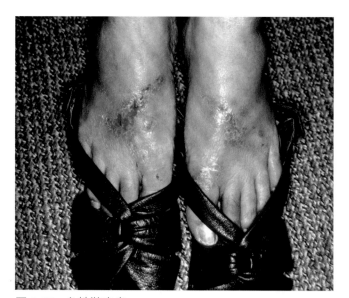

图 6.16 急性鞋皮炎

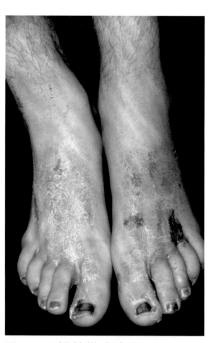

图 6.17 慢性鞋皮炎（ *Courtesy of Steven Binnick, MD* ）

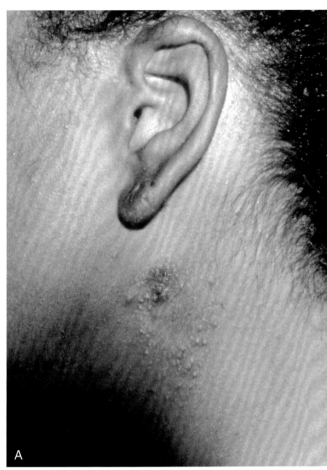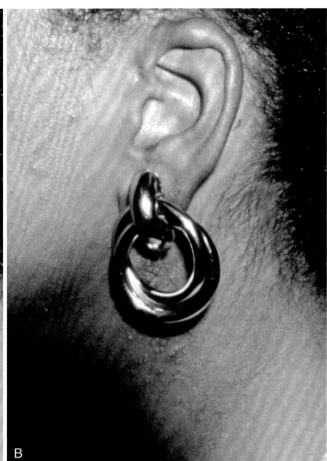

图 6.18 （A）镍皮炎；（B）耳环引起

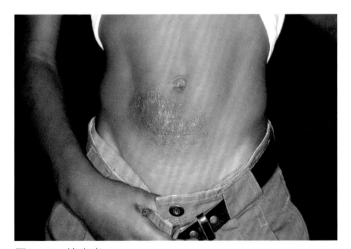

图 6.19 镍皮炎

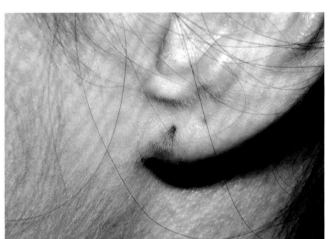

图 6.20 黑色皮肤划痕（*Courtesy Steven Binnick, MD*）

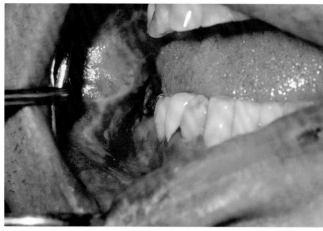

图 6.21　由金引起的口腔苔藓样皮炎

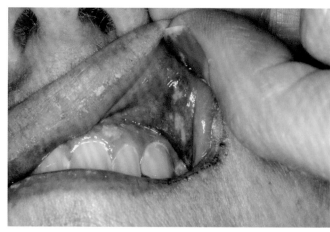

图 6.22　牙齿印模材料过敏引起的口腔炎

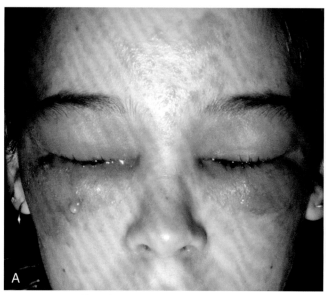

图 6.23　（A）橡胶皮炎；（B）罪魁祸首为泳镜

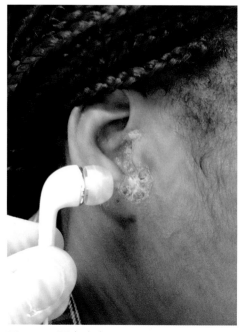

图 6.24　耳塞皮炎

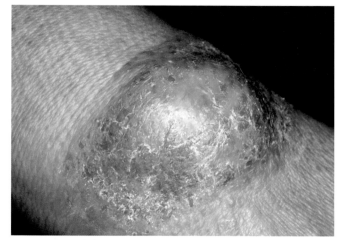

图 6.25　绷带黏合剂引起的接触性过敏

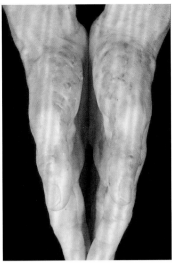

图 6.26 芳香疗法引起的手部皮炎（*Courtesy Glen Crawford, MD*）

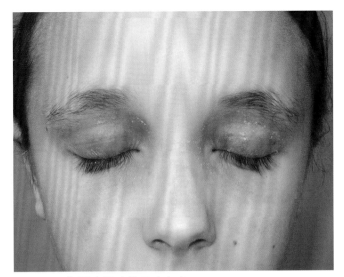

图 6.27 指甲油导致的眼睑皮炎

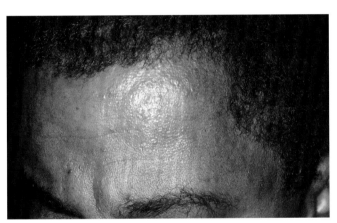

图 6.28 染发皮炎（*Courtesy Steven Binnick, MD*）

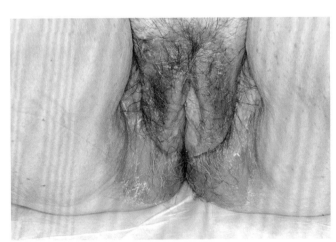

图 6.29 防腐剂导致的外阴皮炎

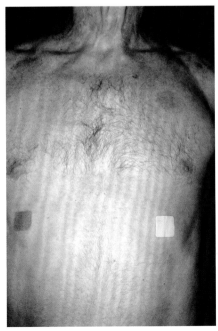

图 6.30 可乐定贴片过敏

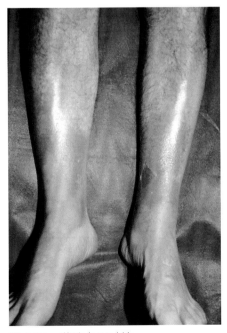

图 6.31 苯唑卡因过敏

安德鲁斯临床皮肤病图谱

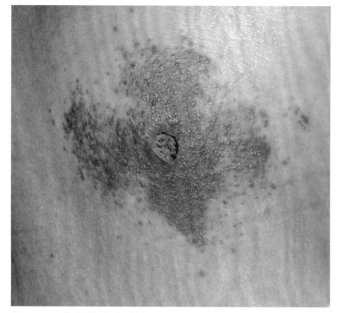

图 6.32　外用抗生素过敏

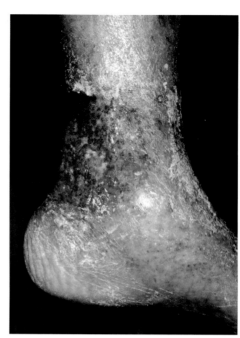

图 6.33　合并局部使用抗生素过敏引起的接触性皮炎

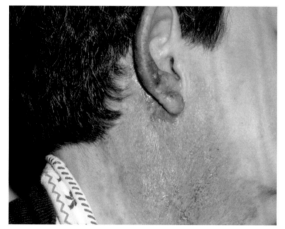

图 6.34　外用激素接触过敏

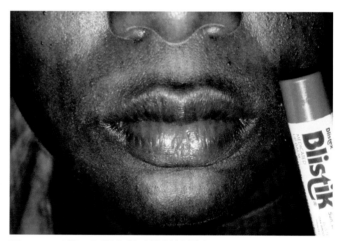

图 6.35　Blistik 唇膏所致接触性唇炎

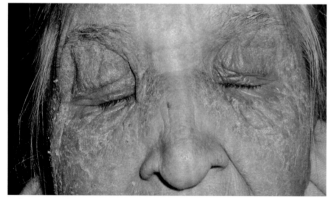

图 6.36　滴眼液所致接触性皮炎（*Courtesy Shyam Verma, MBBS, DVD*）

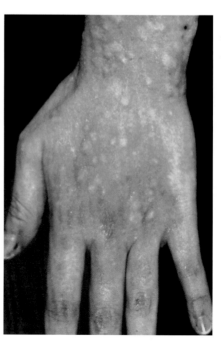

图 6.37　外科手套所致接触性荨麻疹（*Courtesy Arto Lahti, MD*）

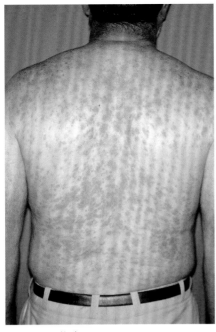

图 6.38　药疹

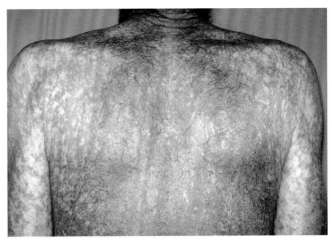

图 6.39　药疹

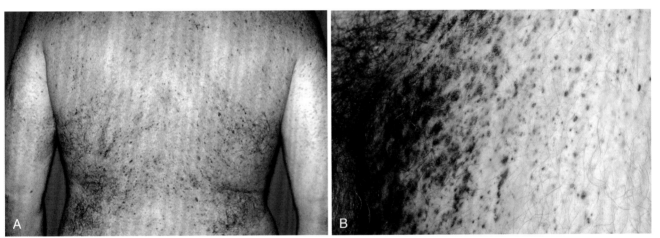

图 6.40　（A）白血病患者药疹；（B）低血小板计数的白血病患者药疹；皮疹可能是紫癜

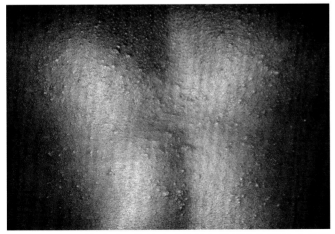

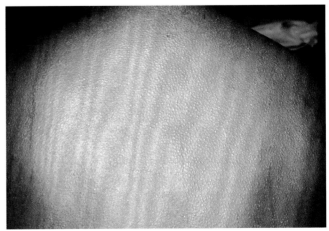

图 6.41　苯妥英钠诱导的伴嗜酸性粒细胞增多和系统症状的药疹

图 6.42　苯妥英钠诱导的伴嗜酸性粒细胞增多和系统症状的药疹

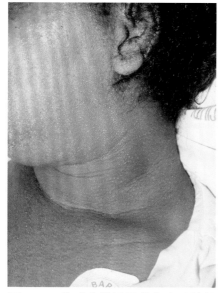

图 6.43 苯妥英钠诱导的伴嗜酸性粒细胞增多和系统症状的药疹

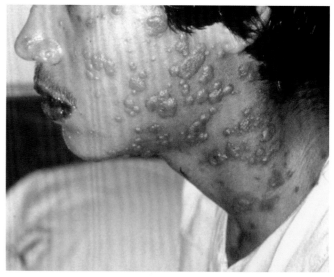

图 6.44 继发于支原体感染的 Stevens-Johnson 综合征

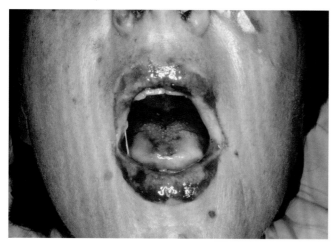

图 6.45 Stevens-Johnson 综合征

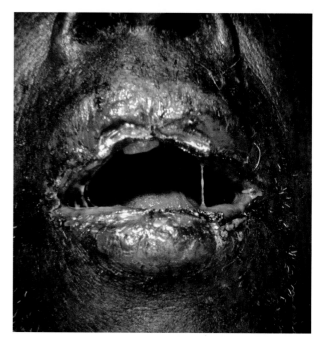

图 6.46 Stevens-Johnson 综 合 征（*Courtesy Steven Binnick, MD*）

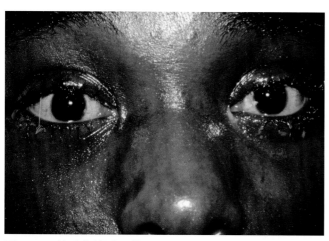

图 6.47 苯妥英钠诱导的 Stevens-Johnson 综合征

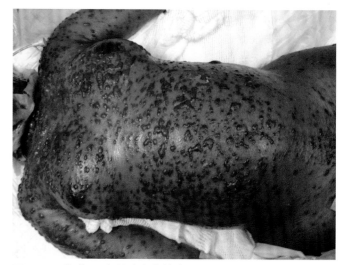

图 6.48 拉莫三嗪所致中毒性表皮坏死松解症

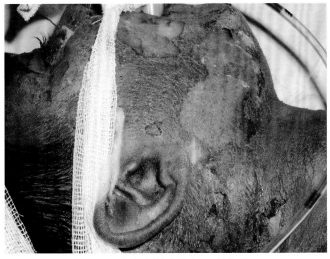

图 6.49　拉莫三嗪所致中毒性表皮坏死松解症

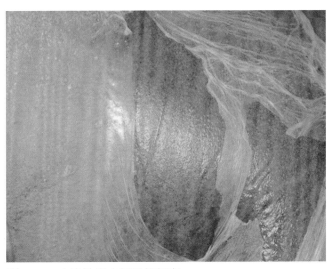

图 6.50　中毒性表皮坏死松解症

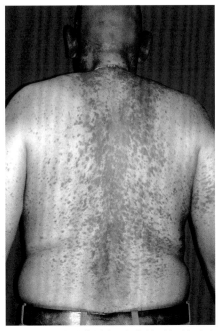

图 6.51　苯妥英钠加重放射引起的反应

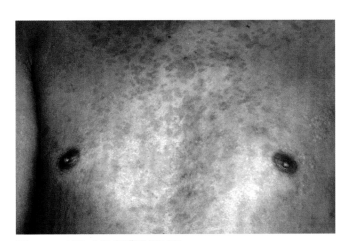

图 6.52　HIV 感染者磺胺类过敏

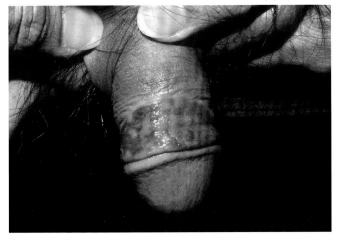

图 6.53　固定性药疹（ *Courtesy Steven Binnick, MD* ）

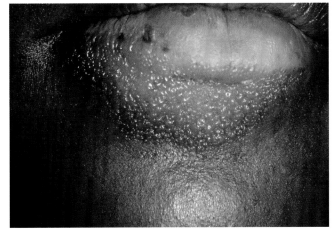

图 6.54　下唇固定性药疹

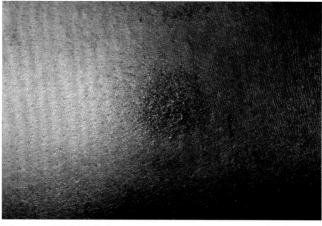

图 6.55　固定性药疹

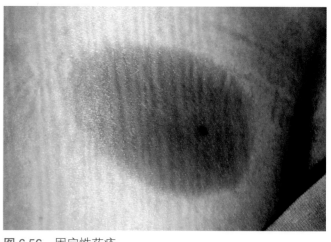

图 6.56　固定性药疹

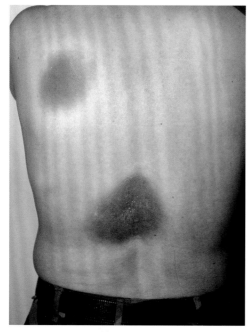

图 6.57　固定性药疹（*Courtesy Steven Binnick, MD*）

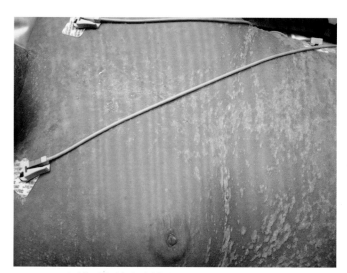

图 6.58　急性泛发性发疹性脓疱病

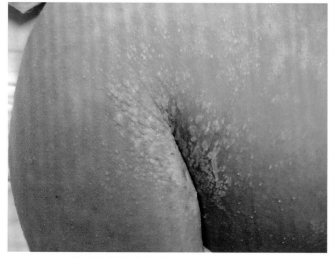

　图 6.59　急性泛发性发疹性脓疱病

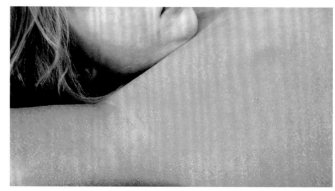

图 6.60　急性泛发性发疹性脓疱病（*Courtesy Sheilagh Maguiness, MD*）

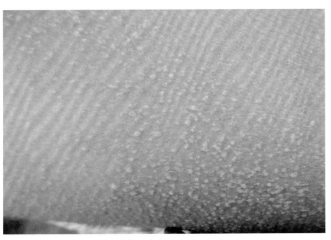

图 6.61 急性泛发性发疹性脓疱病（*Courtesy Sheilagh Maguiness, MD*）

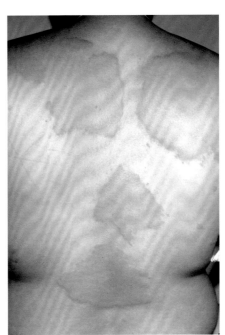

图 6.62 荨麻疹（*Courtesy Steven Binnick, MD*）

6

接触性皮炎和药疹

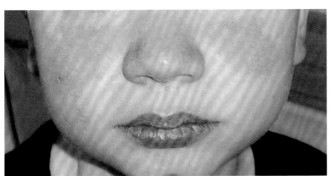

图 6.63 伏立康唑致光毒性（*Courtesy Jennifer Huang, MD*）

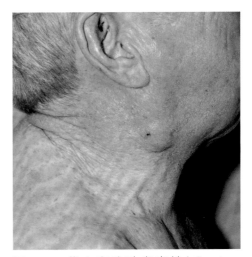

图 6.64 伏立康唑致光毒性（*Courtesy Edward W. Cowen, MD*）

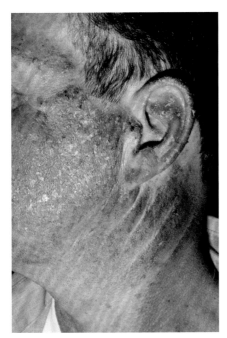

图 6.65 米诺环素诱导光敏感

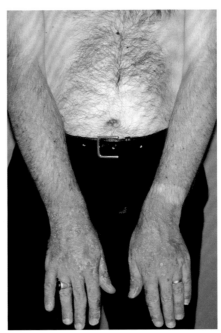

图 6.66 吡罗昔康致光敏感

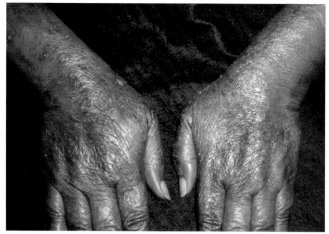

图 6.67　奎宁致光敏感

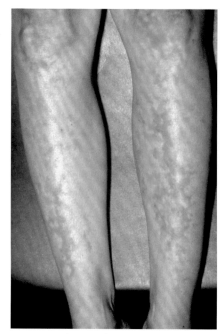

图 6.68　奎尼丁光敏诱发网状青斑

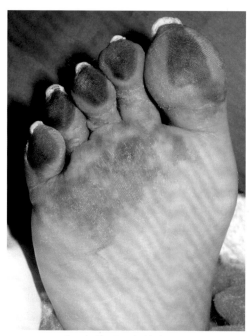

图 6.69　华法林导致的坏死（*Courtesy Steven Binnick, MD*）

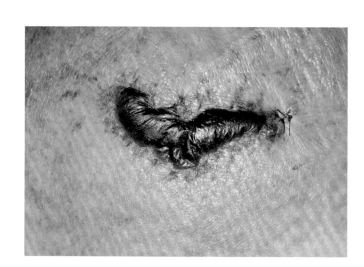

图 6.70　华法林导致的坏死（*Courtesy Steven Binnick, MD*）

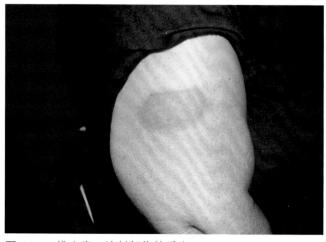

　图 6.71　维生素 K 注射部位的反应

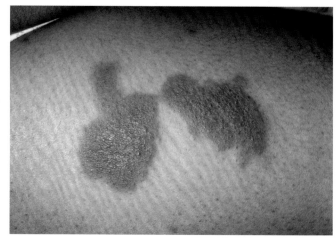

图 6.72　维生素 K 注射部位的反应

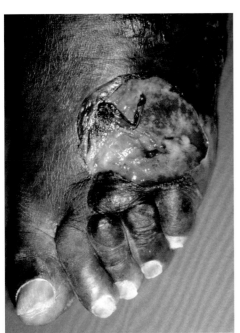

图 6.73　静脉外渗
导致的坏死

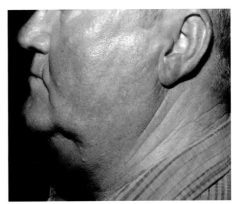

图 6.74　胺碘酮引起的色素沉着

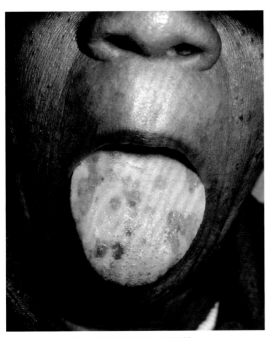

图 6.75　多柔比星引起的色素沉着

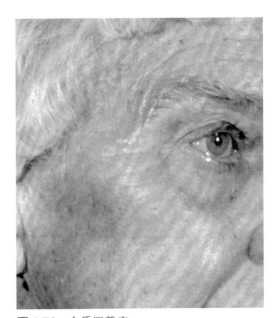

图 6.76　金质沉着病

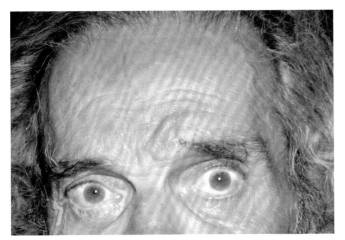

图 6.77　氯丙嗪引起的色素沉着

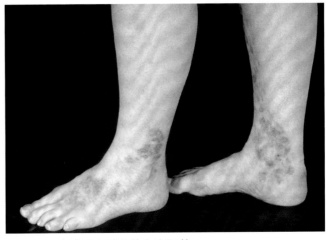

图 6.78　米诺环素引起的色素沉着

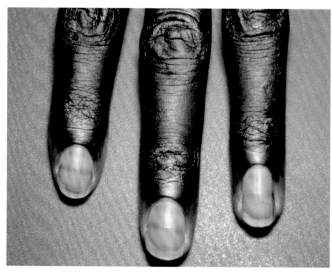

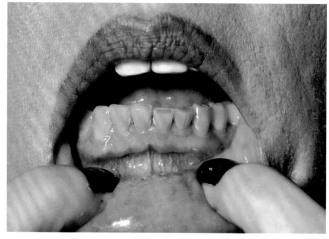

图 6.79　米诺环素引起的色素沉着

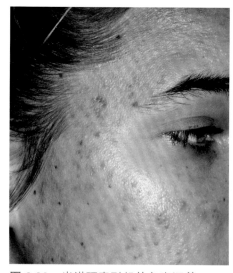

图 6.80　米诺环素引起的色素沉着

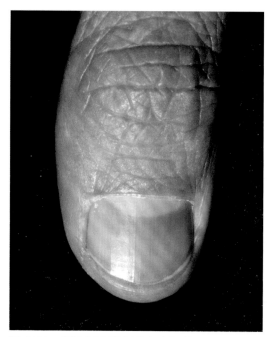

图 6.81　米诺环素引起的色素沉着

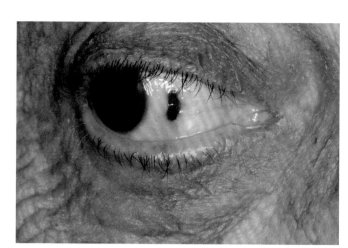

图 6.82　米诺环素引起的色素沉着

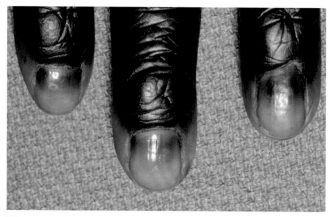

图 6.83　多柔比星引起的色素沉着

图 6.84　化疗引起的指甲横向色素沉着

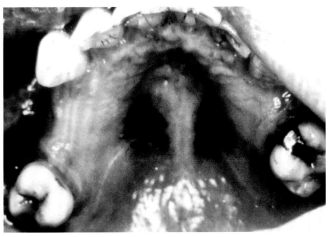

图 6.85 氯喹引起的色素沉着

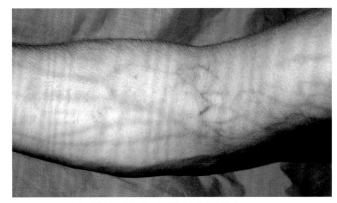

图 6.86 甲氨蝶呤引起的血管色素沉着（*Courtesy Steven Binnick, MD*）

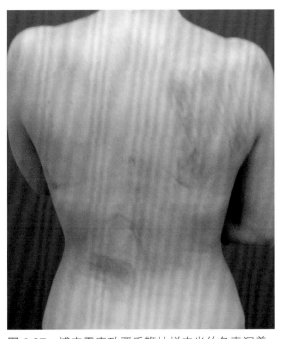

图 6.87 博来霉素致严重鞭抽样皮炎的色素沉着

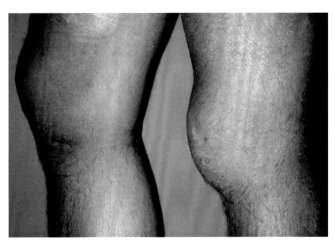

图 6.88 血清病样反应

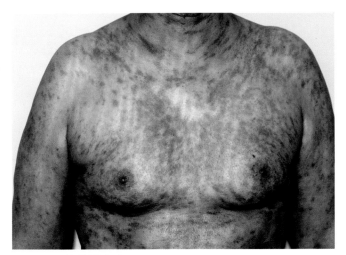

图 6.89 苔藓样药疹

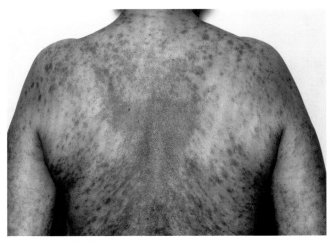

图 6.90 苔藓样药疹

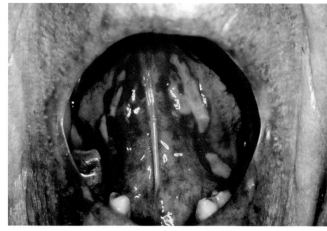

图 6.91　甲氨蝶呤引起的口腔溃疡

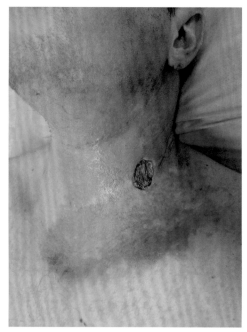

图 6.92　维罗非尼引起的光敏感

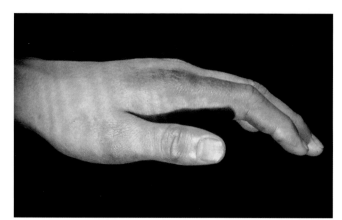

图 6.93　化疗导致的毒性红斑

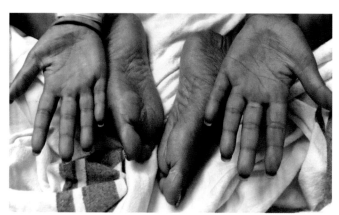

图 6.94　化疗导致的毒性红斑

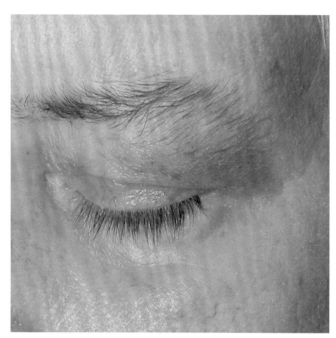

图 6.95　嗜中性小汗腺炎（*Courtesy Misha Rosenbach, MD*）

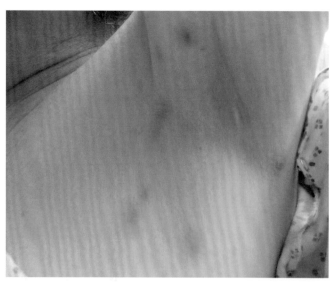

图 6.96　嗜中性小汗腺炎（*Courtesy Robert Micheletti, MD*）

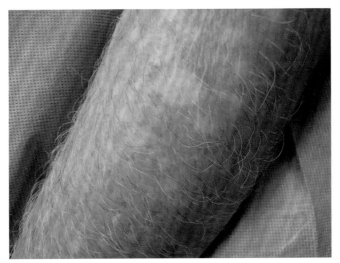

图 6.97 派姆单抗相关白癜风

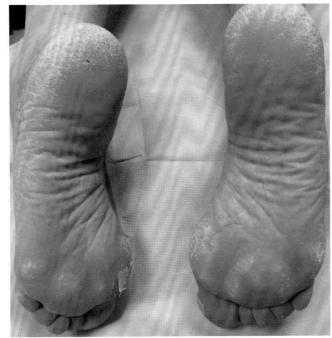

图 6.98 BRAF 抑制剂诱发的手足反应（*Courtesy Emily Chu, MD, PhD*）

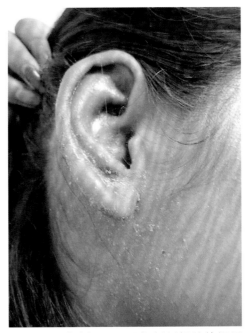

图 6.99 肿瘤坏死因子抑制剂相关的银屑病样反应

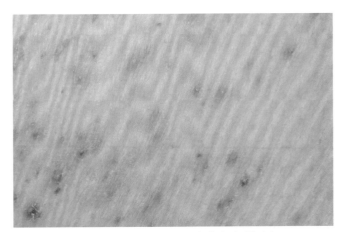

图 6.100 表皮生长因子抑制剂诱发的痤疮样反应

图 6.102 粒细胞集落刺激因子反应

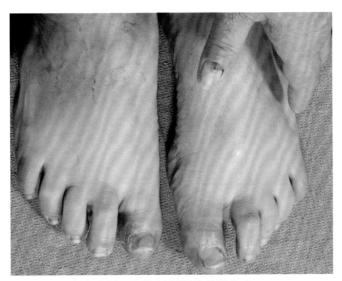

图 6.101 表皮生长因子抑制剂诱发的甲沟炎

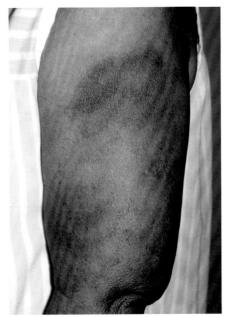

安德鲁斯临床皮肤病图谱

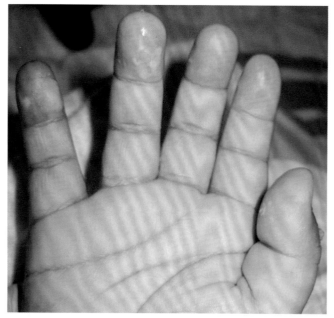

图 6.103　粉红病（汞中毒）

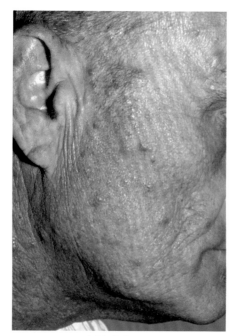

图 6.104　毛囊性碘皮病

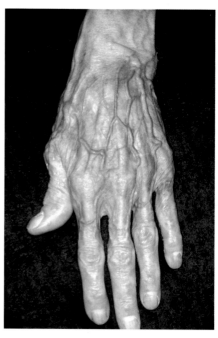

图 6.105　外用激素引起的萎缩（Courtesy Steven Binnick, MD）

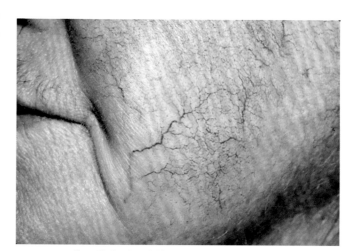

图 6.106　外用激素引起的萎缩（Courtesy Steven Binnick, MD）

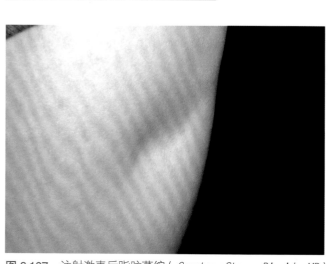

　图 6.107　注射激素后脂肪萎缩（Courtesy Steven Binnick, MD）

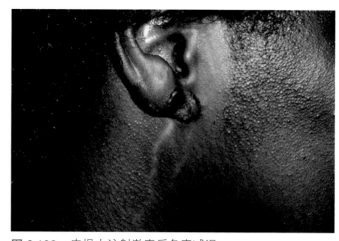

图 6.108　皮损内注射激素后色素减退

（陈诗翔 译，马川、李薇薇 校）

红斑和荨麻疹

7

多种疾病可表现为红斑或荨麻疹性皮损。本章中很多疾病，如荨麻疹和血管性水肿，皮肤表面无明显变化，而另外一些疾病会有特征性的脱屑。某些情况下严重的炎症反应，通常为中性粒细胞性炎症，可见到脓疱和溃疡的表现。

本章中的许多红斑表现为环形或多环形，包括荨麻疹、离心性环状红斑以及匍形性回状红斑，但是只有多形红斑是真正的固定的靶型损害。皮损是迁移性的还是固定性的有助于区分常见的荨麻疹和其他表现为更为固定性皮损的疾病。皮肤划痕征的皮肤测试也是有用的临床技术，可以帮助易感患者重现荨麻疹。最后，可能需要皮肤活检来区分反应性中性粒细胞性皮肤病，如 Sweet 综合征（急性发热性嗜中性皮病）和嗜酸性粒细胞性疾病，如 Wells 综合征（嗜酸性蜂窝织炎）。在诊断坏疽性脓皮病时，常常需要视临床情况进行组织培养，以排除细菌、真菌或非典型分枝杆菌的感染。

本章展示了荨麻疹、荨麻疹性皮损、红斑和血管性水肿的皮肤表现。

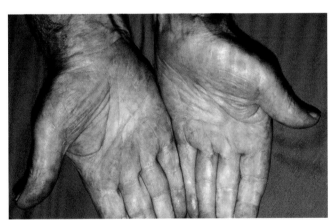

图 7.2　掌红斑

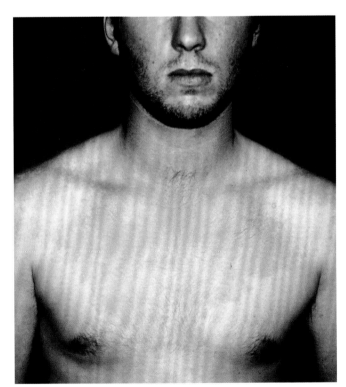

图 7.1　潮红

图 7.4　新生儿中毒性红斑

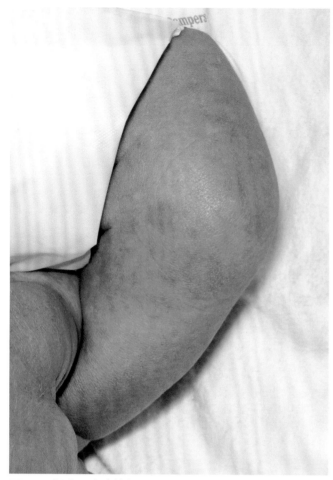

图 7.3　新生儿中毒性红斑

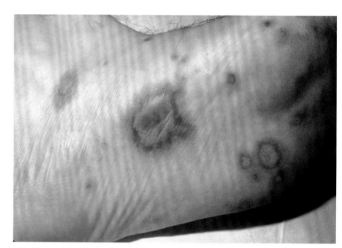

图 7.6　多形红斑（*Courtesy Steven Binnick, MD*）

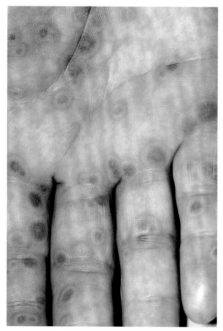

图 7.5　多 形 红 斑（*Courtesy Steven Binnick, MD*）

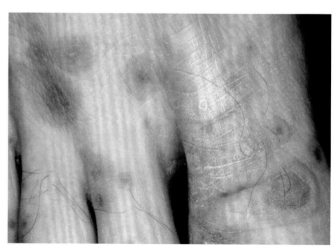

图 7.7　磺胺类药物引发的多形红斑

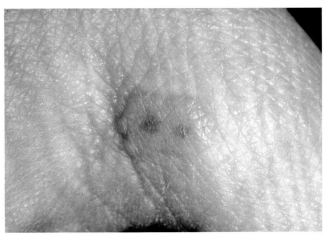

图 7.8　多形红斑（*Courtesy Steven Binnick, MD*）

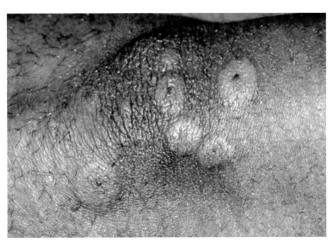

图 7.9　多形红斑

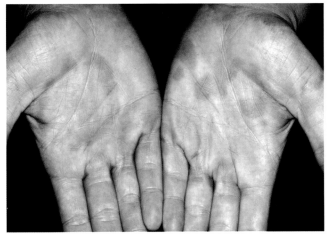

图 7.10　多形红斑

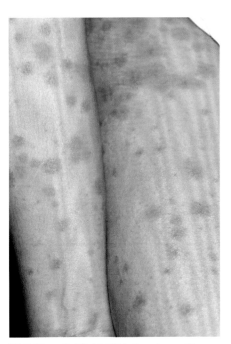

图 7.11　多 形 红 斑（*Courtesy Steven Binnick, MD*）

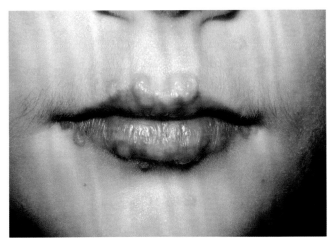

图 7.12　多形红斑（*Courtesy Steven Binnick, MD*）

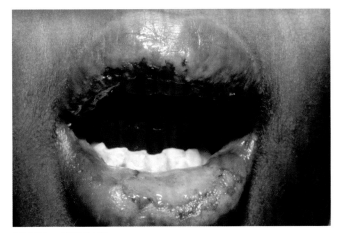

图 7.13　多形红斑

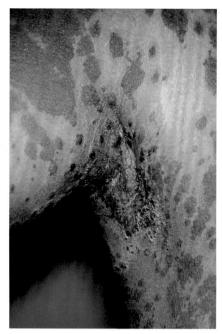

图 7.14　Stevens-Johnson 综合征

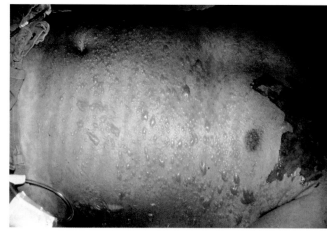

图 7.15　中毒性表皮坏死松解症

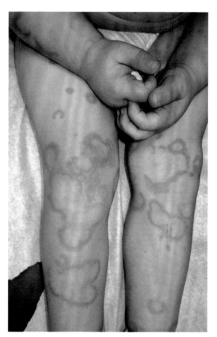

图 7.16　多形性荨麻疹

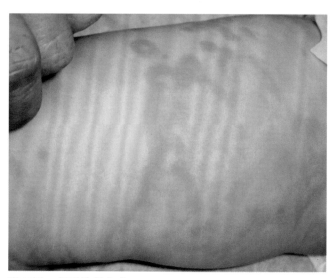

图 7.17　多形性荨麻疹

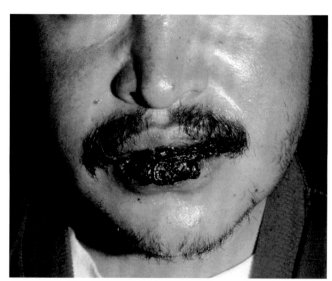

图 7.18　复发性口腔多形红斑

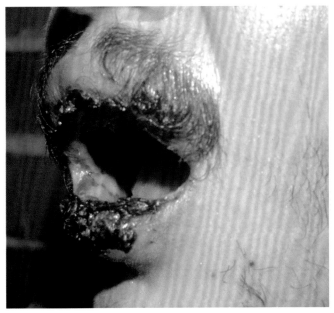

图 7.19　复发性口腔多形红斑

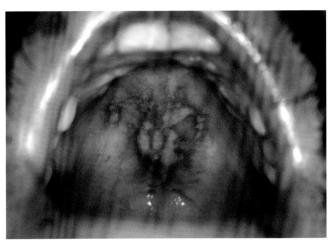

图 7.20　复发性口腔多形红斑（*Courtesy Steven Binnick, MD*）

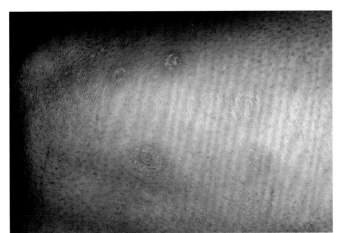

图 7.21　离心性环状红斑

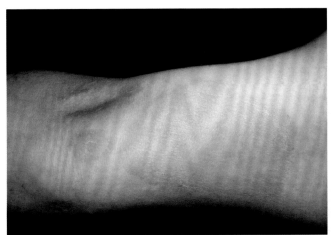

图 7.22　离心性环状红斑

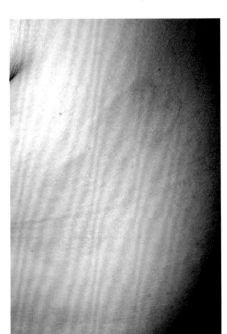

图 7.23　离心性环状红斑

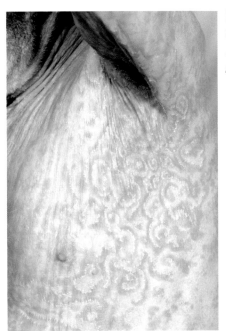

图 7.24　匐形性回状红斑（*Courtesy Donald Lookingbill, MD*）

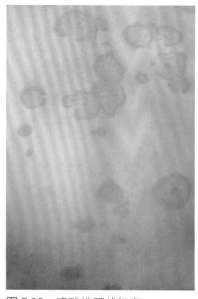

图 7.25　嗜酸性环状红斑

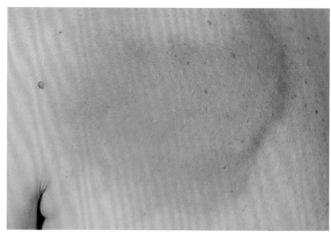

图 7.26　Wells 综合征（嗜酸性蜂窝织炎）（*Courtesy Glen Crawford, MD*）

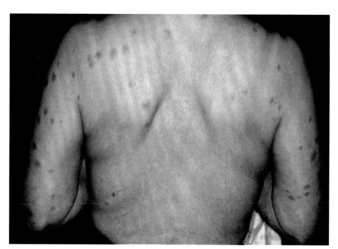

图 7.27　Sweet 综合征（急性发热性嗜中性皮病）

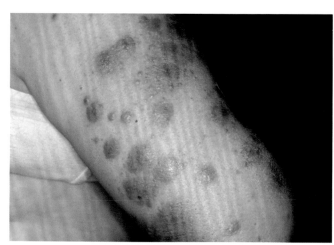

图 7.28　急性发热性嗜中性皮病伴有急性粒细胞性白血病

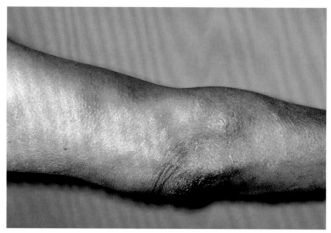

图 7.29　急性发热性嗜中性皮病

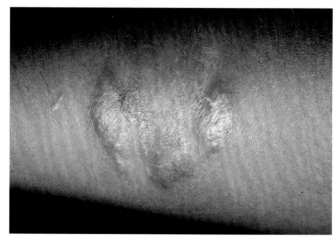

图 7.30　急性发热性嗜中性皮病

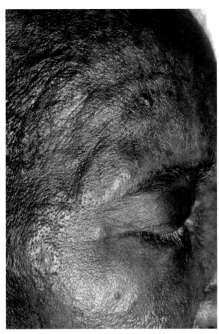

图 7.31　急性发热性嗜中性皮病

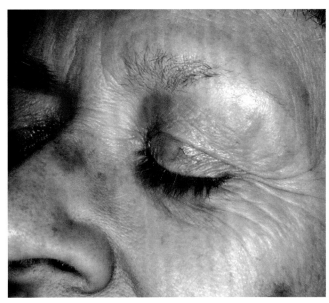

图 7.32　急性发热性嗜中性皮病

图 7.33　系统性红斑狼疮患者的急性发热性嗜中性皮病

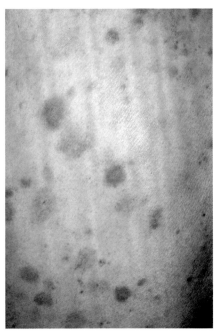

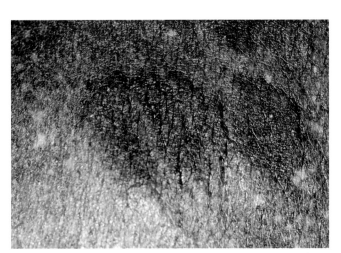

图 7.34　急性粒细胞性白血病患者的急性发热性嗜中性皮病

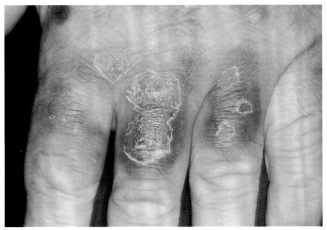

图 7.35　白血病患者的急性发热性嗜中性皮病（*Courtesy Misha Rosenbach, MD*）

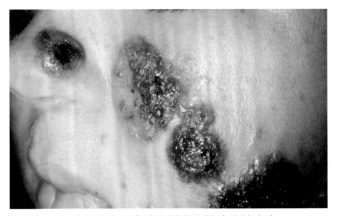

图 7.36　急性白血病患者的急性发热性嗜中性皮病

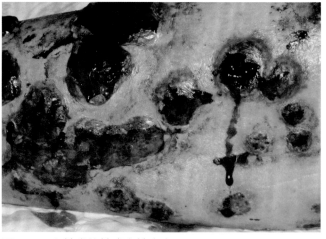

图 7.37　急性发热性嗜中性皮病

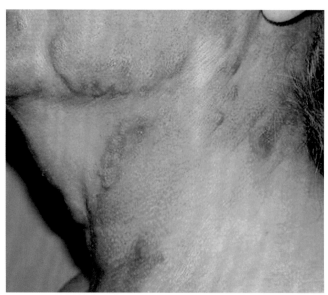

图 7.38　组织细胞样急性发热性嗜中性皮病（*Courtesy Misha Rosenbach, MD*）

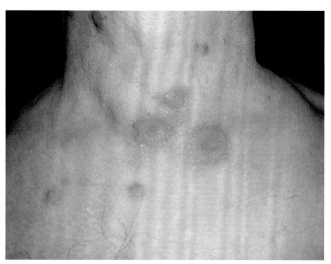

图 7.39　淋巴细胞性急性发热性嗜中性皮病

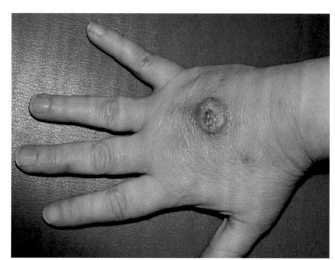

图 7.40　手背嗜中性皮病

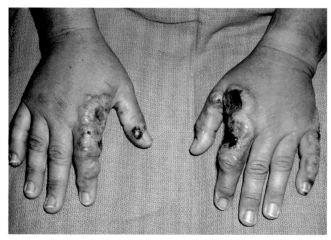

图 7.41　手背嗜中性皮病

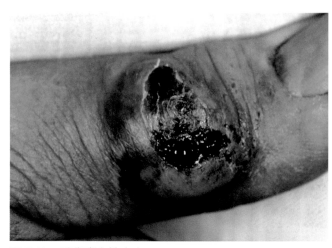

图 7.42　手背嗜中性皮病

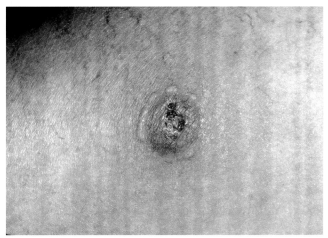

图 7.43　早期坏疽性脓皮病

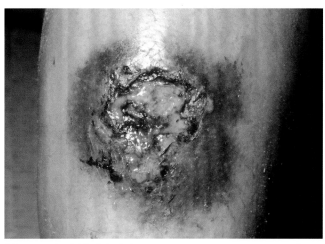

图 7.44　坏疽性脓皮病（*Courtesy Steven Binnick, MD*）

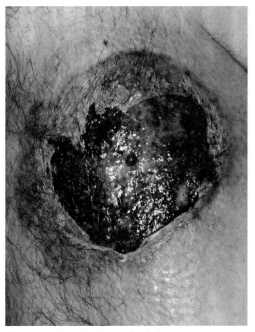

图 7.45　坏疽性脓皮病（*Courtesy Misha Rosenbach, MD*）

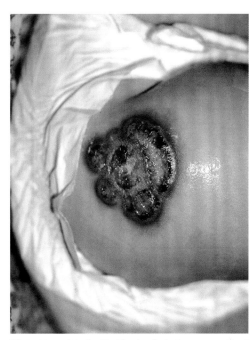

图 7.46　坏疽性脓皮病（*Courtesy Paul Honig, MD*）

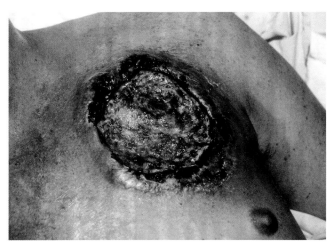

图 7.47　HIV 感染患者的坏疽性脓皮病（*Courtesy Steven Binnick, MD*）

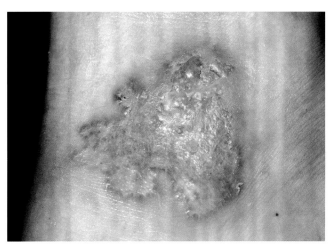

图 7.48　愈合中的坏疽性脓皮病（*Courtesy of Curt Samlaska, MD*）

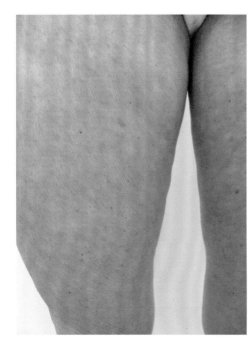

图 7.49 冷吡啉相关性周期性发热综合征伴 Muckle-Wells 综合征(*Courtesy Karoline Krause, MD*)

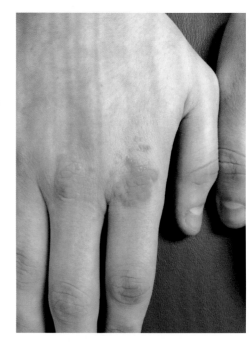

图 7.50 冷吡啉相关性周期性综合征伴非典型冻疮样皮损

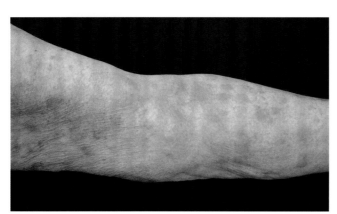

图 7.51 Schnitzler 综合征（*Courtesy Karoline Krause, MD*）

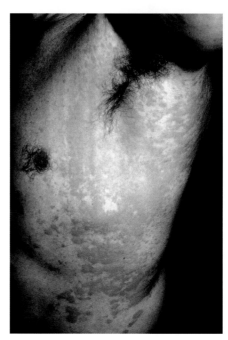

图 7.52 荨麻疹

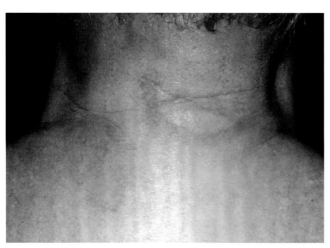

图 7.53 荨麻疹（*Courtesy Steven Binnick, MD*）

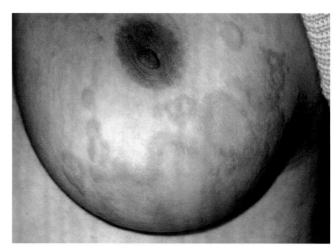

图 7.54 荨麻疹（*Courtesy Steven Binnick, MD*）

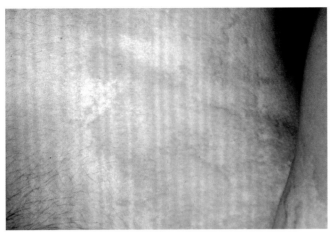

图 7.55 荨麻疹

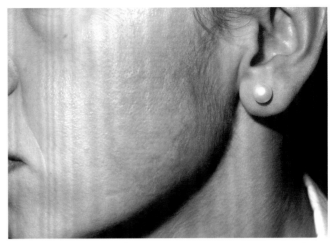

图 7.56 寒冷性荨麻疹 (*Courtesy Steven Binnick, MD*)

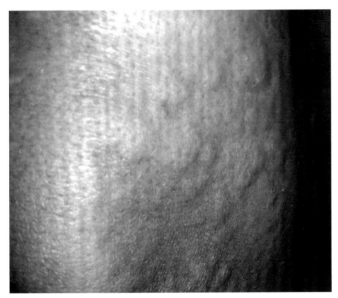

图 7.57 寒冷性荨麻疹

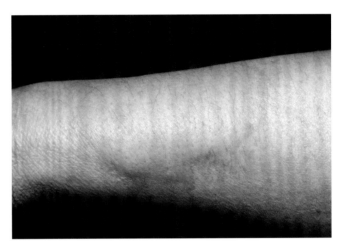

图 7.58 寒冷性荨麻疹

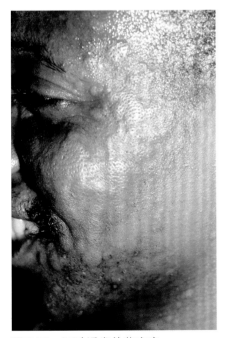

图 7.59 运动诱发的荨麻疹

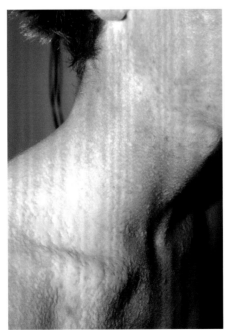

图 7.60 胆碱能性荨麻疹

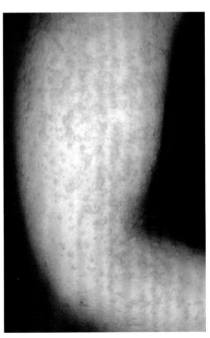

图 7.61 胆碱能性荨麻疹

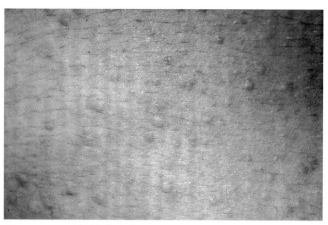

图 7.62　胆碱能性荨麻疹

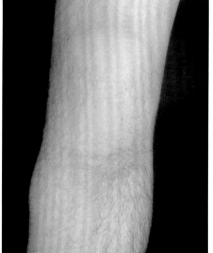

图 7.63　日光性荨麻疹

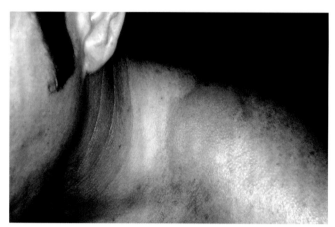

图 7.64　迟发性压力性荨麻疹

图 7.65　皮肤划痕征

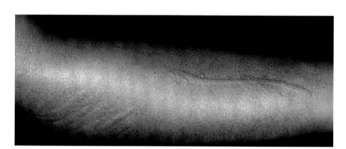

图 7.66　皮肤划痕征（ Courtesy Curt Samlaska, MD ）

图 7.68　血管性水肿

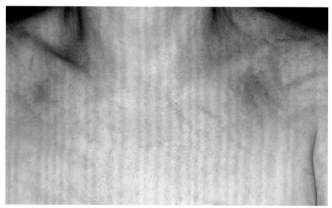

图 7.67　皮肤划痕征

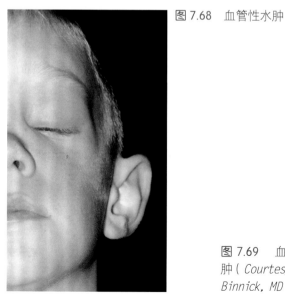

图 7.69　血管性水肿（ Courtesy Steven Binnick, MD ）

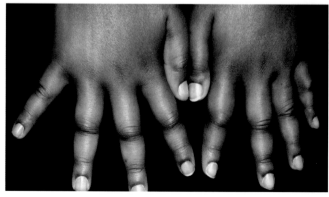

（尤艳明 译，路雪艳、王文慧 校）

结缔组织病 8

识别结缔组织病的皮肤表现是很重要的，因为这可以为尚未明确诊断的系统性自身免疫病提供线索。像在系统性红斑狼疮（systemic lupus erythematosus，SLE）和皮肌炎（dermatomyositis，DM）中看到的那样，许多皮损均表现为明显的亮粉色或紫色，可能是由于表皮真皮交界处密集的淋巴细胞性炎症所致。光敏感是某些结缔组织病的另一种共同特征，SLE 和 DM 的颧部红斑是光敏感的典型表现。因此，识别光敏性皮损的分布模式也是本章的重点。

红斑狼疮的每一亚型均有其特征性的皮损表现，包括见于盘状红斑狼疮的瘢痕形成和色素异常、亚急性皮肤型红斑狼疮和新生儿红斑狼疮的环形银屑病样斑块，以及深在性狼疮中较为深在的可触及性结节或凹陷。DM 的经典表现为 heliotrope 征，一些 DM 或 SLE 患者的眼睑可见紫色斑片。

本章也包含了局限性和系统性硬皮病的一系列皮肤表现。局限性硬皮病（硬斑病）表现为一个逐渐扩大的、硬化的、粉色或淡紫色、有时为环形的斑块，其中央留有瘢痕样色素异常，并可导致外形损毁、关节挛缩以及皮肤溃疡。相比较而言，局限性系统性硬皮病的皮肤表现截然不同，表现为交织状的毛细血管扩张、皮肤钙质沉着以及某些情况下出现的对称性进行性木质水肿。

对于可疑患有结缔组织病的患者，应当进行各系统全面的体格检查，以便发现那些较为少见的皮肤黏膜表现，如黏膜糜烂或溃疡、脱发、指端硬化、甲襞毛细血管改变以及淋巴结肿大。通常需要进行皮肤活检，这对于确诊一些难以诊断的病例很有帮助。

本章展示了上述结缔组织病和其他一些少见结缔组织病多种多样的皮损表现。

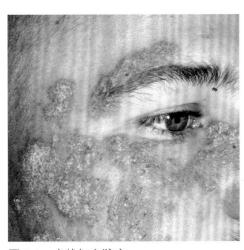

图 8.1　盘状红斑狼疮

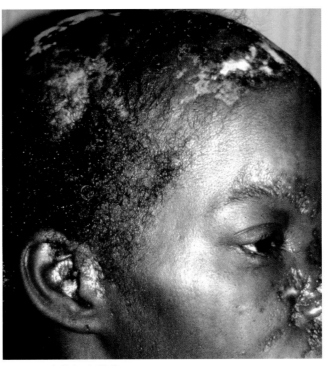

图 8.2　盘状红斑狼疮

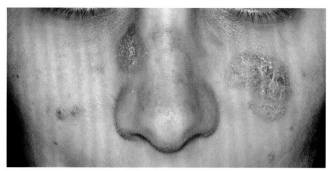

图 8.3　盘状红斑狼疮（*Courtesy Steven Binnick, MD*）

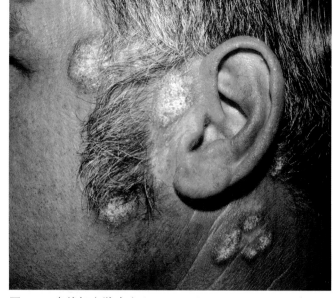

图 8.4　盘状红斑狼疮（*Courtesy Steven Binnick, MD*）

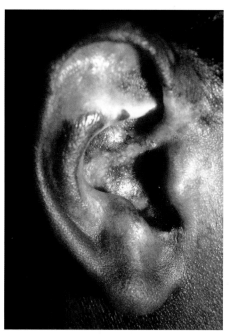

图 8.5　盘状红斑狼疮

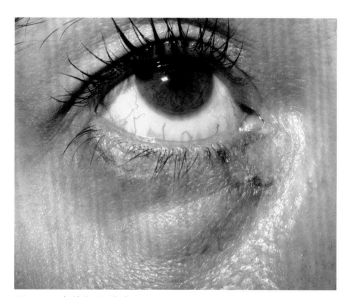

图 8.6　盘状红斑狼疮（*Courtesy Steven Binnick, MD*）

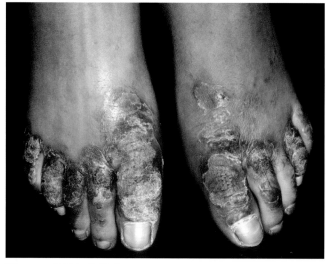

图 8.7　盘状红斑狼疮

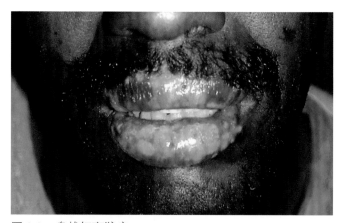

图 8.8　盘状红斑狼疮

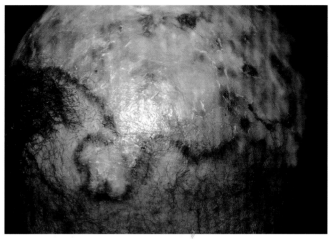

图 8.9　盘状红斑狼疮（*Courtesy Steven Binnick, MD*）

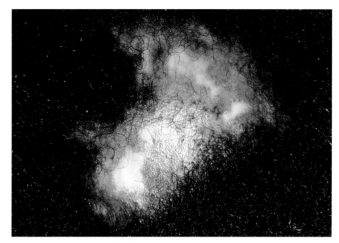

图 8.10　盘状红斑狼疮（*Courtesy Steven Binnick, MD*）

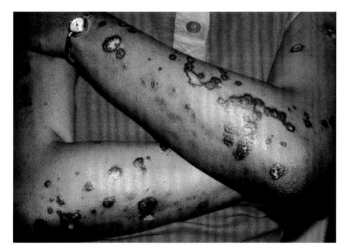

图 8.11　泛发性盘状红斑狼疮（*Courtesy Steven Binnick, MD*）

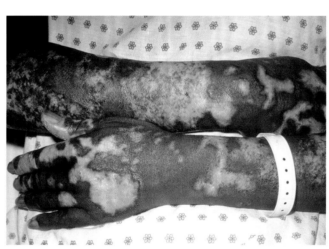

图 8.12　泛发性盘状红斑狼疮（*Courtesy Steven Binnick, MD*）

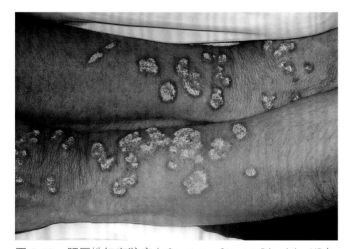

图 8.13　肥厚性红斑狼疮（*Courtesy Steven Binnick, MD*）

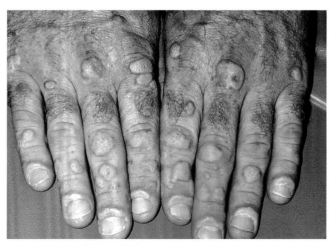

图 8.14　肥厚性红斑狼疮（*Courtesy Steven Binnick, MD*）

安德鲁斯临床皮肤病图谱

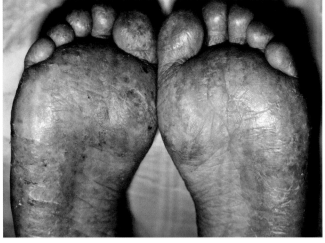

图 8.15　扁平苔藓红斑狼疮重叠（*CourtesyKen Greer, MD*）

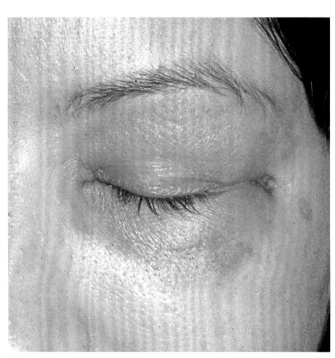

图 8.16　深在性狼疮

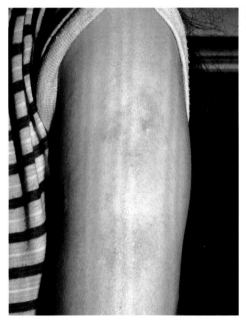

图 8.17　深在性狼疮

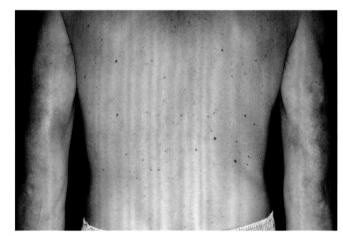

图 8.18　深在性狼疮（*Courtesy Curt Samlaska, MD*）

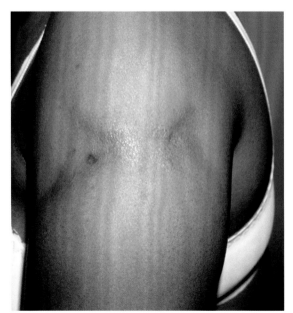

图 8.19　深在性狼疮导致萎缩

图 8.20　肿胀性红斑狼疮

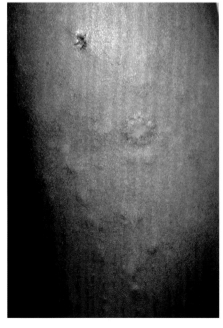

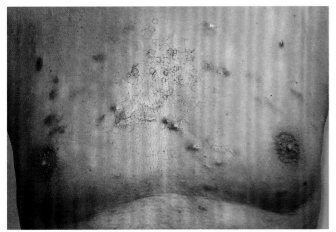

图 8.21 肿胀性红斑狼疮

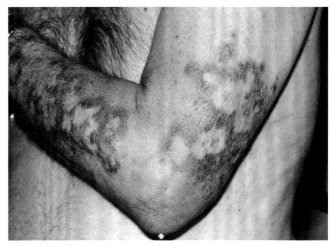

图 8.22 亚急性皮肤型红斑狼疮（*Courtesy Steven Binnick, MD*）

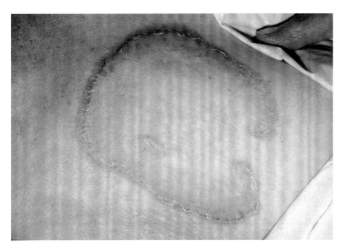

图 8.23 亚急性皮肤型红斑狼疮

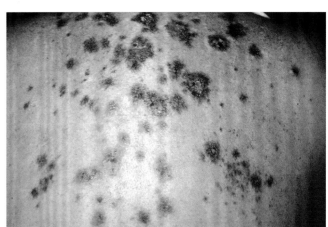

图 8.24 亚急性皮肤型红斑狼疮

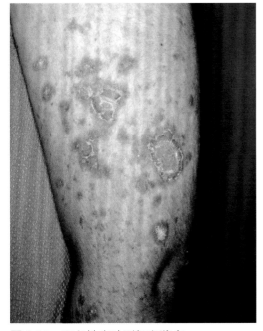

图 8.25 亚急性皮肤型红斑狼疮

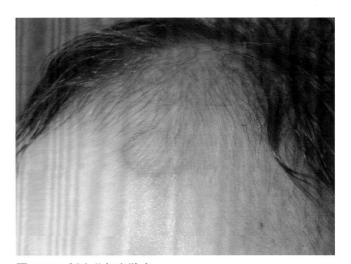

图 8.26 新生儿红斑狼疮

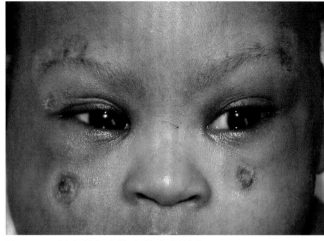

图 8.27　新生儿红斑狼疮的瘢痕形成

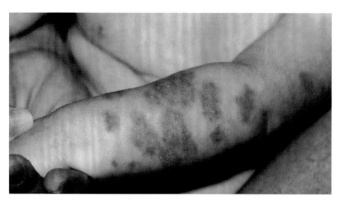

图 8.28　新生儿红斑狼疮

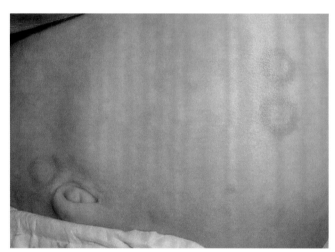

图 8.29　新生儿红斑狼疮

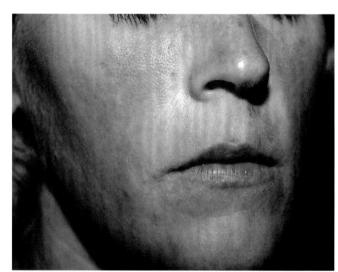

图 8.30　急性系统性红斑狼疮

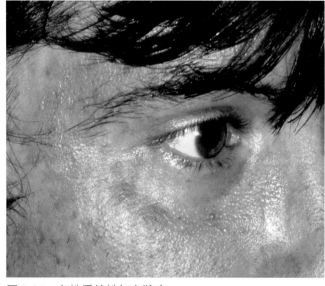

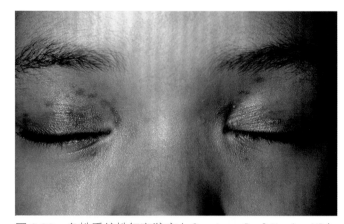

图 8.32　急性系统性红斑狼疮（*Courtesy Paul Honig, MD*）

图 8.31　急性系统性红斑狼疮

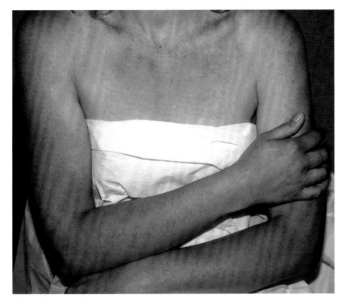

图 8.33　急性系统性红斑狼疮

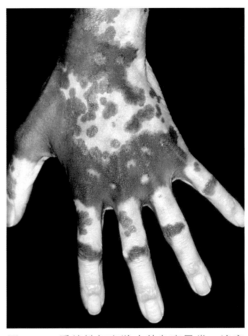

图 8.34　系统性红斑狼疮的色素异常。注意近端指间关节和掌指关节皮肤未受累

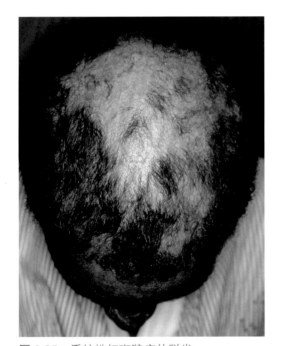

图 8.35　系统性红斑狼疮的脱发

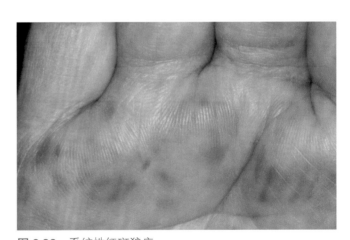

图 8.36　系统性红斑狼疮

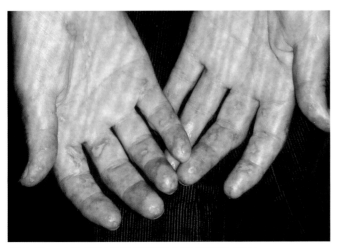

图 8.37　冻疮样系统性红斑狼疮的疼痛性瘢痕

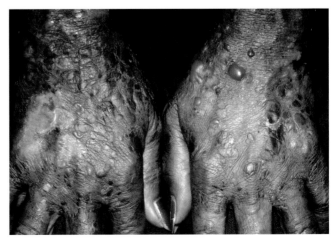

图 8.38　大疱性系统性红斑狼疮

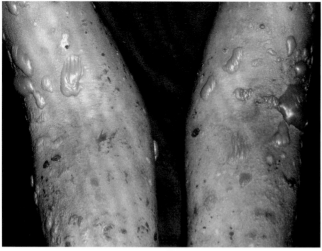

图 8.39　大疱性系统性红斑狼疮

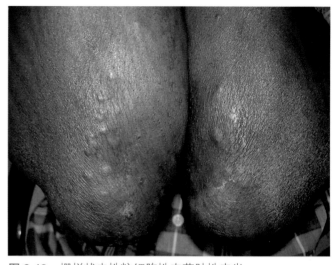

图 8.40　栅栏状中性粒细胞性肉芽肿性皮炎

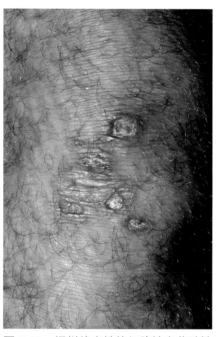

图 8.41　栅栏状中性粒细胞性肉芽肿性
皮炎

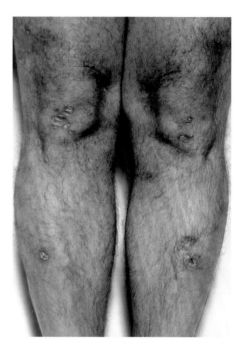

图 8.42　栅栏状中性粒细胞性肉芽肿性
皮炎

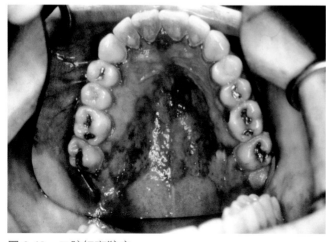

　图 8.43　口腔红斑狼疮

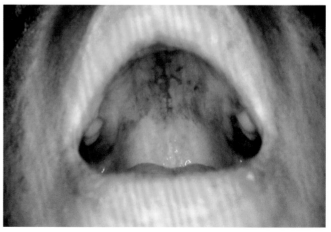

图 8.44　口腔红斑狼疮

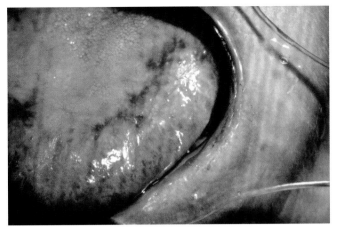

图 8.45 口腔红斑狼疮

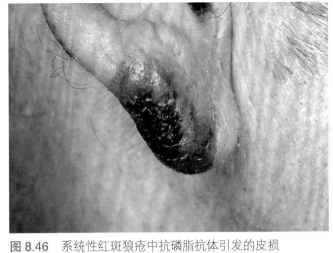

图 8.46 系统性红斑狼疮中抗磷脂抗体引发的皮损

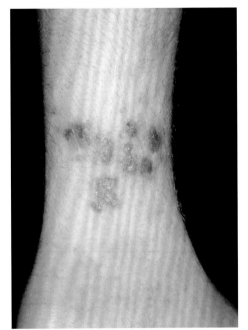

图 8.47 系统性红斑狼疮中抗磷脂抗体引发的皮损

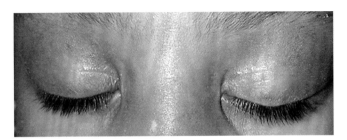

图 8.48 皮肌炎，heliotrope 征

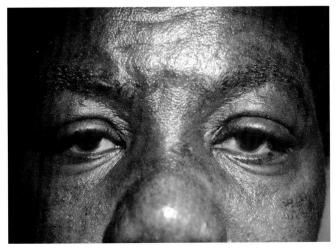

图 8.49 皮肌炎，heliotrope 征（*Courtesy Ken Greer, MD*）

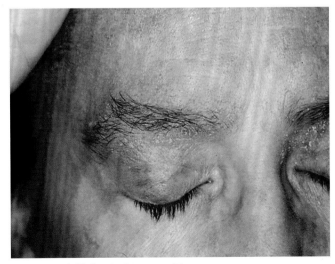

图 8.50 皮肌炎，heliotrope 征

安德鲁斯临床皮肤病图谱

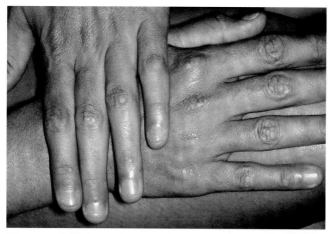

图 8.51　皮肌炎，Gottron 丘疹

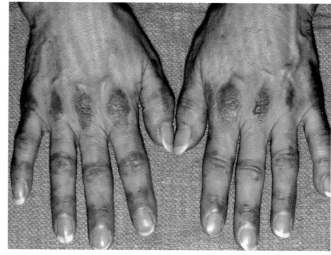

图 8.52　皮肌炎，Gottron 丘疹

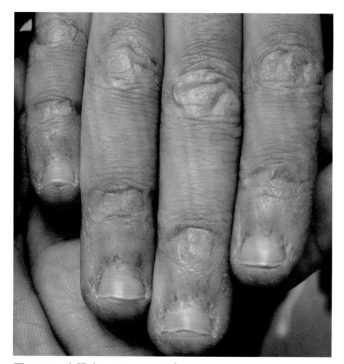

图 8.53　皮肌炎，Gottron 丘疹

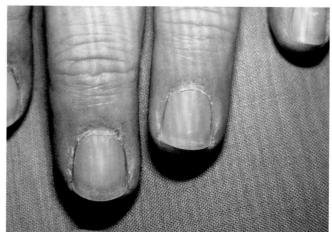

图 8.54　皮肌炎，甲小皮粗糙（Samitz 征）

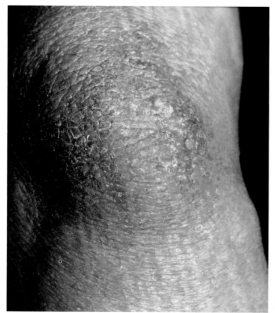

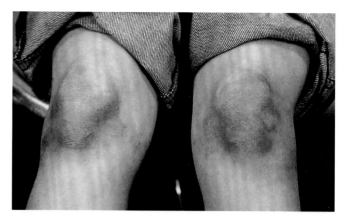

图 8.56　皮肌炎，Gottron 征

图 8.55　皮肌炎，Gottron 征

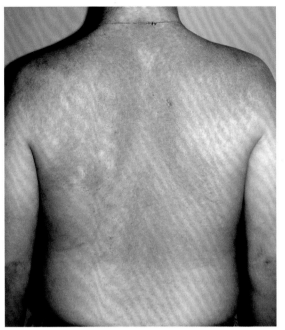

图 8.57 皮肌炎，披肩征（*Courtesy Steven Binnick, MD*）

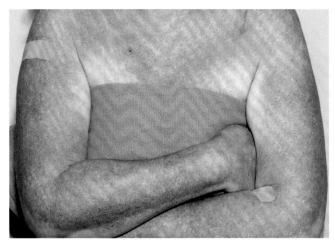

图 8.58 皮肌炎，披肩征

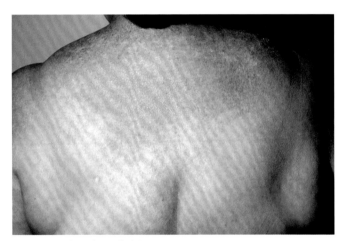

图 8.59 皮肌炎，披肩征

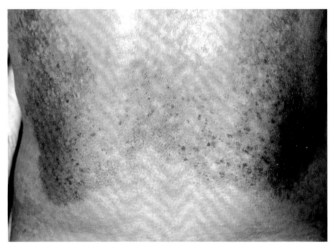

图 8.60 皮肌炎

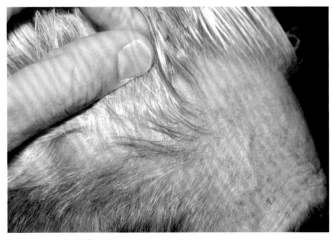

图 8.61 皮肌炎

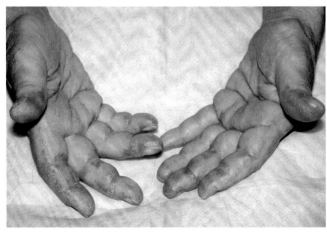

图 8.62 皮肌炎，技工手

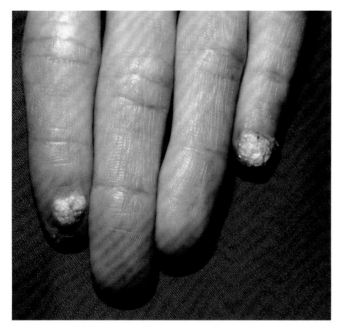

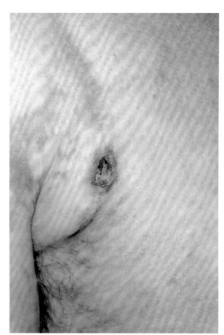

图 8.64 皮肌炎伴溃疡

图 8.63 皮肌炎伴钙化（*Courtesy Steven Binnick, MD*）

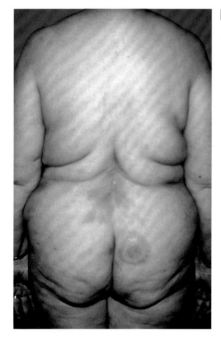

图 8.65 硬斑病

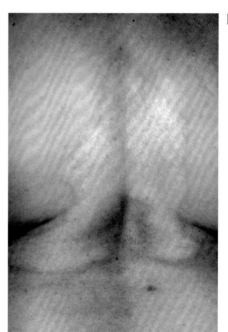

图 8.66 硬斑病

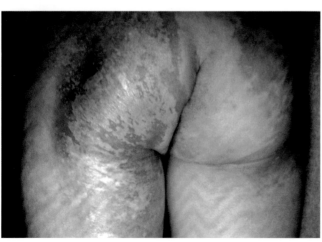

图 8.67 硬斑病重叠硬化性苔藓

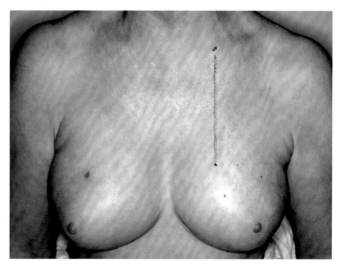

图 8.68 泛发性硬斑病

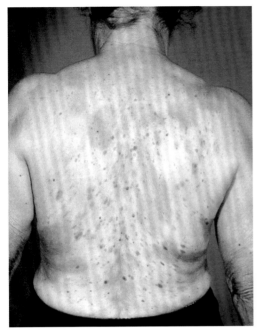

图 8.69　Pasini-Pierini 特发性皮肤萎缩

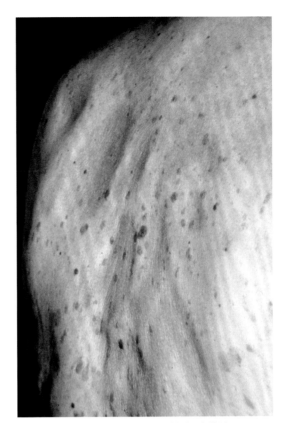

图 8.70　Pasini-Pierini 特发性皮肤萎缩

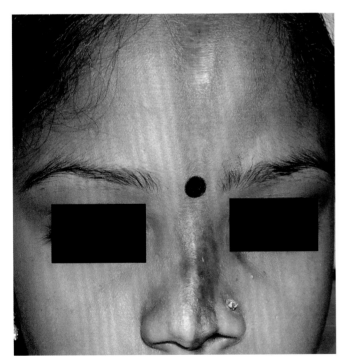

图 8.71　线状硬斑病（*Courtesy Debabrata Bandyopadhyay, MD*）

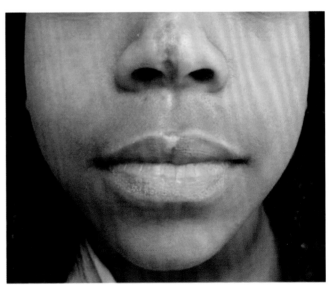

图 8.72　线状硬斑病（*Courtesy Lisa Arkin, MD*）

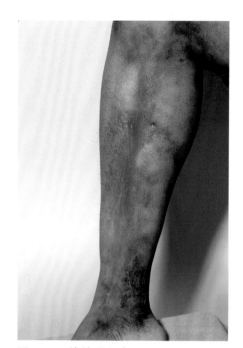

图 8.73　线状硬斑病

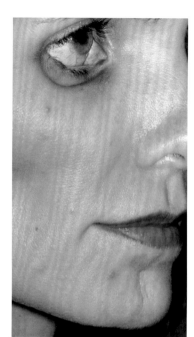

图 8.74　Parry-Romberg 综合征

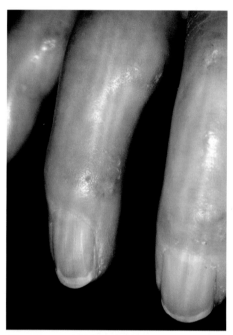

图 8.75　局限性系统性硬皮病的指端硬化，CREST 综合征

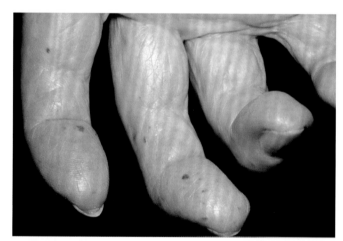

图 8.76　局限性系统性硬皮病的指端硬化及毛细血管扩张，CREST 综合征

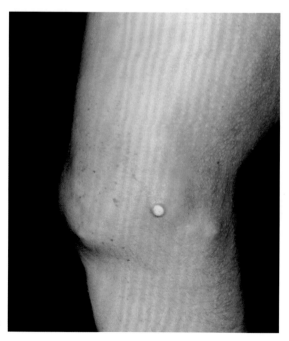

图 8.77　硬皮病患者的膝部钙质沉着

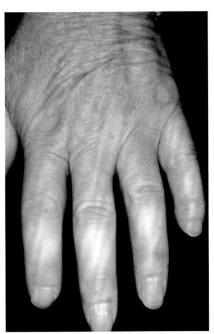

图 8.78　系统性硬化症的指端硬化

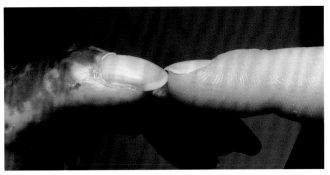

图 8.79　硬化的手指（左）对比正常的手指（右）

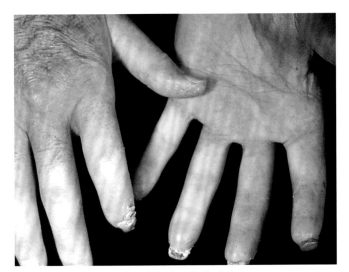

图 8.80　系统性硬化症的指端硬化伴溃疡

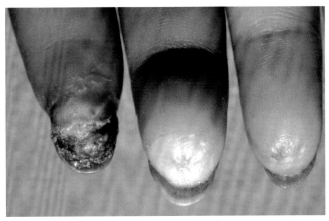

图 8.81　系统性硬化症的溃疡

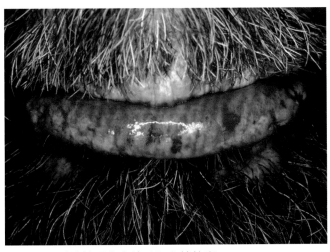

图 8.82　系统性硬化症的毛细血管扩张

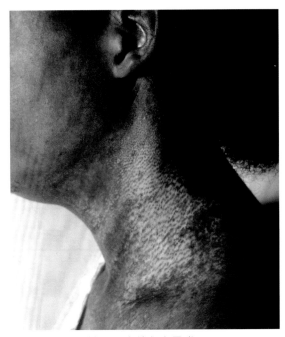

图 8.83　系统性硬化症的色素异常

安
德
鲁
斯
临
床
皮
肤
病
图
谱

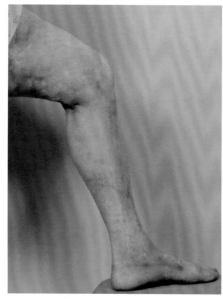

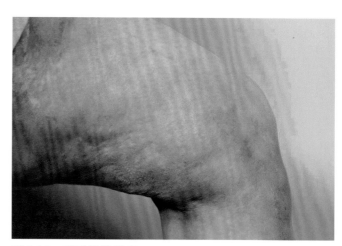

图 8.85　嗜酸性筋膜炎

图 8.84　嗜酸性筋膜炎

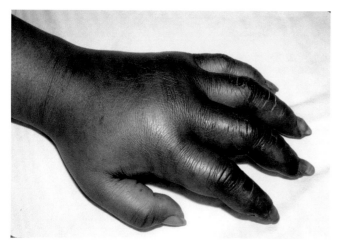

图 8.86　混合结缔组织病（*Courtesy Steven Binnick, MD*）

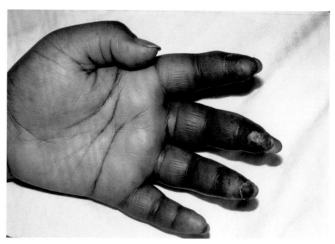

图 8.87　混合结缔组织病（*Courtesy Steven Binnick, MD*）

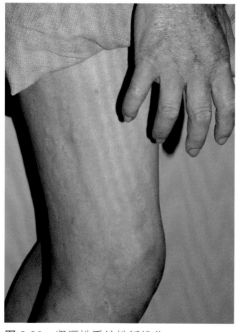

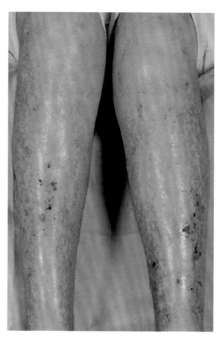

图 8.88　肾源性系统性纤维化

图 8.89　肾源性系统性纤维化

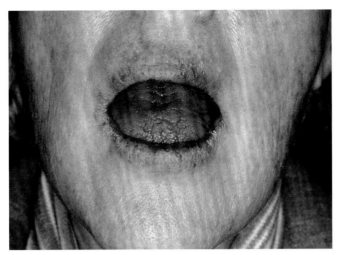

图 8.90　干燥综合征

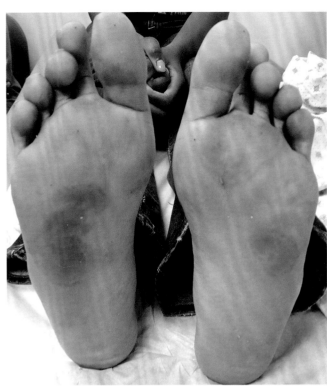

图 8.91　干燥综合征的环形红斑

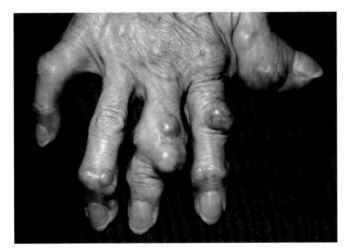

图 8.92　类风湿结节

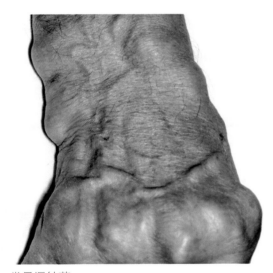

图 8.93　类风湿结节

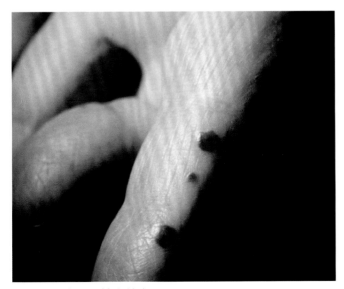

图 8.94　类风湿性血管炎

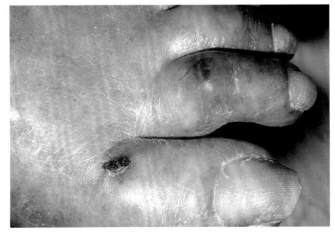

图 8.95　类风湿性血管炎

安
德
鲁
斯
临
床
皮
肤
病
图
谱

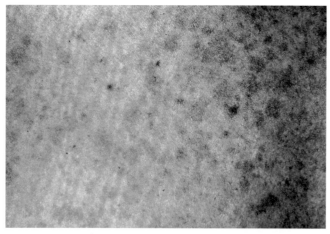

图 8.96　Still病

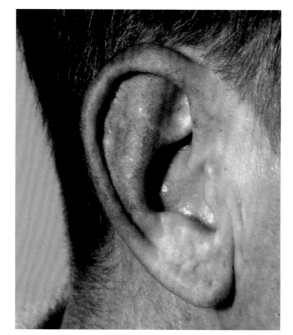

图 8.97　复发性多软骨炎

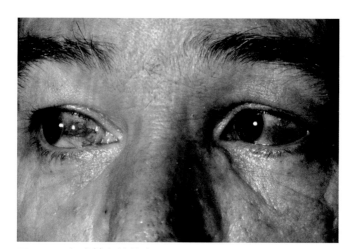

图 8.98　复发性多软骨炎

（朱培秋 译，路雪艳、王文慧 校）

皮肤黏蛋白沉积症

局部皮肤的黏蛋白沉积会导致半透明的、白色至红色丘疹的出现，比如手指黏液囊肿或灶性皮肤黏蛋白沉积症。与浆细胞性恶病质伴副蛋白血症相关的丘疹性黏蛋白沉积症会出现有明显线状排列趋势的丘疹。组织学上，与黏蛋白相比，成纤维细胞及异常胶原的增加更为显著。随着时间延长，皮肤将出现硬化并最终导致类似于系统性硬化症的临床表现。

导致真皮内微量黏蛋白沉积的黏液水肿通常出现在眼部下方，而胫前黏液水肿可在足背及胫前区域产生大量沉积。淤滞所致的黏蛋白沉积可以出现类似的表现，但是这种情况下黏蛋白只局限于真皮上部，而非甲状腺疾病中的真皮全层受累。

毛囊黏蛋白沉积症表现为红色、浸润性、脱发性斑块，无论是在良性黏蛋白性脱发中，还是在蕈样肉芽肿中。扩大的毛囊口使皮损类似粉刺（黑头），并且皮损中可挤出黏性胶状物质。本章展示与黏蛋白沉积症相关的各种临床表现。

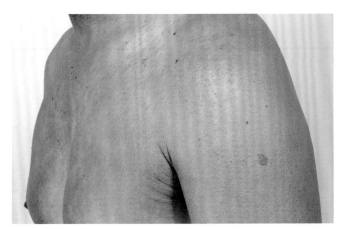

图 9.1　硬化性黏液水肿早期

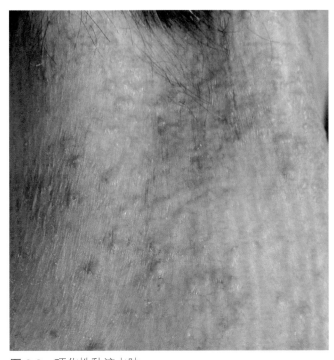

图 9.2　硬化性黏液水肿

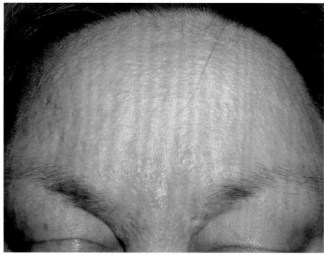

图9.3　硬化性黏液水肿（*Courtesy Robert Lee, MD*）

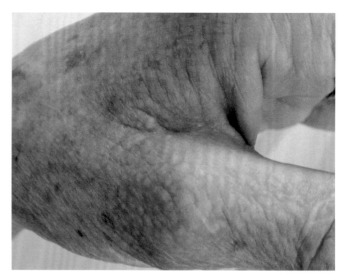

图9.4　硬化性黏液水肿

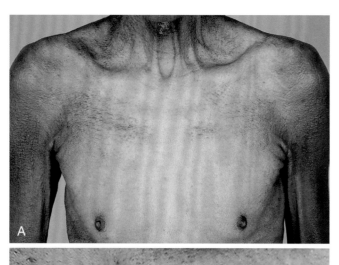

图9.5　（A）硬化性黏液水肿（*Courtesy Douglas Pugliese, MD*）；（B）硬化性黏液水肿（*Courtesy Douglas Pugliese, MD*）

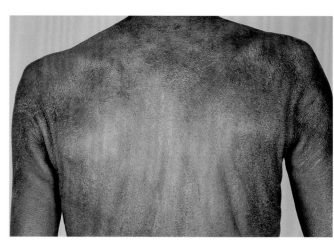

图9.6　硬化性黏液水肿（*Courtesy Douglas Pugliese, MD*）

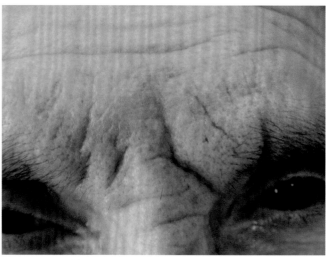

图9.7　硬化性黏液水肿（*Courtesy Rui Tavares Bello, MD*）

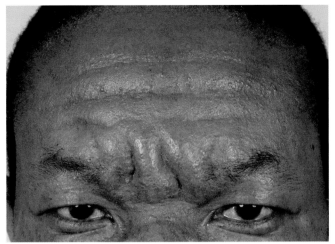

图 9.8 硬化性黏液水肿（*Courtesy Douglas Pugliese, MD*）

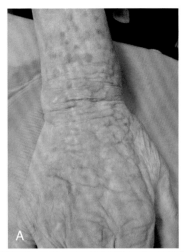

A

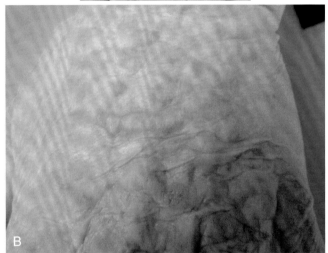

B

图 9.9 （A）肢端持久性丘疹型黏蛋白沉积症（*Courtesy Juliana Choi, MD and Iris K. Aronson, MD*）；（B）肢端持久性丘疹型黏蛋白沉积症（*Courtesy Juliana Choi, MD and Iris K. Aronson, MD*）

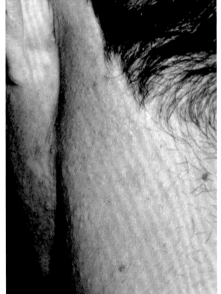

图 9.10 HIV 阳性患者的黏液性丘疹

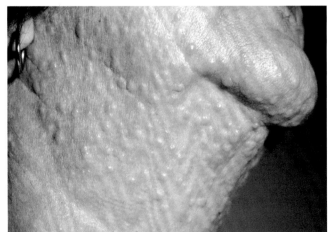

图 9.11 自愈性丘疹性黏蛋白沉积症

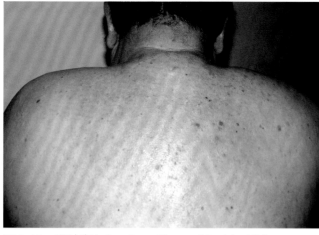

图 9.12　硬肿病 (*Courtesy Steven Binnick, MD*)

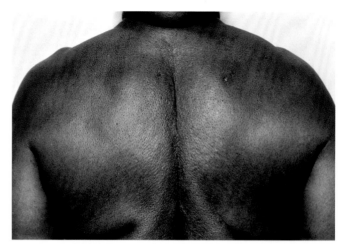

图 9.13　硬肿病

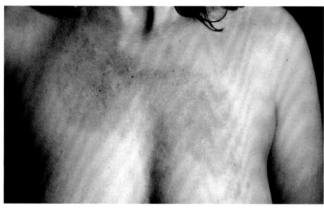

图 9.14　网状红斑性黏蛋白沉积症

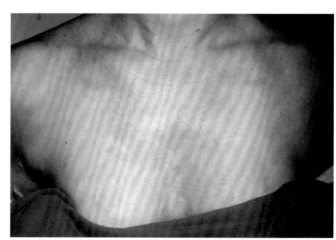

图 9.15　网状红斑性黏蛋白沉积症

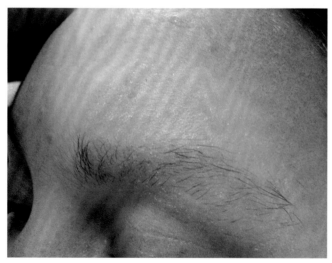

图 9.16　良性毛囊黏蛋白沉积症 (*Courtesy Rui Tavares Bello, MD*)

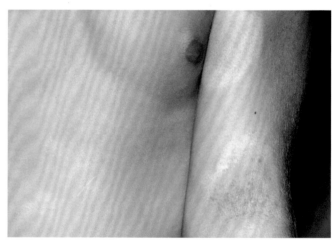

图 9.17　良性毛囊黏蛋白沉积症 (*Courtesy Steven Binnick, MD*)

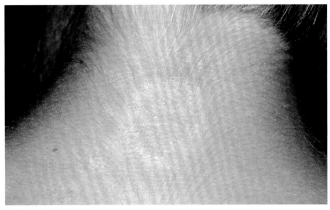

图 9.18　良性毛囊黏蛋白沉积症（*Courtesy Steven Binnick, MD*）

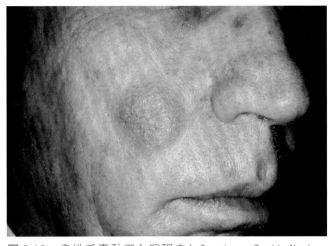

图 9.19　良性毛囊黏蛋白沉积症（*Courtesy Scott Norton, MD*）

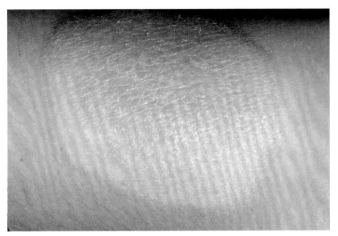

图 9.20　良性毛囊黏蛋白沉积症（*Courtesy Steven Binnick, MD*）

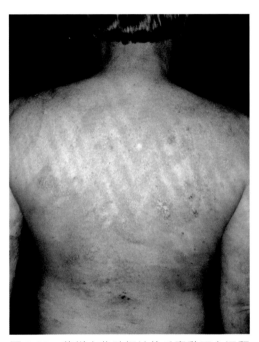

图 9.21　蕈样肉芽肿相关的毛囊黏蛋白沉积症

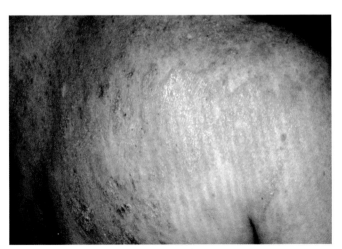

图 9.22　蕈样肉芽肿相关的毛囊黏蛋白沉积症

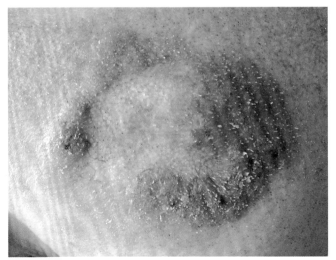

图 9.23　蕈样肉芽肿相关的毛囊黏蛋白沉积症（*Courtesy Ellen Kim, MD*）

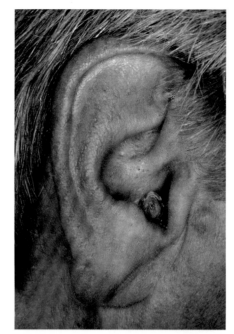

图 9.24 皮肤局灶性黏蛋白沉积症

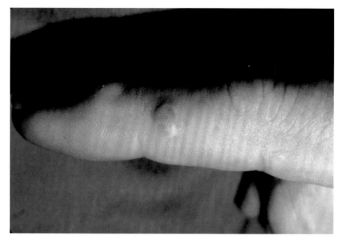

图 9.25 黏液囊肿（*Courtesy Steven Binnick, MD*）

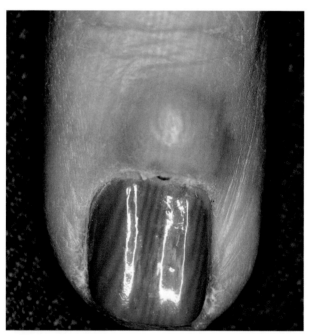

图 9.26 黏液囊肿，注意甲变形（*Courtesy Steven Binnick, MD*）

（朱培秋 译，路雪艳、王文慧 校）

脂溢性皮炎、银屑病、顽固性掌跖皮疹、脓疱性皮炎和红皮病 10

丘疹鳞屑性疾病的原发皮损是伴有鳞屑的丘疹，但由于患者通常在病程较后期的阶段就诊，原发皮损可能见不到，医生可能会观察到鳞状斑块、斑片、炎症后变化，或弥漫性发红和鳞屑（红皮病）。

脂溢性皮炎可能累及眉毛、鼻唇沟和口角皱褶、头皮、耳朵、耳后区域、胸部中央和腋窝。鳞屑通常呈现黄色色调，很可能与浆痂中的类胡萝卜素有关。这与典型斑块型银屑病的银白色鳞屑形成鲜明对比。斑块型银屑病没有海绵水肿（以及溶解在组织液水相中的黄色类胡萝卜素）。有几种类型的银屑病会出现海绵水肿，有时鳞屑可能略呈黄色。这些类型包括点滴型、反转型、肢端型和红皮病型银屑病。但即使在这些类型中，非常明显的黄色鳞屑和蜂蜜样结痂也很少见。

红皮病表现为弥漫性红斑和鳞屑。可能存在水肿，尤其是累及面部和肢端，并且患者可能由于身体热量损失而出现寒战。老年患者可能出现高输出性心力衰竭的体征。本章将指导您了解脂溢性皮炎、银屑病和相关疾病的各种临床表现。

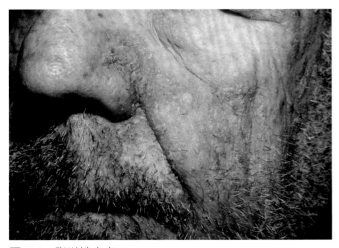

图 10.1 脂溢性皮炎

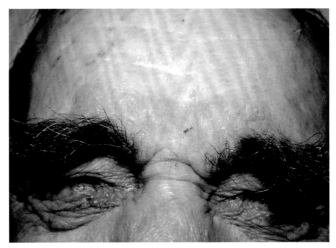

图 10.2 脂溢性皮炎

安德鲁斯临床皮肤病图谱

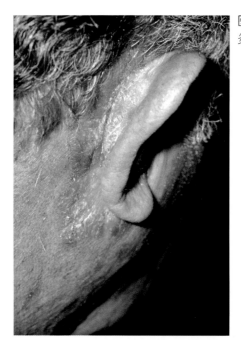

图 10.3　脂溢性皮炎

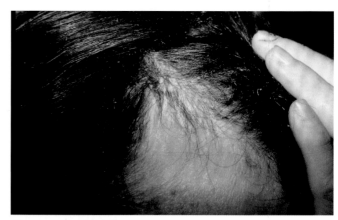

图 10.4　脂溢性皮炎（*Courtesy Steven Binnick, MD*）

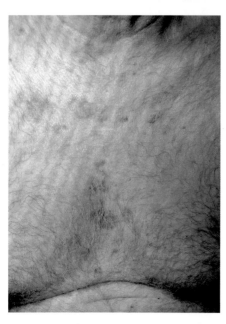

图 10.5　脂溢性皮炎（*Courtesy Steven Binnick, MD*）

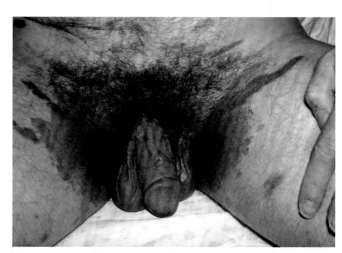

图 10.6　HIV 阳性患者的脂溢性皮炎

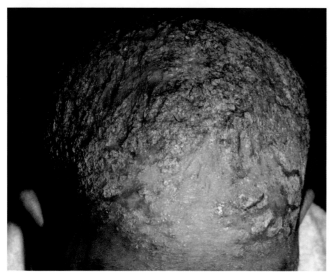

图 10.7　摇篮帽

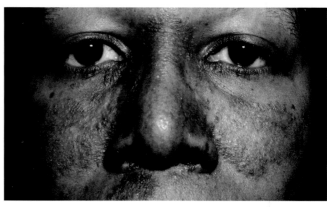

图 10.8　非洲裔美国患者的脂溢性皮炎伴色素沉着

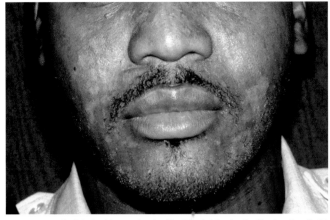

图 10.9　非洲裔美国患者的脂溢性皮炎伴色素减退
（*Courtesy Scott Norton, MD*）

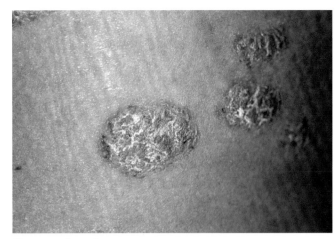

图 10.10　银屑病

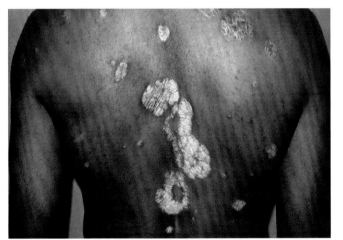

图 10.11　银屑病

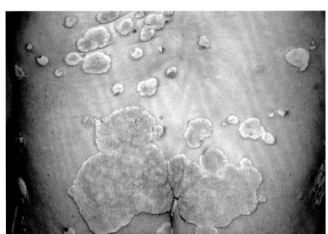

图 10.12　银屑病

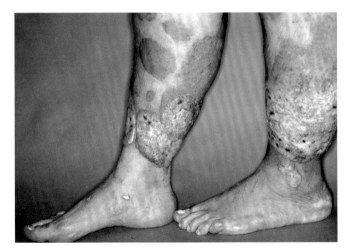

图 10.13　银屑病

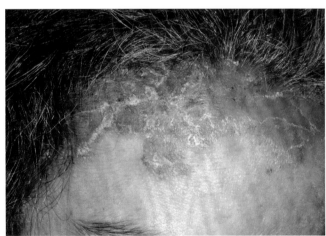

图 10.14　银屑病

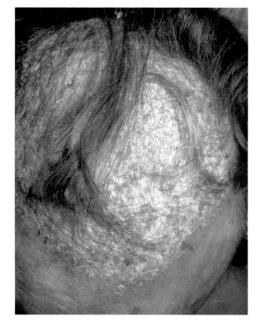

图 10.15　银屑病

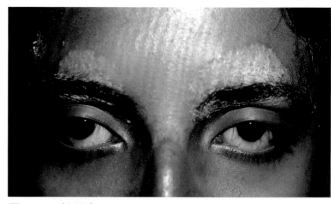

图 10.16　银屑病

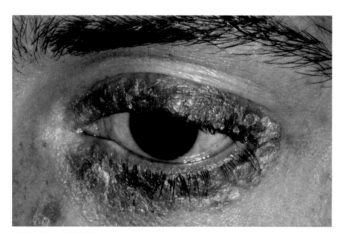

图 10.17　银屑病

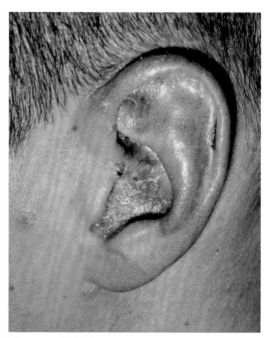

图 10.18　银屑病

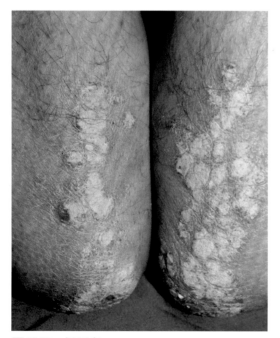

图 10.19　银屑病

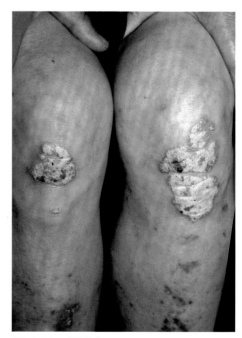

图 10.20　银屑病

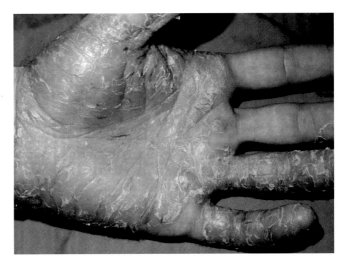

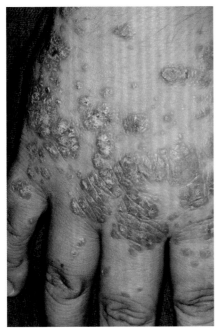

图 10.21　银屑病

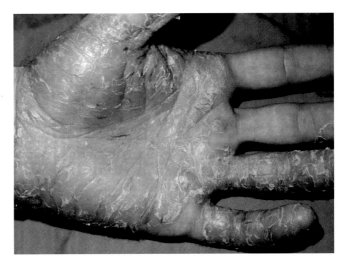

图 10.22　银屑病

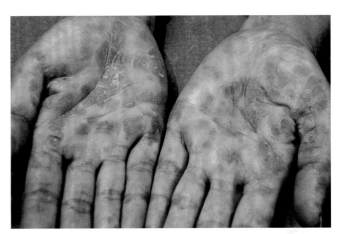

脂溢性皮炎、银屑病、顽固性掌跖皮疹、脓疱性皮炎和红皮病

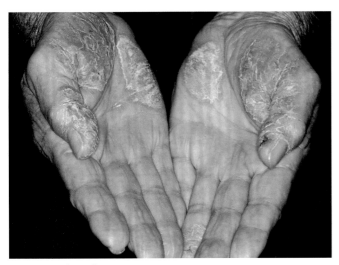

图 10.23　银屑病

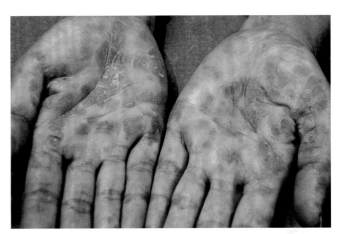

图 10.24　银屑病（ *Courtesy Shyam Verma, MBBS, DVD* ）

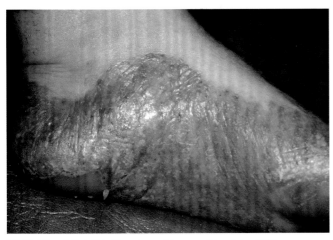

图 10.25　银屑病（ *Courtesy Steven Binnick, MD* ）

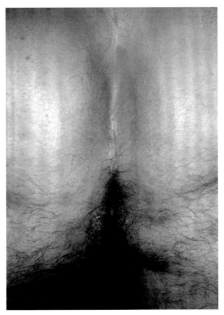

图 10.26　银屑病

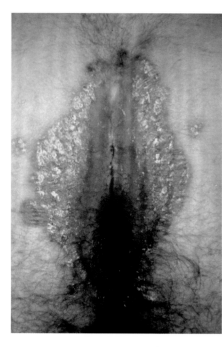

图 10.27 银屑病

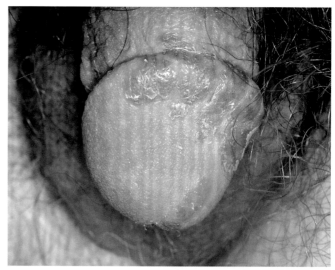

图 10.28 银屑病（*Courtesy Steven Binnick, MD*）

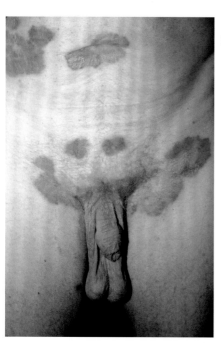

图 10.29 银屑病
（*Courtesy Steven Binnick, MD*）

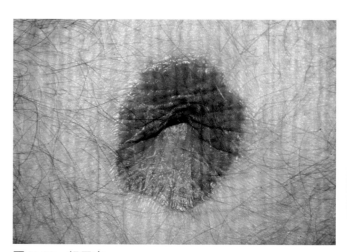

图 10.30 银屑病

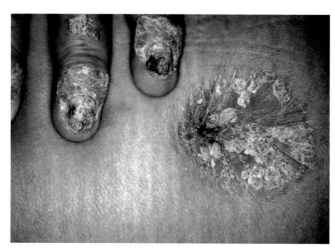

图 10.31 银屑病

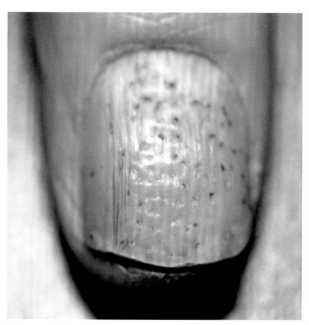

图 10.32 银屑病的甲凹点

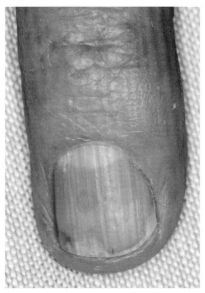

图 10.33　甲银屑病中的油斑和甲下角化过度

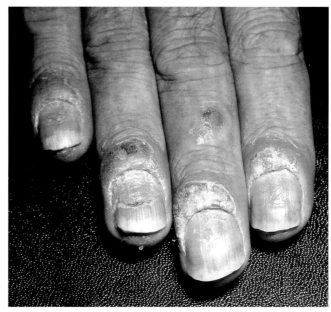

图 10.34　甲银屑病

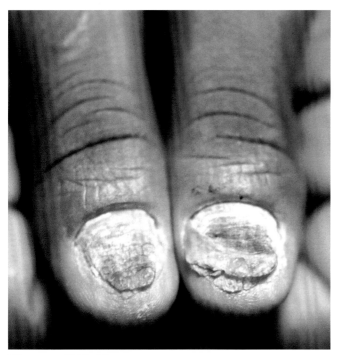

图 10.35　甲银屑病

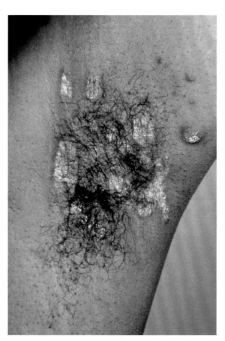

图 10.36　反转型银屑病

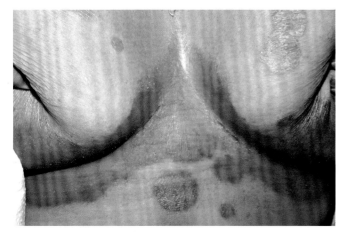

图 10.37　反转型银屑病（*Courtesy Steven Binnick, MD*）

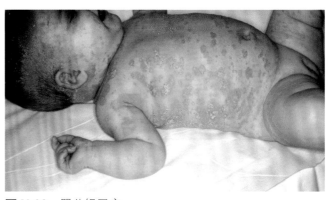

图 10.38　婴儿银屑病

安德鲁斯临床皮肤病图谱

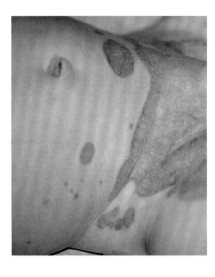

图 10.39 婴儿银屑病（*Courtesy Paul Honig, MD*）

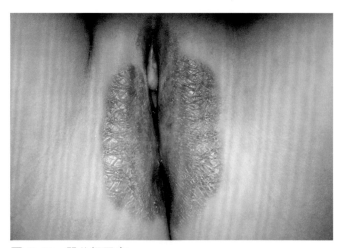

图 10.40 婴儿银屑病

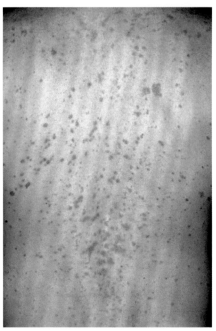

图 10.41 点滴型银屑病

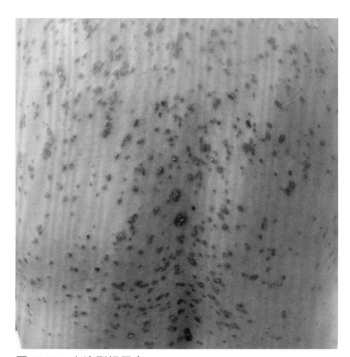

图 10.42 点滴型银屑病

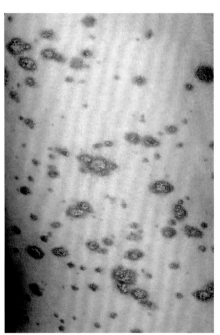

图 10.43 点滴型银屑病

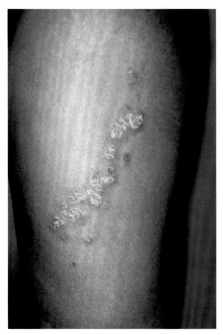

图 10.44 线状银屑病

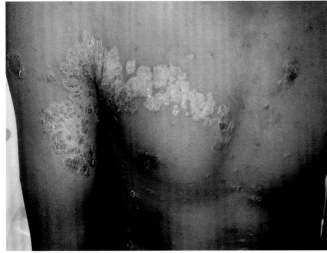

图 10.45 HIV 感染患者患带状疱疹后的银屑病（*Courtesy Vikash Oza, MD*）

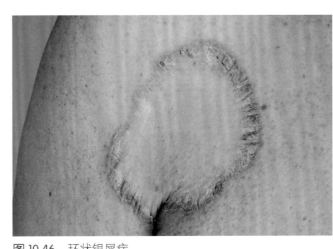

图 10.46 环状银屑病

图 10.47 脓疱型银屑病

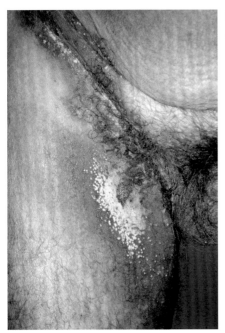

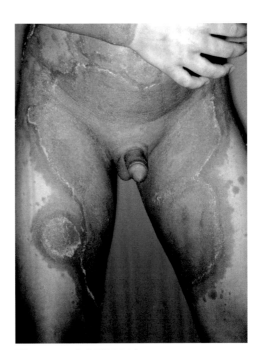

图 10.48 脓疱型银屑病

图 10.49 脓疱型银屑病

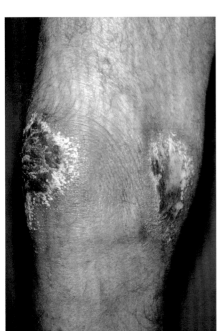

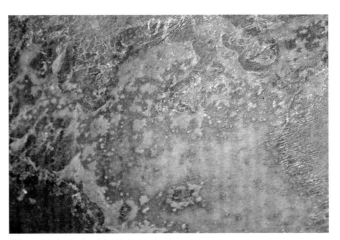

图 10.50 脓疱型银屑病

安德鲁斯临床皮肤病图谱

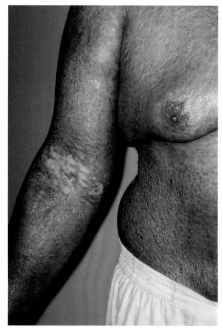

图 10.51　红皮病型银屑病

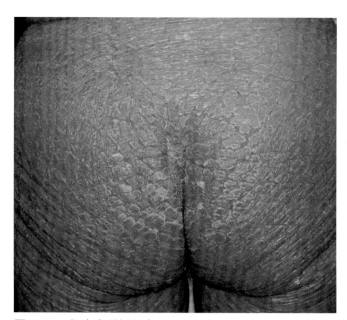

图 10.52　红皮病型银屑病

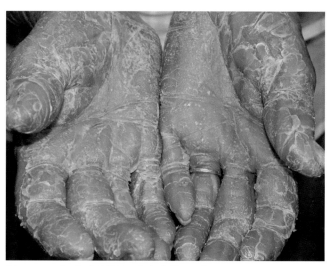

图 10.53　红皮病型银屑病患者的双手

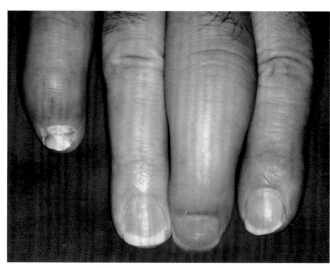

图 10.54　银屑病性关节炎（*Courtesy Steven Binnick, MD*）

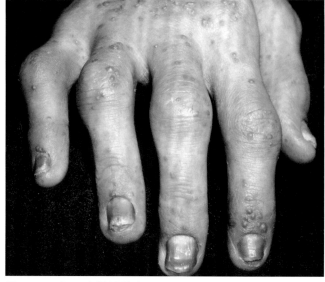

图 10.55　银屑病性关节炎

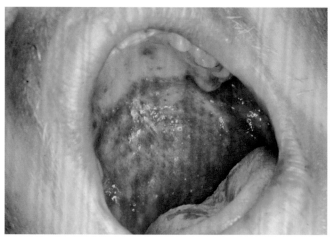

图 10.56　反应性关节炎伴有口腔红斑

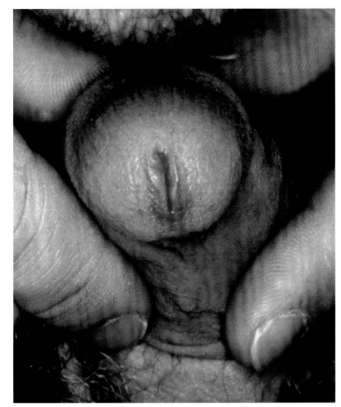

图 10.57　反应性关节炎伴有尿道炎症

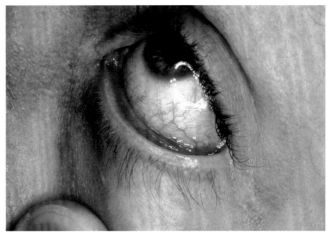

图 10.58　反应性关节炎伴有结膜红斑

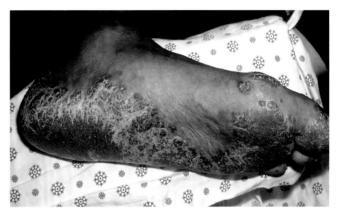

图 10.60　反应性关节炎

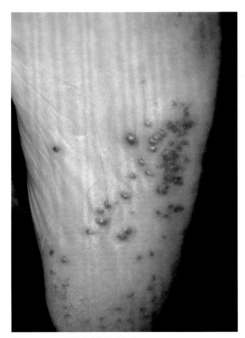

图 10.59　反应性关节炎

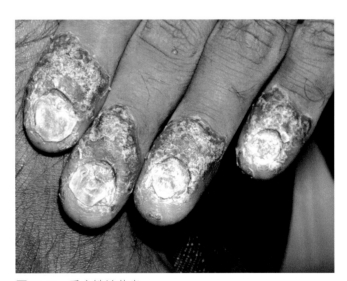

图 10.61　反应性关节炎

127

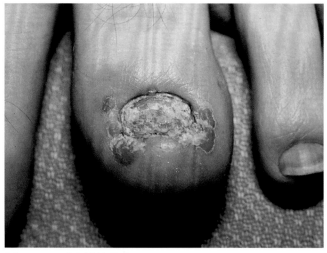

图 10.62　反应性关节炎

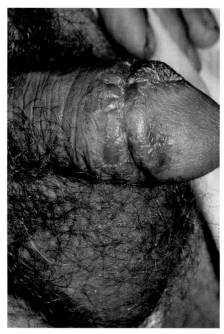

图 10.63　反应性关节炎

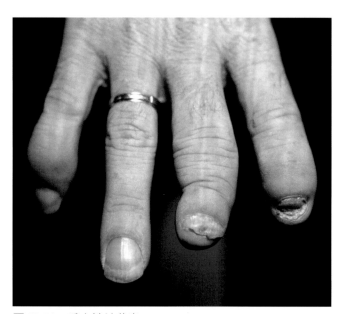

图 10.64　反应性关节炎

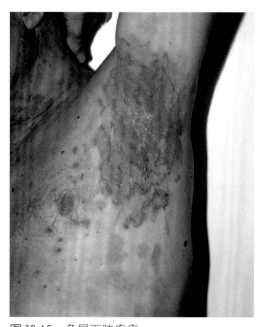

图 10.65　角层下脓疱病

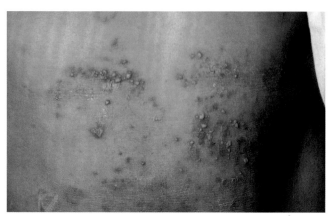

　图 10.66　角层下脓疱病

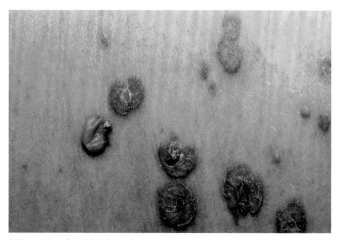

图 10.67　角层下脓疱病（ *Courtesy Steven Binnick, MD* ）

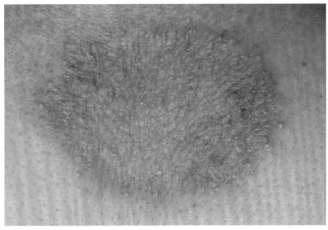

图 10.68 Ofuji 丘疹性红皮病（*Courtesy of Department of Dermatology, Keio University School of Medicine, Tokyo, Japan*）

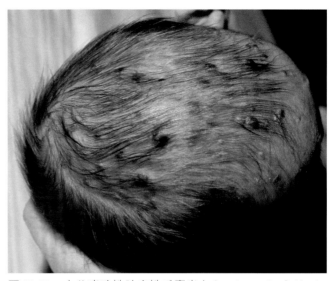

图 10.69 小儿嗜酸性脓疱性毛囊炎（*Courtesy Paul Honig, MD*）

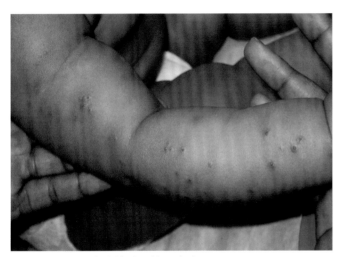

图 10.70 小儿嗜酸性脓疱性毛囊炎

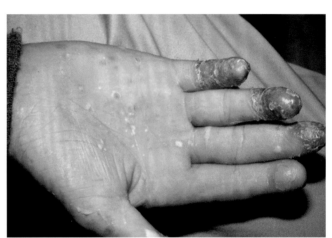

图 10.71 连续性肢端皮炎

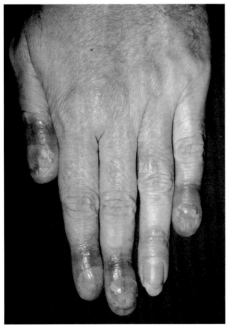

图 10.72 连续性肢端皮炎

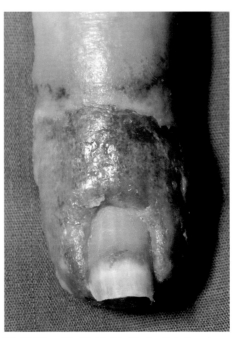

图 10.73 连续性肢端皮炎（*Courtesy Steven Binnick, MD*）

安德鲁斯临床皮肤病图谱

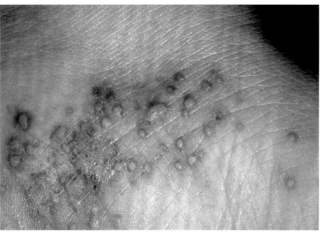

图 10.74　复发性掌跖脓疱病

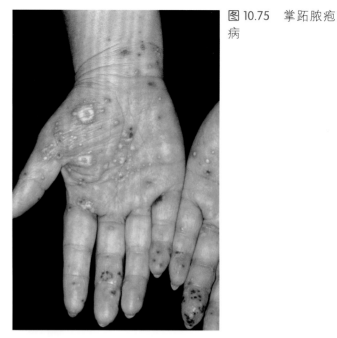

图 10.75　掌跖脓疱病

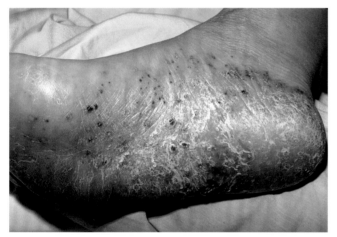

图 10.76　掌跖脓疱病（*Courtesy Steven Binnick, MD*）

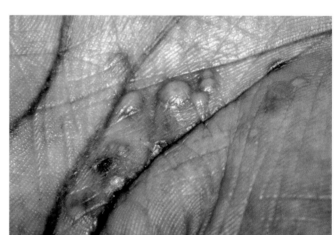

图 10.77　掌跖脓疱病

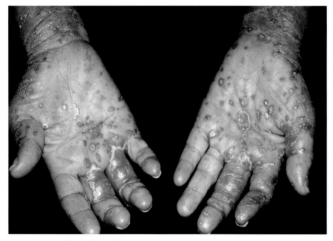

图 10.78　掌跖脓疱病

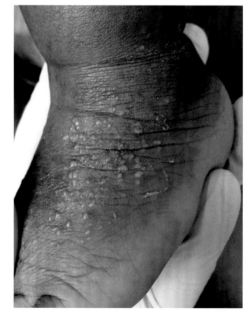

图 10.79　婴儿肢端脓疱病

（郭金竹　译，王文慧、路雪艳　校）

玫瑰糠疹、毛发红糠疹以及其他丘疹鳞屑性和角化过度性疾病

11

玫瑰糠疹表现为红色斑疹，出现细碎的中心性银白色鳞屑。随着皮损的发展，呈现椭圆形，最常见于背部和侧腹部。随着进一步发展，形成外周领圈样鳞屑。在组织学上，红细胞外渗是特征性的，临床上偶尔可以出现紫癜性皮损。在肤色较深的患者，玫瑰糠疹的皮损可呈现出丘疹样外观。特征性的椭圆形特点在侧腹部上方近腋窝顶部附近更为明显，这有助于确定诊断。

毛发红糠疹（pityriasis rubra pilaris, PRP）可能在指（趾）背出现经典的肉豆蔻磨碎器样、尖刺的角化性丘疹，或可能在手部、面部和头皮出现比较难察觉的红斑和鳞屑。进展可以是快速的，患者可以呈现特征性的具有正常皮岛的红皮病。皮损通常具有明显的橙色外观，特别是在手掌。青少年的毛发红糠疹可以出现钱币状排列的尖刺丘疹或角化过度斑块，累及伸侧，类似银屑病的分布模式。在皮损外周区域通常有散在的角化性毛囊性丘疹，这有助于明确诊断而无须活检。本章将指导您了解这些疾病的各种临床表现。

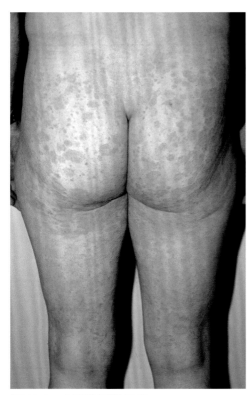

图 11.1 小斑块副银屑病

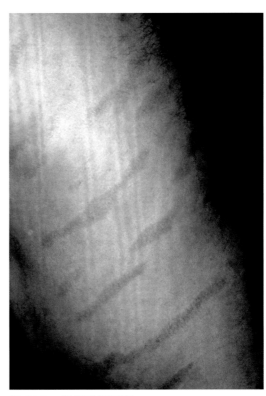

图 11.2 指状副银屑病

安
德
鲁
斯
临
床
皮
肤
病
图
谱

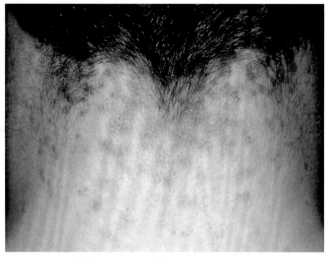

图 11.3　融合性网状乳头状瘤病

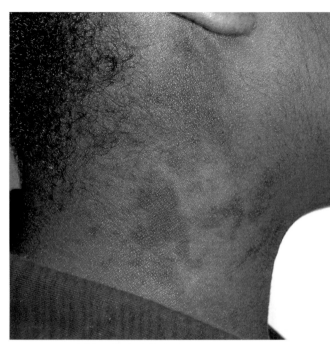

图 11.4　融合性网状乳头状瘤病

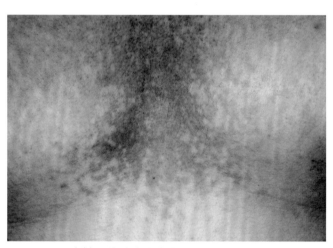

图 11.5　融合性网状乳头状瘤病（ *Courtesy Steven Binnick,
MD* ）

图 11.6　融合性网
状乳头状瘤病

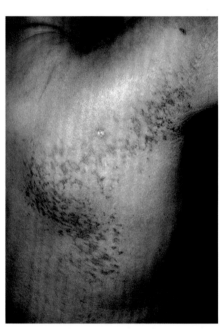

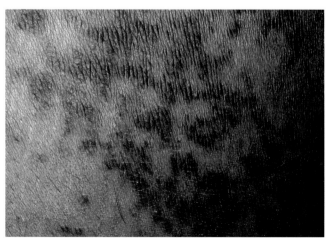

　图 11.7　融合性网状乳头状瘤病

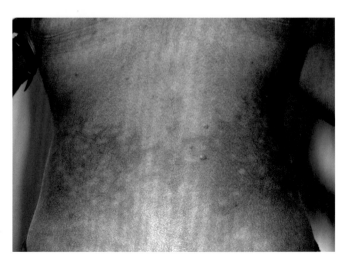

图 11.8　融合性网状乳头状瘤病

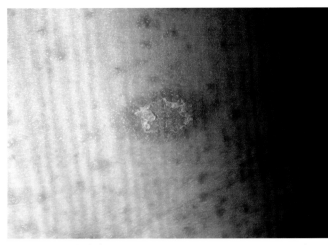

图 11.9 玫瑰糠疹母斑（*Courtesy Steven Binnick, MD*）

图 11.10 玫瑰糠疹母斑

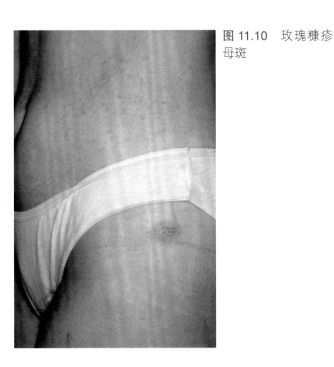

图 11.11 玫瑰糠疹

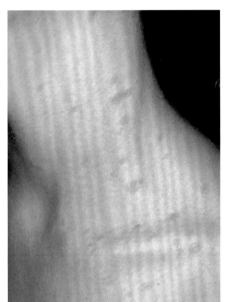

图 11.12 玫瑰糠疹（*Courtesy Steven Binnick, MD*）

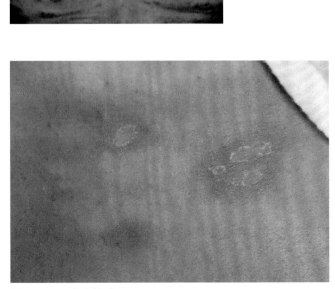

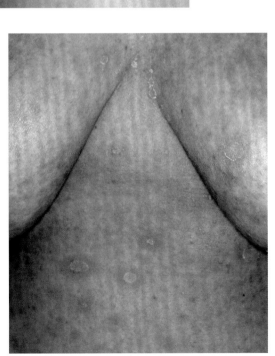

图 11.13 玫瑰糠疹

图 11.14 玫瑰糠疹

133

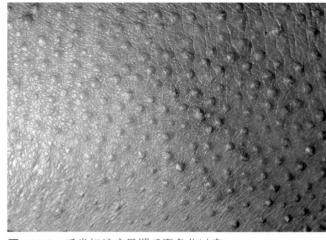

图 11.15 毛发红糠疹早期毛囊角化过度

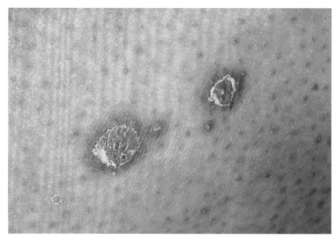

图 11.16 毛发红糠疹（ *Courtesy Steven Binnick, MD* ）

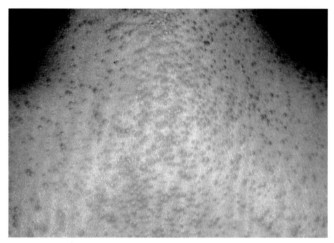

图 11.17 毛发红糠疹

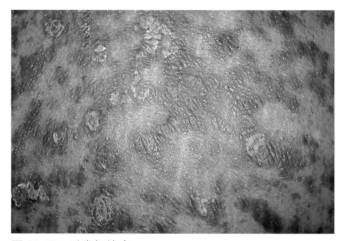

图 11.18 毛发红糠疹

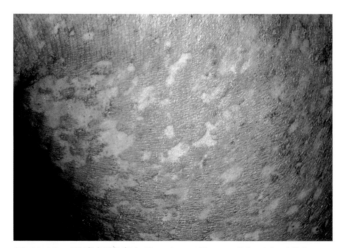

图 11.19 毛发红糠疹（ *Courtesy Steven Binnick, MD* ）

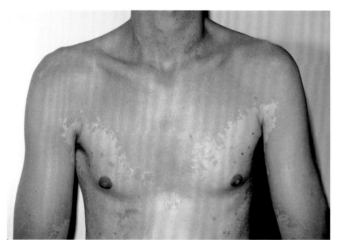

图 11.20 毛发红糠疹

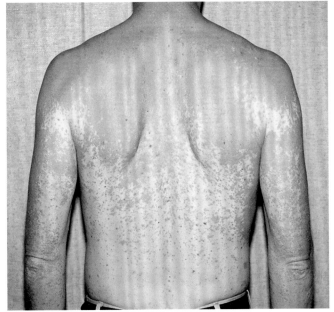

图 11.21　毛发红糠疹（*Courtesy Steven Binnick, MD*）

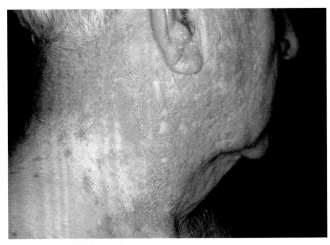

图 11.22　毛发红糠疹

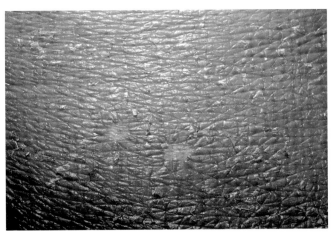

图 11.23　毛发红糠疹

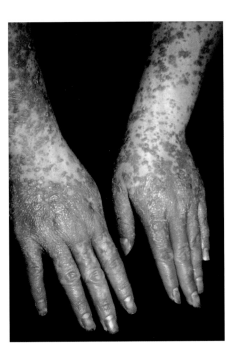

图 11.24　毛发红糠疹

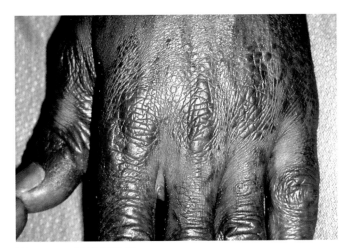

图 11.25　毛发红糠疹

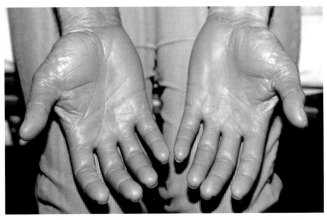

图 11.26　毛发红糠疹（*Courtesy Steven Binnick, MD*）

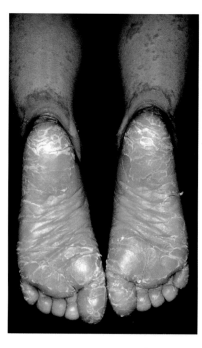

图 11.27　毛发红糠疹

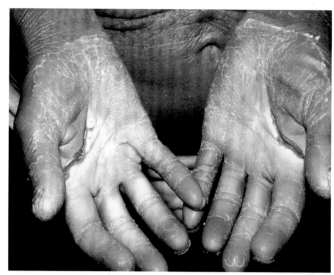

图 11.28　毛发红糠疹（*Courtesy Steven Binnick, MD*）

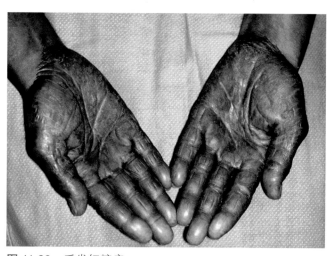

图 11.29　毛发红糠疹

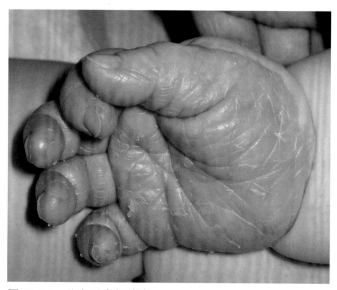

图 11.30　儿童毛发红糠疹

图 11.31　儿童毛发红糠疹

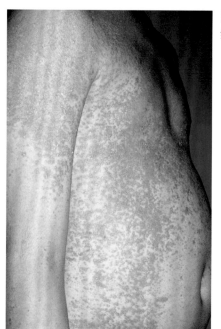

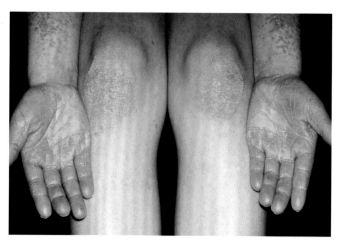

图 11.32　儿童毛发红糠疹

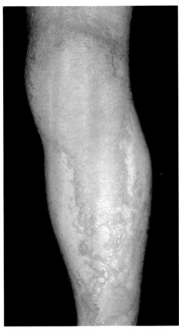

图 11.33　局限性青少年毛发红糠疹

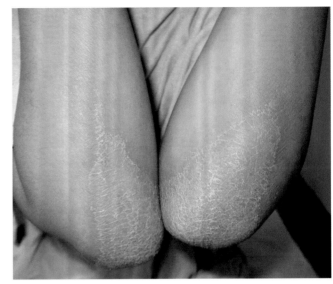

图 11.34　局限性青少年毛发红糠疹

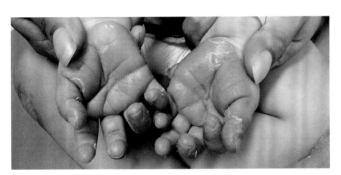

图 11.35　局限性青少年毛发红糠疹

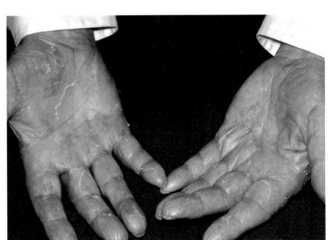

图 11.36　剥脱性角质松解症

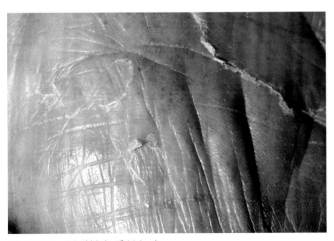

图 11.37　剥脱性角质松解症

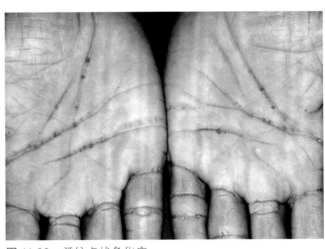

图 11.38　掌纹点状角化病

安
德
鲁
斯
临
床
皮
肤
病
图
谱

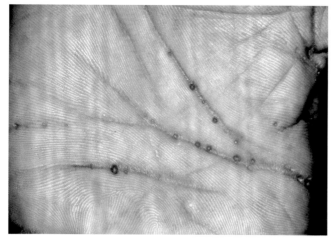

图 11.39　掌纹点状角化病

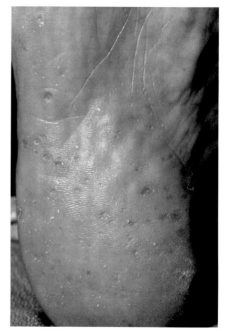

图 11.40　点状角皮病

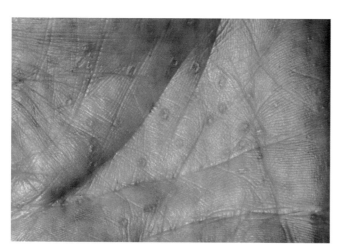

图 11.41　点状角皮病

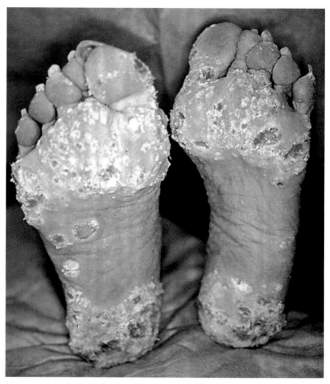

图 11.42　点状角皮病

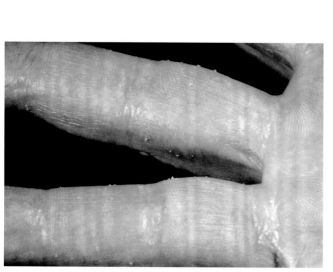

图 11.43　手掌棘刺状角化过度

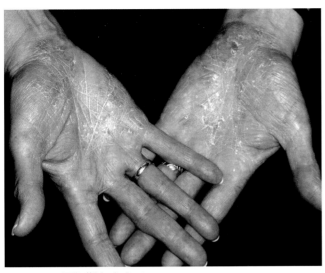

图 11.44　更年期角皮病

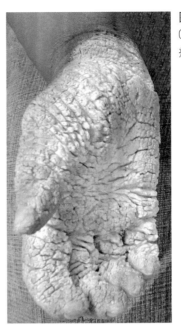

图 11.45　角蛋白 1 突变的 Curth-Macklin 豪猪状鱼鳞病

玫瑰糠疹、毛发红糠疹以及其他丘疹鳞屑性和角化过度性疾病

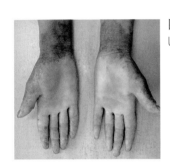

图 11.46　手掌弥漫角化过度，Unna-Thost

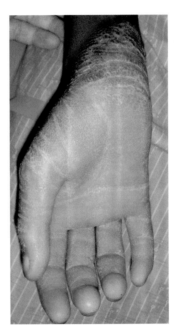

图 11.47　手掌弥漫角化过度，Unna-Thost

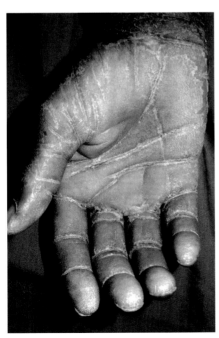

图 11.48　肺癌并发胼胝

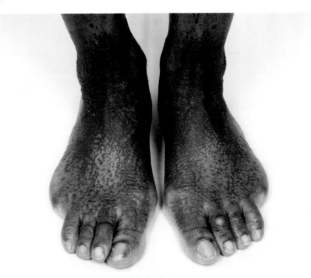

图 11.49　Vohwinkel 残毁性角皮病

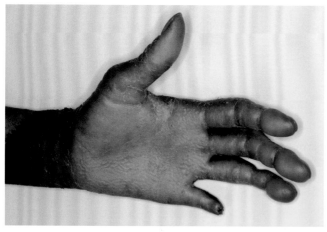

图 11.50　Vohwinkel 残毁性角皮病

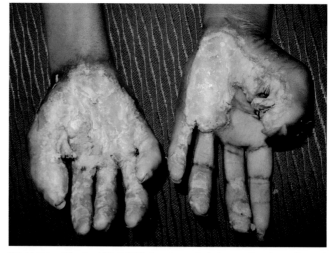

图 11.51　Olmsted 综合征（*Courtesy Debabrata Bandyopadhyay*）

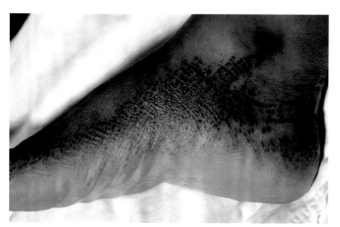

图 11.52　肢端角化性弹性组织变性

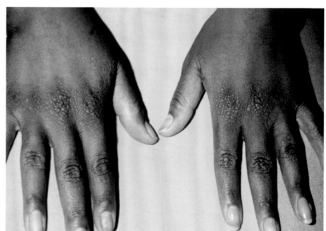

图 11.53　肢端角化性弹性组织变性

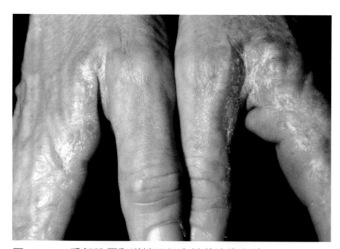

图 11.54　手部胶原和弹性组织变性的边缘斑块

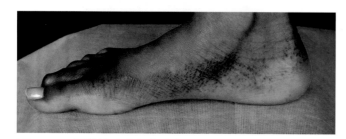

图 11.55　局灶性肢端角化过度

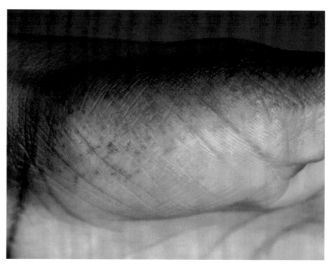

图 11.56　局灶性肢端角化过度

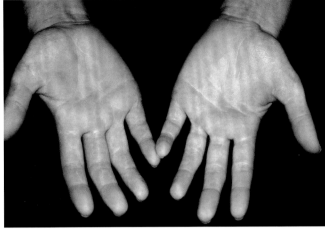

图 11.57 Mal de Meleda（米来达病）(*Courtesy Curt Samlaska, MD*)

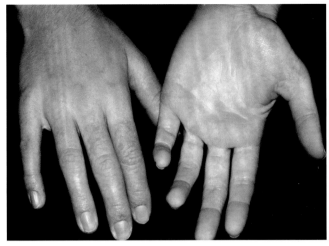

图 11.58 Mal de Meleda（米来达病）(*Courtesy Curt Samlaska, MD*)

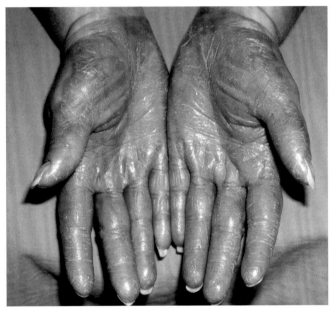

图 11.59 Papillon-Lefevre 综合征（*Courtesy Ken Greer, MD*）

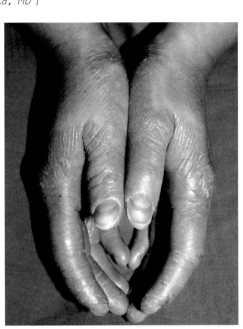

图 11.60 Papillon-Lefevre 综合征（*Courtesy Ken Greer, MD*）

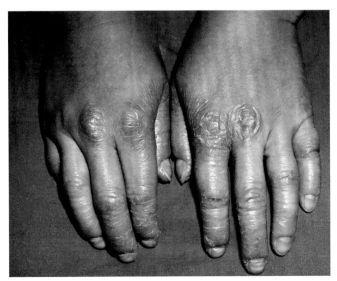

图 11.61 Papillon-Lefevre 综合征（*Courtesy Ken Greer, MD*）

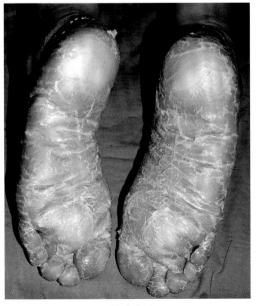

图 11.62 Papillon-Lefevre 综合征（*Courtesy Ken Greer, MD*）

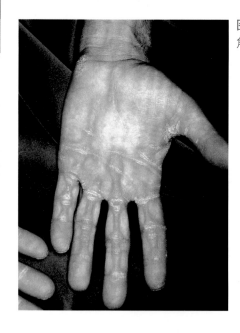

图 11.63　条纹状角皮病

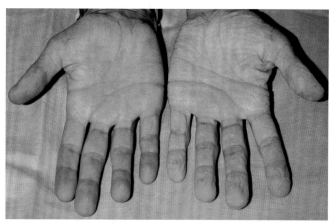

图 11.64　将患者的左手浸入水中后出现水源性发皱。首次发表于 Katz KA, Yan AC, Turner ML: Aquagenic wrinkling of the palms in patients with cystic fibrosis homozygous for the delta F508 CFTR mutation. Arch Dermatol 2005: 141:621-4

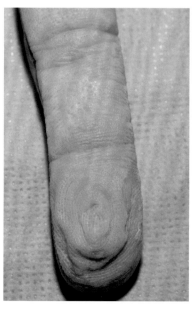

图 11.65　将患者的左手浸入水中后出现水源性发皱。首次发表于 Katz KA, Yan AC, Turner ML: Aquagenic wrinkling of the palms in patients with cystic fibrosis homozygous for the delta F508 CFTR mutation. Arch Dermatol 2005: 141: 621-4

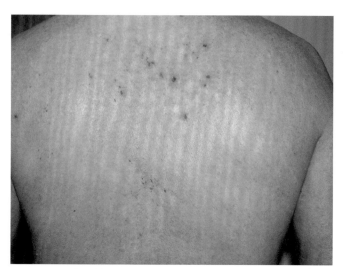

图 11.66　特应性皮炎引起的红皮病

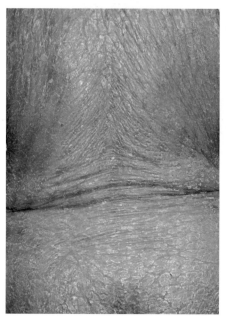

图 11.67　银屑病性红皮病

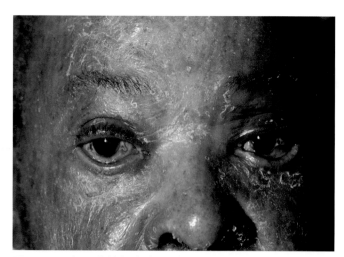

图 11.68　银屑病性红皮病

（郭金竹 译，王文慧、路雪艳 校）

扁平苔藓及相关疾病

扁平苔藓（lichen planus，LP）和其他苔藓样疹往往会产生特征性的原发皮损和模式。对于敏锐的诊断医生，扁平苔藓的瘙痒性、紫色、多角形、平顶丘疹可以由于反射光线而看起来明显闪亮。这些丘疹可以广泛分布并融合形成斑块和条纹，表现出同形反应，这也是诊断的另一条线索。全面的体格检查可以发现口腔黏膜的白色网纹状白斑、生殖器的环状皮损或甲的各种变化，从甲纵嵴到翼状胬肉形成。色素性/日光性扁平苔藓是一种常分布于光暴露部位的扁平苔藓类型，表现出更明显的色素沉着。

光泽苔藓和线状苔藓是儿童中更为常见的苔藓样疾病。光泽苔藓表现为几乎针尖大小、有光泽、平顶的丘疹，在较深色皮肤可有轻微的色素减退。如同在扁平苔藓一样，丘疹可以出现同形反应，可以局限或泛发。线状苔藓呈现出一种特征性的曲线形斑块，最常见于儿童的四肢；然而，躯干患病也可见到；比较少见的情况，也可以见于面部。皮损沿 Blaschko 线分布，可能累及甲，出现纵向甲营养不良改变。在后期，皮肤可残留暂时性色素减退或色素沉着斑片，提示线状苔藓斑块新近消退。

硬化性苔藓最常累及生殖器，女性发病率较高。经典的生殖器硬化性苔藓表现为萎缩性白色斑片，可出现皱纹和糜烂，也可以损毁正常的解剖标志和形成瘢痕。在部分患者中，瘀斑的存在可能被误诊为性虐待导致的创伤，特别强调在诊断不明确的病例中仔细查体及考虑皮肤活检的重要性。生殖器以外的硬化性苔藓表现为萎缩性白色丘疹和斑疹，通常位于躯干。

皮肤活检在许多苔藓样疾病中具有诊断作用，表现为真皮-表皮连接处的典型带状炎症，对应特定的皮损还有更为特异性的具有鉴别诊断意义的特征。本章展示了许多图片，以帮助在临床上区分扁平苔藓及许多相关疾病。

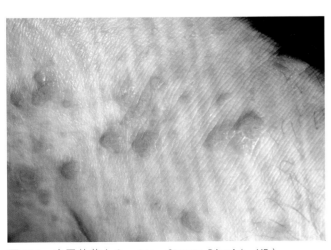

图 12.1　扁平苔藓（*Courtesy Steven Binnick, MD*）

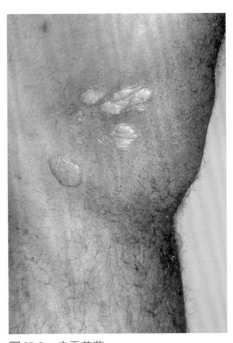

图 12.2　扁平苔藓

安德鲁斯临床皮肤病图谱

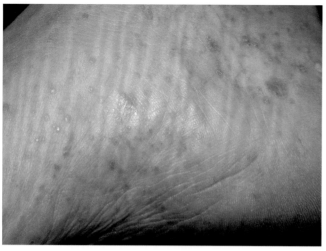

图 12.3　扁平苔藓

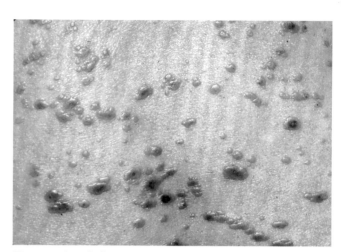

图 12.4　扁平苔藓

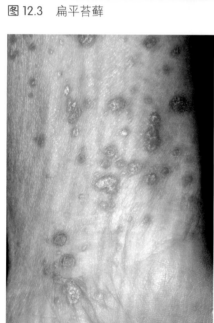

图 12.5　扁平苔藓
（*Courtesy Steven Binnick, MD*）

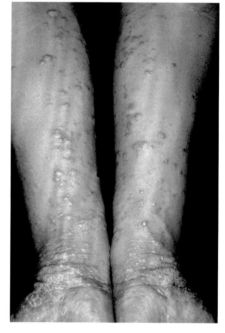

图 12.6　扁平苔藓

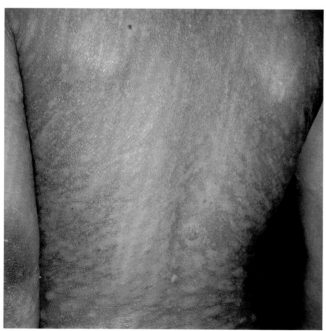

图 12.7　扁平苔藓

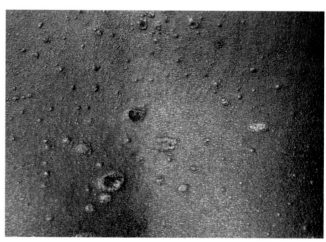

图 12.8　扁平苔藓

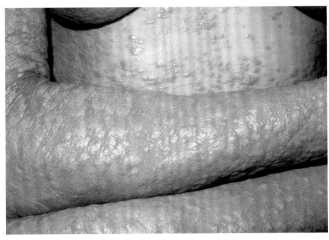

图 12.9 扁平苔藓（*Courtesy Steven Binnick, MD*）

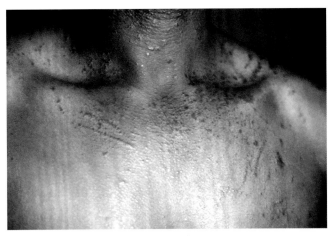

图 12.10 扁平苔藓。注意同形反应

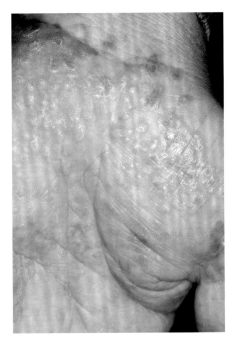

图 12.11 扁平苔藓（*Courtesy Steven Binnick, MD*）

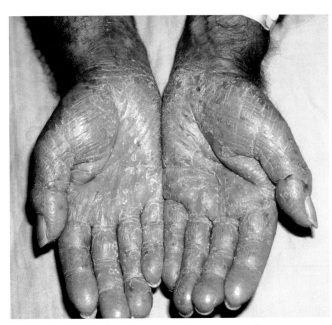

图 12.12 扁平苔藓（*Courtesy Ken Greer, MD*）

图 12.13 扁平苔藓

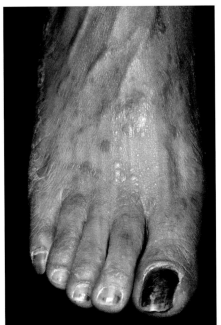

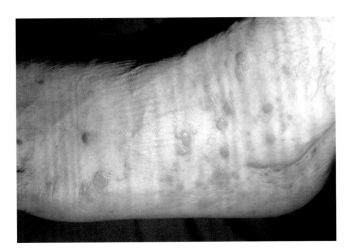

图 12.14 扁平苔藓

安德鲁斯临床皮肤病图谱

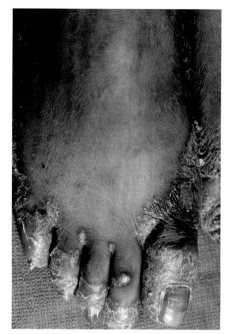

图 12.15　扁平苔藓

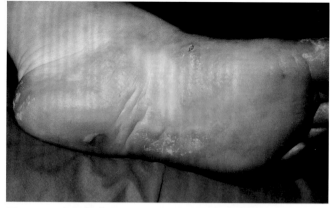

图 12.16　扁平苔藓（*Courtesy Steven Binnick, MD*）

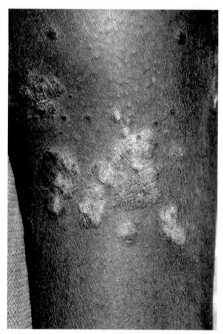

图 12.18　肥厚性扁平苔藓

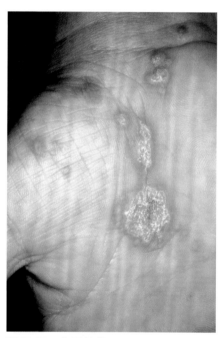

图 12.17　扁平苔藓

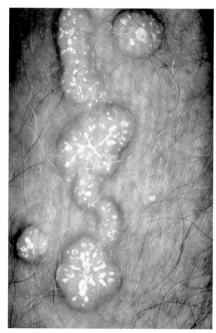

图 12.19　肥厚性扁平苔藓

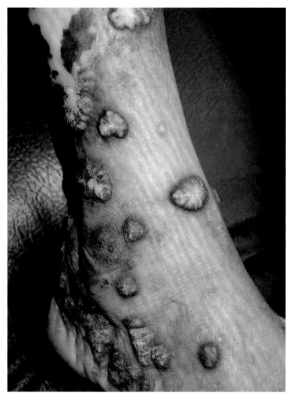

图 12.20 肥厚性扁平苔藓（*Courtesy Debabrata Bandyopadhyay, MD*）

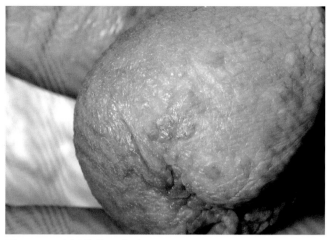

图 12.21 扁平苔藓，龟头

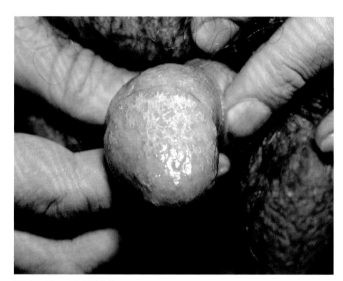

图 12.23 扁平苔藓

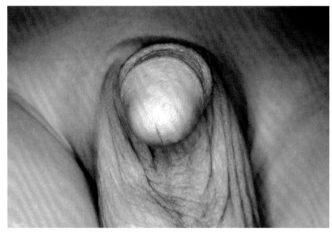

图 12.22 扁平苔藓

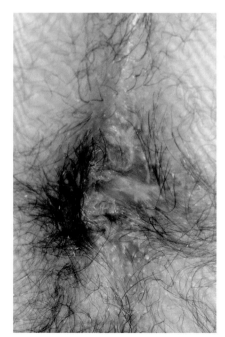

图 12.24 扁平苔藓

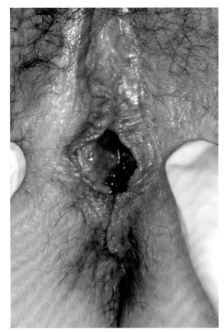

图 12.25　外阴阴道 - 牙龈综合征

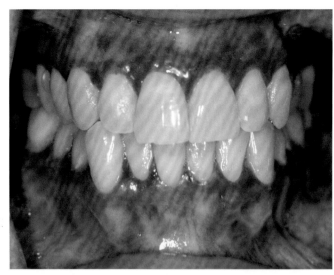

图 12.26　外阴阴道 - 牙龈综合征

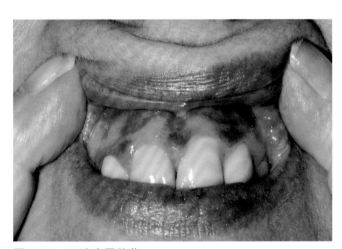

图 12.27　口腔扁平苔藓

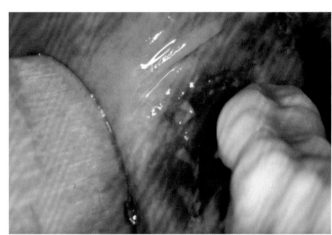

图 12.28　口腔扁平苔藓

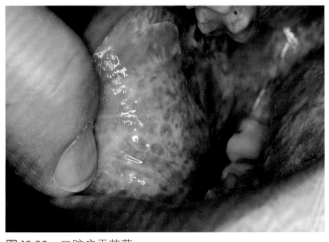

图 12.29　口腔扁平苔藓

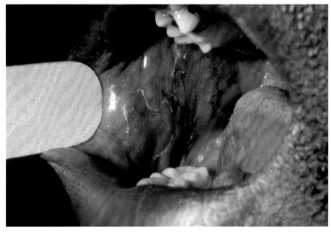

图 12.30　口腔扁平苔藓

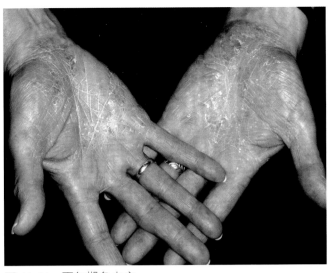

图 11.44　更年期角皮病

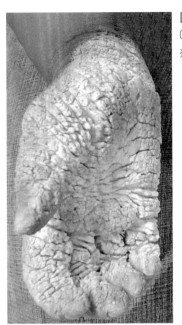

图 11.45　角蛋白 1 突变的 Curth-Macklin 豪猪状鱼鳞病

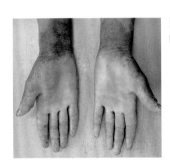

图 11.46　手掌弥漫角化过度，Unna-Thost

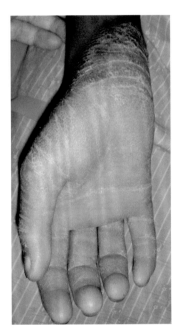

图 11.47　手掌弥漫角化过度，Unna-Thost

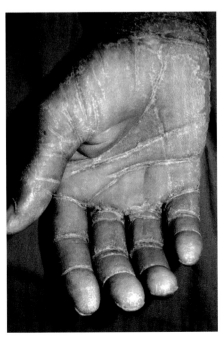

图 11.48　肺癌并发胼胝

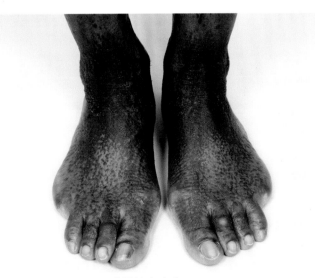

图 11.49　Vohwinkel 残毁性角皮病

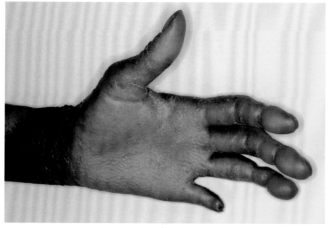

图 11.50　Vohwinkel 残毁性角皮病

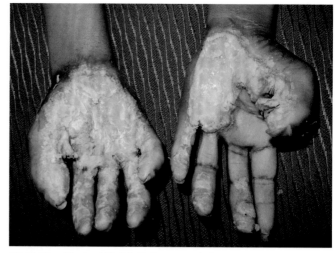

图 11.51　Olmsted 综合征（*Courtesy Debabrata Bandyopadhyay*）

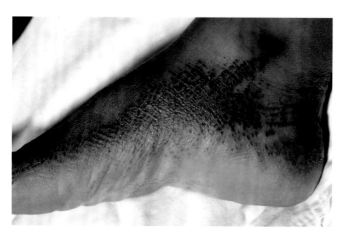

图 11.52　肢端角化性弹性组织变性

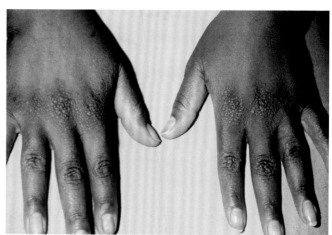

图 11.53　肢端角化性弹性组织变性

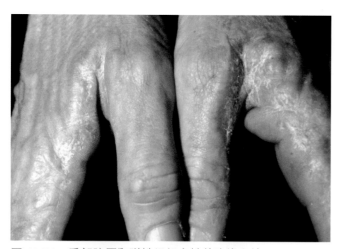

图 11.54　手部胶原和弹性组织变性的边缘斑块

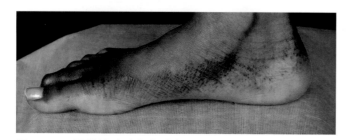

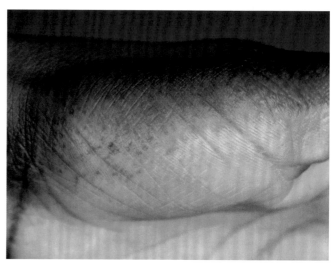

图 11.55　局灶性肢端角化过度

图 11.56　局灶性肢端角化过度

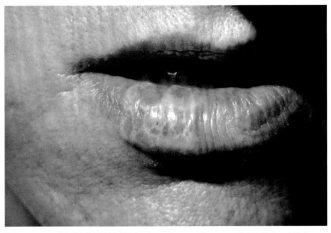

图 12.31 唇部扁平苔藓（*Courtesy Steven Binnick, MD*）

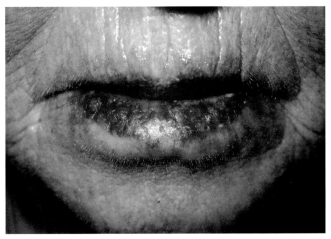

图 12.32 糜烂性扁平苔藓（*Courtesy Steven Binnick, MD*）

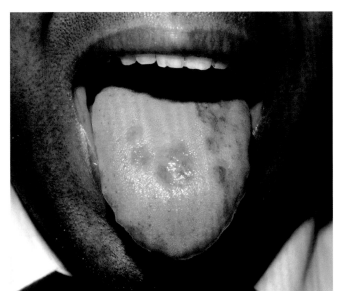

图 12.33 扁平苔藓

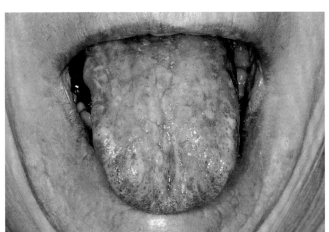

图 12.34 扁平苔藓

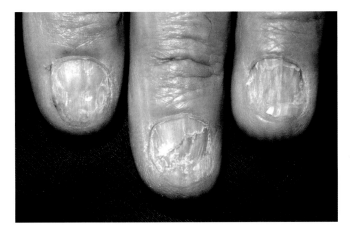

图 12.35 甲扁平苔藓

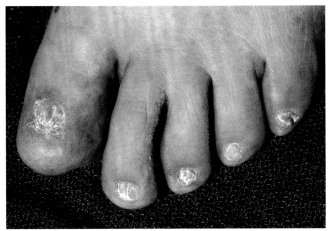

图 12.36 甲扁平苔藓

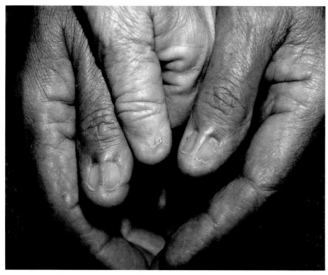

图 12.37　甲扁平苔藓

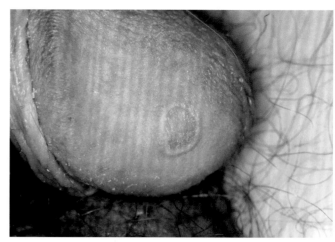

图 12.38　环状扁平苔藓（*Courtesy Steven Binnick, MD*）

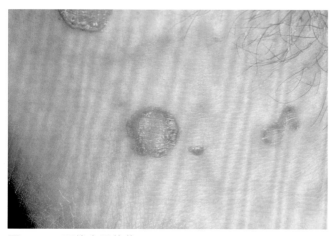

图 12.39　环状扁平苔藓

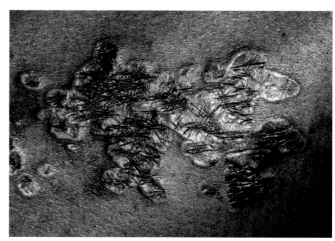

图 12.40　环状扁平苔藓

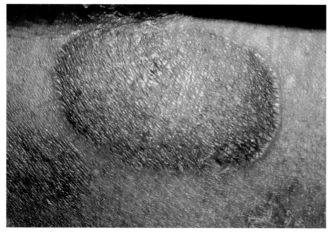

图 12.41　环状扁平苔藓

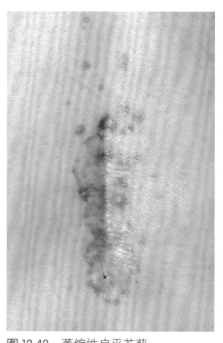

图 12.42　萎缩性扁平苔藓

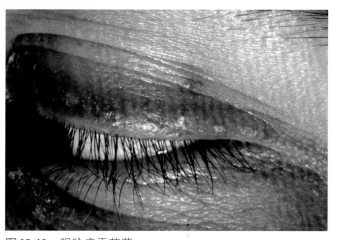

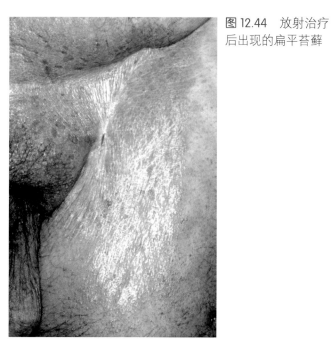

图 12.44　放射治疗后出现的扁平苔藓

图 12.43　眼睑扁平苔藓

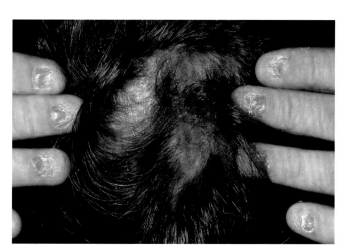

图 12.45　毛发扁平苔藓

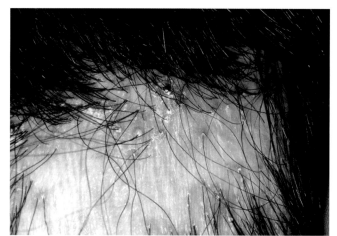

图 12.46　毛发扁平苔藓

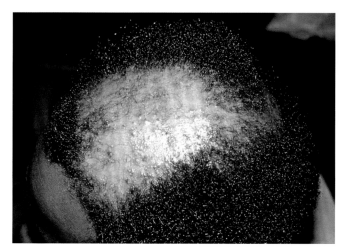

图 12.47　毛发扁平苔藓

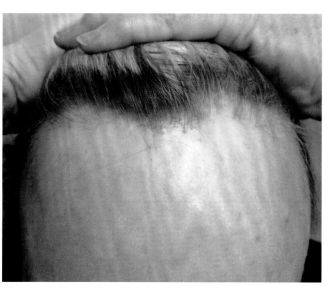

图 12.48　额部纤维化脱发（*Courtesy Len Sperling, MD*）

151

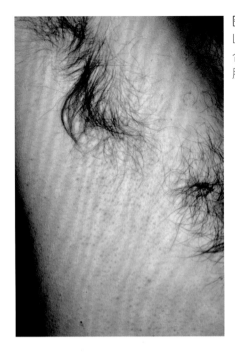

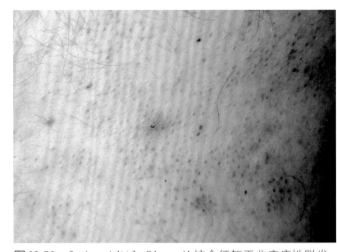

图 12.49 Graham-Little-Piccardi 综合征躯干非瘢痕性脱发

图 12.50　Graham-Little-Piccardi 综合征躯干非瘢痕性脱发

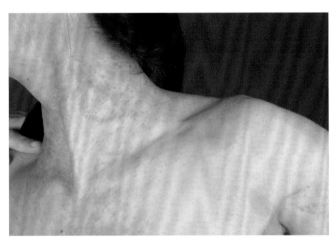

图 12.51　色素性扁平苔藓

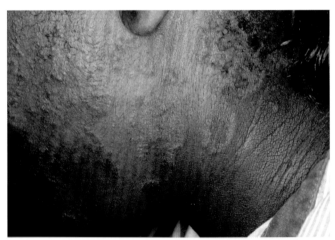

图 12.52　日光性扁平苔藓（*Courtesy Steven Binnick, MD*）

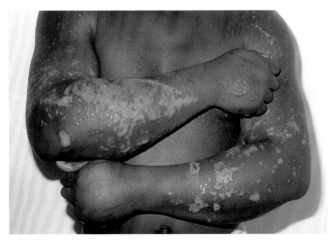

图 12.53　日光性扁平苔藓

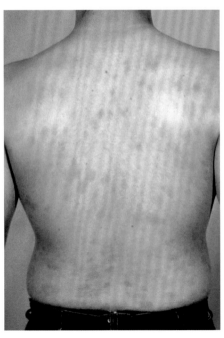

图 12.54　持久性色素异常性红斑

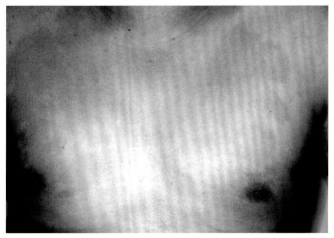

图 12.55 持久性色素异常性红斑

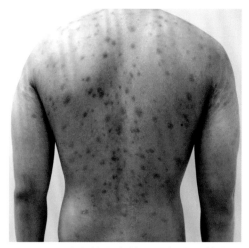

图 12.56 特发性发疹性斑状色素沉着伴乳头状瘤病（ *Courtesy Dr. Ang Chia Chun* ）

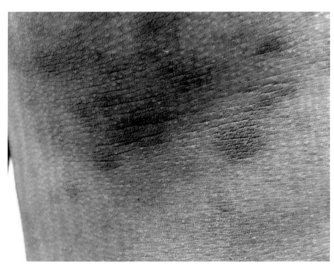

图 12.57 特发性发疹性斑状色素沉着伴乳头状瘤病
（ *Courtesy Dr. Ang Chia Chun* ）

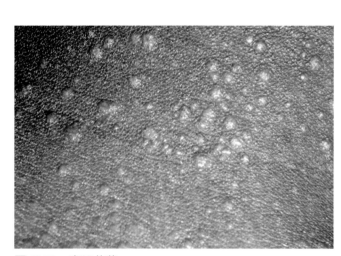

图 12.58 光泽苔藓

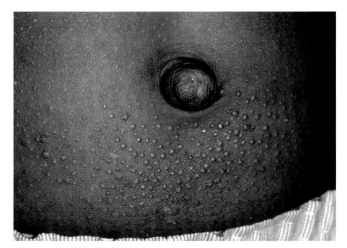

图 12.59 光泽苔藓

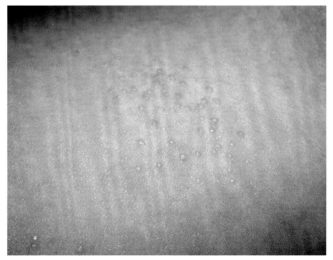

图 12.60 光泽苔藓

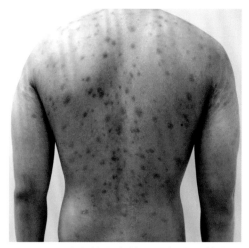

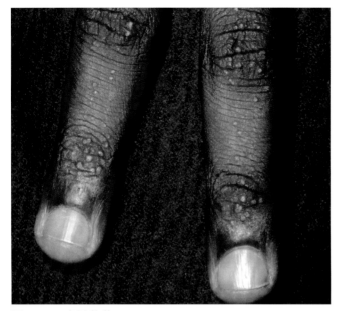

图 12.61　光泽苔藓

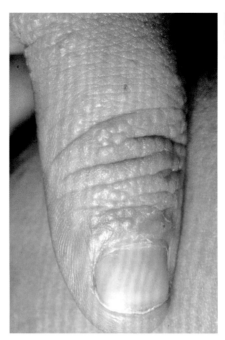

图 12.62　光泽苔藓（ *Courtesy Curt Samlaska, MD* ）

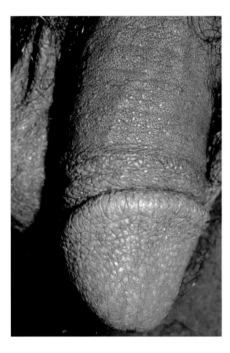

图 12.63　光泽苔藓（ *Courtesy Curt Samlaska, MD* ）

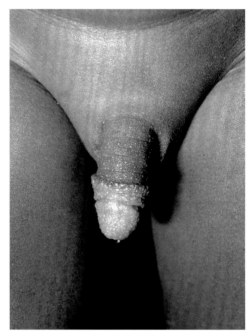

图 12.64　光泽苔藓

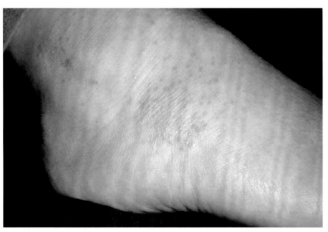

图 12.65　光泽苔藓

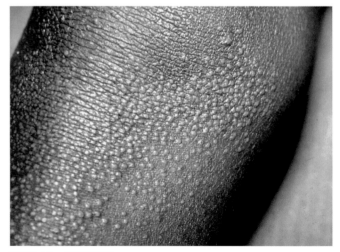

图 12.66　光泽苔藓

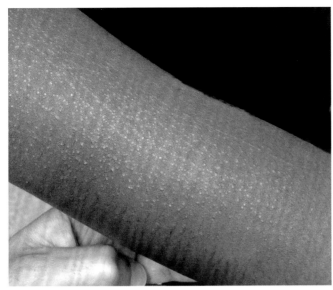

图 12.67 光泽苔藓 (*Courtesy Omar Noor, MD*)

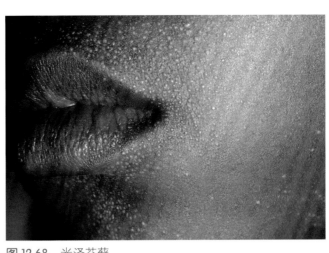

图 12.68 光泽苔藓

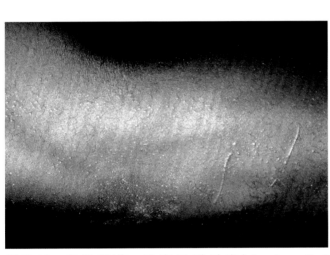

图 12.69 光泽苔藓。注意同形反应 (*Courtesy Curt Samlaska, MD*)

图 12.70 线状苔藓

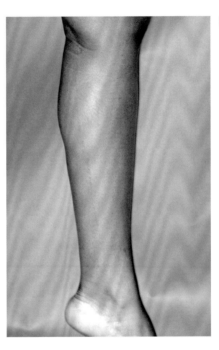

图 12.71 线状苔藓

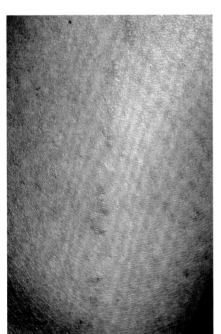

图 12.72 线状苔藓 (*Courtesy Curt Samlaska, MD*)

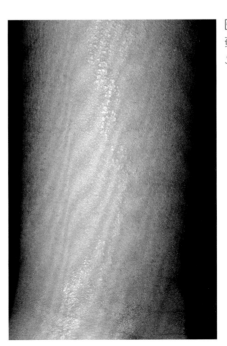

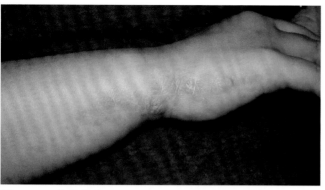

图 12.73 线状苔藓

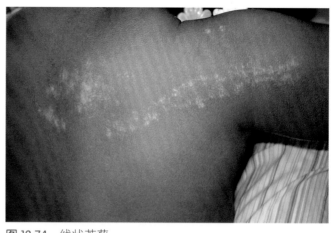

图 12.74 线状苔藓

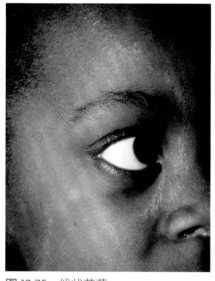

图 12.75 线状苔藓

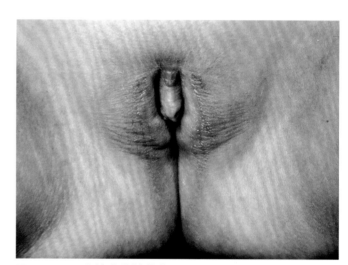

图 12.76 硬化性萎缩性苔藓

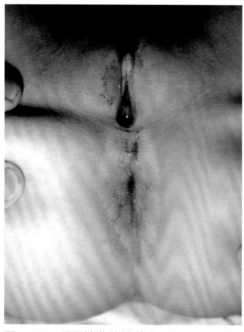

图 12.77 硬化性萎缩性苔藓（*Courtesy Ken Greer, MD*）

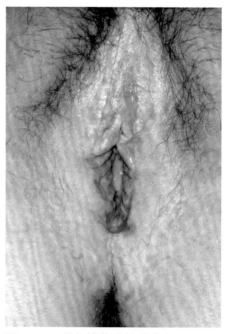

图 12.78 硬化性萎缩性苔藓（*Courtesy Steven Binnick, MD*）

安德鲁斯临床皮肤病图谱

156

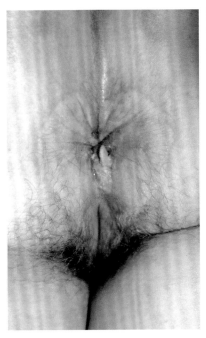

图 12.79 硬化性萎缩性苔藓（*Courtesy Ken Greer, MD*）

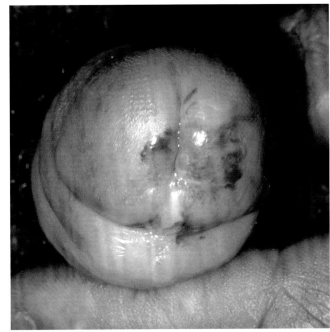

图 12.80 硬化性萎缩性苔藓，伴有继发于萎缩和创伤的出血

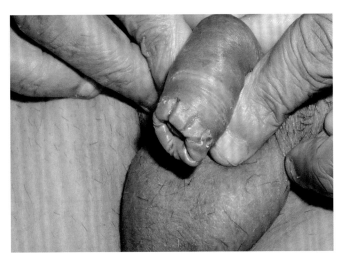

图 12.81 硬化性萎缩性苔藓

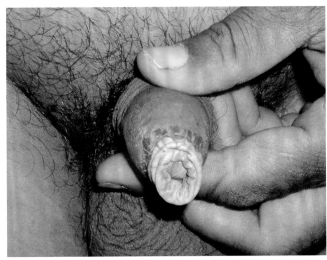

图 12.82 硬 化 性 萎 缩 性 苔 藓（*Courtesy Shyam Verma, MBBS, DVD*）

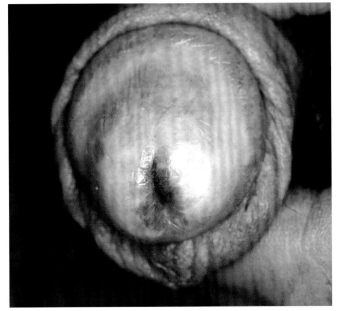

图 12.83 硬化性萎缩性苔藓

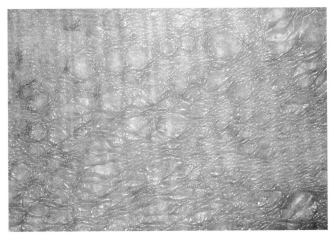

图 12.84 硬化性萎缩性苔藓

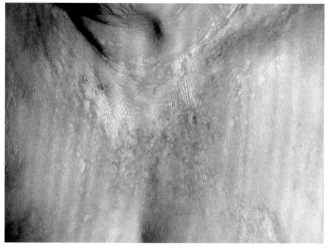

图 12.85　硬化性萎缩性苔藓

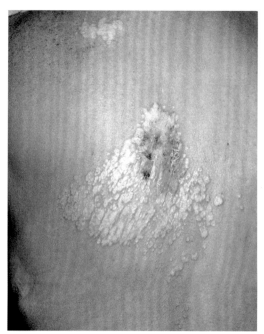

图 12.86　硬化性萎缩性苔藓，伴有继发于萎缩和创伤的出血

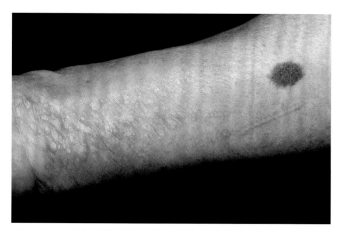

图 12.87　硬化性萎缩性苔藓。注意同形反应

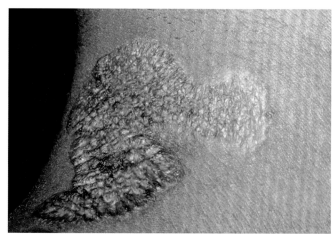

图 12.88　硬化性萎缩性苔藓

（郭金竹 译，王文慧、路雪艳 校）

典型痤疮是非常常见的，它的粉刺、丘疹和脓疱可以立即被识别。然而临床上存在复杂谱系的痤疮病变、痤疮样疹和玫瑰痤疮，本章展示这些疾病的图片以协助医生辨识这些疾病。

痤疮最早的表现是开放性的和闭合性的粉刺，通常首先出现在青少年的前额。丘疹、脓疱、结节、囊肿和瘢痕也可以出现在痤疮易受累的典型解剖区域，如面部、上背部、前胸、肩部和上臂。痤疮最严重的表现是暴发性痤疮，其特点是关节痛、疼痛性结节囊肿病变，甚至发热。其他痤疮样的皮损包括颈项部瘢痕性痤疮的瘢痕性毛囊性脓疱、糖皮质激素引起的更单一形态的脓疱性皮疹和革兰氏阴性毛囊炎的脓疱和结节。

在新生儿中，头颈部的一过性微脓疱性皮损，曾被称为新生儿痤疮，因为其缺乏粉刺、结节或瘢痕，已经被更名为新生儿头部脓疱病。而婴儿痤疮主要发生在婴儿和蹒跚学步的孩子的面颊，它有粉刺、丘疹、脓疱、结节和潜在的瘢痕，属于真正的痤疮。最后，口周皮炎是一种独特的痤疮样皮损，特点是在儿童和年轻人口、鼻和眼周的丘疹和脓疱。

化脓性汗腺炎也包括在本章中，表现为腋窝、乳房下皱褶、腹股沟皱褶和臀沟处慢性炎症性脓肿、结节和窦道形成。

本章也着重展示了玫瑰痤疮，以便直接与痤疮对比。面部突起部位的潮红、红斑和细小的毛细血管扩张见于玫瑰痤疮的红斑毛细血管扩张亚型，而丘疹、脓疱和一些病例中的结节则见于丘疹脓疱型和鼻赘期。

本章的大多数疾病可以根据临床表现直接诊断，但在某些情况下，需要进行皮肤活检或细菌培养。本章展示了帮助识别痤疮和许多痤疮样皮损的重要的临床表现。

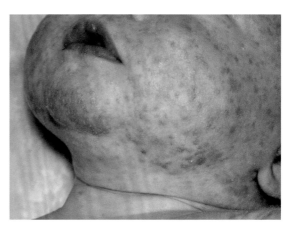

图 13.2　新生儿头部脓疱病（新生儿痤疮）

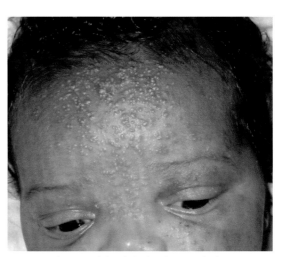

图 13.3　新生儿头部脓疱病（新生儿痤疮）

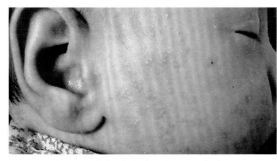

图 13.1　新生儿头部脓疱病（新生儿痤疮）

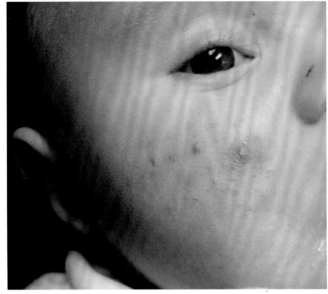
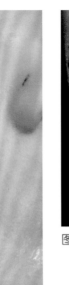

图 13.5　婴儿痤疮

图 13.4　婴儿痤疮

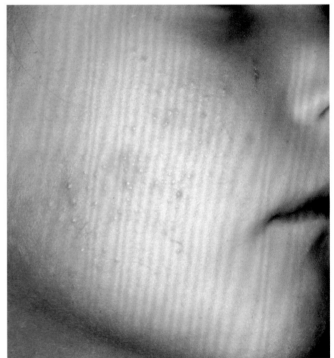

图 13.6　严重的婴儿痤疮

图 13.7　儿童痤疮

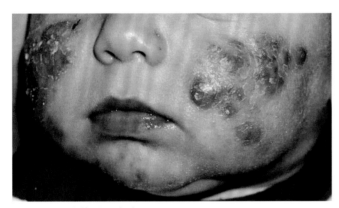

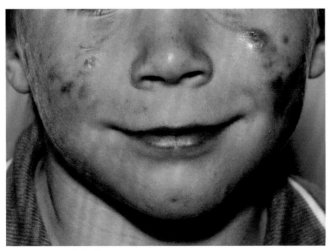

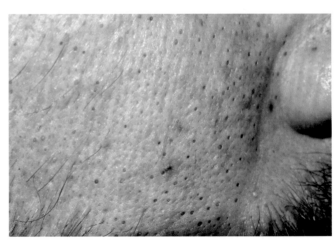

　图 13.8　儿童痤疮

图 13.9　开放性粉刺（*Courtesy Steven Binnick, MD*）

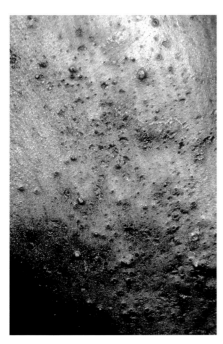

图 13.10　开放性粉刺

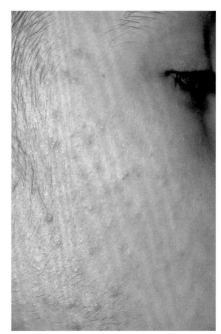

图 13.11　闭合性粉刺

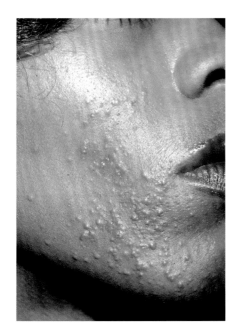

图 13.12　闭合性粉刺

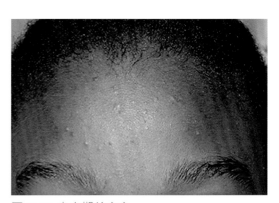

图 13.13　青春期前痤疮

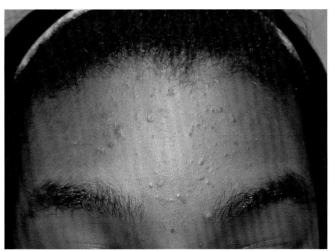

图 13.14　青春期前痤疮

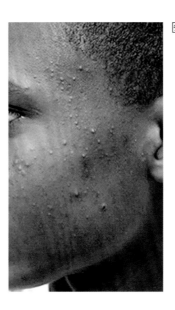

图 13.15　轻中度痤疮

安
德
鲁
斯
临
床
皮
肤
病
图
谱

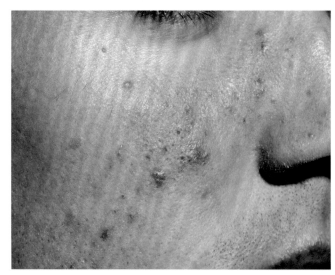

图 13.16　轻中度痤疮

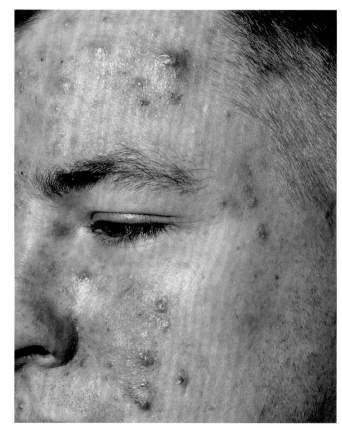

图 13.17　中重度痤疮

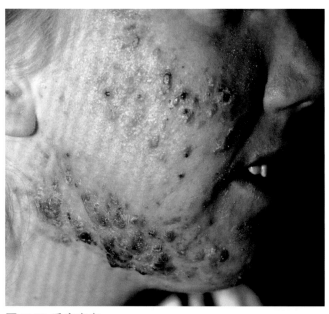

图 13.18　重度痤疮

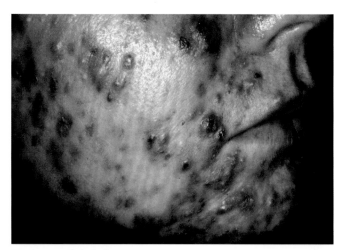

图 13.19　重度痤疮

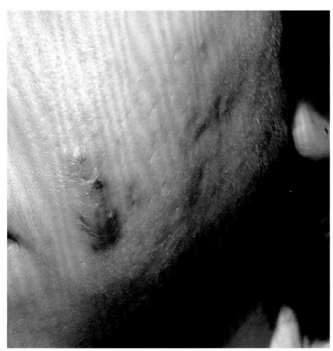

图 13.20 痤疮囊肿伴瘢痕（*Courtesy Steven Binnick, MD*）

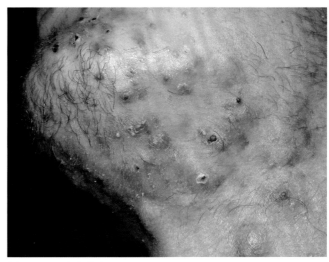

图 13.21 重度痤疮

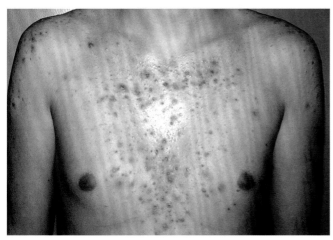

图 13.22 重度躯干痤疮（*Courtesy Steven Binnick, MD*）

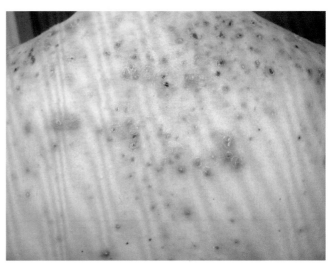

图 13.23 重度躯干痤疮

图 13.25 痤疮伴色素沉着

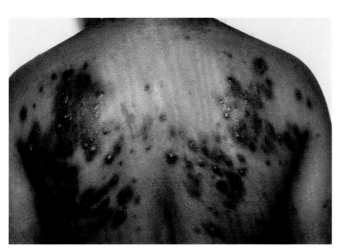

图 13.24 重度躯干痤疮伴色素沉着

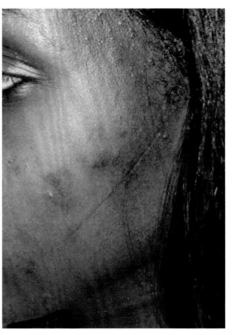

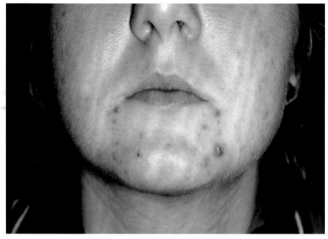

图 13.26　成年女性下面部痤疮

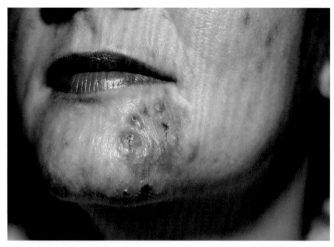

图 13.27　成年女性下面部痤疮

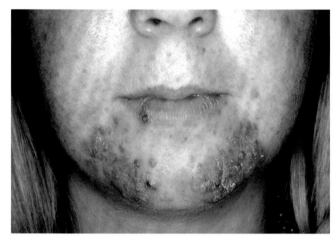

图 13.28　成年女性下面部痤疮

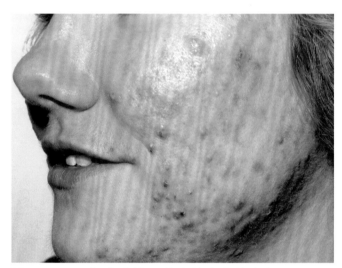

图 13.29　21-羟化酶缺乏的女性患者的痤疮（*Courtesy Steven Binnick, MD*）

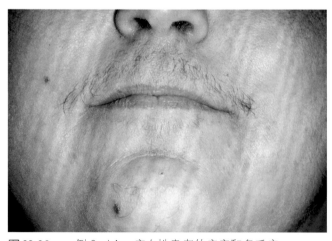

图 13.30　一例 Cushing 病女性患者的痤疮和多毛症

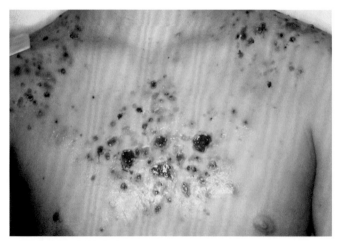

图 13.31　暴发性痤疮

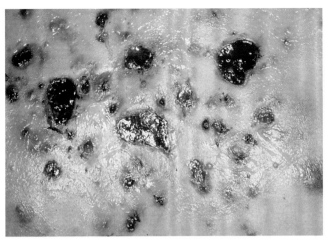

图 13.32　暴发性痤疮

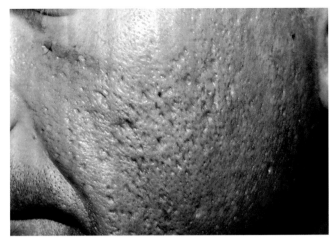

图 13.33　痤疮瘢痕（*Courtesy Steven Binnick, MD*）

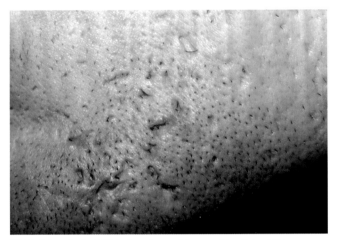

图 13.34　痤疮瘢痕（*Courtesy Steven Binnick, MD*）

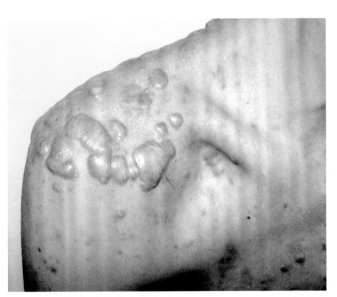

图 13.35　痤疮引起的瘢痕疙瘩（*Courtesy Steven Binnick, MD*）

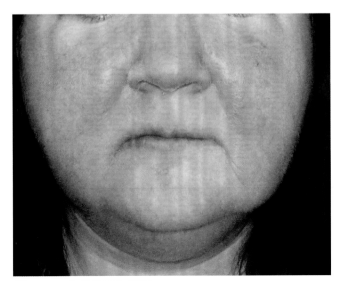

图 13.36　实质性面部肿胀

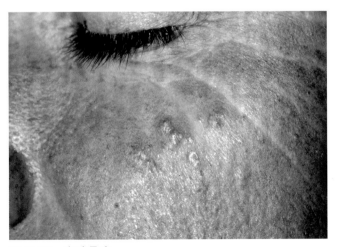

图 13.37　皮肤骨瘤

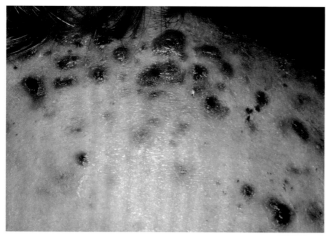

图 13.38 一例服用异维 A 酸患者的肉芽组织（*Courtesy Steven Binnick, MD*）

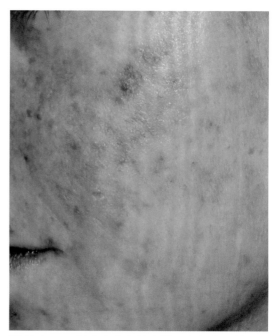

图 13.39 一例痤疮患者的米诺环素色素沉着

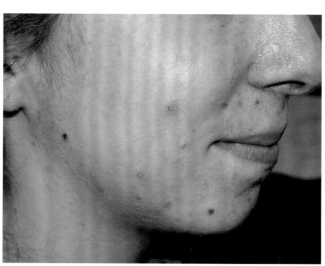

图 13.40 人工痤疮

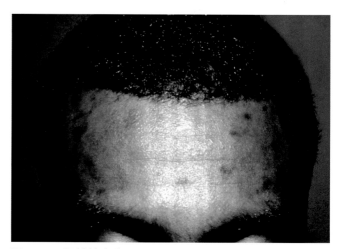

图 13.41 机械性痤疮

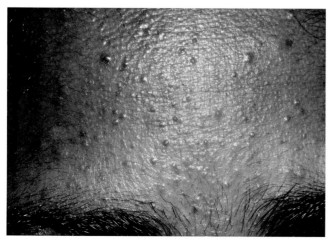

图 13.42 润发油痤疮

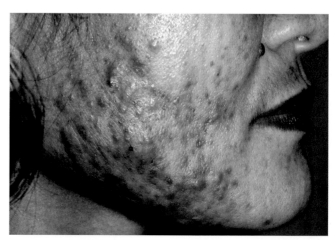

图 13.43 化妆品痤疮

图 13.45　类固醇痤疮

13

痤
疮

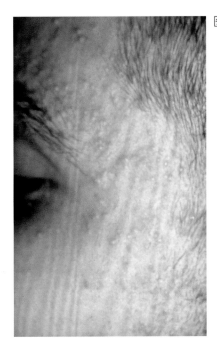

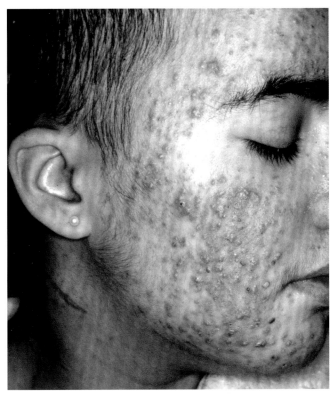

图 13.44　神经外科手术后口服类固醇患者的类固醇痤疮

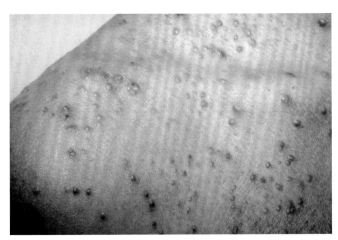

图 13.47　氯痤疮

图 13.46　类固醇痤疮

图 13.49　革兰氏阴性毛囊炎

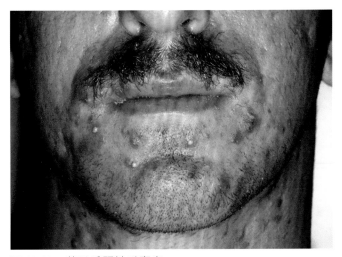

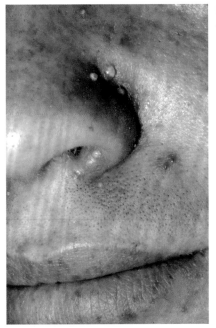

图 13.48　革兰氏阴性毛囊炎

安德鲁斯临床皮肤病图谱

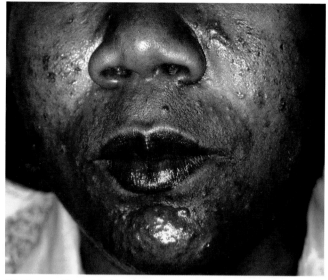

图 13.50 革兰氏阴性毛囊炎

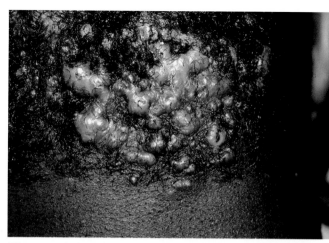

图 13.51 痤疮瘢痕疙瘩 (*Courtesy Steven Binnick, MD*)

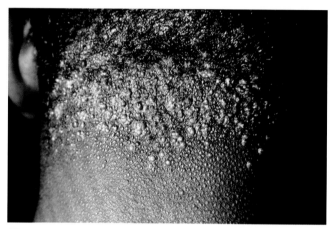

图 13.52 痤疮瘢痕疙瘩

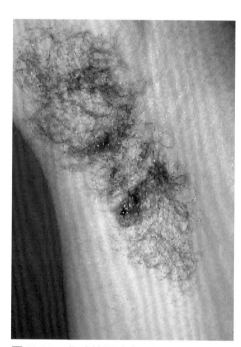

图 13.53 化脓性汗腺炎

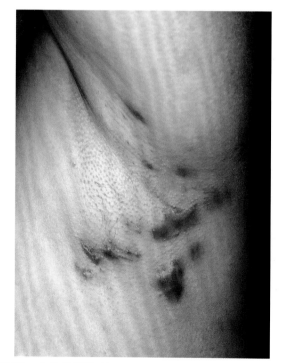

图 13.54 化脓性汗腺炎

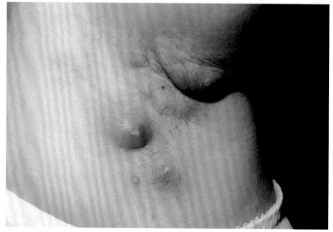

图 13.55 化脓性汗腺炎 (*Courtesy Steven Binnick, MD*)

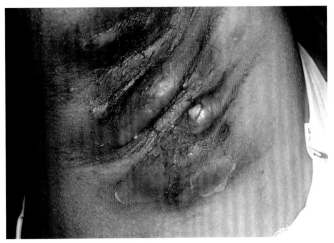

图 13.56　化脓性汗腺炎

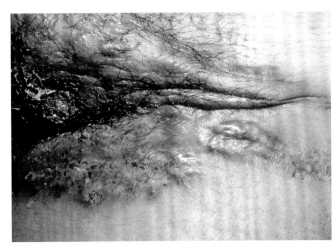

图 13.57　化脓性汗腺炎

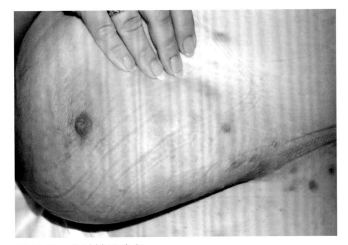

图 13.58　化脓性汗腺炎

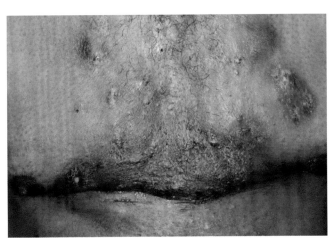

图 13.59　化脓性汗腺炎（ *Courtesy Steven Binnick, MD* ）

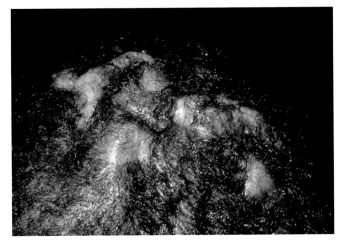

图 13.60　头皮穿掘性毛囊炎

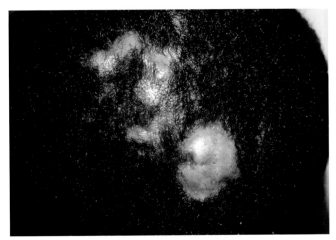

图 13.61　头皮穿掘性毛囊炎

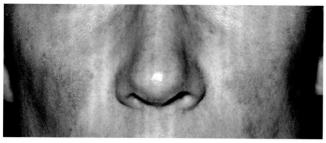

图 13.62　红斑毛细血管扩张型玫瑰痤疮

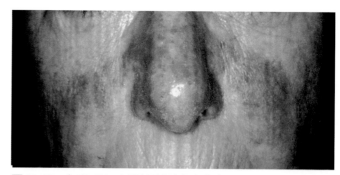

图 13.63　红斑毛细血管扩张型玫瑰痤疮

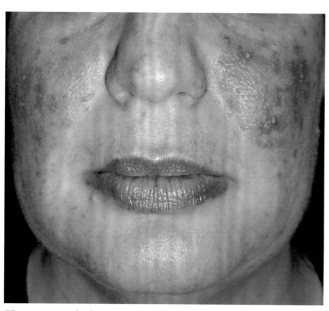

图 13.64　丘疹脓疱型玫瑰痤疮

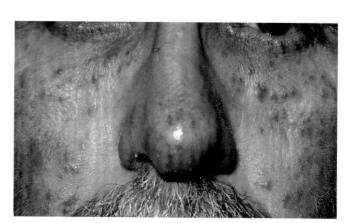

图 13.65　丘疹脓疱型玫瑰痤疮

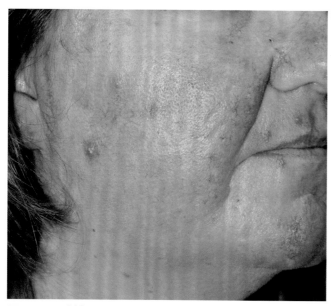

图 13.66　腺性型玫瑰痤疮

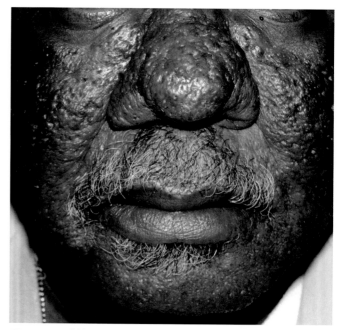

图 13.67　腺性型玫瑰痤疮

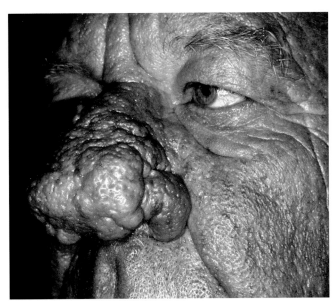

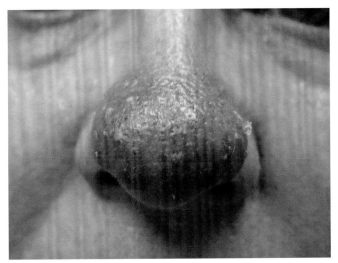

图 13.68　具有鼻赘的鼻赘期玫瑰痤疮

图 13.69　具有鼻赘的鼻赘期玫瑰痤疮

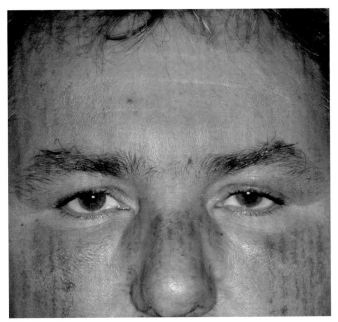

图 13.70　玫瑰痤疮水肿（Morbihan 病）

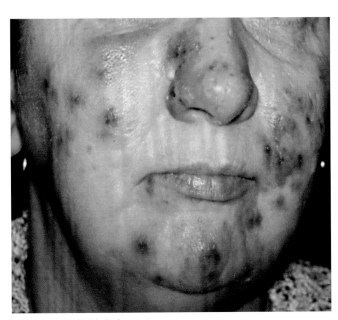

图 13.71　面部脓皮病

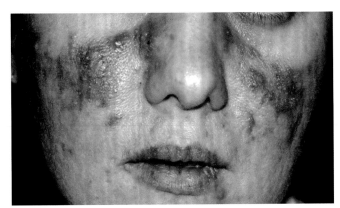

图 13.72　面部脓皮病（ Courtesy Steven Binnick, MD ）

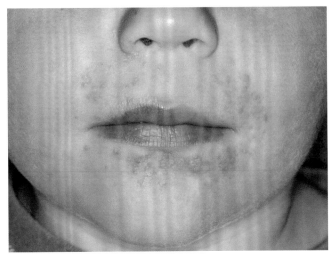

图 13.73　口周皮炎

安德鲁斯临床皮肤病图谱

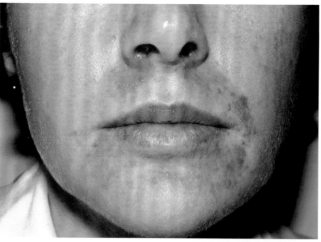

图 13.74　口周皮炎（*Courtesy Steven Binnick, MD*）

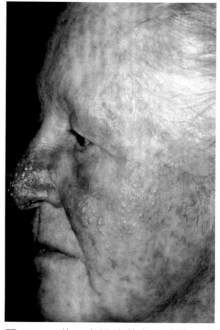

图 13.75　外用类固醇激素导致的玫瑰痤疮

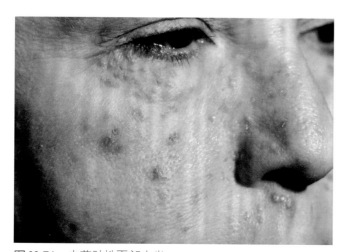

图 13.76　肉芽肿性面部皮炎

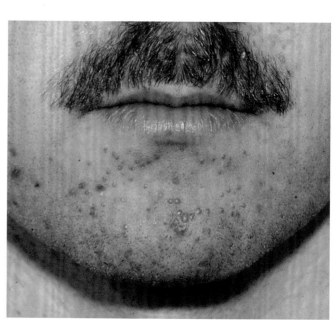

图 13.77　肉芽肿性面部皮炎

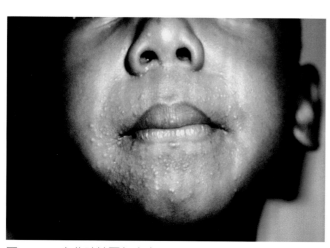

图 13.78　肉芽肿性面部皮炎（*Courtesy Ken Greer, MD*）

（王晓宇 译，王文慧、路雪艳 校）

细菌性感染

细菌感染可引起多种皮肤损害：脓疱、坏死性结节甚至溃疡。这些感染可出现从脓疱疮表浅的结痂性糜烂至脑膜炎球菌血症的系统性出血性斑块的一系列表现。本章所述疾病按照细菌种类不同分为革兰氏阳性菌感染性疾病、革兰氏阴性菌感染性疾病及其他疾病，包括立克次体病。

识别细菌感染的征象是至关重要的，因为大多数感染性疾病都需要治疗，可能是外用治疗也可能是系统治疗。葡萄球菌感染性皮肤病，可表现为脓疱、结痂、疖，或大疱性脓疱疮的大疱。毒素介导的疾病，如葡萄球菌烫伤样皮肤综合征或中毒性休克综合征，表现为皱褶部位更明显的一过性晒伤样红斑。链球菌感染性疾病表现为脓疱和结痂，以及蜂窝织炎或丹毒中所见的坚实性疼痛性红色斑块，或臁疮中的溃疡性皮损。

所涉及的解剖部位可作为线索，来判断最可能是哪种细菌感染，比如水疱性远端指炎、肛周链球菌感染、间擦疹，以及革兰氏阴性菌趾间感染。

当患者的皮损表现为孤立或多灶性坏死性暗色丘疹、结节、溃疡及焦痂，在评估其病因时，某些细菌感染以及深部真菌感染、非典型分枝杆菌感染均应被列入考虑范围。在免疫功能低下患者，鉴别诊断尤为重要。细菌感染也包括那些由更常见的机会性致病微生物如假单胞菌引发的播散性疾病，以及更少见的疾病如兔热病或炭疽。

最后，本章也包括一些更加特殊的疾病，例如落基山斑疹热的瘀点性皮疹、杆菌性血管瘤病的血管瘤性丘疹，以及见于莱姆病游走性红斑的扩张性环状斑块。

依据怀疑的感染，为明确诊断所进行的检查包括皮损表面培养、组织培养、皮肤活检标本特殊染色。本章包括了常见的、少见的、浅表的、播散的细菌感染以及其多种皮肤表现。

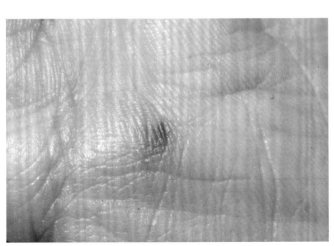

图 14.1　葡萄球菌心内膜炎的 Janeway 斑（ *Courtesy Curt Samlaska, MD* ）

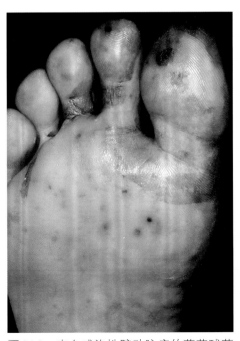

图 14.2　来自感染性髂动脉瘤的葡萄球菌栓子（ *Courtesy Curt Samlaska, MD* ）

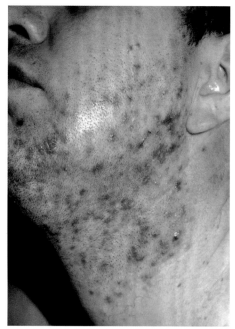

图 14.3 须疮（*Courtesy Steven Binnick, MD*）

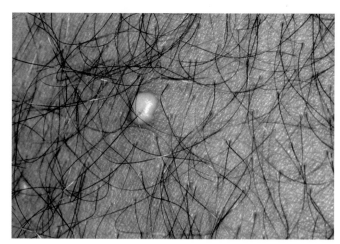

图 14.4 葡萄球菌性毛囊炎

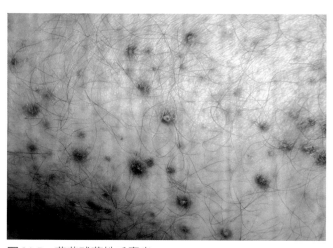

图 14.5 葡萄球菌性毛囊炎

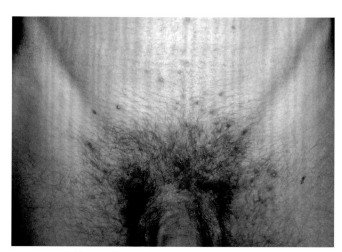

图 14.6 葡萄球菌性毛囊炎

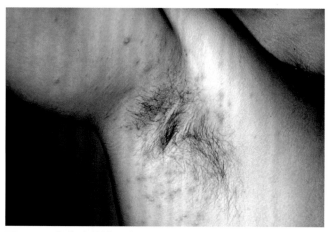

图 14.7 葡萄球菌性毛囊炎

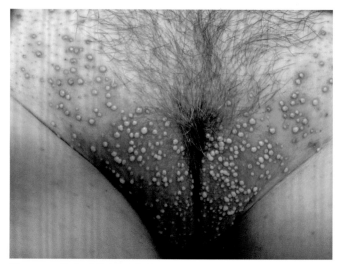

图 14.8 葡萄球菌性毛囊炎

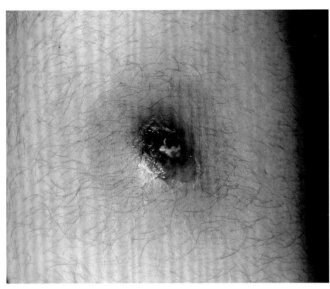

图 14.9　葡萄球菌性脓肿（*Courtesy Steven Binnick, MD*）

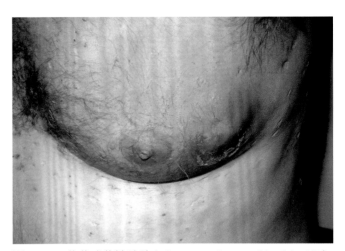

图 14.10　葡萄球菌性脓肿（*Courtesy Steven Binnick, MD*）

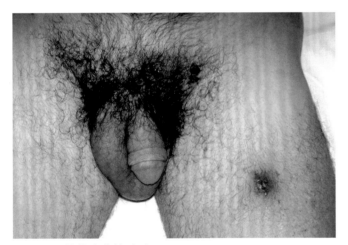

图 14.11　葡萄球菌性脓肿

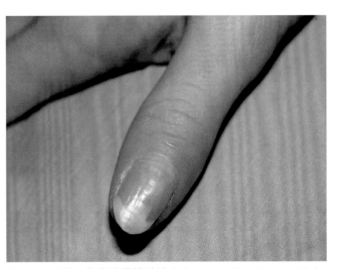

图 14.12　甲下葡萄球菌性脓肿（*Courtesy Ken Greer, MD*）

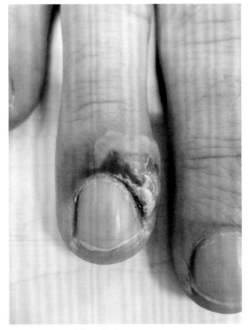

图 14.13　急性甲沟炎

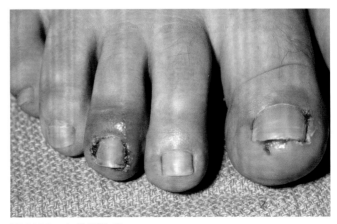

图 14.14　急性甲沟炎

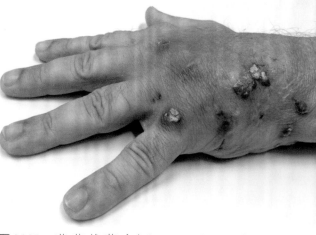

图 14.15　葡萄状菌病（ *Courtesy Dermatology Division, University of Campinas, Brazil* ）

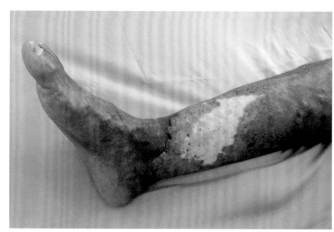

图 14.16　葡萄状菌病（ *Courtesy Tatiana C. P. Cordeiro de Andrade, MD* ）

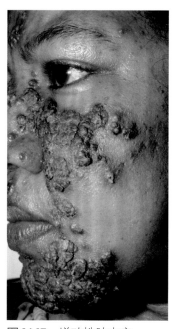

图 14.17　增殖性脓皮病

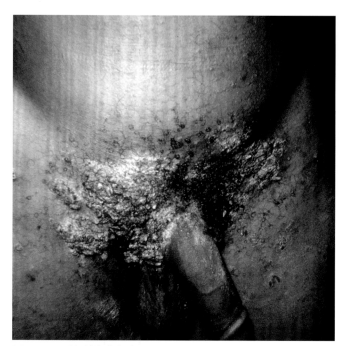

图 14.18　增殖性脓皮病

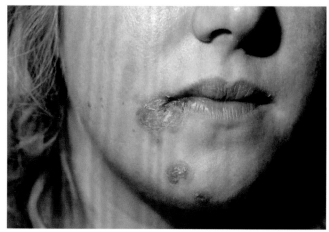

图 14.19　脓疱疮

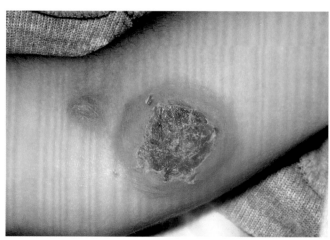

图 14.20　脓疱疮（ *Courtesy Steven Binnick, MD* ）

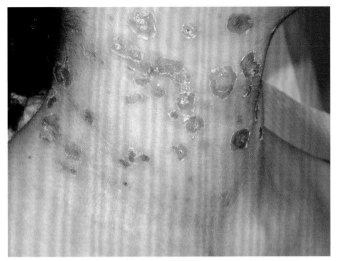

图 14.21　大疱性脓疱疮

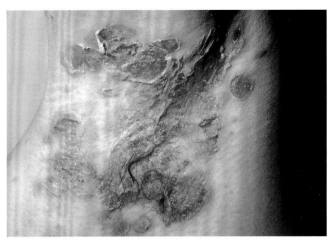

图 14.22　大疱性脓疱疮（ *Courtesy Steven Binnick, MD* ）

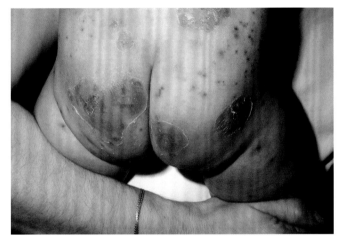

图 14.23　大疱性脓疱疮（ *Courtesy Steven Binnick, MD* ）

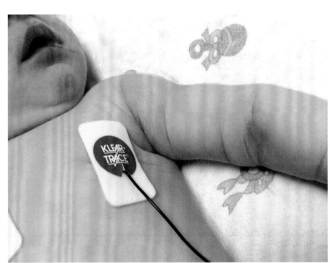

图 14.24　葡萄球菌烫伤样皮肤综合征早期，注意褶皱部位红斑显著

图 14.26　葡萄球菌烫伤样皮肤综合征

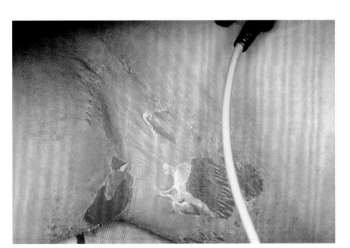

图 14.25　葡萄球菌烫伤样皮肤综合征

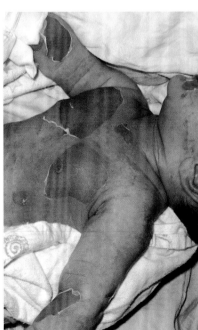

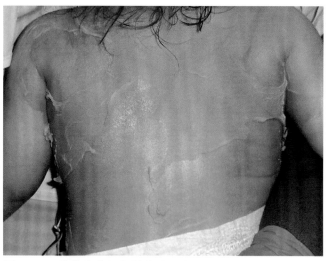

图 14.27　葡萄球菌烫伤样皮肤综合征

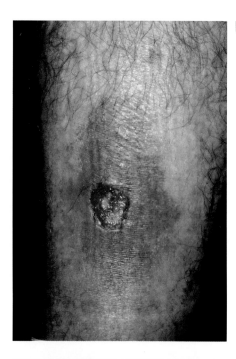

图 14.28　臁疮

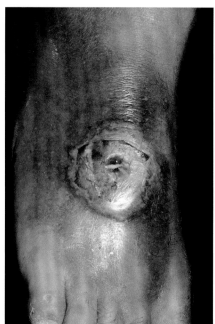

图 14.29　臁疮
（*Courtesy Curt Samlaska, MD*）

图 14.30　猩红热

图 14.31　草莓舌

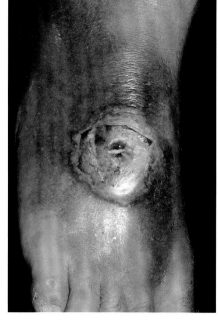

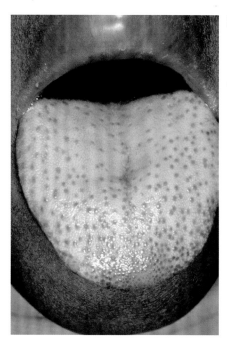

图 14.32　丹毒

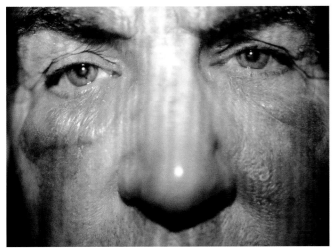

图 14.33 丹毒

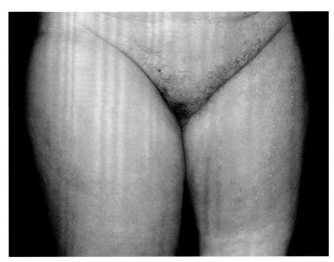

图 14.34 丹毒（*Courtesy Steven Binnick, MD*）

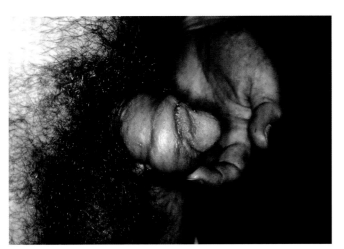

图 14.35 丹毒

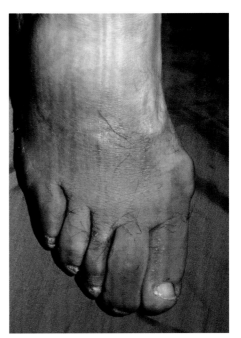

图 14.36 蜂窝织炎（*Courtesy Steven Binnick, MD*）

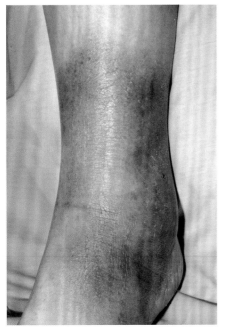

图 14.37 蜂窝织炎（*Courtesy Steven Binnick, MD*）

图 14.38 坏死性筋膜炎早期

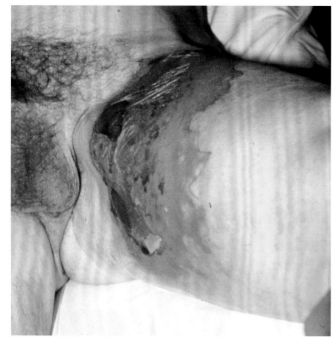

图 14.39　坏死性筋膜炎

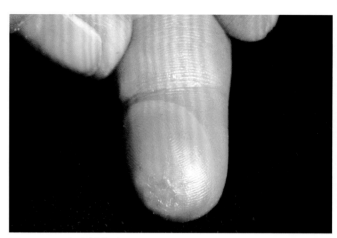

图 14.40　水疱性指炎

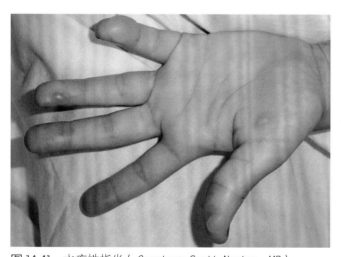

图 14.41　水疱性指炎（ *Courtesy Scott Norton, MD* ）

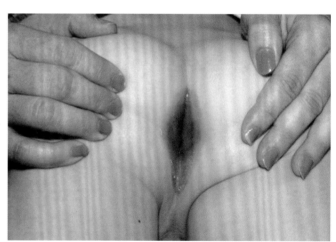

图 14.42　肛周链球菌感染

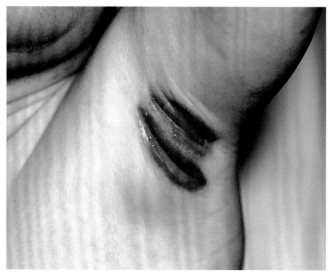

图 14.43　链球菌性间擦疹（ *Courtesy Paul Honig, MD* ）

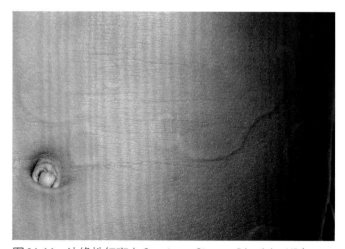

图 14.44　边缘性红斑（ *Courtesy Steven Binnick, MD* ）

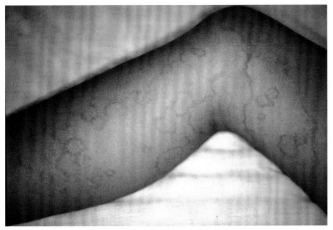

图 14.45　边缘性红斑

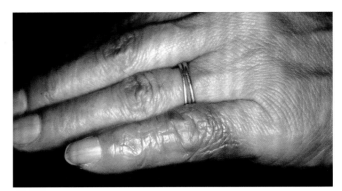

图 14.46　类丹毒（*Courtesy Steven Binnick, MD*）

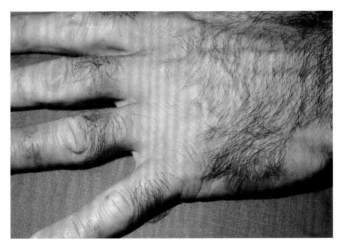

图 14.47　类丹毒

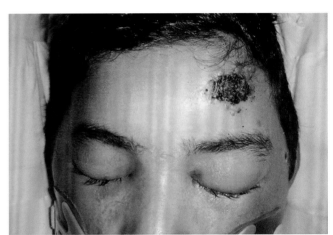

图 14.48　炭疽伴严重水肿（*Courtesy Steve Krivda, MD*）

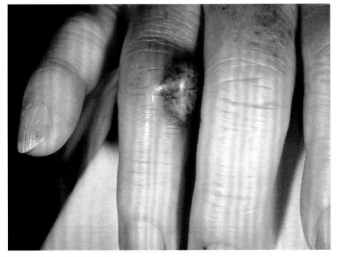

图 14.49　皮肤白喉

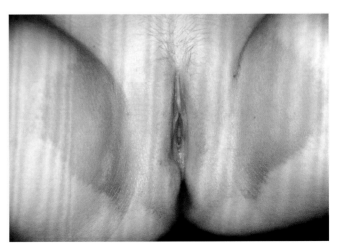

图 14.50　红癣（*Courtesy Steven Binnick, MD*）

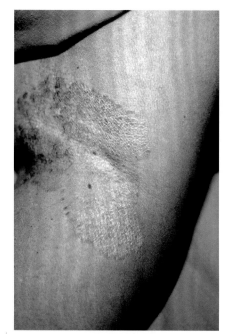

图 14.51　红癣

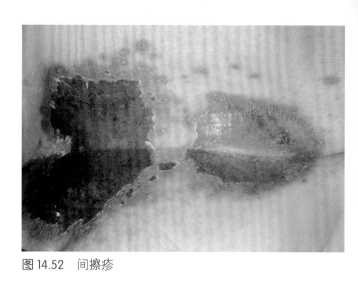

图 14.52　间擦疹

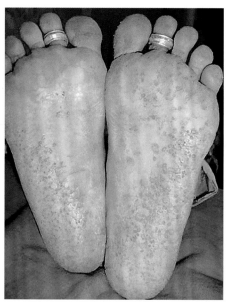

图 14.53　窝状角质松解症（*Courtesy ShyamVerma, MBBS, DVD*）

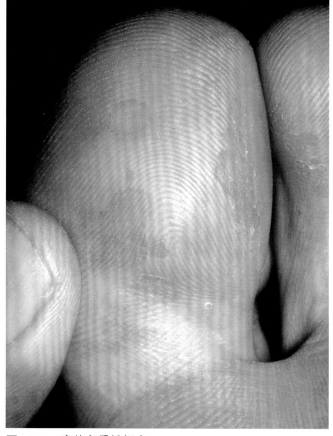

图 14.54　窝状角质松解症

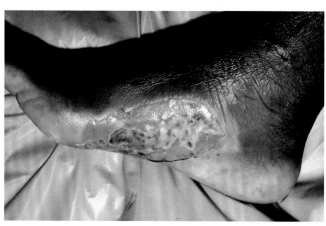

图 14.55　梭菌属溃疡（*Courtesy Steven Binnick, MD*）

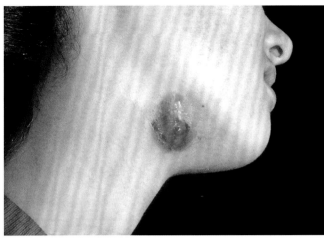

图 14.56 放线菌病（*Courtesy Steven Binnick, MD*）

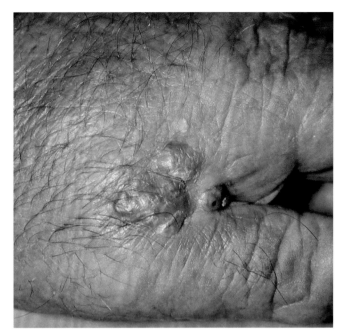

图 14.57 放线菌病（*Courtesy Dermatology Division, University of Campinas, Brazil*）

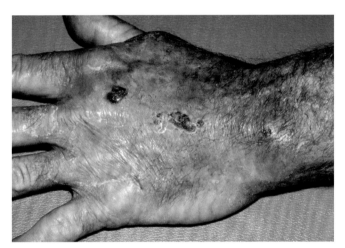

图 14.58 奴卡菌病

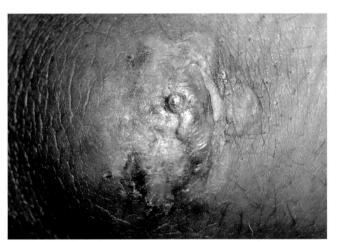

图 14.59 奴卡菌病（*Courtesy Curt Samlaska, MD*）

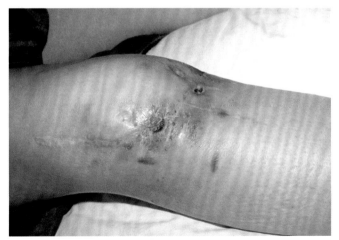

图 14.60 奴卡菌病

图 14.61 坏疽性臁疮

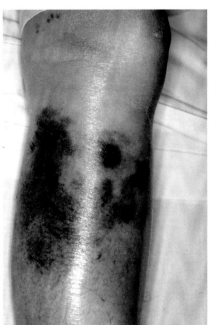

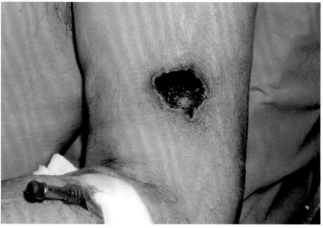

图 14.62　坏疽性臁疮（*Courtesy Scott Norton, MD*）

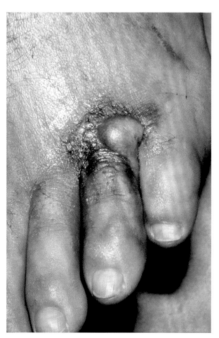

图 14.64　革兰氏阴性菌趾间感染

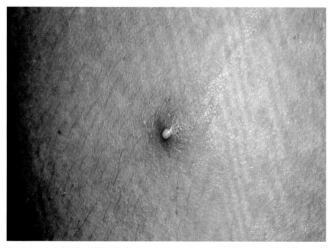

图 14.66　浴缸毛囊炎（*Courtesy Steven Binnick, MD*）

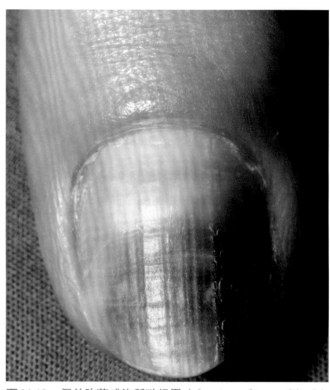

图 14.63　假单胞菌感染所致绿甲（*Courtesy Steven Binnick, MD*）

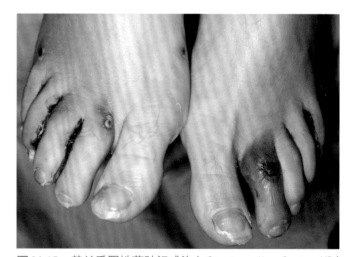

图 14.65　革兰氏阴性菌趾间感染（*Courtesy Ken Greer, MD*）

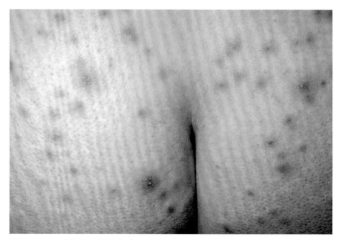

图 14.67　浴缸毛囊炎（*Courtesy Steven Binnick, MD*）

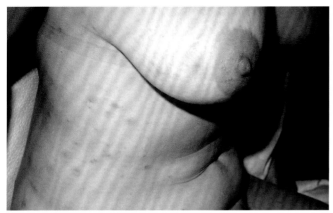

图 14.68　浴缸毛囊炎（*Courtesy Steven Binnick, MD*）

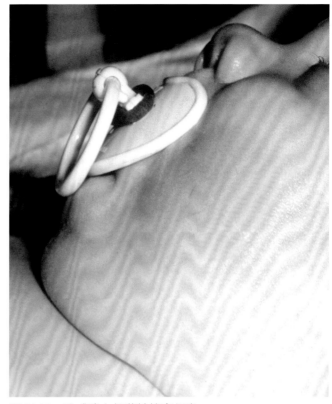

图 14.69　流感嗜血杆菌性蜂窝织炎

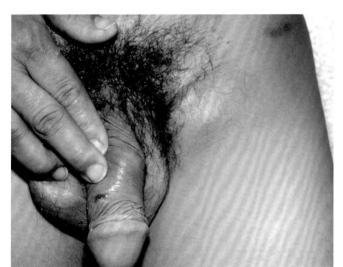

图 14.70　软下疳

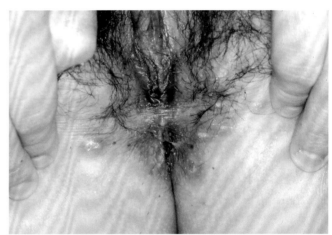

图 14.71　软下疳

图 14.72　软下疳

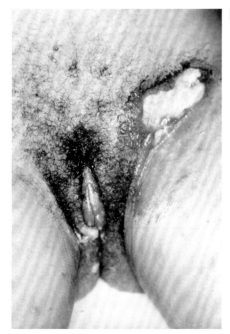

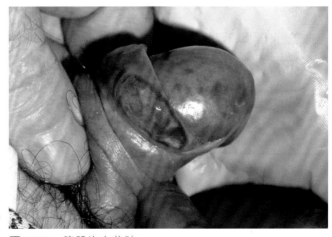

图 14.73　腹股沟肉芽肿

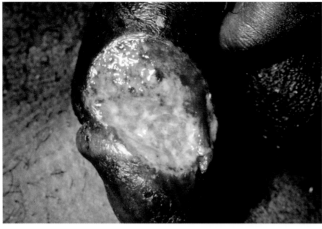

图 14.74　腹股沟肉芽肿

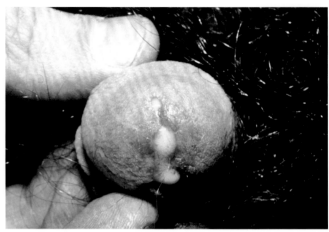

图 14.75　淋球菌感染

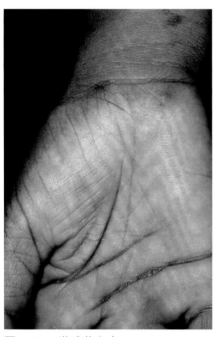

图 14.76　淋球菌血症

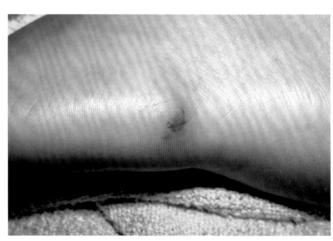

图 14.77　淋球菌血症

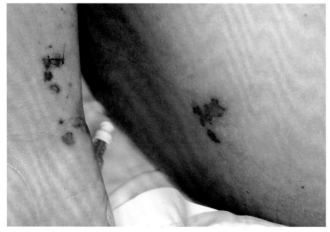

图 14.78　脑膜炎球菌血症（*Courtesy Scott Norton, MD*）

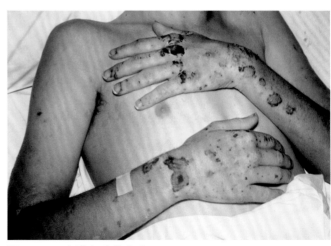

图 14.79　脑膜炎球菌血症

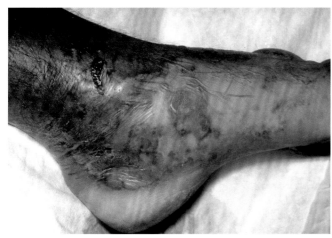

图 14.80　创伤弧菌感染（*Courtesy Curt Samlaska, MD*）

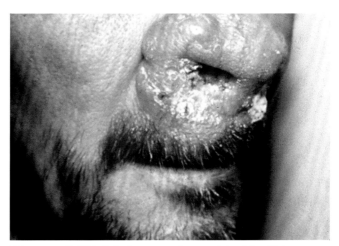

图 14.81　鼻硬结病（*Courtesy Steven Binnick, MD*）

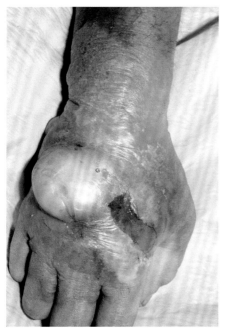

图 14.82　人咬伤感染（*Courtesy Steven Binnick, MD*）

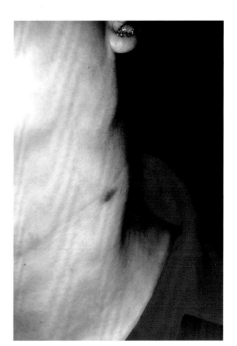

图 14.83　猫抓病

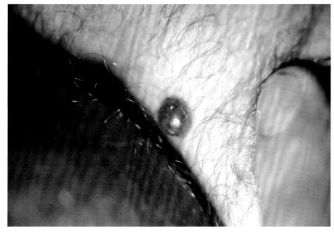

图 14.84　杆菌性血管瘤病

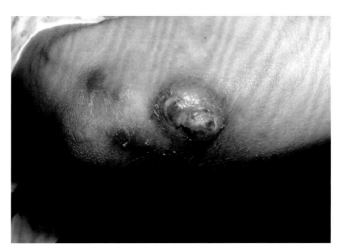

图 14.85　杆菌性血管瘤病

安德鲁斯临床皮肤病图谱

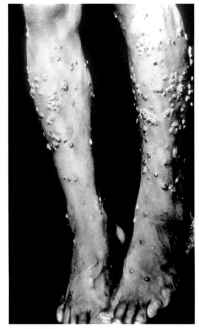

图 14.86　秘鲁疣（*Courtesy Steven Binnick, MD*）

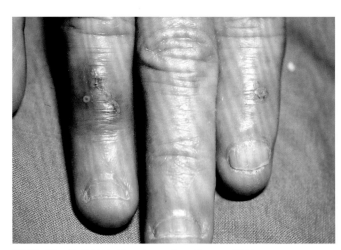

图 14.87　兔热病（*Courtesy Ken Greer, MD*）

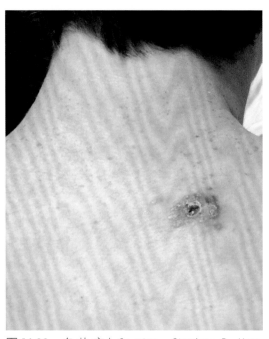

图 14.88　兔热病（*Courtesy Stephen D. Hess, MD, PhD*）

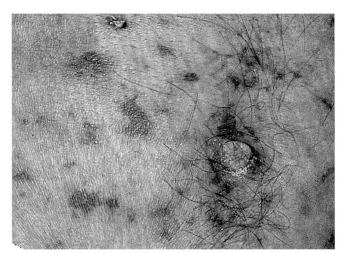

图 14.89　流行性斑疹伤寒（*Courtesy Richard DeVillez, MD*）

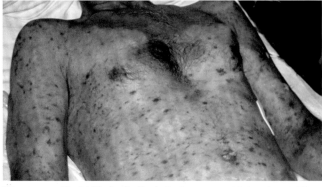

图 14.90　流行性斑疹伤寒（*Courtesy Richard DeVillez, MD*）

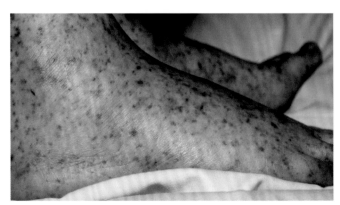

图 14.91　落基山斑疹热（*Courtesy Paul Honig, MD*）

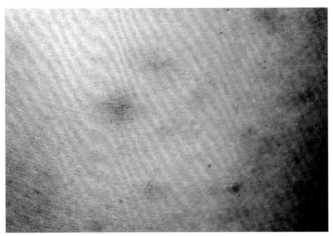

图 14.92　南欧斑疹热

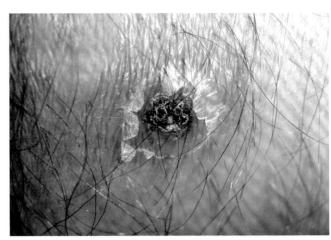

图 14.93　黑斑

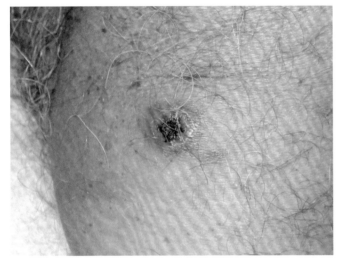

图 14.94　立克次体痘

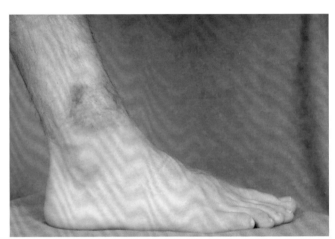

图 14.95　游走性红斑

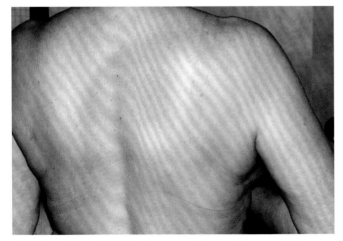

图 14.96　游走性红斑（*Courtesy Steven Binnick, MD*）

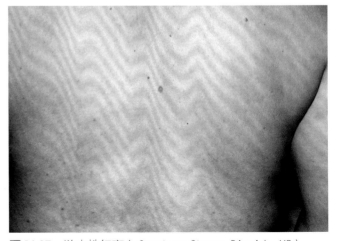

图 14.97　游走性红斑（*Courtesy Steven Binnick, MD*）

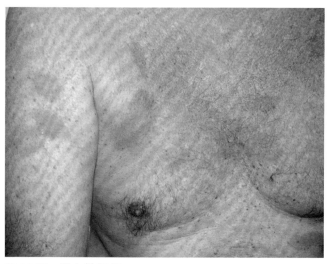

图 14.98 游走性红斑

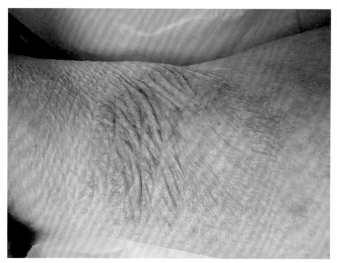

图 14.99 慢性萎缩性肢端皮炎（*Courtesy Jisun Cha, MD, Rutgers-Robert Wood Johnson Medical School*）

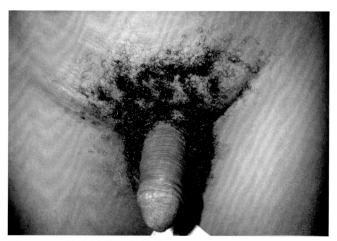

图 14.100 性病性淋巴肉芽肿

（朱培秋 译，路雪艳、王文慧 校）

真菌和酵母菌引起的疾病　15

　　真菌和酵母菌可引起皮肤浅表和深部的感染，其临床表现具有很大差异性。在健康宿主中，共生生物如念珠菌往往引起浅表感染，然而，在免疫功能低下的宿主中，则可能诱发机会性、播散性甚至是致命性的感染。熟悉常见和不常见的真菌和酵母菌以及它们是以何种方式呈现在皮肤中，对于早期的诊断和治疗非常重要。

　　皮肤的皮肤癣菌感染非常常见，通常瘙痒，并且几乎总是在受累部位表现出持久性的红斑和鳞屑。头癣可表现为局限或弥漫性脱发、断发，头皮出现细小鳞屑、脓疱或疼痛湿润性斑块并伴有反应性颈或枕部淋巴结肿大。与其他真菌和酵母菌一样，癣也更倾向于累及潮湿的解剖部位，如身体褶皱部位（腋窝和腹股沟）及甲皱襞。典型的体癣和面癣表现为特征性环状或弓状的扩展性斑片或扁平斑块，且皮损边缘伴有明显的鳞屑。在一些较为凸出或更复杂的解剖部位，如耳部或鼻部周围，识别这种环状表现可能比较困难。同样困难的是，当外用的皮质类固醇激素无意中被用于皮肤癣菌感染时，会引起具有误导性的临床表现，如鳞屑较少和红斑。

　　皮肤的念珠菌感染也多种多样，可以引起口腔白斑（鹅口疮）；口角处的皲裂和红斑，也称为感染性口角炎；慢性甲沟炎；伴有瘙痒、红斑和白色分泌物的念珠菌性外阴阴道炎，以及常见于婴儿尿布区皱褶部位的肉红色、糜烂性的皮损，周边脓疱呈卫星状。新生儿中，先天性念珠菌病可以呈现多种形式，包括广泛的痱子样疹、脓疱或糜烂，在足月患儿很有可能为自限性的，但在那些早产儿可为播散性的。

　　深部真菌和霉菌感染包括那些区域性病原体，此类病原体可以使身体素质良好的患者感染，如组织胞浆菌病和球孢子菌病，还包括那些机会性和普遍存在的病原体感染，例如镰刀菌病、曲霉病和接合菌病。虽然这些真菌和霉菌中的许多类型可能引起非特异性的皮肤表现，包括脓肿、溃疡、疣状或角化过度性的斑块，以及伴有中央痂皮或焦痂的结节，但是这些病原体的感染也会有一些特异性的皮疹。这些较为特异性的皮疹可作为一种线索提示患者潜在的免疫状态，如结节性红斑更常见于免疫功能正常且伴有球孢子菌病或组织胞浆菌病的患者中，相反，免疫功能低下的患者感染相同病原体则表现为播散性软疣样丘疹。

　　本章展示了由真菌和酵母菌感染引起的各种皮肤表现，以及在宿主不同潜在免疫状态下发生的变化。

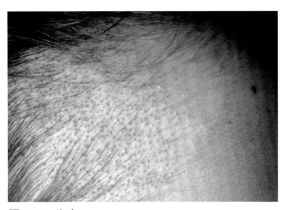

图 15.1　头癣

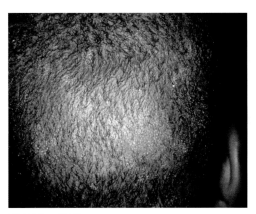

图 15.2　头癣

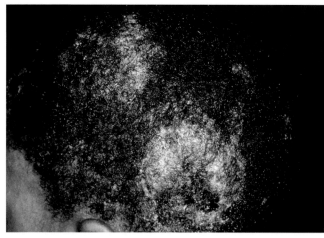

图 15.3 脓癣（*Courtesy Steven Binnick, MD*）

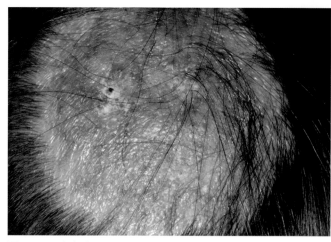

图 15.4 脓癣（*Courtesy Steven Binnick, MD*）

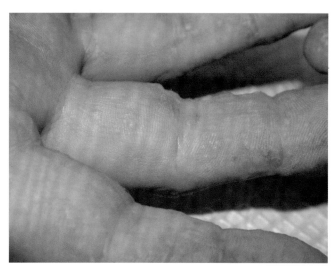

图 15.5 癣菌疹（Id 反应）

图 15.6 癣菌疹
（Id 反应）

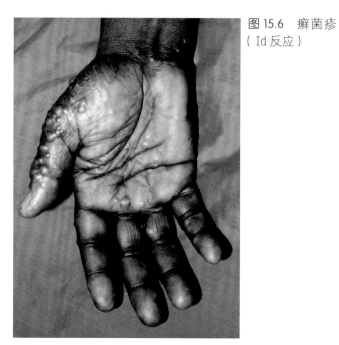

图 15.8 须癣

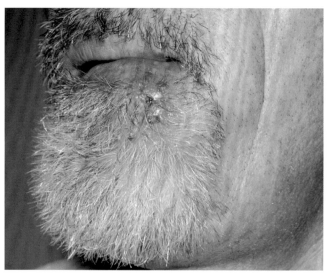

图 15.7 须癣

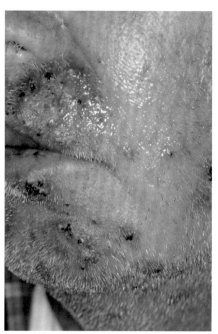

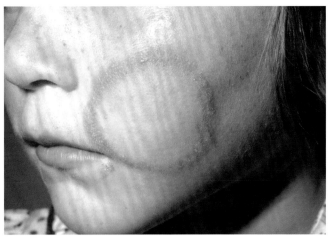

图 15.9　面癣

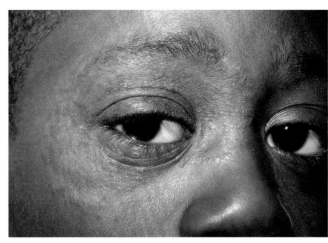

图 15.10　面癣（ *Courtesy Steven Binnick, MD* ）

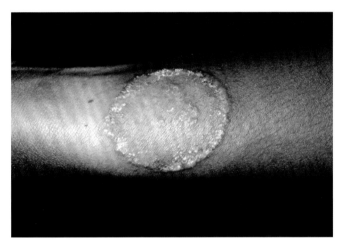

图 15.11　体癣（ *Courtesy Steven Binnick, MD* ）

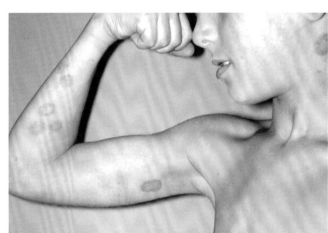

图 15.12　体癣

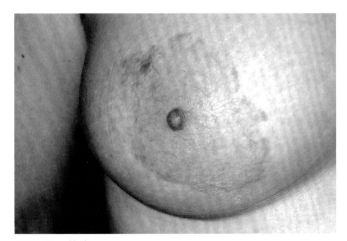

图 15.13　体癣

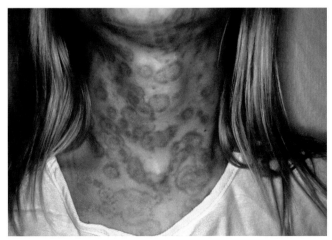

图 15.14　体癣（犬小孢子菌引起 ）（ *Courtesy Scott Norton, MD* ）

安德鲁斯临床皮肤病图谱

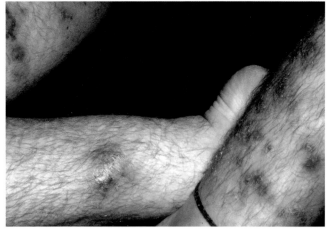

图 15.15　Majocchi 肉芽肿

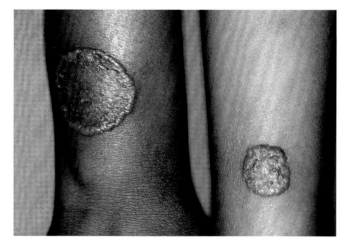

图 15.16　Majocchi 肉芽肿

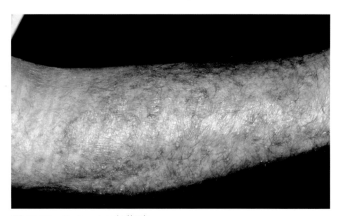

图 15.17　Majocchi 肉芽肿

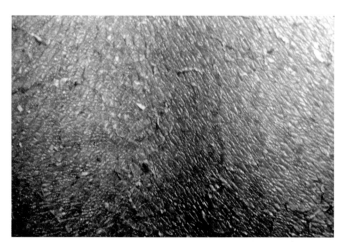

图 15.18　叠瓦癣

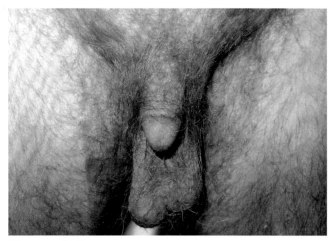

图 15.19　股癣

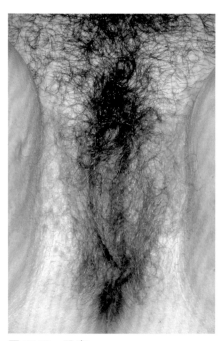

图 15.20　股癣

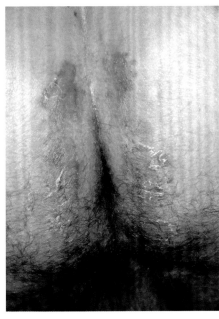

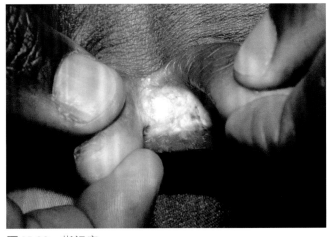

图 15.21　肛周癣

图 15.22　指间癣

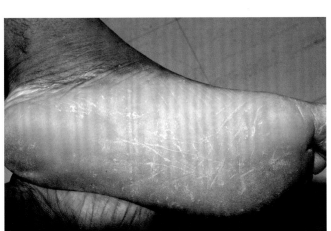

图 15.23　足癣（ *Courtesy Steven Binnick, MD* ）

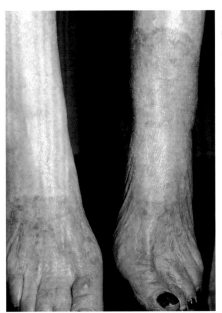

图 15.24　足 癣
（ *Courtesy Steven Binnick, MD* ）

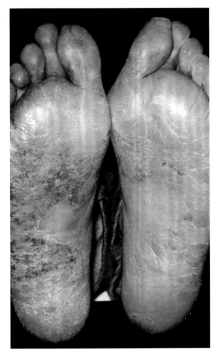

图 15.25　足癣

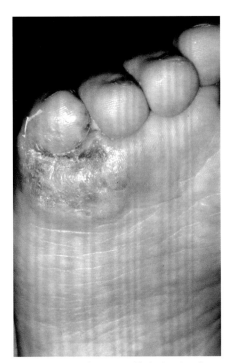

图 15.26　22 个月男童的大疱型足癣

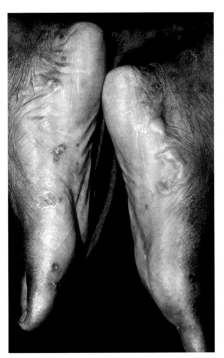

图 15.27　大疱型足癣

安德鲁斯临床皮肤病图谱

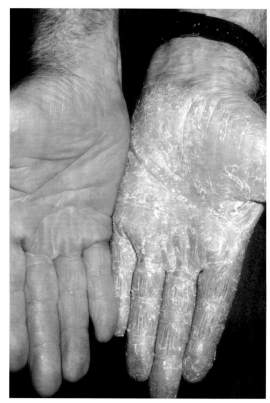

图 15.28　两足一手受累的真菌感染（*Courtesy Steven Binnick, MD*）

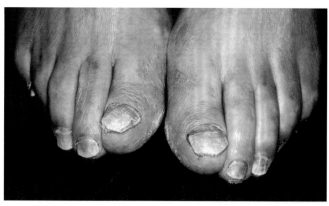

图 15.29　甲真菌病

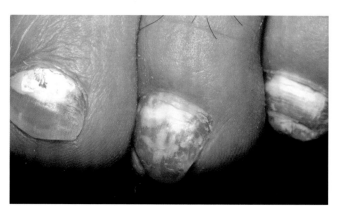

图 15.30　甲真菌病

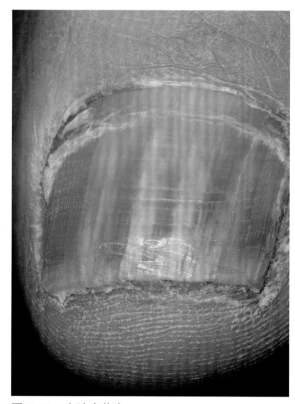

图 15.31　皮肤癣菌病

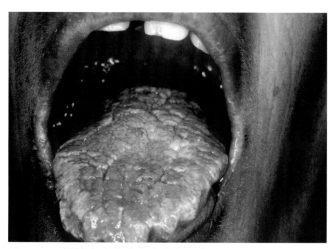

图 15.32　慢性皮肤黏膜念珠菌病患者的鹅口疮

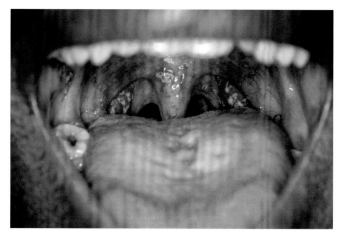

图 15.33　HIV 感染患者伴有口腔念珠菌感染

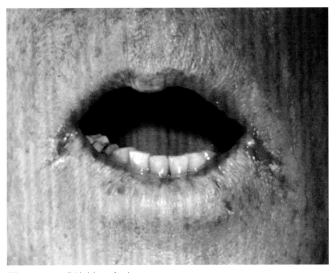

图 15.34 感染性口角炎

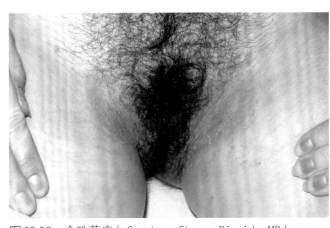

图 15.35 念珠菌病（*Courtesy Steven Binnick, MD*）

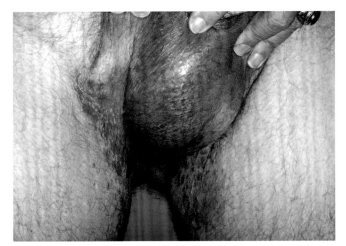

图 15.36 念珠菌病（*Courtesy Curt Samlaska, MD*）

图 15.37 念珠菌病

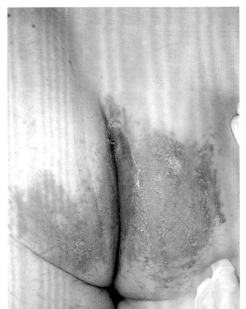

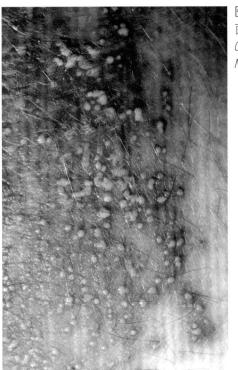

图 15.38 念珠菌病（*Courtesy Curt Samlaska, MD*）

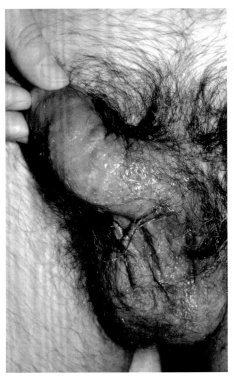

图 15.39 念珠菌病（*Courtesy Curt Samlaska, MD*）

安
德
鲁
斯
临
床
皮
肤
病
图
谱

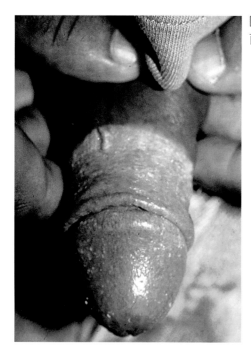

图 15.40 念珠
菌病

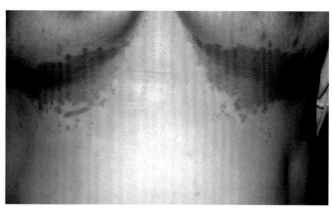

图 15.41 念珠菌病（*Courtesy Steven Binnick, MD*）

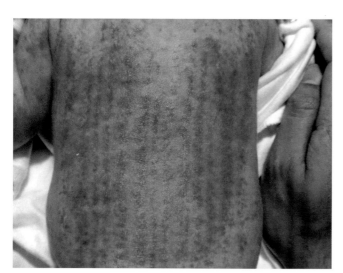

图 15.42 先天性念珠菌病

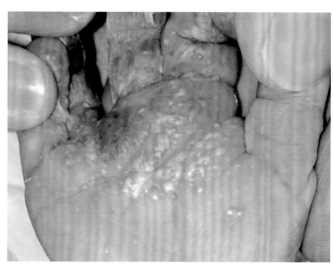

图 15.43 先天性念珠菌病（*Courtesy Vikash Oza, MD*）

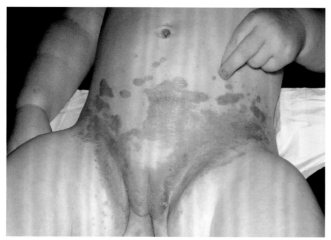

图 15.44 念珠菌病（*Courtesy Curt Samlaska, MD*）

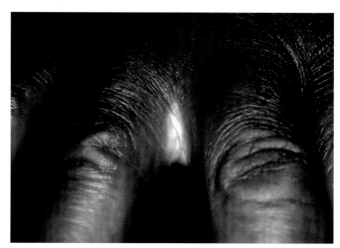

图 15.45 芽生菌性指间糜烂

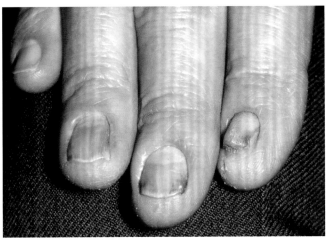

图 15.46　慢性甲沟炎

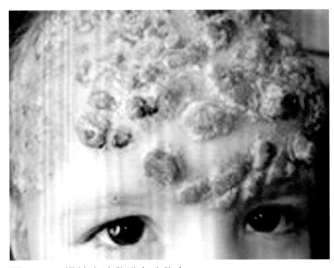

图 15.47　慢性皮肤黏膜念珠菌病

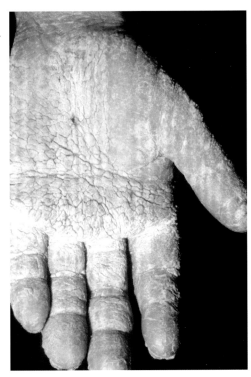

图 15.48　慢性皮肤黏膜念珠菌病

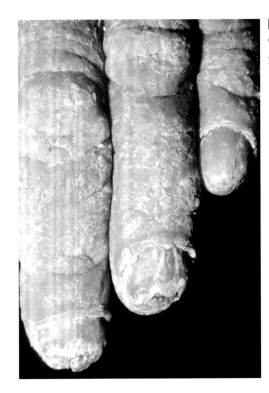

图 15.49　慢性皮肤黏膜念珠菌病

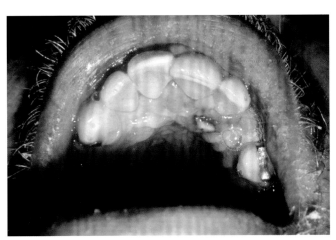

图 15.50　念珠菌性脓毒症

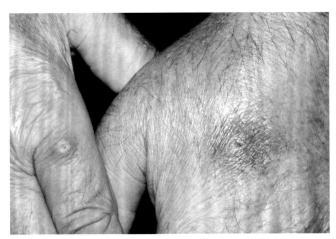

图 15.51　念珠菌性脓毒症

安德鲁斯临床皮肤病图谱

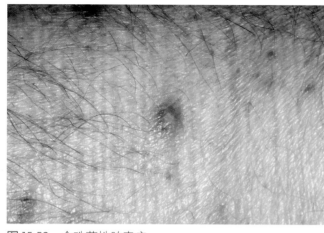

图 15.52　念珠菌性脓毒症

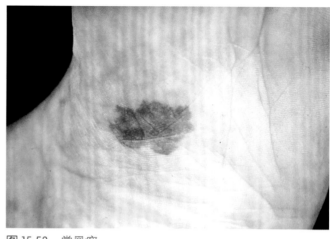

图 15.53　掌黑癣

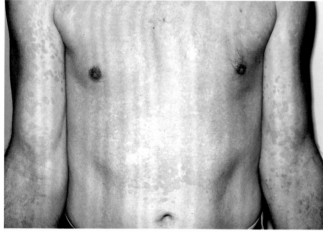

图 15.54　花斑癣

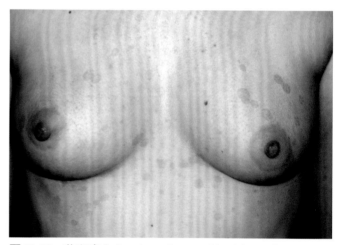

图 15.55　花斑癣（*Courtesy Steven Binnick, MD*）

图 15.57　花斑癣

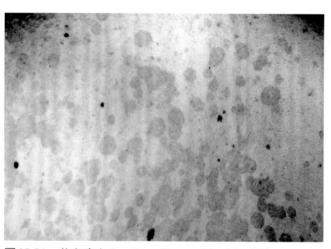

图 15.56　花斑癣（*Courtesy Steven Binnick, MD*）

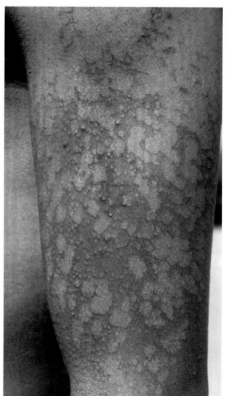

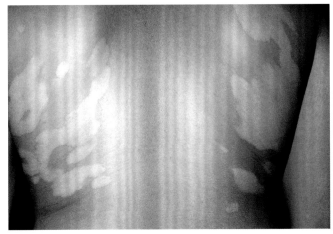

图 15.58 花斑癣（*Courtesy Steven Binnick, MD*）

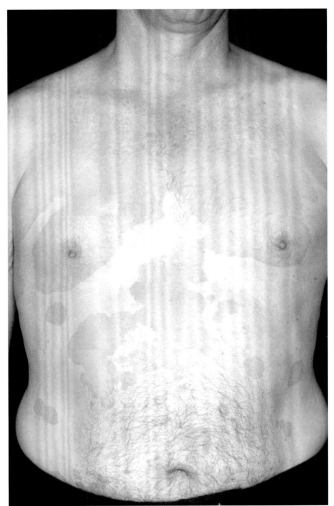

图 15.59 花斑癣

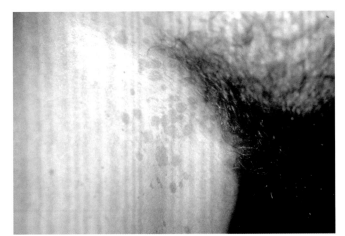

图 15.60 花斑癣

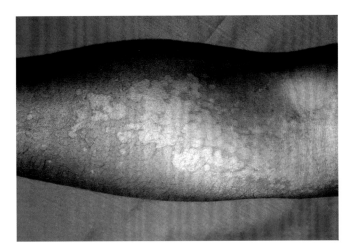

图 15.61 花斑癣（*Courtesy Steven Binnick, MD*）

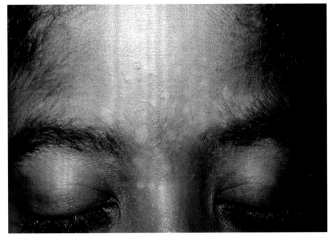

图 15.62 花斑癣（*Courtesy Steven Binnick, MD*）

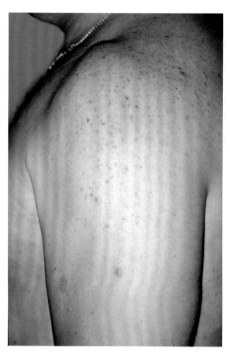

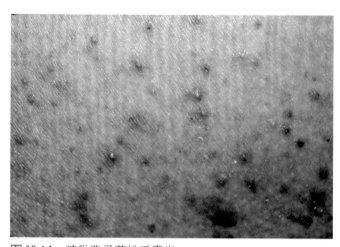

安德鲁斯临床皮肤病图谱

图 15.63 糠秕孢子菌性毛囊炎

图 15.64 糠秕孢子菌性毛囊炎

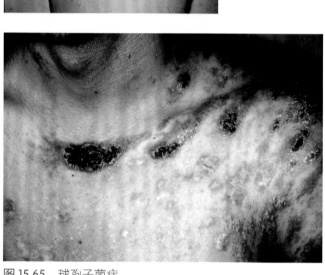

图 15.65 球孢子菌病

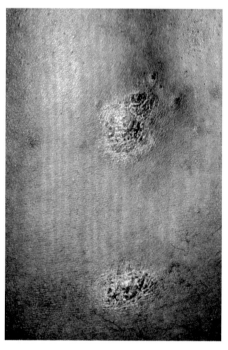

图 15.66 球孢子菌病

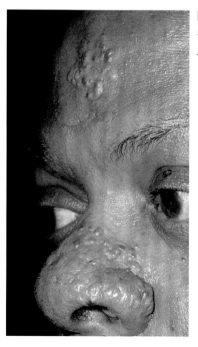

图 15.67 球孢子菌病（*Courtesy Curt Samlaska, MD*）

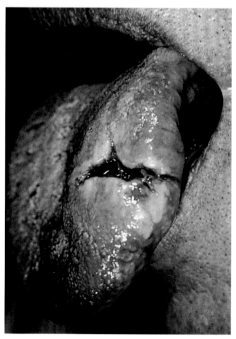

图 15.68 组织胞浆菌病（*Courtesy Steven Binnick, MD*）

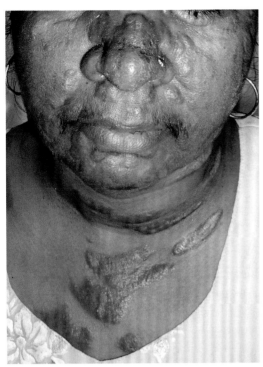

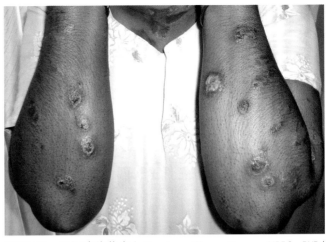

图 15.70　组织胞浆菌病（*Courtesy Shyam Verma, MBBS, DVD*）

图 15.69　组织胞浆菌病（*Courtesy Shyam Verma, MBBS, DVD*）

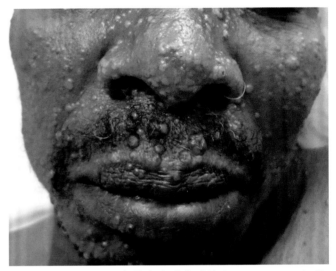

图 15.71　HIV 感染患者伴有隐球菌感染（*Courtesy Michelle Weir, MD*）

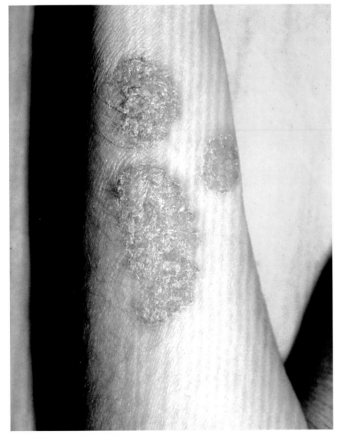

图 15.73　隐球菌感染

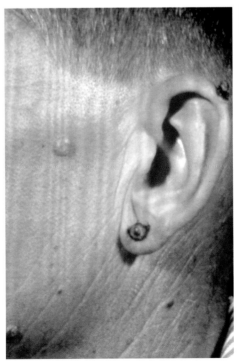

图 15.72　隐球菌感染

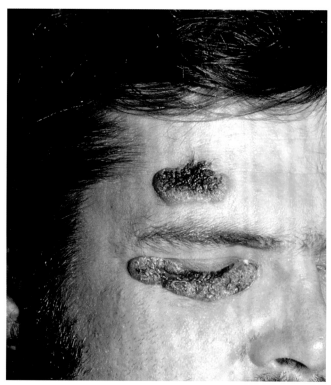

图 15.74 北美芽生菌病

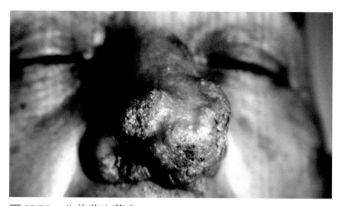

图 15.75 北美芽生菌病

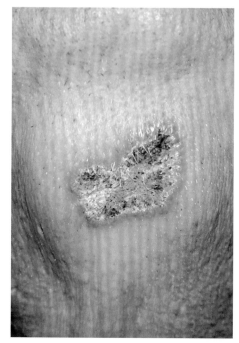

图 15.77 副球孢子菌病（*Courtesy Lauro de Souza Lima Institute, Brazil*）

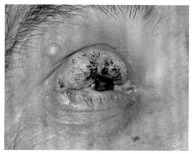

图 15.76 副球孢子菌病（*Courtesy Lauro de Souza Lima Institute, Brazil*）

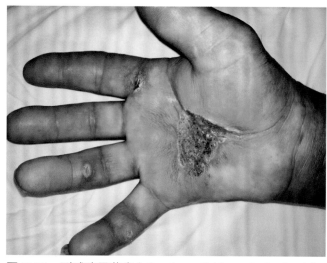

图 15.78 副球孢子菌病（*Courtesy Tatiana C. P. Cordeiro de Andrade, MD*）

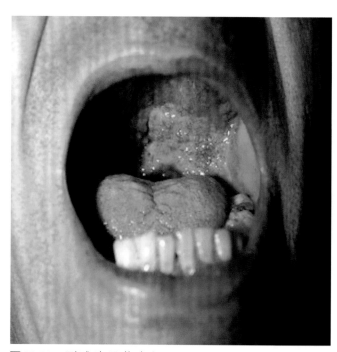

图 15.79 副球孢子菌病（*Courtesy Lauro de Souza Lima Institute, Brazil*）

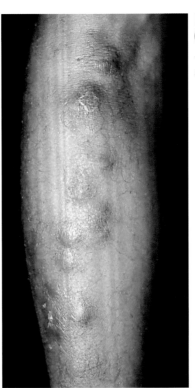

图 15.81 孢子丝菌病
（*Courtesy Lauro de
Souza Lima Institute,
Brazil*）

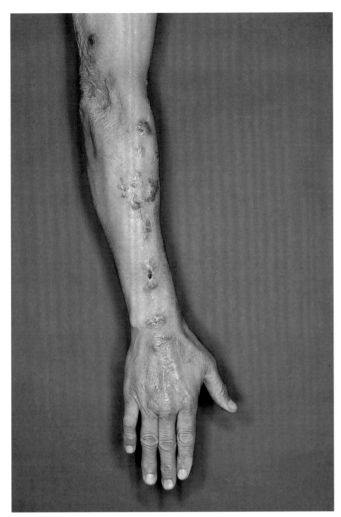

图 15.80 孢子丝菌病（*Courtesy Lauro de Souza Lima Institute, Brazil*）

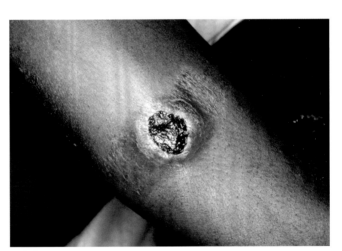

图 15.83 播散型孢子丝菌病（*Courtesy Scott Norton, MD*）

图 15.84 着色真菌病
（*Courtesy Department of
Dermatology, University of
Campinas, Brazil*）

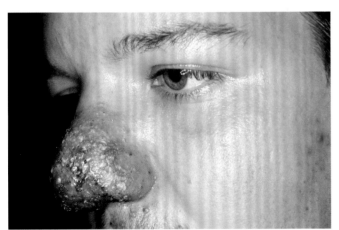

图 15.82 固定型皮肤孢子丝菌病（*Courtesy Scott Norton,
MD*）

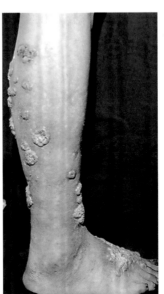

安德鲁斯临床皮肤病图谱

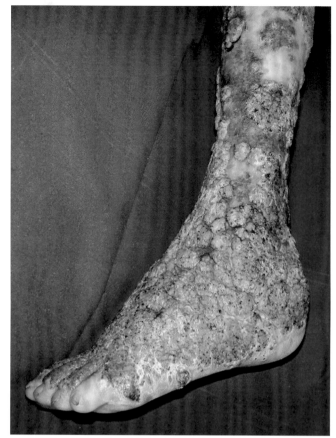

图 15.85 着色真菌病 (*Courtesy Lauro de Souza Lima Institute, Brazil*)

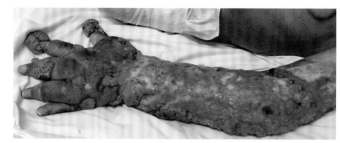

图 15.86 着色真菌病 (*Courtesy Lauro de Souza Lima Institute, Brazil*)

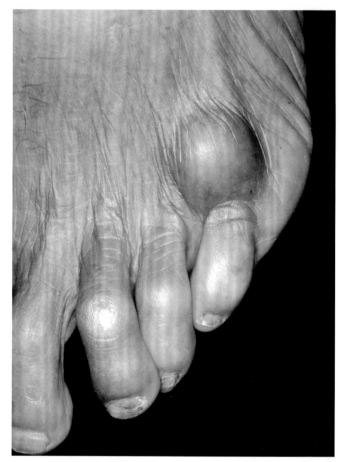

图 15.87 暗色丝孢霉病 (*Courtesy Scott Norton, MD*)

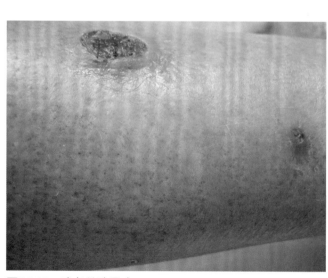

图 15.88 暗色丝孢霉病

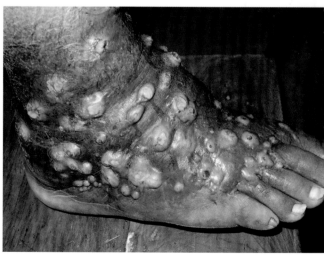

图 15.89 足菌肿 (*Courtesy Debabrata Bandyopadhyay, MD*)

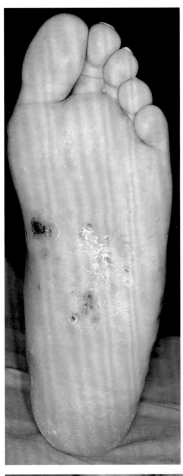

图 15.90 足菌肿（*Courtesy Lauro de Souza Lima Institute, Brazil*）

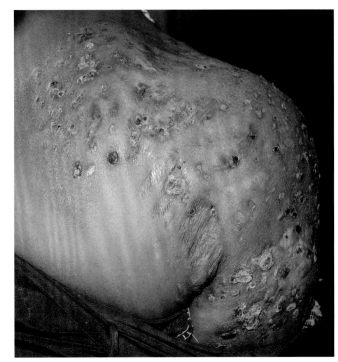

图 15.91 足菌肿（*Courtesy Debabrata Bandyopadhyay, MD*）

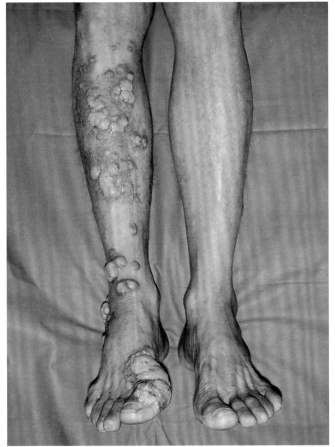

图 15.93 罗伯芽生菌病（瘢痕疙瘩性芽生菌病）（*Courtesy Lauro de Souza Lima Institute, Brazil*）

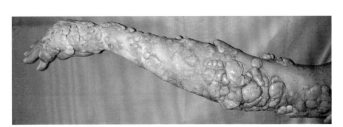

图 15.92 罗伯芽生菌病（瘢痕疙瘩性芽生菌病）（*Courtesy Lauro de Souza Lima Institute, Brazil*）

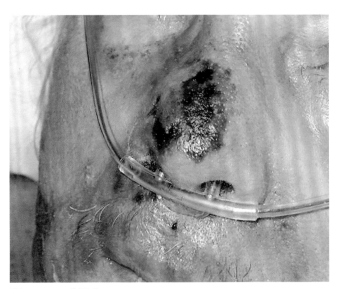

图 15.94 毛霉病

安
德
鲁
斯
临
床
皮
肤
病
图
谱

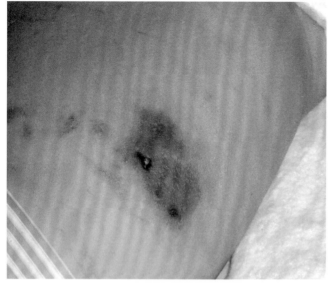

图 15.95　胶布粘贴处的接合菌病

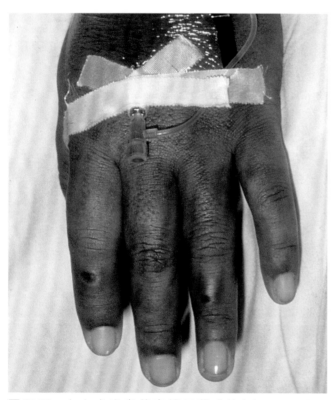

图 15.97　白血病患者伴有镰刀菌感染（*Courtesy Curt Samlaska, MD*）

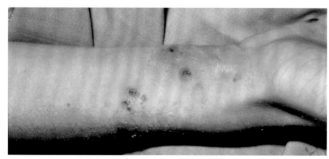

图 15.100　慢性肉芽肿病患者伴有曲霉菌感染

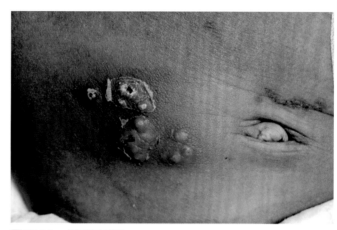

图 15.96　根霉属感染

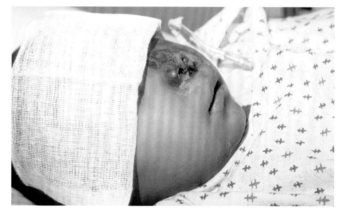

图 15.98　白血病患者伴有曲霉菌感染

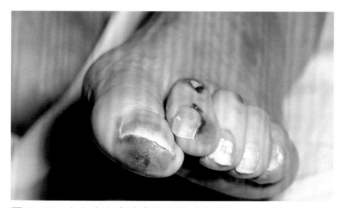

图 15.99　白血病患者伴有曲霉菌感染

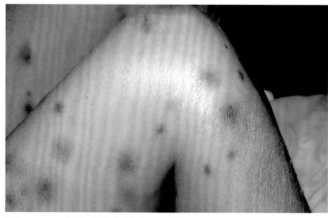

图 15.101　白血病患者伴有曲霉菌感染

（王艺萌 译，李薇薇、马川 校）

分枝杆菌病 16

临床上，结核病和非典型分枝杆菌感染可能很难诊断，往往需要高度警惕并且熟悉其皮肤表现。

结 核 病（tuberculosis，TB）在 发 展 中 国 家更 常 见，特别是那些人类免疫缺陷病毒（human immunodeficiency virus，HIV）阳性人群发病率高。皮肤结核病的分类法取决于感染的获得方式，并且这4种形式包括多种不同的皮损。这4种类型的实例包括：①原发性接种性结核病的疣状丘疹或斑块（疣状皮肤结核）；②感染淋巴结可出现肿块和结节，可能伴有化脓和溃疡，代表内源性接触性传播；③血源性播散至皮肤的粟粒性结核，广泛分布的斑疹、丘疹、脓疱、结节或紫癜；④小腿下段屈侧的持久性结节，代表小叶性脂膜炎，也称为硬红斑，是结核疹的一种类型。结核病的这些皮肤表现，以及其他许多特异和非特异性皮损，提示进一步检测，包括皮肤活检、组织培养，如果条件允许可以进行血液检测筛

查，如QuantiFERON-TB Gold（QFT）结核菌素检测，结核菌素皮肤试验，并且某些情况需要胸部 X 线检查。

非典型分枝杆菌的感染可发生于免疫功能正常的宿主，一般发生在受到创伤、手术或特定地点暴露于病原体如鱼缸（海鱼分枝杆菌）或足疗（偶发分枝杆菌）之后。免疫功能低下的个体有感染非典型分枝杆菌的风险，例如 HIV 感染者中可以见到伴有鸟胞内分枝杆菌感染的患者。尽管非典型分枝杆菌的生物种类繁多，但是感染机体后所致临床表现大多相似且非特异，包括丘疹、脓疱、结节和溃疡。依据患者的病因、暴露和潜在免疫状态，皮损可以局限或泛发。组织培养并进行药敏试验对临床治疗有帮助，但可能需要数周才能获得结果。

本章集中列举了结核病和非结核性分枝杆菌感染患者的多种皮肤表现。

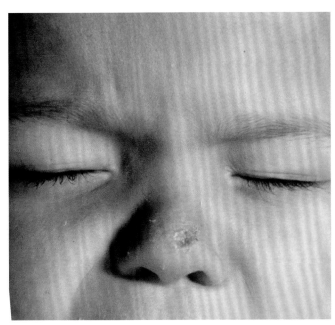

图 16.1 原发性接种性结核病

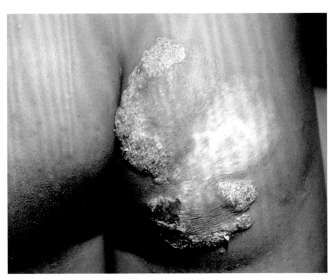

图 16.2 疣状皮肤结核（*Courtesy Scott Norton, MD*）

安德鲁斯临床皮肤病图谱

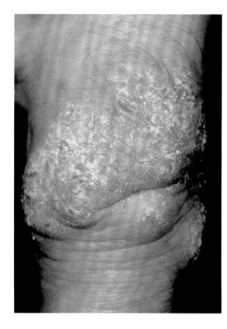

图 16.3　疣状皮肤结核

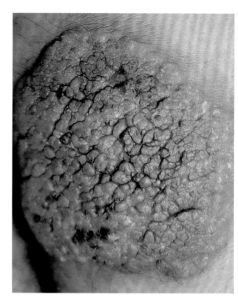

图 16.4　疣状皮肤结核（*Courtesy Shyam Verma, MBBS, DVD*）

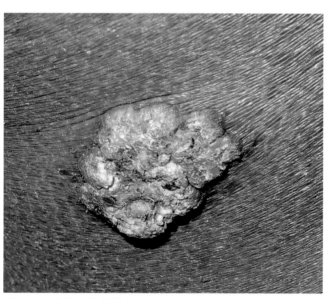

图 16.5　疣状皮肤结核（*Courtesy Debabrata Bandyopadhyay, MD*）

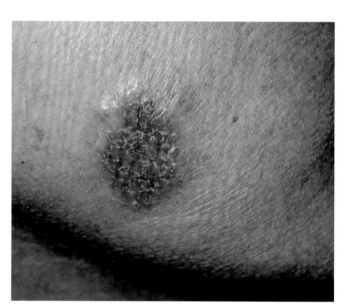

图 16.6　寻常狼疮（*Courtesy Debabrata Bandyopadhyay, MD*）

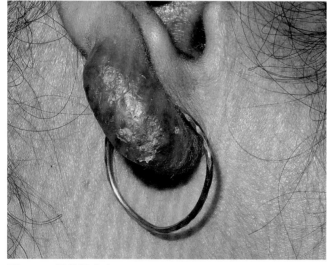

图 16.7　寻常狼疮（*Courtesy Debabrata Bandyopadhyay*）

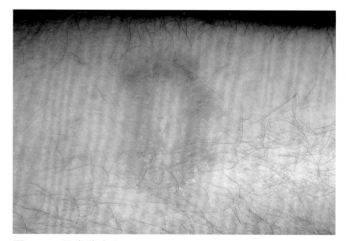

图 16.8　寻常狼疮（*Courtesy Steven Binnick, MD*）

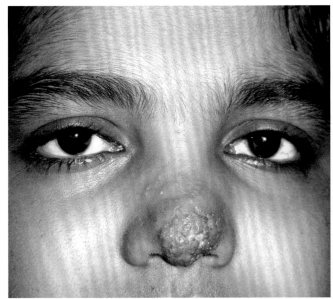

图 16.9　寻常狼疮（*Courtesy Shyam Verma, MBBS, DVD*）

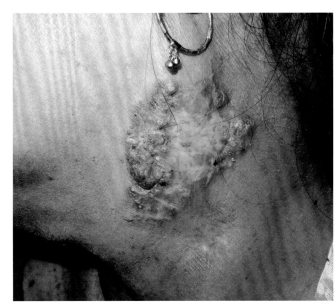

图 16.10　寻常狼疮（*Courtesy Debabrata Bandyopadhyay, MD*）

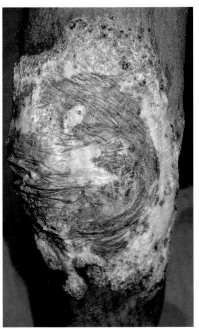

图 16.11　寻常狼疮
（*Courtesy Debabrata Bandyopadhyay, MD*）

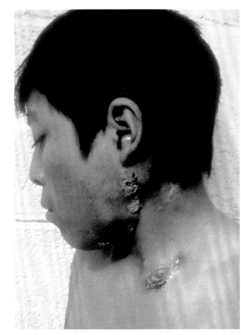

图 16.12　瘰疬性皮肤结核
（*Courtesy James Steger, MD*）

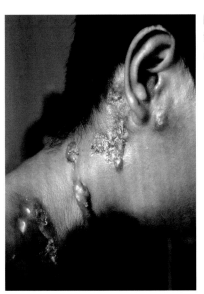

图 16.13　瘰疬性皮肤结核（*Courtesy Steven Binnick, MD*）

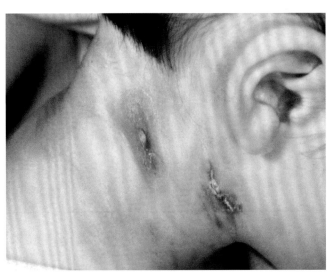

图 16.14　瘰疬性皮肤结核

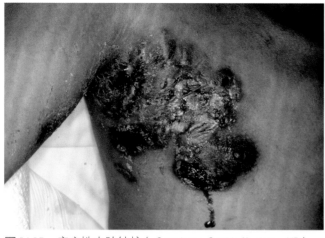

图 16.15　瘰疬性皮肤结核（*Courtesy Scott Norton, MD*）

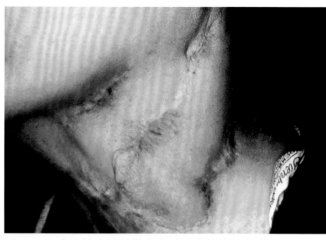

图 16.16　瘰疬性皮肤结核愈合后形成的线状瘢痕

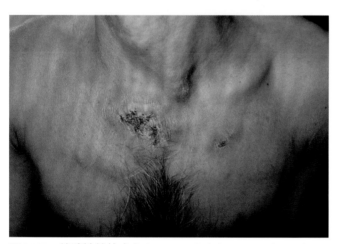

图 16.17　转移性结核病（*Courtesy Debabrata Bandyopadhyay, MD*）

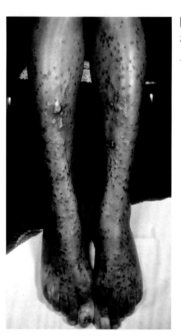

图 16.18　丘疹坏死性结核疹（*Courtesy James Steger, MD*）

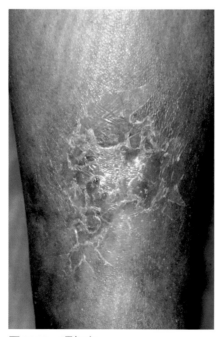

图 16.19　硬红斑

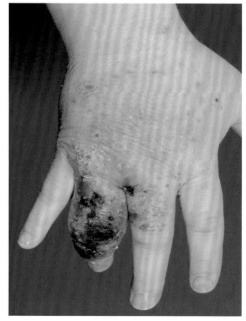

图 16.20　免疫功能低下患者伴有海鱼分枝杆菌感染

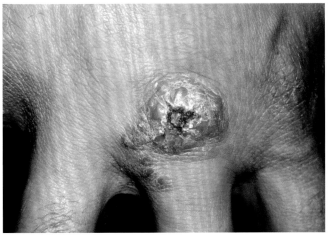

图 16.21　海鱼分枝杆菌感染（*Courtesy Steven Binnick, MD*）

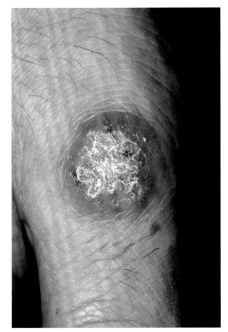

图 16.22　海鱼分枝杆菌感染（*Courtesy Steven Binnick, MD*）

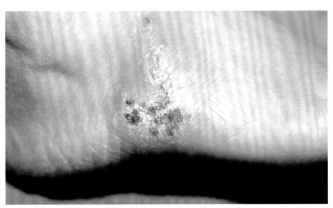

图 16.23　海鱼分枝杆菌感染（*Courtesy Edward C. Oldfield, III, MD*）

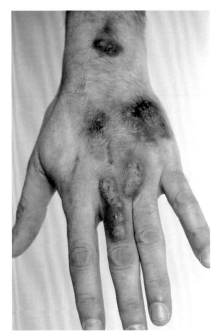

图 16.24　呈孢子丝菌病样模式的海鱼分枝杆菌感染（*Courtesy Dr. Tan Hiok Hee*）

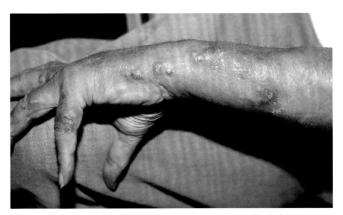

图 16.25　呈孢子丝菌病样模式的海鱼分枝杆菌感染

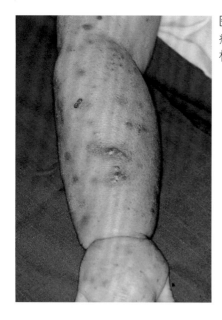

图16.26　呈孢子丝菌病样模式的海鱼分枝杆菌感染

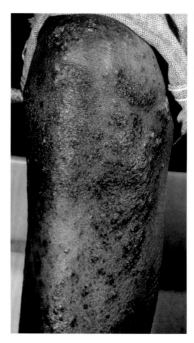

图16.27　狼疮患者伴有播散性海鱼分枝杆菌感染，并且出现米诺环素相关的色素沉着（*Courtesy Curt Samlaska, MD*）

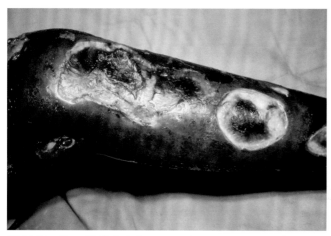

图16.28　Buruli溃疡（*Courtesy Scott Norton, MD*）

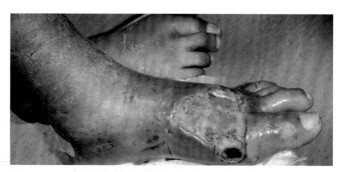

图16.29　嗜血分枝杆菌感染引起的蜂窝织炎和溃疡（*Courtesy Dr. Ang Chia Chun*）

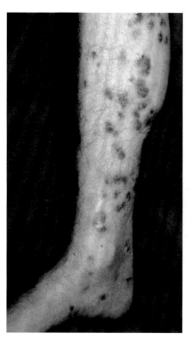

图16.30　偶发分枝杆菌感染

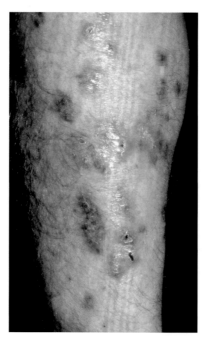

图16.31　偶发分枝杆菌感染

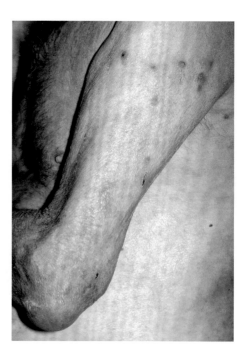

图16.32　服用泼尼松的慢性阻塞性肺疾病患者伴有龟分枝杆菌感染

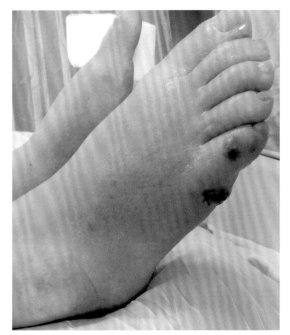

图 16.33　肺移植患者伴有龟分枝杆菌感染

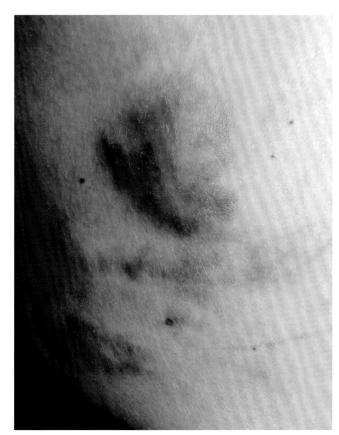

图 16.34　除此之外其他各方面健康的患者伴有脓肿分枝杆菌感染

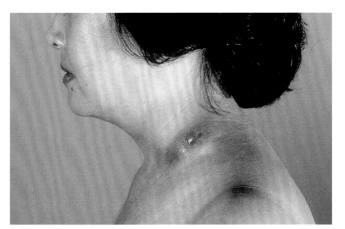

图 16.35　龟分枝杆菌感染（ *Courtesy Edward C. Oldfield, III, MD* ）

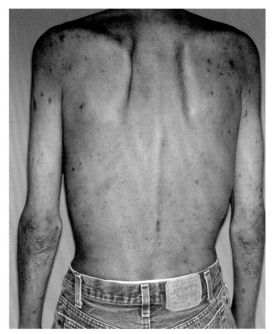

图 16.36　HIV 感染患者伴有泛发性的鸟胞内分枝杆菌感染（ *Courtesy Curt Samlaska, MD* ）

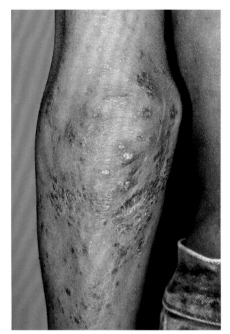

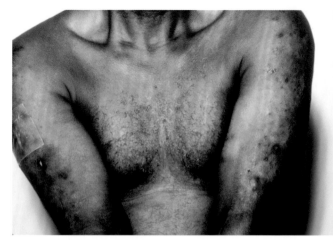

图 16.38 皮肤鸟胞内分枝杆菌感染

图 16.37 HIV 感染患者伴有泛发性的鸟胞内分枝杆菌感染（*Courtesy Curt Samlaska, MD*）

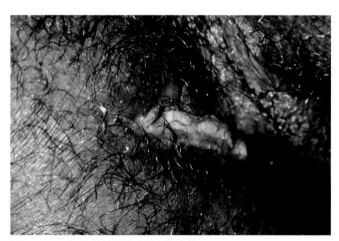

图 16.39 皮肤堪萨斯分枝杆菌感染

（王艺萌 译，李薇薇、马川 校）

安德鲁斯临床皮肤病图谱

麻风的临床表现多种多样，从未定类麻风的轻度色素减退斑到瘤型麻风的弥漫型面部浸润和结节。该病的临床和组织学表现体现了机体的免疫反应和细菌的载量。未定类麻风组织学改变可见血管周围稀疏的淋巴细胞浸润，洋葱皮样纤维化是疾病慢性化的表现；临床表现也很轻微，几乎没有红斑或硬结。结核样型麻风表现为感觉迟钝的浸润性红色斑块；中间界限类麻风特征性的表现是环形红色浸润性皮损；瘤型麻风特征性的表现为丘疹、结节、弥漫性皮肤浸润伴侧眉缺失，最终进展为"狮面"。弥漫性皮肤浸润和真皮弥漫性组织细胞浸润有关。在组织切片中很容易识别出麻风球（细菌聚集成群）。

麻风反应状态，包括以增多或加重的皮肤浸润、疼痛和神经科表现为特征的逆向反应，这些逆向反应体现了比较强的细胞免疫反应。相比之下，麻风性结节性红斑是机体对局部形成的免疫复合物的反应，其特征性组织病理表现为高细菌载量区的白细胞碎裂性血管炎。Lucio 现象显示大血管和小血管血栓形成，伴有多种血管炎，表现为在皮肤浸润的背景上出现星状溃疡和网状紫癜。本章将向您展示麻风的各种临床表现。

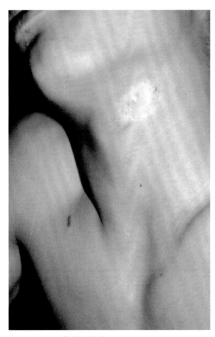

图 17.2　未定类麻风

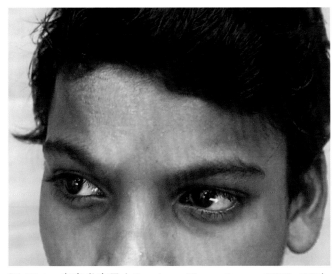

图 17.1　未定类麻风（*Courtesy Shyam Verma, MBBS, DVD*）

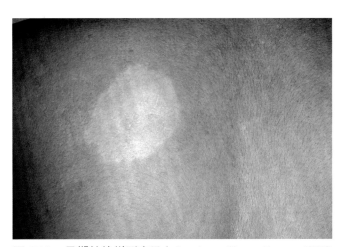

图 17.3　早期结核样型麻风（*Courtesy Shyam Verma, MBBS, DVD*）

安德鲁斯临床皮肤病图谱

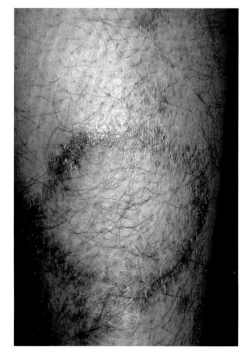

图 17.4 结核样型麻风

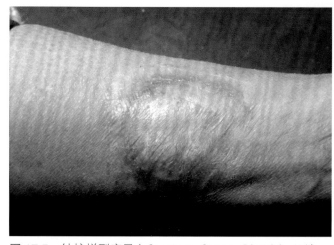

图 17.5 结核样型麻风（*Courtesy Steven Bimmick, Md*）

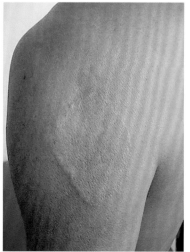

图 17.7 结核样型麻风（*Courtesy Dermatology Division, University of Campinas, Brazil*）

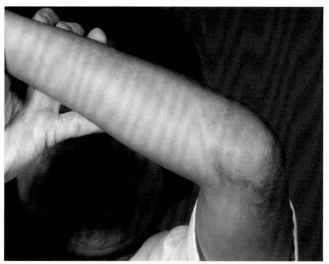

图 17.6 结核样型麻风

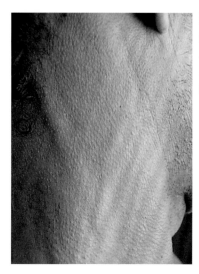

图 17.8 麻风患者增粗的耳大神经（*Courtesy Dermatology Division, University of Campinas, Brazil*）

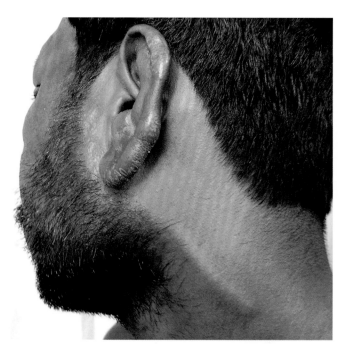

图 17.9 麻风患者增粗的神经（*Courtesy Debabrata Bandyopadhyay*）

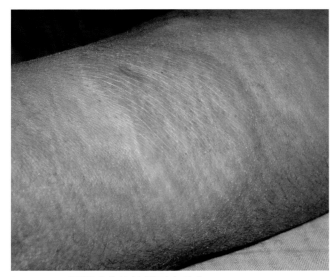

图 17.11　界限类
偏结核样型麻风
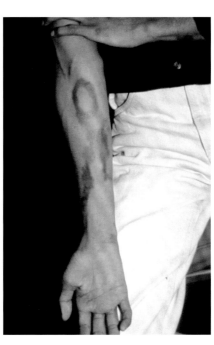

图 17.10　界限类偏结核样型麻风（*Courtesy Shyam Verma, MBBS, DVD*）

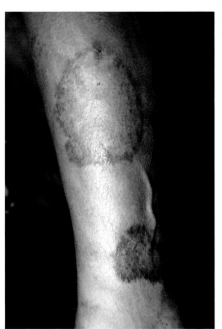

图 17.12　界限类
偏结核样型麻风

图 17.13　界限类
偏结核样型麻风
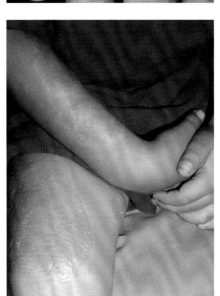

图 17.14　界限类偏
结核样型麻风

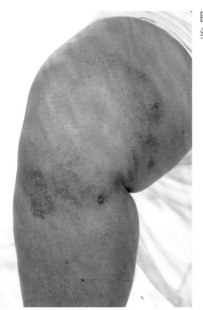

图 17.15　界限类
偏结核样型麻风
（*Courtesy Shyam
Verma, MBBS, DVD*）

安德鲁斯临床皮肤病图谱

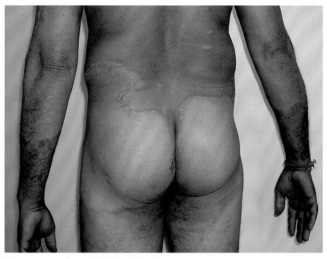

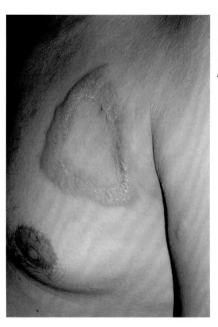

图 17.17　中间界限类 麻风（*Courtesy Shyam Verma, MBBS, DVD*）

图 17.16　中间界限类麻风（*Courtesy Shyam Verma, MBBS, DVD*）

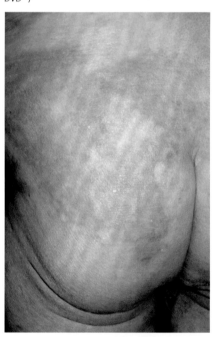

图 17.18　界限类偏瘤型麻风

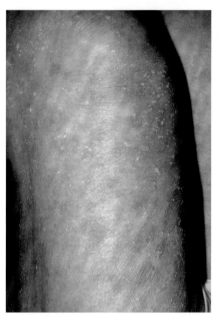

图 17.19　界限类偏瘤型麻风

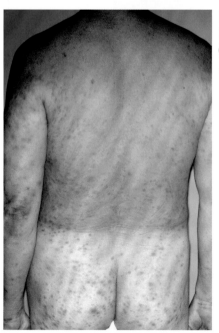

图 17.20　界限类偏瘤型麻风（*Courtesy Curt Samlaska, MD*）

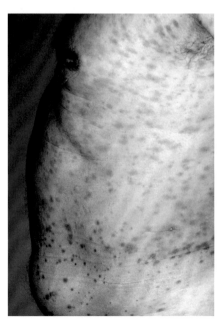

图 17.21　界限类偏瘤型麻风（*Courtesy Curt Samlaska, MD.*）

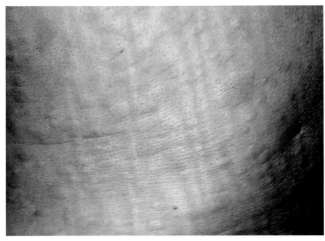

图 17.22　界限类偏瘤型麻风（*Courtesy Curt Samlaska, MD*）

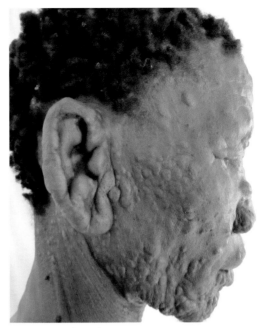

图 17.23　瘤型麻风（*Courtesy Michelle Weir, MD*）

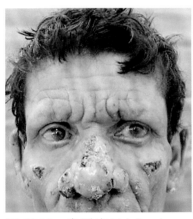

图 17.24　瘤型麻风（*Courtesy Tatiana C. P. Cordeiro de Andrade, MD*）

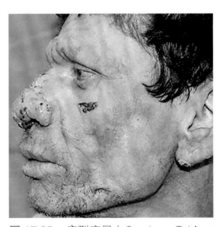

图 17.25　瘤型麻风（*Courtesy Tatiana C. P. Cordeiro de Andrade, MD*）

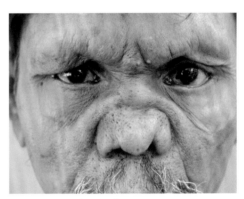

图 17.26　瘤型麻风（*Courtesy Shyam Verma, MBBS, DVD*）

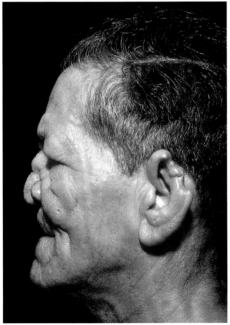

图 17.27　瘤型麻风（*CCourtesy Steven Binnick, MD*）

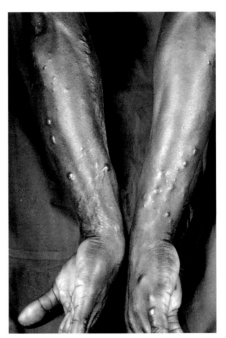

图 17.28　瘤型麻风

221

安德鲁斯临床皮肤病图谱

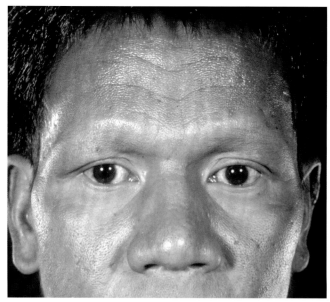

图 17.29　Lucio 弥漫性麻风。注意眉毛的缺失

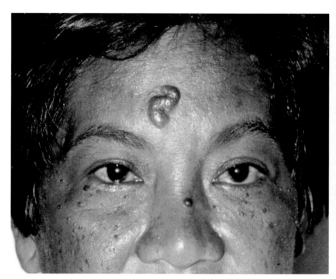

图 17.30　组织细胞样麻风

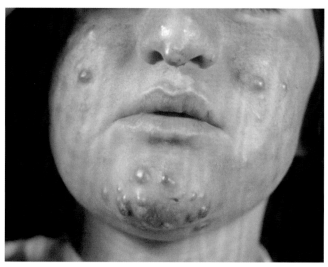

图 17.31　组织细胞样麻风（*Courtesy James Steger, MD*）

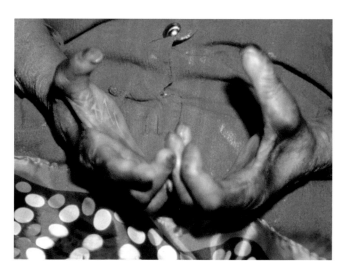

图 17.32　麻风神经病变引起的继发改变

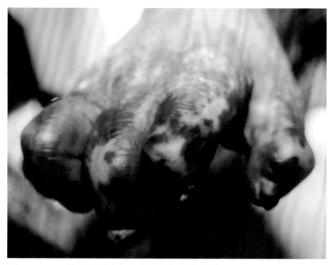

图 17.33　麻风神经病变引起的继发改变

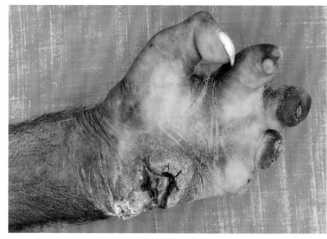

图 17.34　麻风的神经病变性溃疡（*Courtesy Shyam Verma, MBBS, DVD*）

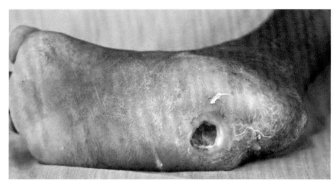

图 17.35　麻风的神经病变性溃疡（*Courtesy Shyam Verma*, *MBBS*, *DVD*）

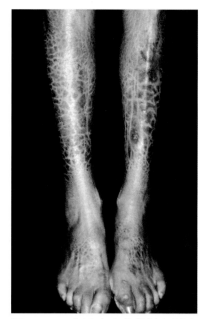

图 17.36　麻风患者获得性鱼鳞病的表现

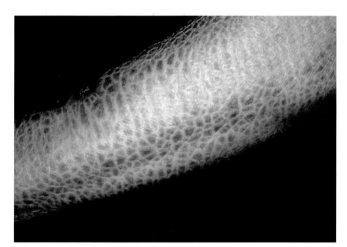

图 17.37　麻风患者获得性鱼鳞病的表现

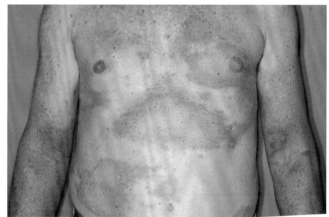

图 17.38　Ⅰ型麻风反应（*Courtesy Lauro de Souza Lima Institute*, *Brazil*）

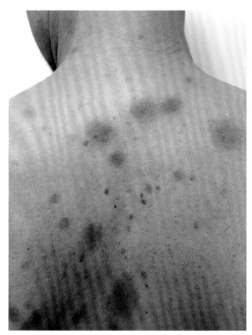

图 17.39　Ⅰ型麻风反应（*Courtesy Lauro de Souza Lima Institute*, *Brazil*）

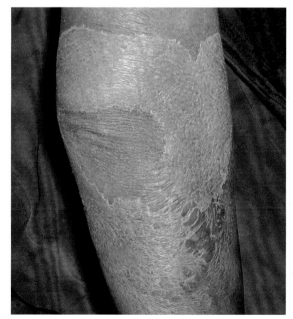

图 17.40　Ⅰ型麻风反应（*Courtesy Shyam Verma*, *MBBS*, *DVD*）

安德鲁斯临床皮肤病图谱

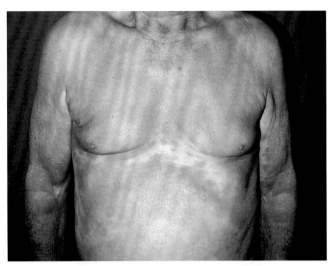

图 17.41　Ⅰ型麻风反应（*Courtesy Lauro de Souza Lima Institute, Brazil*）

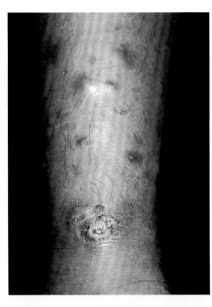

图 17.42　麻风结节红斑性麻风反应（*Courtesy Adela Cardones, MD*）

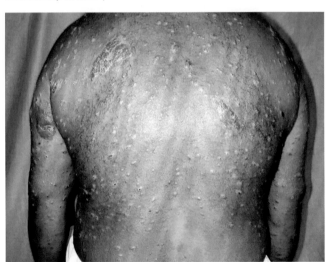

图 17.43　Ⅱ型麻风反应（*Courtesy Lauro de Souza Lima Institute, Brazil*）

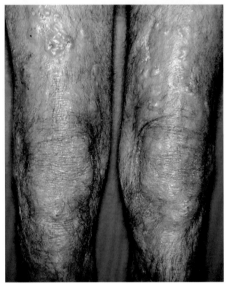

图 17.44　Ⅱ型麻风反应（*Courtesy Lauro de Souza Lima Institute, Brazi*）

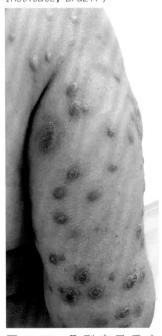

图 17.45　Ⅱ型麻风反应（*Courtesy Aileen Chang, MD*）

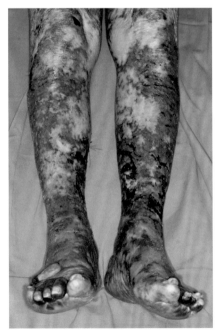

图 17.46　Lucio 现象（*Courtesy Lauro de Souza Lima Institute, Brazi*）

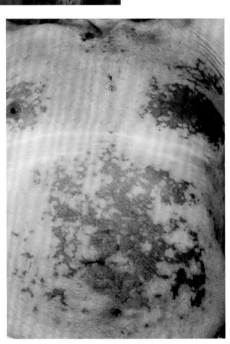

图 17.47　Lucio 现象（*Courtesy Lauro de Souza Lima Institute, Brazil*）

（李春婷 译，路雪艳、王文慧 校）

梅毒、雅司病、地方性梅毒和品他病 | 18

梅毒被称为"模仿大师"，因为它有模仿各种形态的能力。一期梅毒的特点是硬下疳，一种轻微触痛的硬结性溃疡，或者是较少见的梅毒性包皮龟头炎。二期梅毒可表现为浸润性、火腿红色至铜红色丘疹鳞屑性皮损，周围伴有黏着性鳞屑，环形或旋涡状皮损，斑片状秃发和灰色硬化性黏膜斑片。掌跖可能受累。三期梅毒表现为破坏性肉芽肿性疾病，常累及面部中央，造成鼻梁破坏。先天性梅毒可表现为骨膜炎导致军刀状胫和前额突出、黏膜炎和腔口周围黏膜灰色皲裂斑片。先天性梅毒可出现水疱大疱皮损。脓疱性皮损和结痂性皮损分别是恶性梅毒和蛎壳样梅毒的特征。

需要高度警惕，由于抗体滴度高，血清学检查可能出现假阴性（前带反应）。发现可疑梅毒皮疹时，应该及时做适当的检测，包括皮肤活检。

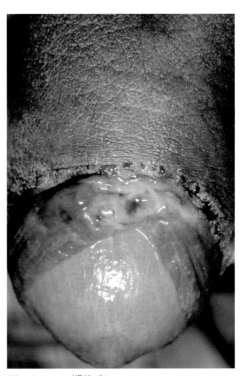

图 18.2　一期梅毒

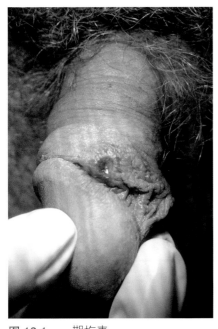

图 18.1　一期梅毒

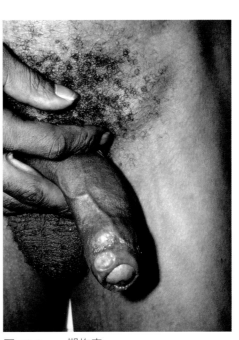

图 18.3　一期梅毒

225

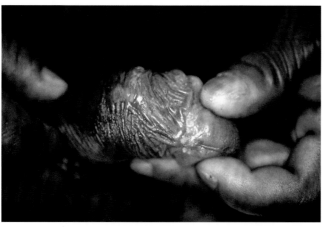

图 18.4 　一期梅毒

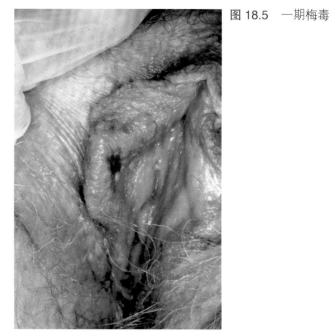

图 18.5 　一期梅毒

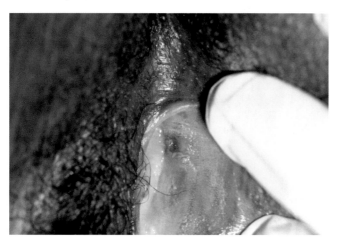

图 18.6 　一期梅毒

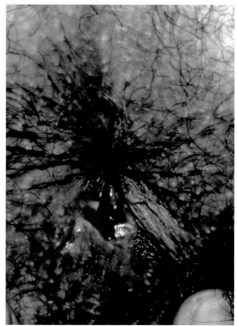

图 18.7 　一期梅毒

图 18.8 　一期梅毒

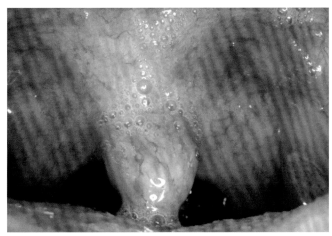

图 18.9　一期梅毒：硬下疳在患者的左上腭

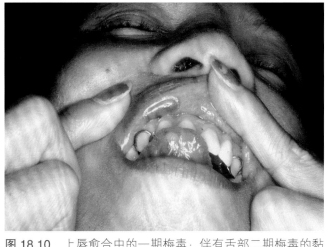

图 18.10　上唇愈合中的一期梅毒；伴有舌部二期梅毒的黏膜斑

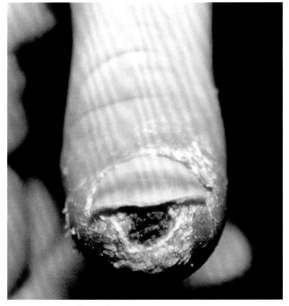

图 18.11　一期梅毒

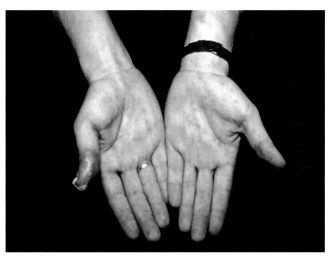

图 18.12　一期梅毒伴有手掌上二期梅毒皮损

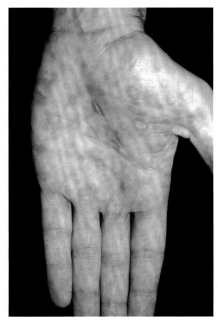

图 18.13　二期梅毒

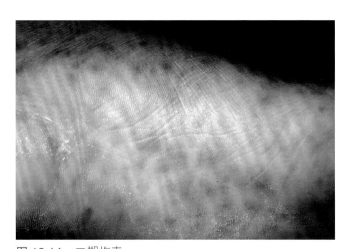

图 18.14　二期梅毒

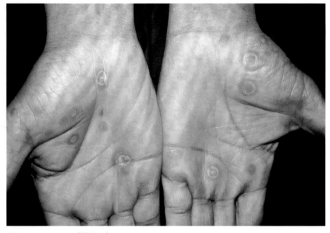

图 18.15 二期梅毒

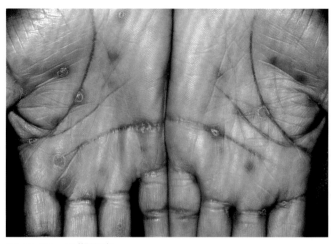

图 18.16 二期梅毒

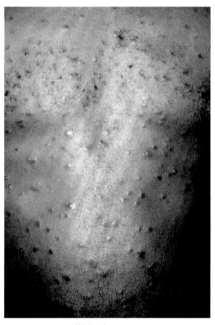

图 18.17 二期梅毒

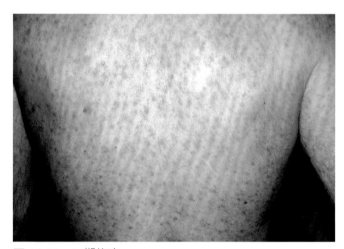

图 18.18 二期梅毒

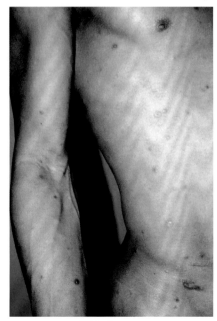

图 18.19 二期梅毒

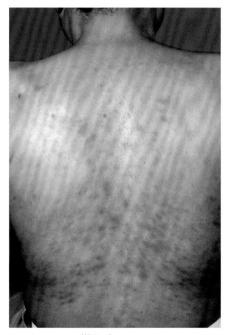

图 18.20 二期梅毒

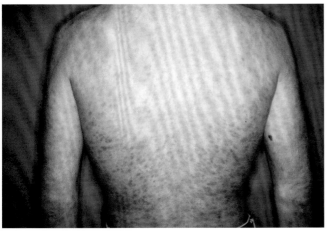

图 18.21　HIV 感染患者的二期梅毒和卡波西肉瘤（右臂）

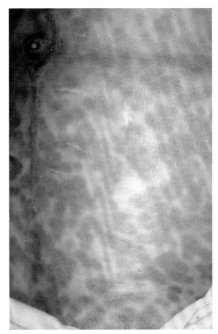

图 18.22　HIV 感染患者的二期梅毒
（ *Courtesy Scott Norton, MD* ）

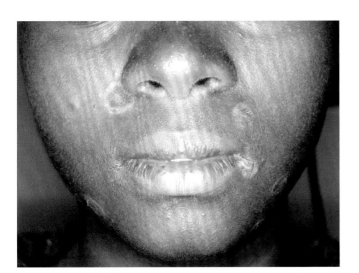

图 18.23　二期梅毒（ *Courtesy Steven Binnick, MD* ）

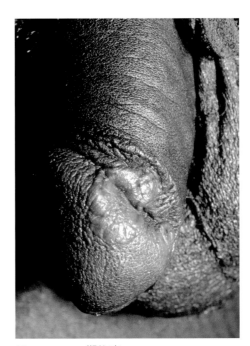

图 18.24　二期梅毒

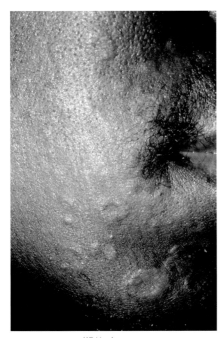

图 18.25　二期梅毒

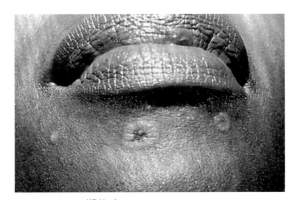

图 18.26　二期梅毒

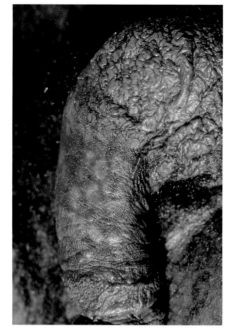

图 18.27　二期梅毒

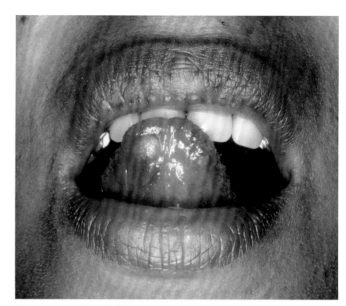

图 18.28　舌部黏膜斑

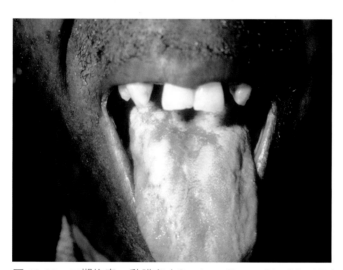

图 18.29　二期梅毒，黏膜斑（ *Courtesy* Steven Binnick, *MD* ）

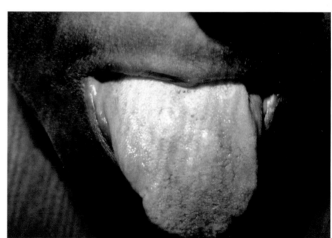

图 18.30　二期梅毒，黏膜斑

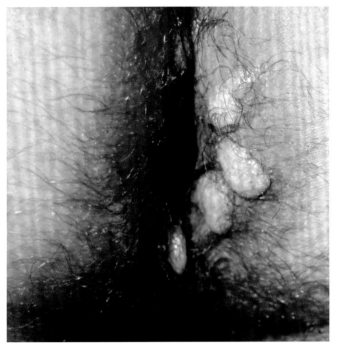

图 18.31　扁平湿疣

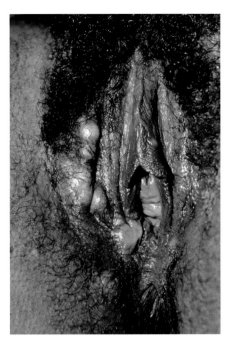

图 18.32　扁平湿疣

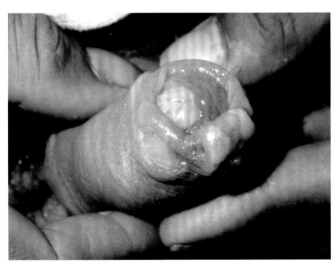

图 18.33　扁平湿疣（ *Courtesy Ken Greer, MD* ）

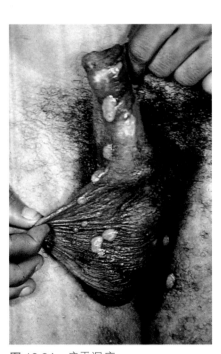

图 18.34　扁平湿疣

安德鲁斯临床皮肤病图谱

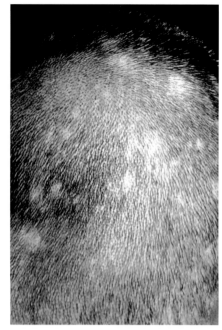

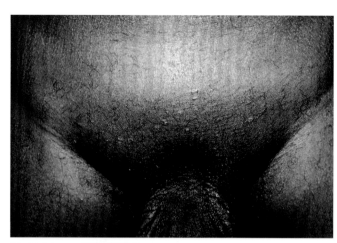

图 18.36　二期梅毒脱发

图 18.35　二期梅毒脱发

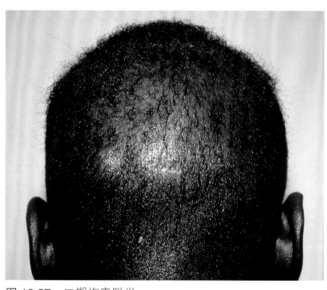

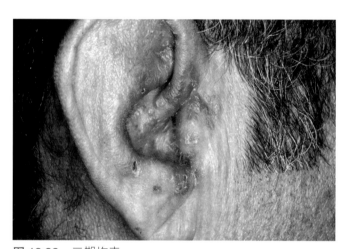

图 18.38　三期梅毒

图 18.37　二期梅毒脱发

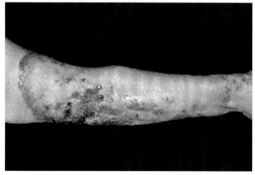

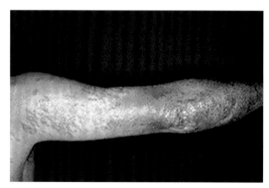

图 18.39　三 期 梅 毒（*Courtesy Lauro de Souza Lima Institute, Brazil*）

图 18.40　三期梅毒（*Courtesy Lauro de Souza Lima Institute, Brazil*）

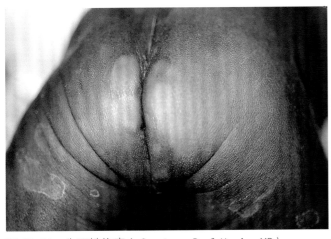

图 18.41　先天性梅毒（*Courtesy Paul Honig, MD*）

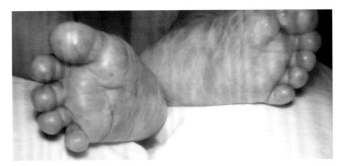

图 18.42　先天性梅毒（*Courtesy Paul Honig, MD*）

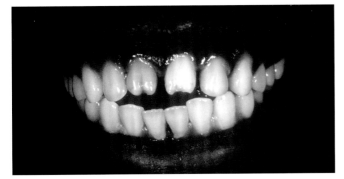

图 18.43　先天性梅毒伴有 Hutchinson 齿

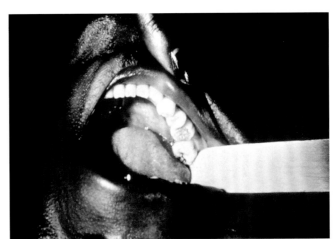

图 18.44　先天性梅毒伴有桑葚状磨牙

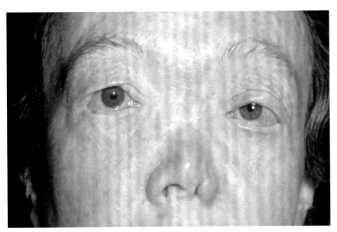

图 18.45　先天性梅毒

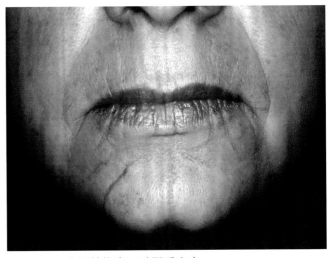

图 18.46　先天性梅毒，皲裂后瘢痕

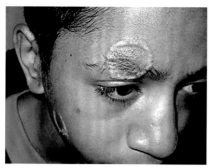

图 18.47　雅司病（Yaws）

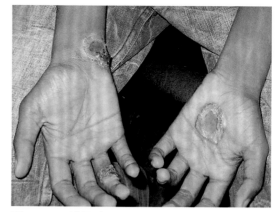

图 18.48　雅司病

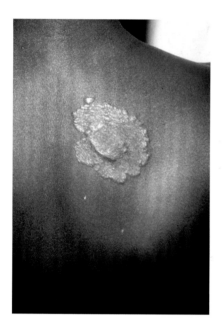

图 18.49　雅司病

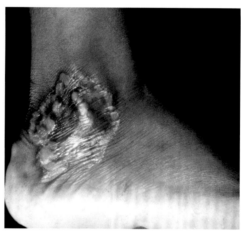

图 18.50　雅司病

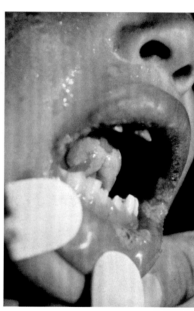

图 18.51　地方性梅毒（*Courtesy Steven Binnick, MD*）

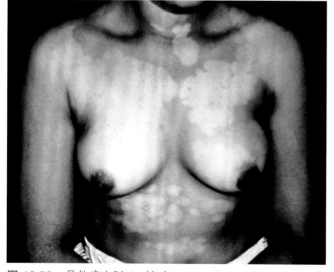

图 18.52　品他病（Pinta）（*Courtesy Steven Binnick, MD*）

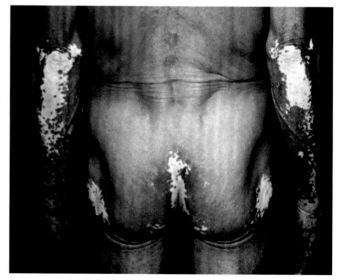

图 18.53　品他病（*Courtesy Steven Binnick, MD*）

（王晓宇 译，王文慧、路雪艳 校）

病毒性疾病

病毒性疾病可以表现为非特异性皮疹，如麻疹和很多其他麻疹样发疹的疾病，或者表现为特异性的皮疹，如 Gianotti-Crosti 综合征患者，脸颊、肘部、膝盖和臀部出现丘疹。病毒感染的原发性皮损形态多样，可以是疱疹病毒和肠病毒疾病中所见的水疱，也可以是细小病毒 B19 引起的丘疹紫癜性手套 - 袜套综合征中所见的紫癜样丘疹。

皮损的分布有助于区分常见的水疱性疾病，例如单纯疱疹病毒表现为局限性水疱和糜烂，不同于带状疱疹病毒所致带状分布的水疱。与其他感染一样，患者自身免疫状态在临床表现中也有一定作用，免疫功能受损患者中疣状疱疹病变或严重播散型带状疱疹可以证明这一点。其他潜在情况，如合并湿疹，可能导致受累形态改变，见于疱疹性湿疹和柯萨奇病毒 A6 所致钱币状柯萨奇湿疹。皮损标本的病毒培养和 PCR 检查是确定水疱性病毒疹病因的常用方法。

患者的年龄会影响病毒性疾病的皮肤表现，包括先天性巨细胞病毒感染（"蓝莓松饼婴儿"）导致的髓外造血，呈现紫色结节；或最常见于学龄儿童的传染性红斑（细小病毒 B19），呈现典型"扇脸"外观。

本章同时包括了不常见的病毒感染，例如动物源性的痘病毒（如羊痘），可引起自限性丘疹结节，以及外来节肢动物传播的病毒感染，如登革热和基孔肯雅病毒。也包括常见的病毒感染，如表现为圆顶形、脐凹、有光泽的传染性软疣和人类乳头瘤病毒感染引起的形态多样的寻常疣。

最后，本章所包含的许多病毒性疾病中，人类免疫缺陷病毒值得特别提及，因为它可以引起多形性原发皮损，也可伴发很多其他感染，如 Kaposi 肉瘤中人类疱疹病毒 8 感染。

本章重点介绍病毒性疾病引起的各种皮肤表现。

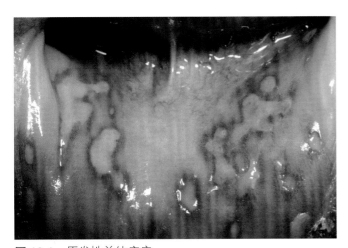

图 19.1　原发性单纯疱疹

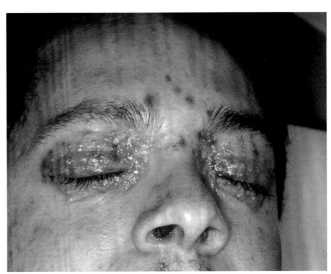

图 19.2　原发性单纯疱疹

安
德
鲁
斯
临
床
皮
肤
病
图
谱

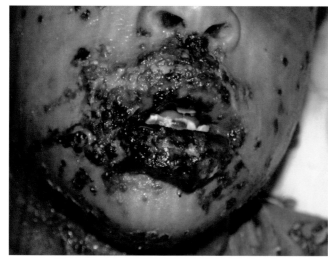

图 19.3　原发性单纯疱疹

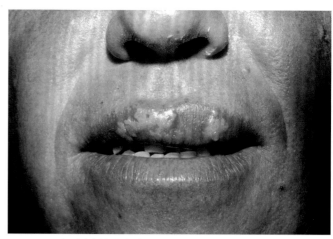

图 19.4　复发性单纯疱疹

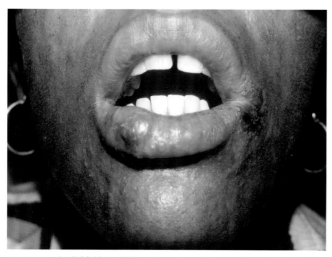

图 19.5　复发性单纯疱疹（*Courtesy Steven Binnick, MD*）

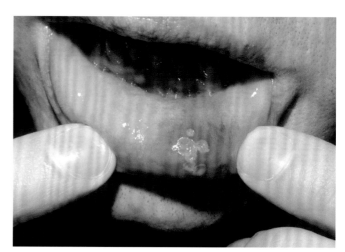

图 19.6　复发性单纯疱疹（*Courtesy Steven Binnick, MD*）

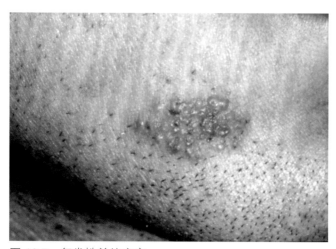

图 19.7　复发性单纯疱疹

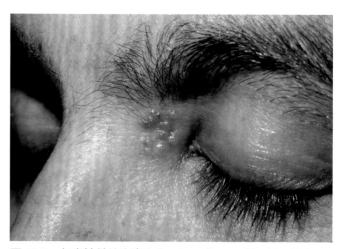

图 19.8　复发性单纯疱疹（*Courtesy Steven Binnick, MD*）

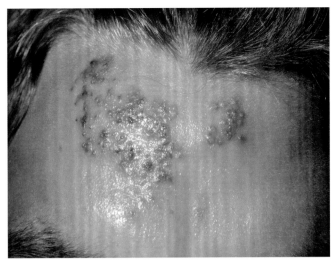

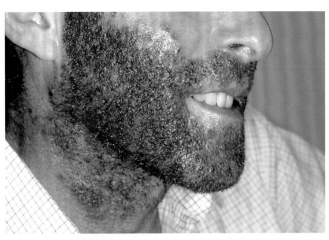

图 19.10　疱疹性须疮

图 19.9　复发性单纯疱疹（*Courtesy Steven Binnick, MD*）

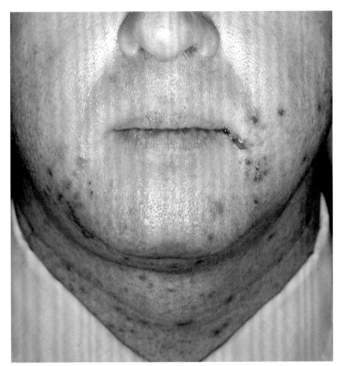

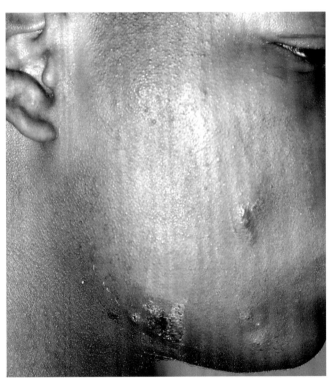

图 19.11　疱疹性须疮

图 19.12　外伤性疱疹

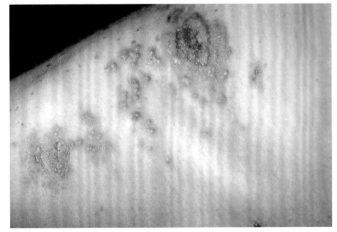

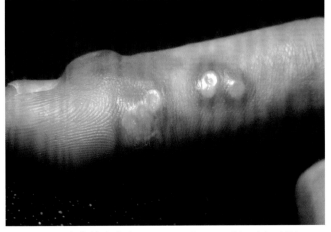

图 19.13　外伤性疱疹

图 19.14　疱疹性瘭疽（*Courtesy Steven Binnick, MD*）

安
德
鲁
斯
临
床
皮
肤
病
图
谱

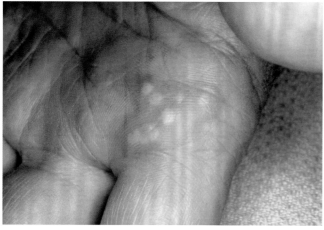

图 19.15　手掌的疱疹病毒感染

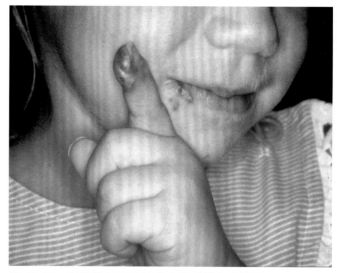

图 19.16　复发性唇部单纯疱疹的手指自身接种

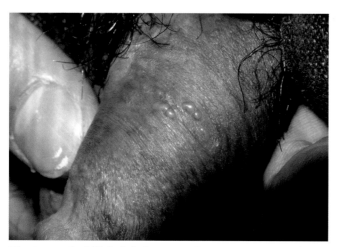

图 19.17　生殖器疱疹（*Courtesy Steven Binnick, MD*）

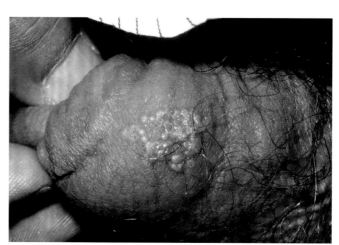

图 19.18　生殖器疱疹（*Courtesy Steven Binnick, MD*）

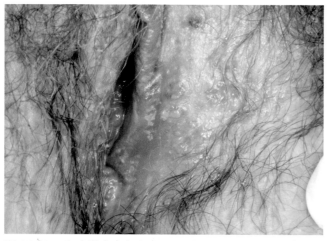

图 19.19　生殖器疱疹（*Courtesy Steven Binnick, MD*）

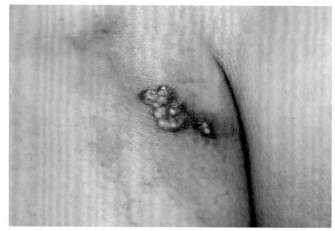

图 19.20　臀部复发性单纯疱疹

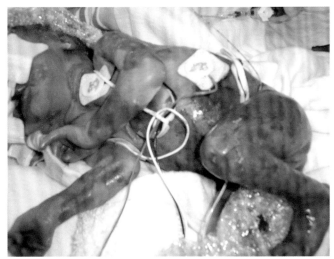

图 19.21　宫内单纯疱疹

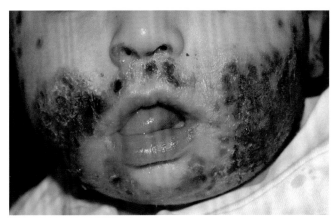

图 19.22　疱疹性湿疹

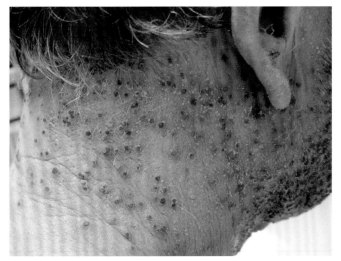

图 19.23　疱疹性湿疹

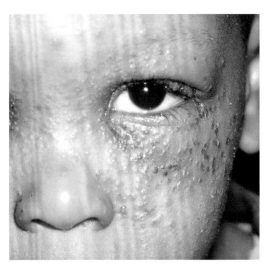

图 19.24　疱疹性湿疹

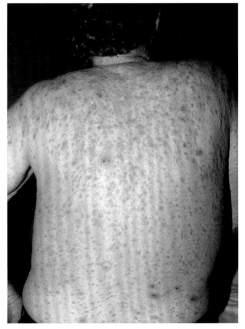

图 19.25　播散性单纯疱疹

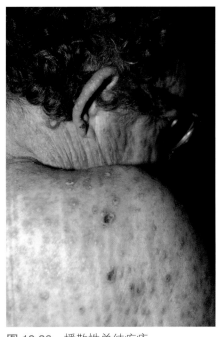

图 19.26　播散性单纯疱疹

安德鲁斯临床皮肤病图谱

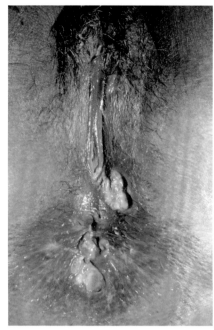

图 19.27　HIV 感染者的溃疡性单纯疱疹

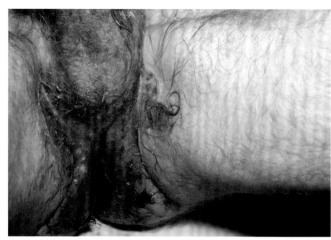

图 19.28　HIV 感染者的溃疡性单纯疱疹

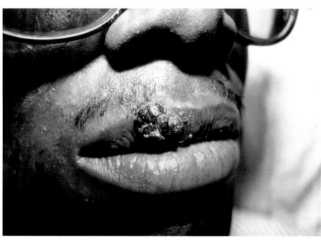

图 19.29　HIV 感染者痂皮覆盖的溃疡性单纯疱疹

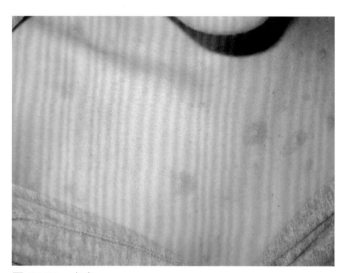

图 19.30　水痘

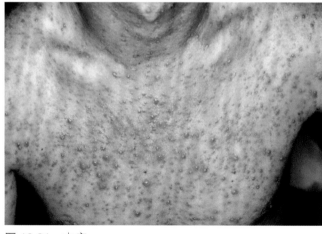

图 19.31　水痘

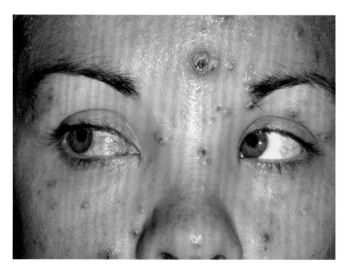

图 19.32　水痘

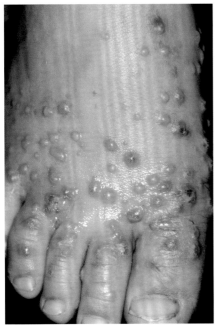

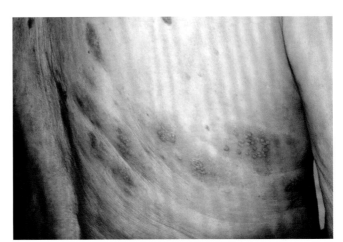

图 19.34　带状疱疹

图 19.33　水痘（*Courtesy Steven Binnick, MD*）

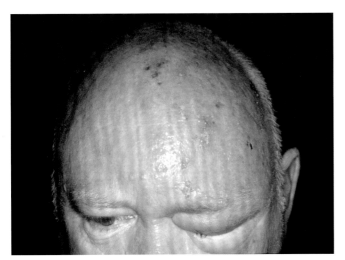

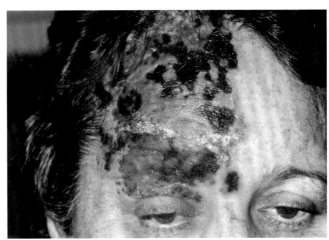

图 19.35　带状疱疹

图 19.36　带状疱疹（*Courtesy Steven Binnick, MD*）

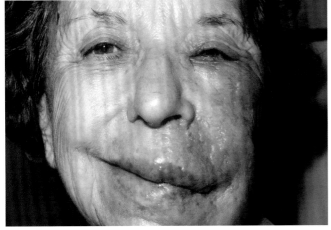

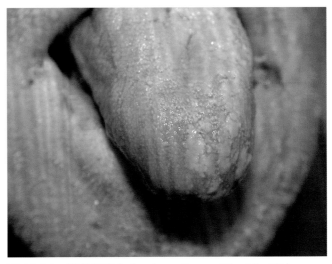

图 19.37　带状疱疹，Ramsay-Hunt 综合征（*Courtesy Steven Binnick, MD*）

图 19.38　带状疱疹（*Courtesy Steven Binnick, MD*）

安德鲁斯临床皮肤病图谱

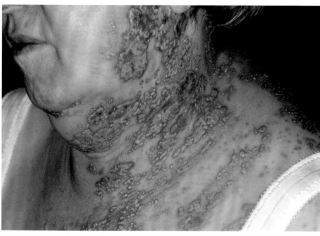

图 19.39　带状疱疹

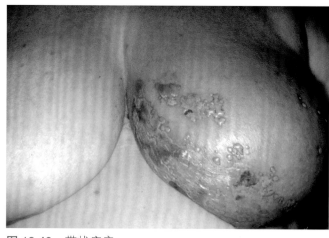

图 19.40　带状疱疹

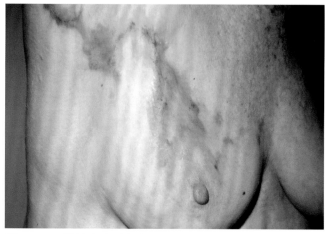

图 19.41　带状疱疹后瘢痕（ *Courtesy Steven Binnick, MD* ）

图 19.42　带状疱疹

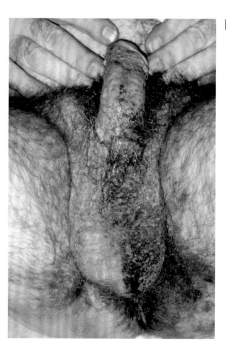

图 19.43　11 个月大患者的带状疱疹

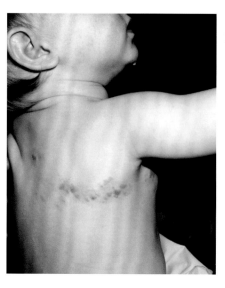

图 19.44　带状疱疹，出疱前

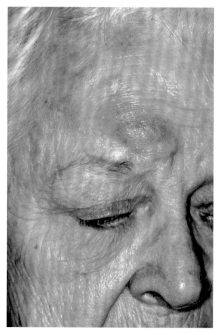

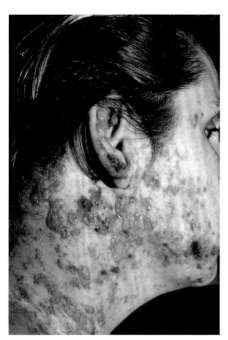

图 19.45　霍奇金
病患者的带状疱疹

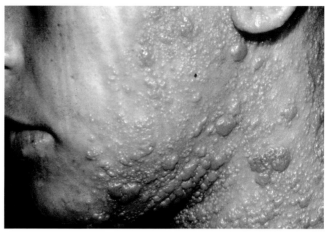

图 19.46　HIV 感染者的带状疱疹

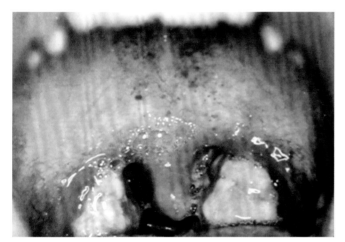

图 19.47　单核细胞增多症（*Courtesy Steven Binnick, MD*）

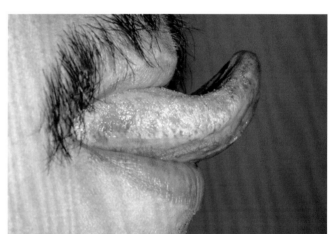

图 19.48　口腔毛状黏膜白斑

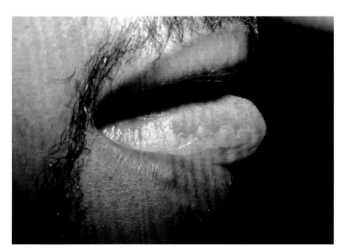

图 19.49　口腔毛状黏膜白斑

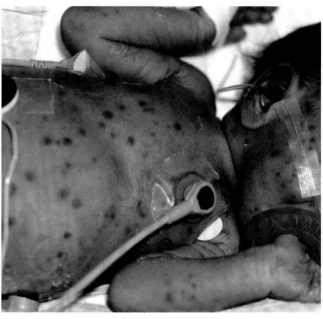

图 19.50　新生儿巨细胞病毒感染（*Courtesy Paul Honig, MD*）

安德鲁斯临床皮肤病图谱

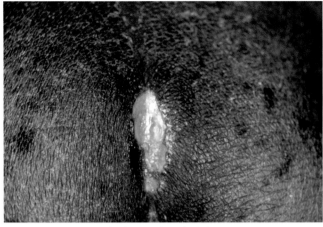

图 19.51 HIV 感染者的巨细胞病毒溃疡

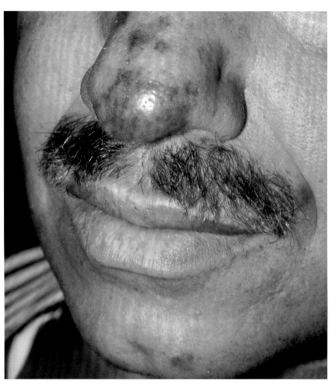

图 19.52 HIV 感染者的 Kaposi 肉瘤

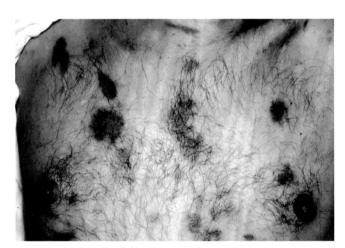

图 19.53 HIV 感染者的 Kaposi 肉瘤

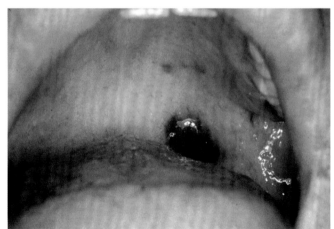

图 19.54 HIV 感染者的 Kaposi 肉瘤

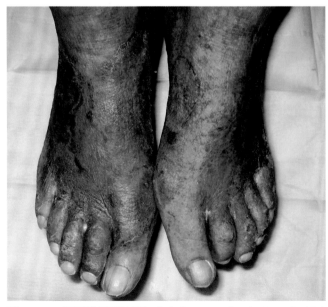

图 19.55 坏死松解型肢端红斑 (*Courtesy Carrie Kovarik, MD*)

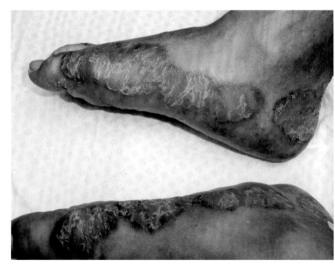

图 19.56 坏死松解型肢端红斑 (*Courtesy Scott Norton, MD*)

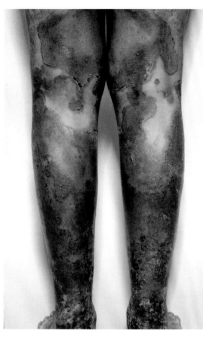

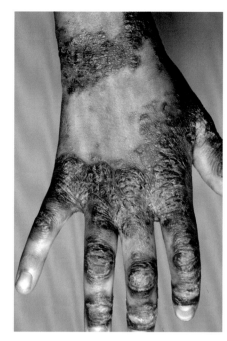

图 19.57　坏死松解型肢端红斑（首次发表：Hivnor CM, Yan AC, Junkins-Hopkins JM, Honig PJ: Nercrolytic acral erythema. J Am AcadDermatol 2004: 50: S121-124）

图 19.58　坏死松解型肢端红斑（首次发表：Hivnor CM, Yan AC, Junkins-Hopkins JM, Honig PJ: Nercrolytic acral erythema. J Am AcadDermatol 2004: 50: S121-124）

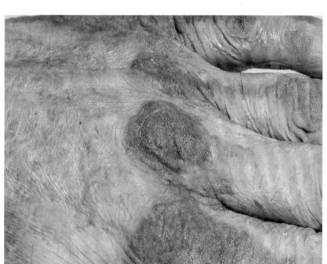

图 19.59　坏死松解型肢端红斑

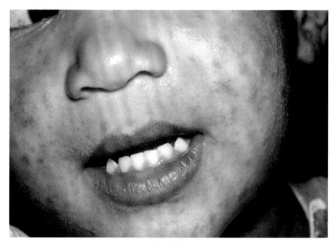

图 19.60　Gianotti-Crosti 综合征（Courtesy Curt Samlaska, MD）

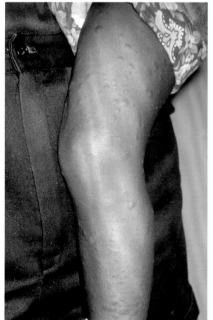

图 19.61　Gianotti-Crosti 综合征

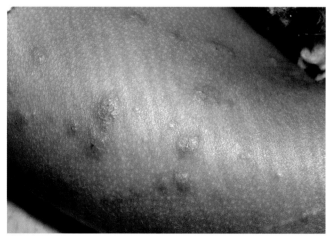

图 19.62　Gianotti-Crosti 综合征（Courtesy Curt Samlaska, MD）

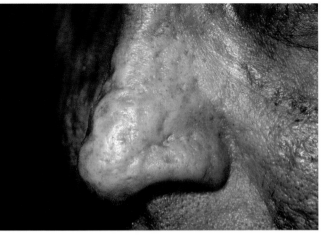

图 19.63　天花瘢痕（*Courtesy Steven Binnick, MD*）

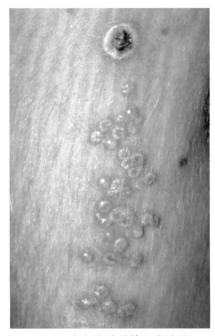

图 19.64　牛痘接种后的自身接种

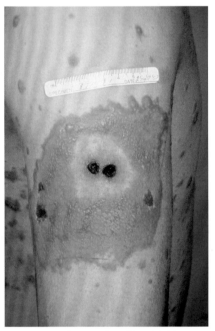

图 19.65　牛痘接种处的反应性红斑

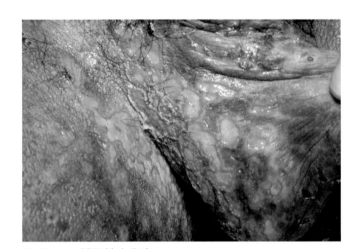

图 19.66　播散性牛痘疹

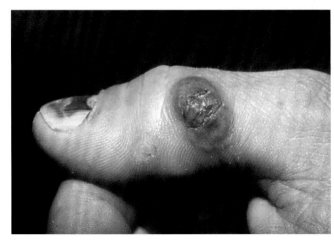

图 19.67　羊痘

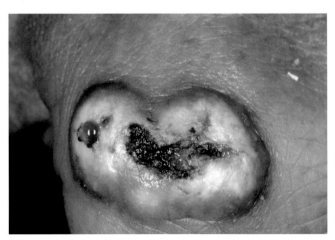

图 19.68　挤奶人结节

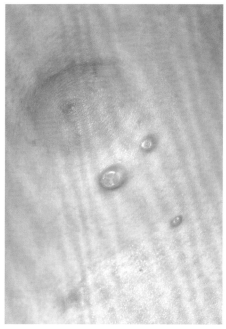

图 19.69　传染性软疣（*Courtesy Steven Binnick, MD*）

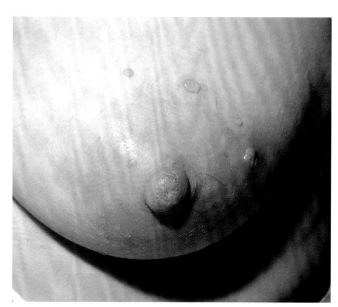

图 19.70　传染性软疣（*Courtesy Steven Binnick, MD*）

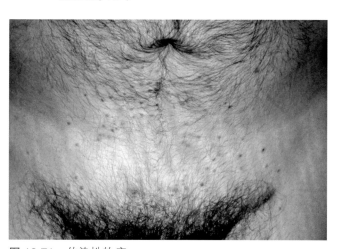

图 19.71　传染性软疣

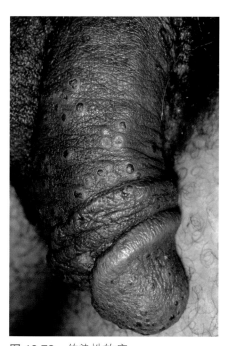

图 19.72　传染性软疣

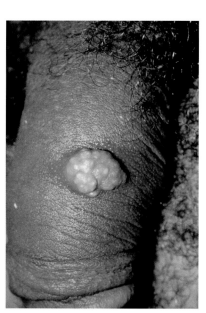

图 19.73　巨大的传染性软疣

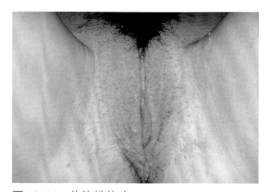

图 19.74　传染性软疣

247

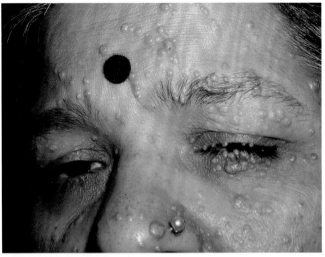

图 19.75　巨大的传染性软疣（ *Courtesy ShyamVerma, MBBS, DVD* ）

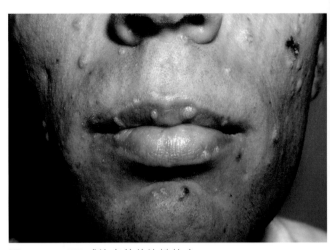

图 19.76　HIV 感染者的传染性软疣

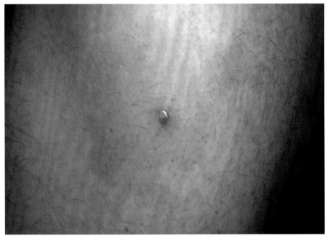

图 19.77　软疣皮炎

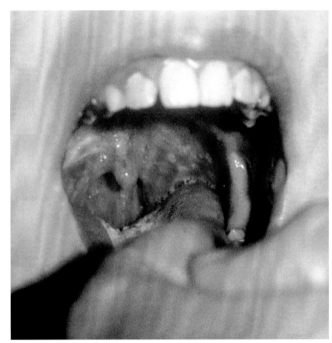

图 19.78　疱疹性咽峡炎

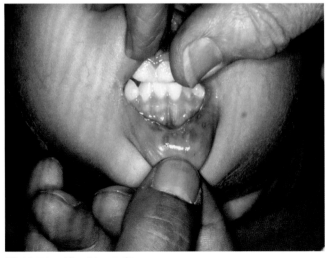

图 19.79　手 - 足 - 口病

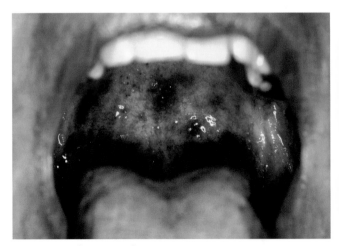

图 19.80　手 - 足 - 口病

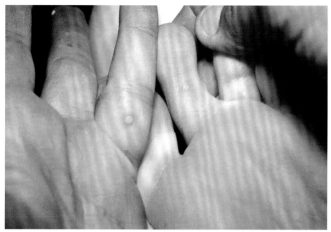

图 19.81 手 - 足 - 口病（*Courtesy Steven Binnick, MD*）

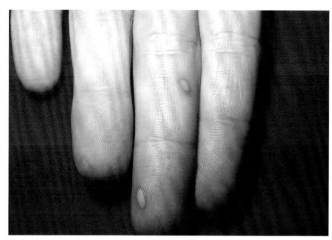

图 19.82 手 - 足 - 口病（*Courtesy Steven Binnick, MD*）

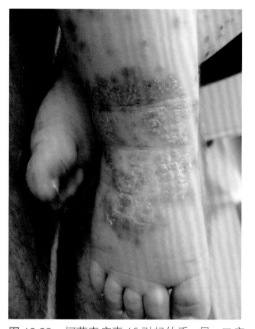

图 19.83 柯萨奇病毒 A6 引起的手 - 足 - 口病

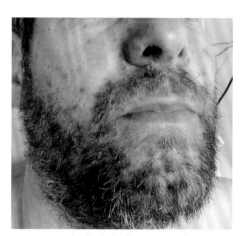

图 19.84 柯萨奇病毒 A6 引起的手 - 足 - 口病

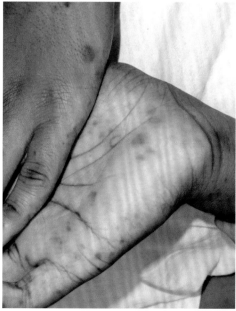

图 19.85 柯萨奇病毒 A6 引起的手 - 足 - 口病（*Courtesy Scott Norton, MD*）

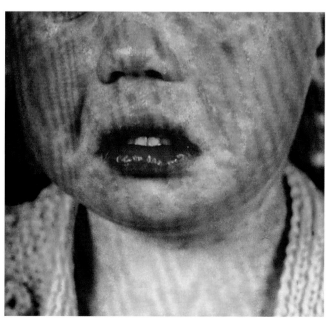

图 19.86 麻疹

安德鲁斯临床皮肤病图谱

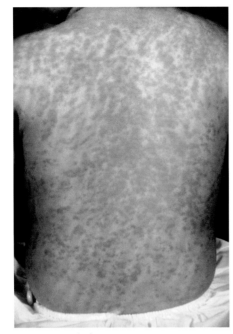

图 19.87　麻疹

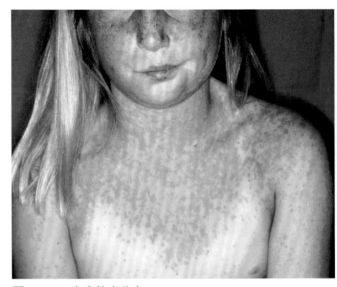

图 19.88　麻疹的光分布

图 19.90　风疹

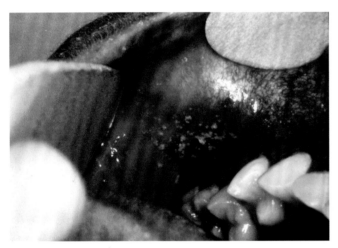

图 19.89　Koplik 斑

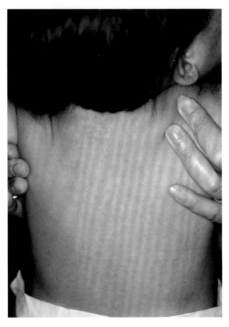

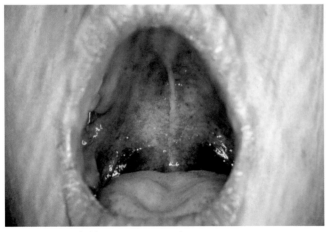

图 19.91　风疹的 Forschheimer 斑

图 19.92　儿童不对称性曲侧周围疹

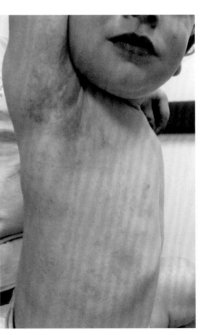

图 19.94　传染性红斑

19

病毒性疾病

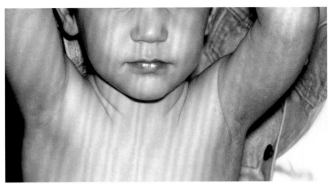

图 19.93　儿童不对称性屈侧周围疹（*Courtesy Steven Binnick, MD*）

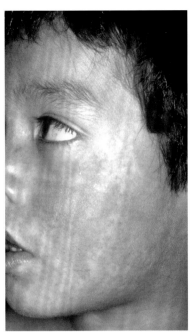

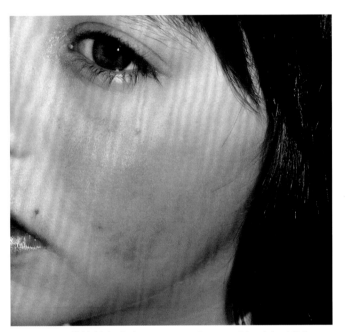

图 19.95　传染性红斑（*Courtesy Steven Binnick, MD*）

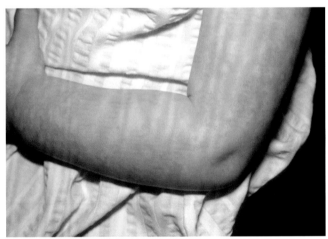

图 19.96　传染性红斑（*Courtesy Steven Binnick, MD*）

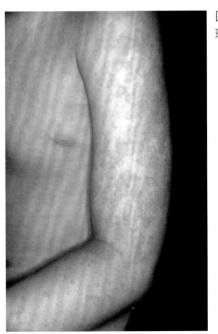

图 19.97　传染性红斑

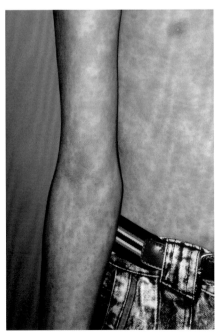

图 19.98　传染性红斑（*Courtesy Curt Samlaska, MD*）

安德鲁斯临床皮肤病图谱

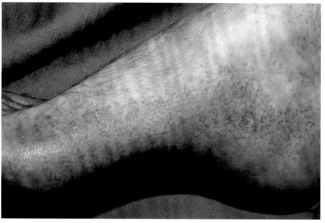

图 19.99　紫癜性手套 - 袜套综合征

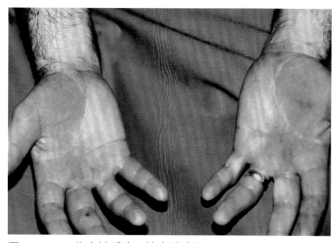

图 19.100　紫癜性手套 - 袜套综合征

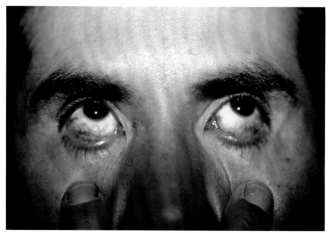

图 19.101　登革热

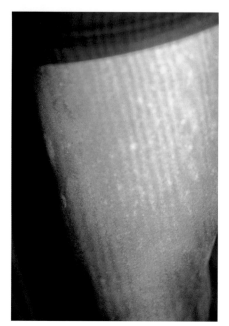

图 19.102　登革热

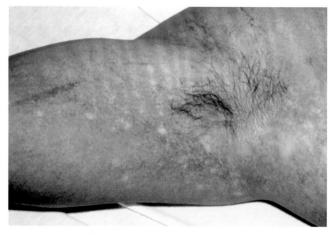

图 19.103　登革热

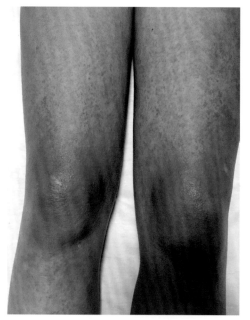

图 19.104　基孔肯雅热（*Courtesy Warren R. Heymann, MD*）

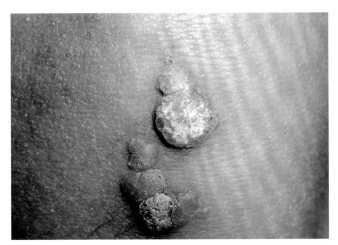

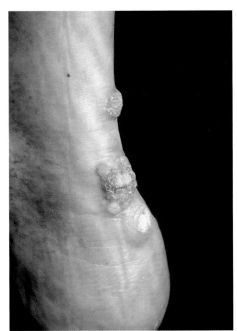

图 19.106 疣
（ Courtesy
Steven Binnick,
MD ）

图 19.105 疣（ Courtesy Steven Binnick, MD ）

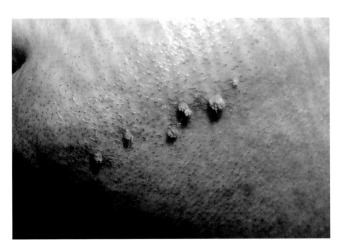

图 19.107 疣

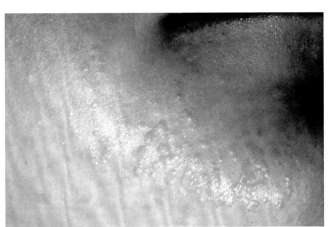

图 19.108 扁平疣

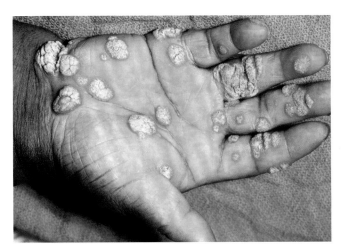

图 19.109 疣

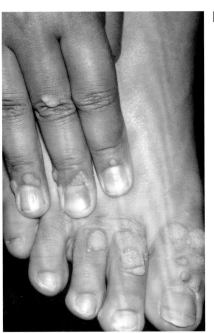

图 19.110 疣

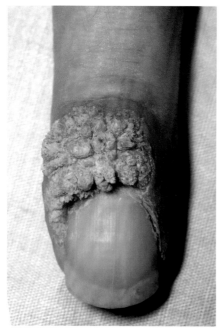

图 19.111 甲周疣（*Courtesy Steven Binnick, MD*）

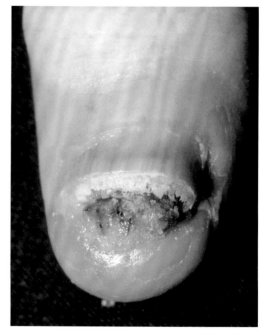

图 19.112 甲下疣（*Courtesy Curt Samlaska, MD*）

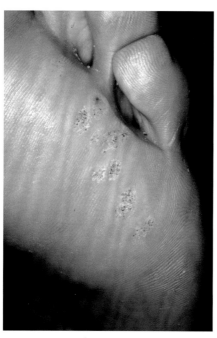

图 19.113 跖疣

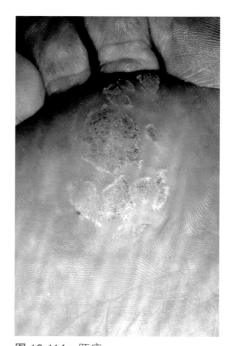

图 19.114 跖疣

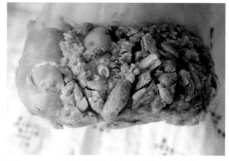

图 19.115 胃肠道淋巴管瘤患者的泛发性疣

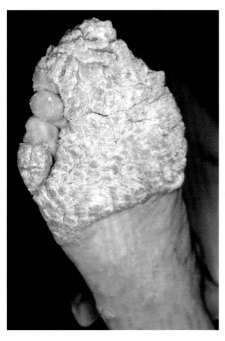

图 19.116 发生在免疫缺陷如 WHIM 和 DOCK8 患者身上的泛发性疣

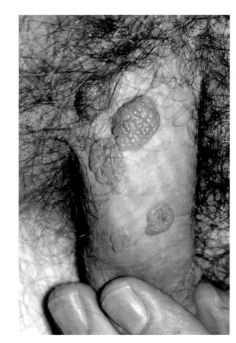

图 19.117 尖锐湿疣（*Courtesy Steven Binnick, MD*）

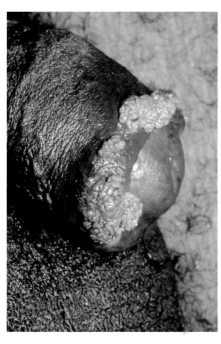

图 19.118 尖锐湿疣（*Courtesy Steven Binnick, MD*）

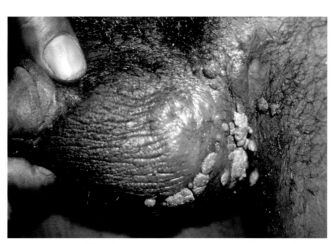

图 19.119 尖锐湿疣（*Courtesy Steven Binnick, MD*）

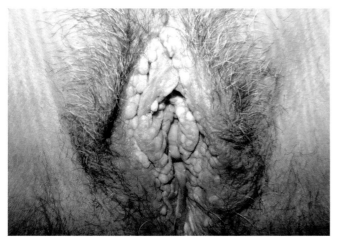

图 19.120 尖锐湿疣（*Courtesy Steven Binnick, MD*）

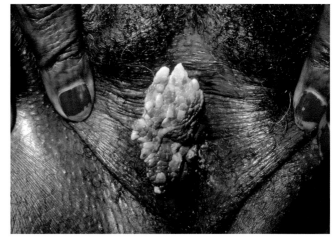

图 19.121 尖锐湿疣

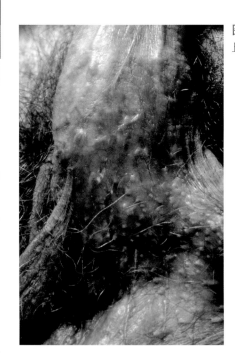

图 19.122　鲍温样丘疹病

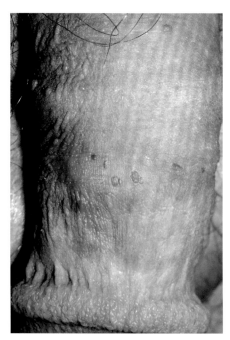

图 19.123　鲍温样丘疹病（*Courtesy Steven Binnick, MD*）

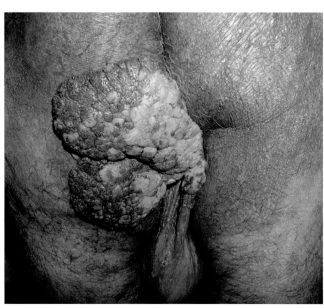

图 19.124　巨大尖锐湿疣（Buschke-Lowenstein 瘤）（*Courtesy ShyamVerma, MBBS, DVD*）

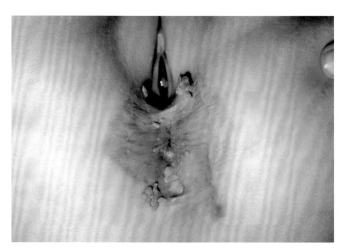

图 19.125　儿童生殖器疣

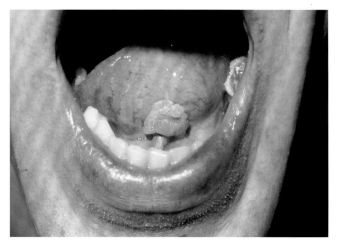

图 19.126　口部疣

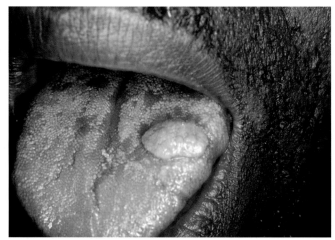

图 19.127　口部疣

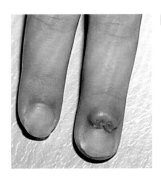

图 19.128　蚁冢状疣

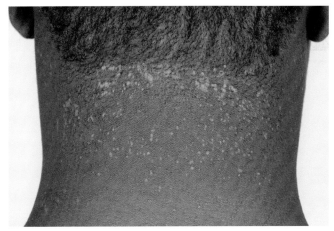

图 19.129　HIV 感染者的疣状表皮发育不良

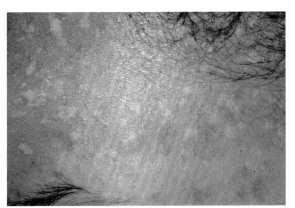

图 19.130　HIV 感染者的疣状表皮发育不良

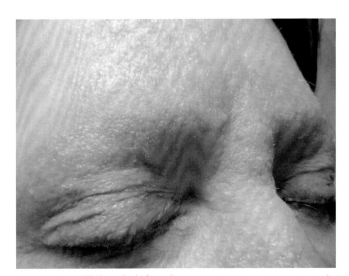

图 19.131　棘状毛发发育不良（*Courtesy Kari Wanat, MD*）

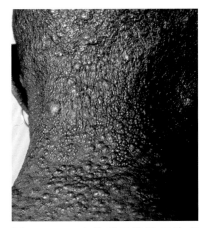

图 19.132　人类嗜 T 淋巴细胞病毒 -1（HTLV-1）皮病（*Courtesy Alain Rook, MD*）

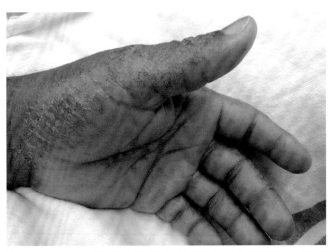

图 19.133　人类嗜 T 淋巴细胞病毒 -1（HTLV-1）皮病（*Courtesy Robert Micheletti, MD*）

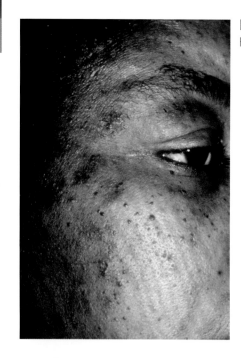

图 19.134 初期 HIV 感染

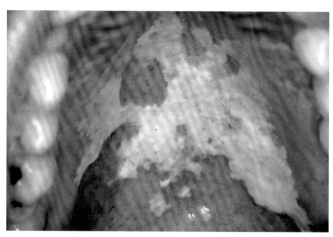

图 19.135 HIV 感染者的鹅口疮（*Courtesy Steven Binnick, MD*）

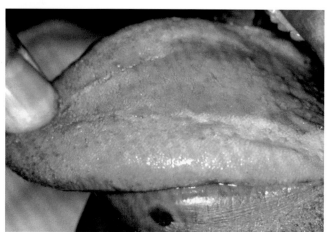

图 19.136 HIV 感染者的鹅口疮和已愈合的下疳

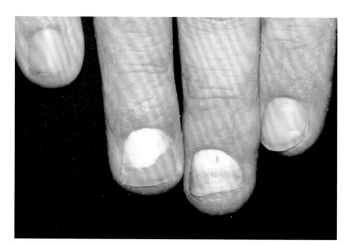

图 19.137 HIV 感染者的近端白色甲真菌病

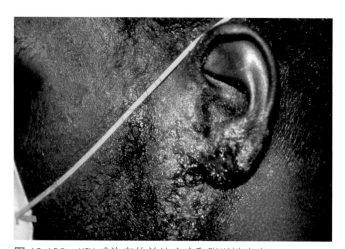

图 19.138 HIV 感染者的单纯疱疹和脂溢性皮炎

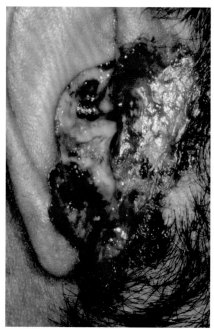

图 19.139 HIV 感染者的慢性单纯疱疹

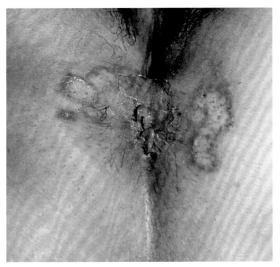

图 19.140　HIV 感染者的慢性溃疡性单纯疱疹

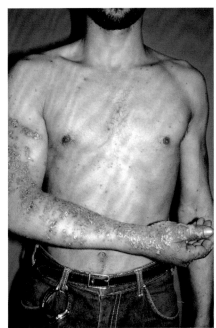

图 19.141　HIV 感染者的带状疱疹

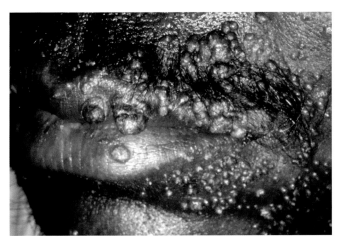

图 19.142　HIV 感染者的传染性软疣

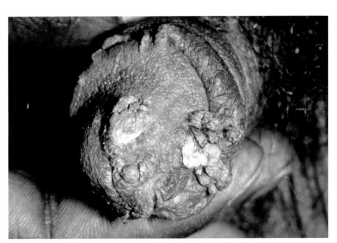

图 19.143　HIV 感染者的尖锐湿疣

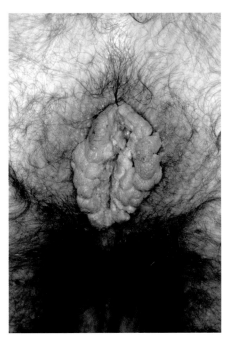

图 19.144　HIV 感染者的尖锐湿疣

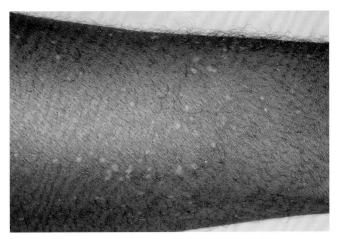

图 19.145　HIV 感染者的疣状表皮发育不良（*Courtesy Scott Norton, MD*）

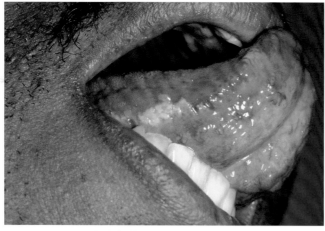

图 19.146　HIV 感染者的口腔毛状黏膜白斑

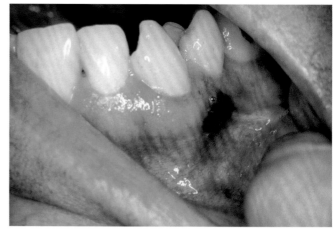

图 19.147　HIV 感染者的口腔 Kaposi 肉瘤

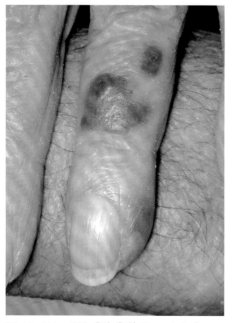

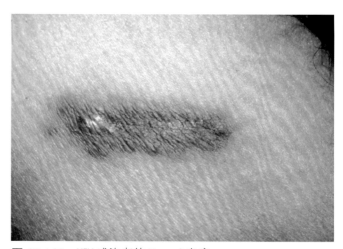

图 19.149　HIV 感染者的 Kaposi 肉瘤

图 19.148　HIV 感染者的 Kaposi 肉瘤

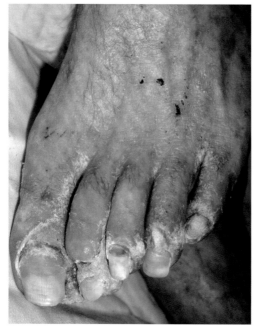

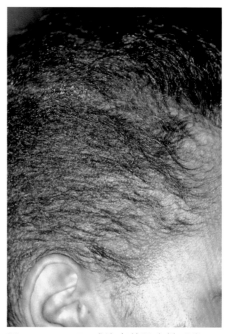

图 19.150　HIV 感染者的结痂性疥疮

图 19.151　HIV 感染者的强直性毛发

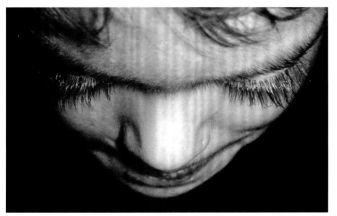

图 19.152　HIV 感染者的长睫毛

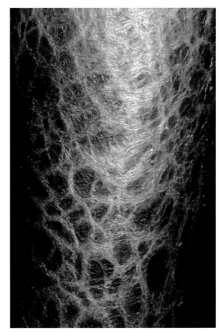

图 19.153　HIV 感染者的获得性鱼鳞病

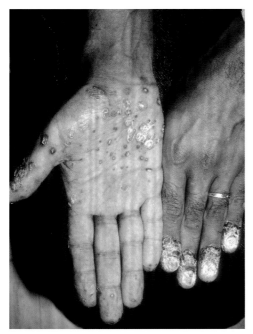

图 19.154　HIV 感染者的反应性关节炎

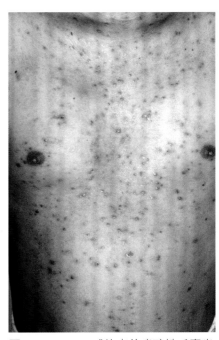

图 19.155　HIV 感染者的嗜酸性毛囊炎

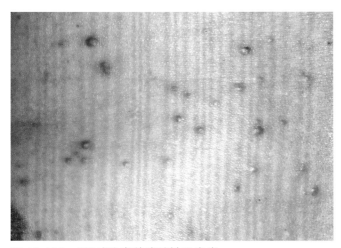

图 19.156　HIV 感染者的嗜酸性毛囊炎

（王媛 译，马川、李薇薇 校）　261

20 寄生虫感染、螫伤和叮咬

寄生虫叮咬和感染具有多种皮损表现，包括丘疹、水疱、抓痕和荨麻疹样皮损。臭虫叮咬常累及手臂，且临床表现为结节性痒疹。皮肤活检表现为楔形血管周围淋巴样浸润、内皮肿胀和嗜酸性粒细胞，提示诊断正确。

皮肤幼虫移行症表现为线状红斑损害。虫体位于病变边缘的前头，因为皮肤反应是对生物体的迟发型免疫反应。

识别节肢动物在医学上的重要性对于评估媒介传播疾病的风险和指导管理至关重要。皮肤通常受到外在寄生虫和体内寄生虫的影响，本章将为识别一些最重要的生物体提供指导。

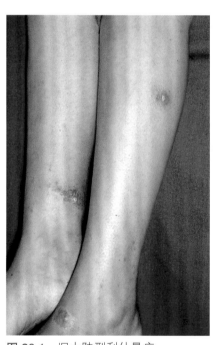

图 20.1 旧大陆型利什曼病

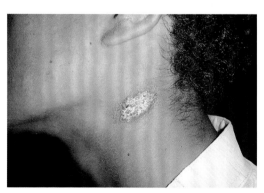

图 20.3 旧大陆型利什曼病

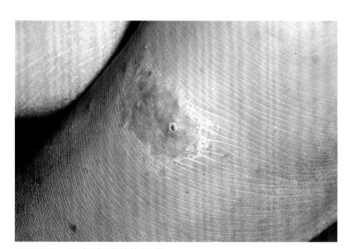

图 20.2 旧大陆型利什曼病

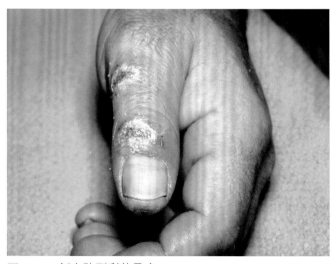

图 20.4 新大陆型利什曼病

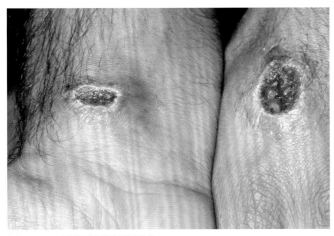

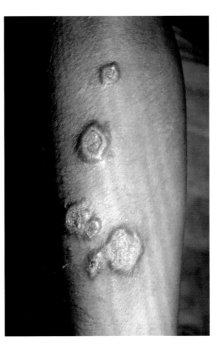

图 20.6 新大陆型利什曼病

20

寄生虫感染、螫伤和叮咬

图 20.5 新大陆型利什曼病

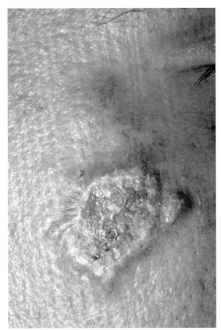

图 20.7 新大陆型利什曼病

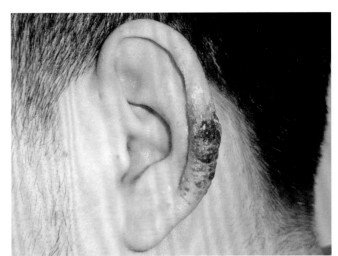

图 20.8 新大陆型利什曼病（ *Courtesy Scott Norton, MD* ）

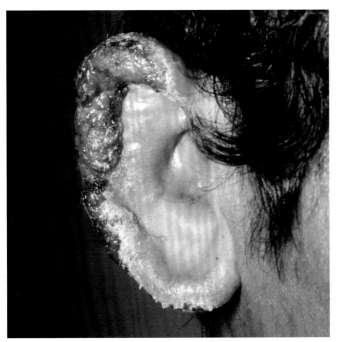

图 20.9 新大陆型利什曼病

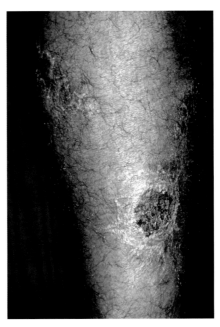

图 20.10 新大陆型利什曼病

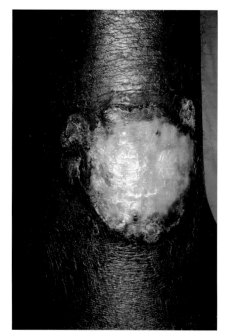

图 20.11　新大陆型利什曼病

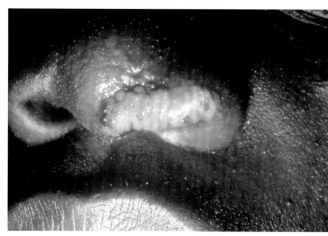

图 20.12　皮肤黏膜利什曼病，与图 20.11 相同患者

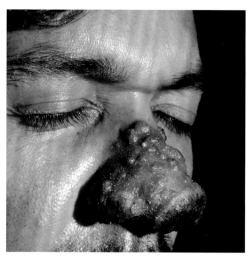

图 20.13　皮肤黏膜利什曼病

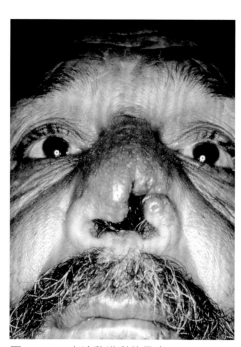

图 20.14　皮肤黏膜利什曼病

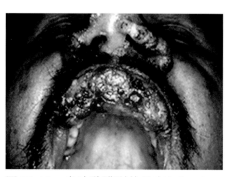

图 20.15　皮肤黏膜利什曼病（*Courtesy Lauro de Souza Lima Institute, Brazil*）

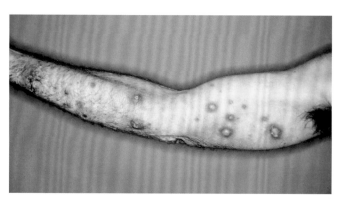

图 20.16　弥漫性皮肤利什曼病

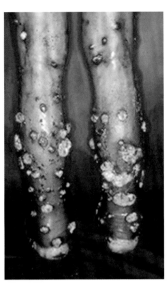

图 20.17　弥漫性皮肤利什曼病（Courtesy Lauro de Souza Lima Institute, Brazil）

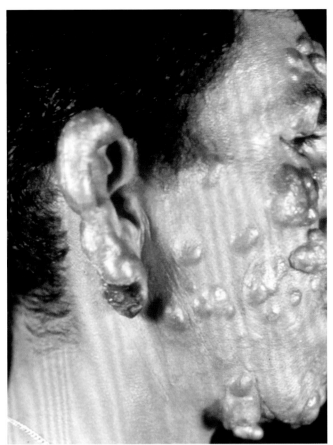

图 20.18　弥漫性皮肤利什曼病

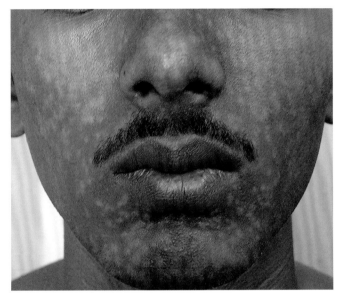

图 20.19　黑热病后皮肤利什曼病（Courtesy Debabrata Bandyopadhyay, MD）

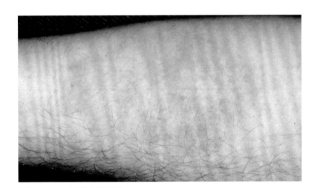

图 20.20　锥蝽叮咬

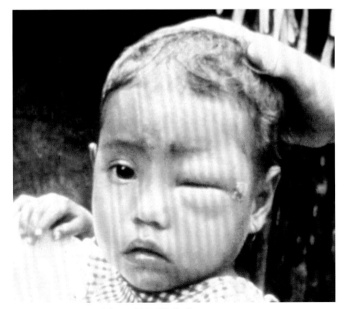

图 20.21　罗曼纳征，美洲锥虫病

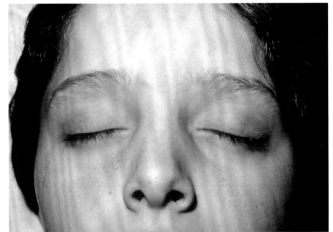

图 20.22　弓形体病。注意眼睑红斑（Courtesy Steven Binnick, MD）

安德鲁斯临床皮肤病图谱

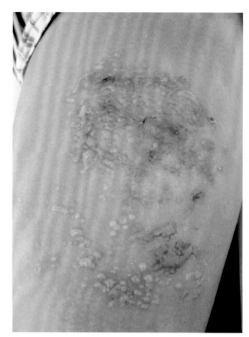

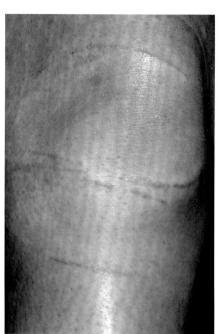

图 20.24　水母皮炎（*Courtesy Steven Binnick, MD*）

图 20.23　葡萄牙人战争皮炎（*Courtesy Rui Tavares Bello, MD*）

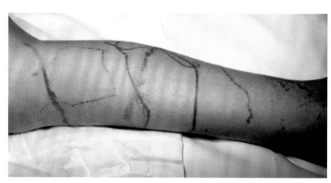

图 20.25　海黄蜂皮炎（*Courtesy Curt Samlaska, MD*）

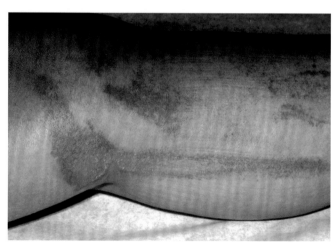

图 20.26　愈合的水母皮炎（*Courtesy Steven Binnick, MD*）

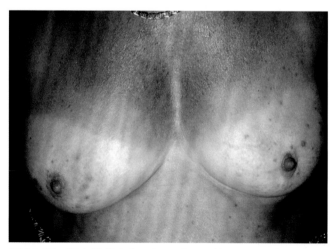

图 20.27　海水浴疹（*Courtesy Scott Norton, MD*）

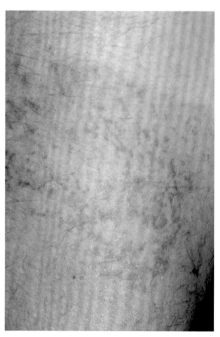

图 20.28　火珊瑚皮炎（*Courtesy Steven Binnick, MD*）

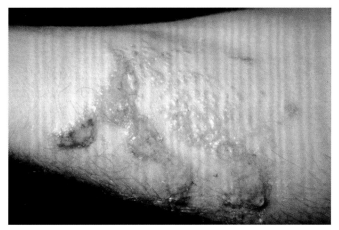

图 20.29 珊瑚肉芽肿

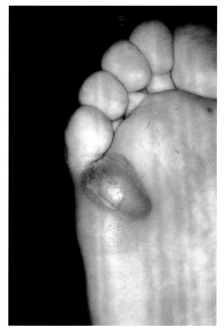

图 20.30 海胆刺伤（*Courtesy Scott Norton, MD*）

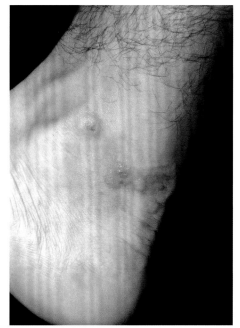

图 20.31 海胆肉芽肿（*Courtesy Steven Binnick, MD*）

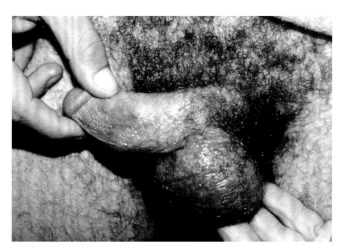

图 20.32 海藻皮炎（*Courtesy Curt Samlaska, MD*）

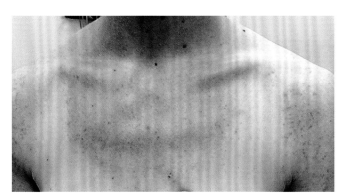

图 20.33 游泳者痒病（*Courtesy Camille Introcaso, MD*）

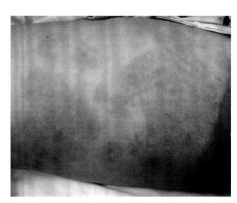

图 20.34 片山钉螺热相关皮炎（*Courtesy Scott Norton, MD*）

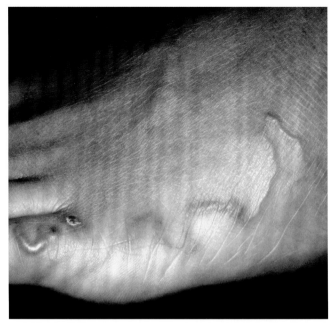

图 20.35 皮肤幼虫移行症

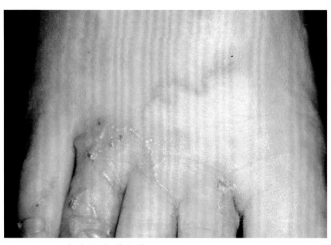

图 20.36 皮肤幼虫移行症

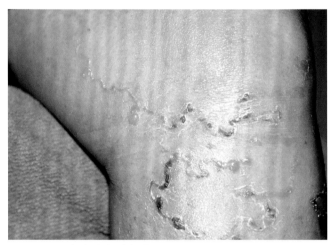

图 20.37 皮肤幼虫移行症

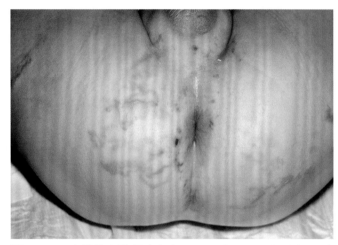

图 20.38 皮肤幼虫移行症（*Courtesy Steven Binnick, MD*）

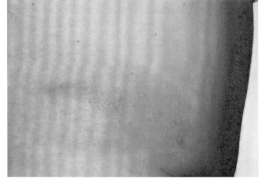

图 20.39 颚口线虫病（*Courtesy Scott Norton, MD*）

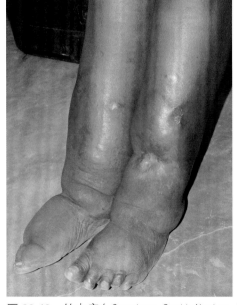

图 20.40 丝虫病（*Courtesy Scott Norton, MD*）

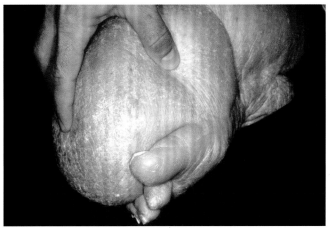

图 20.41　丝虫病

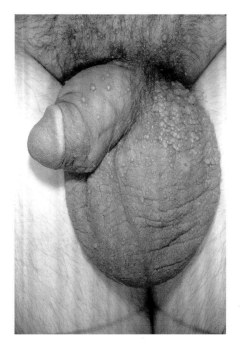

图 20.42　丝虫病

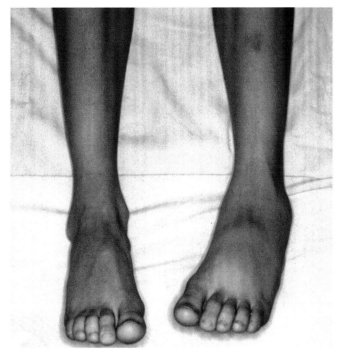

图 20.43　卡拉巴丝虫肿块（*Courtesy Curt Samlaska, MD*）

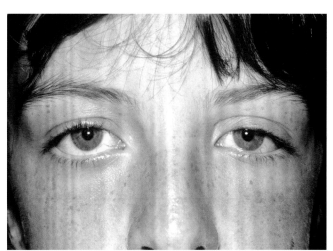

图 20.44　罗阿丝虫病；寄生虫在患者的左上眼睑（*Courtesy Curt Samlaska, MD*）

图 20.45　有急性丘疹发作的盘尾丝虫病

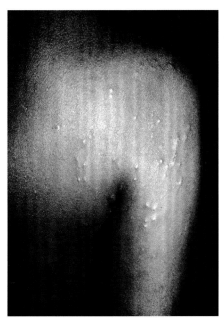

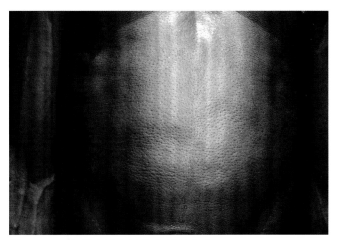

图 20.46　有橘皮样水肿的盘尾丝虫病

安德鲁斯临床皮肤病图谱

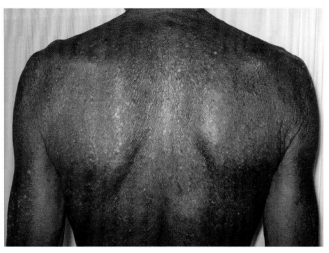

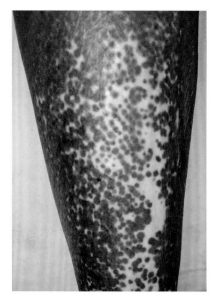

图 20.48　有 色 素 异 常 的 盘 尾 丝 虫 病（*Courtesy Scott Norton, MD*）

图 20.47　有丘疹和色素异常的盘尾丝虫病（*Courtesy Scott Norton, MD*）

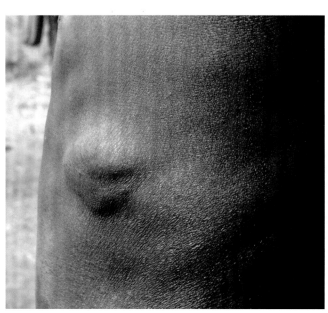

图 20.49　盘尾丝虫病

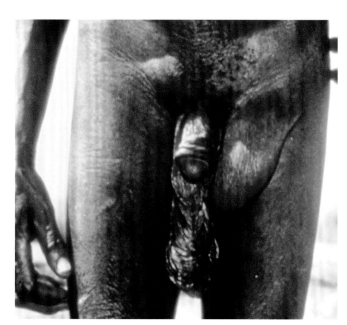

图 20.50　有腹股沟悬吊的盘尾丝虫病

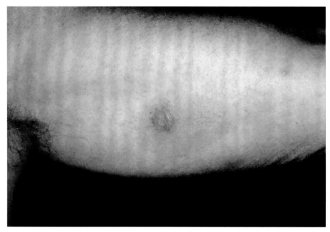

图 20.51　昆虫叮咬

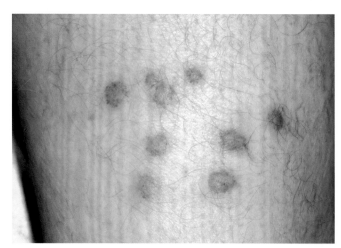

图 20.52　昆虫叮咬

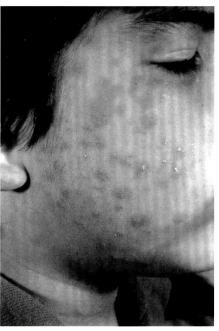

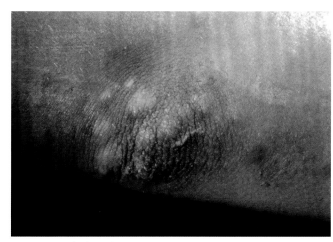

图 20.54　臭虫叮咬

图 20.53　臭虫叮咬

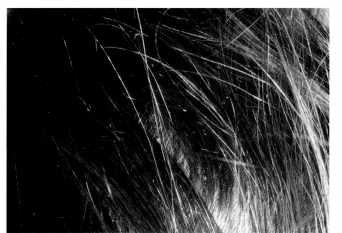

图 20.55　头虱病

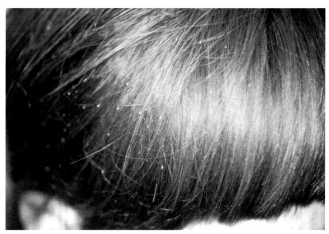

图 20.56　头虱病

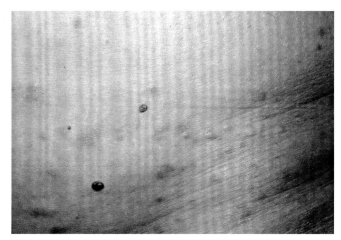

图 20.57　体虱病

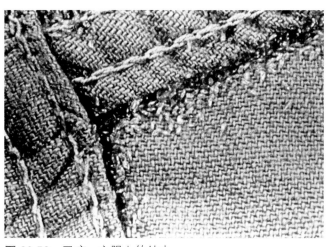

图 20.58　虱病；衣服上的幼虫

271

安德鲁斯临床皮肤病图谱

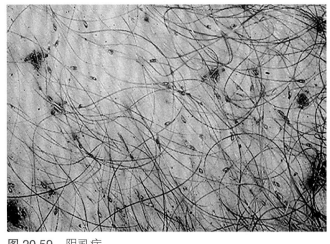

图 20.59　阴虱病

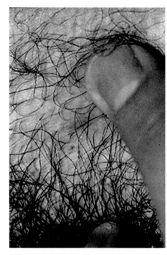

图 20.60　灰蓝色斑片

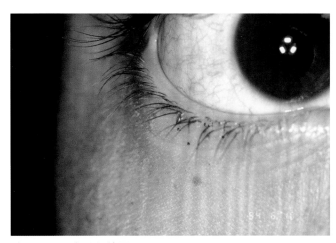

图 20.61　睫毛上的阴虱

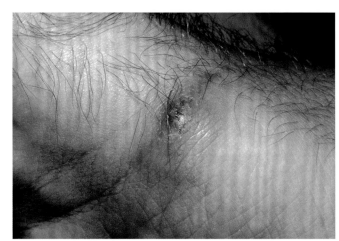

图 20.62　蝇蛆病（*Courtesy Steven Binnick, MD*）

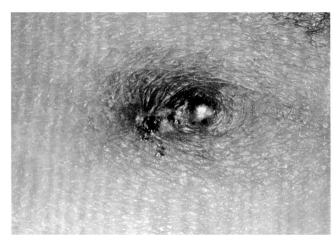

图 20.63　蝇蛆病

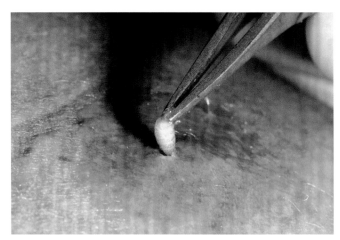

图 20.64　用软石蜡处理后提取幼虫

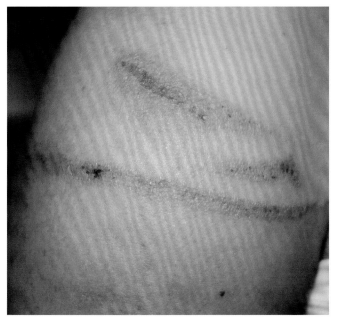

图 20.65 隐翅虫皮炎（甲壳虫）（ *Courtesy Shyam Verma, MBBS, DVD* ）

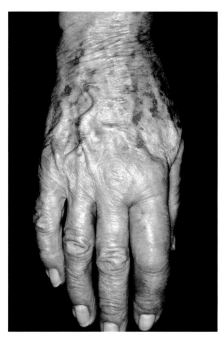

图 20.66 黄蜂螫伤

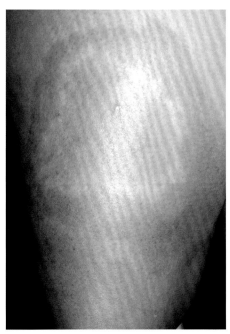

图 20.67 蜜蜂螫伤（ *Courtesy Steven Binnick, MD* ）

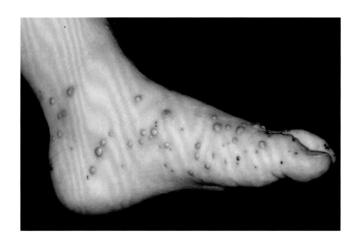

图 20.68 火蚁螫伤

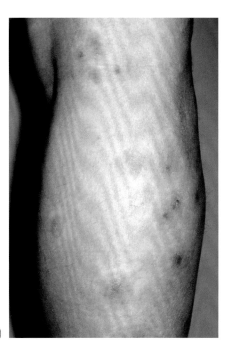

图 20.69 跳蚤叮咬（ *Courtesy Curt Samlaska, MD* ）

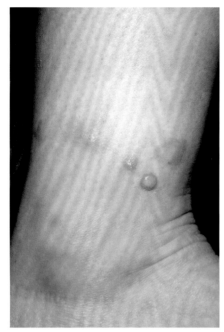

图 20.70 跳蚤叮咬

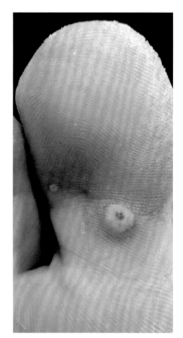

图 20.71 沙蚤病（*Courtesy Catherine Quirk, MD*）

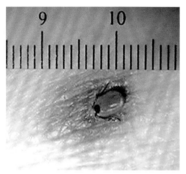

图 20.72 蜱叮咬

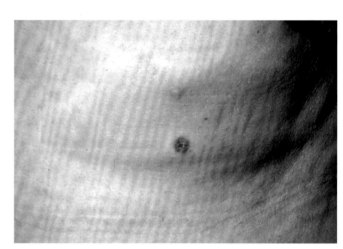

图 20.73 蜱叮咬部位

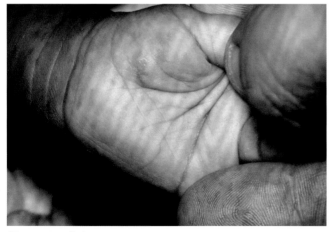

图 20.74 疥疮

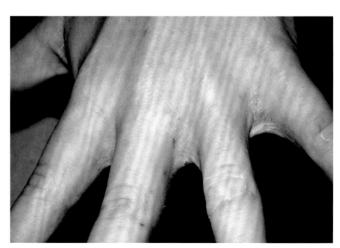

图 20.75 疥疮

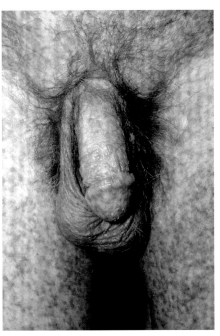

图 20.76　疥疮

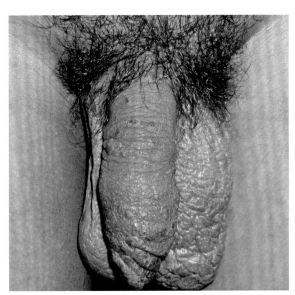

图 20.77　疥疮（*Courtesy Shyam Verma, MBBS, DVD*）

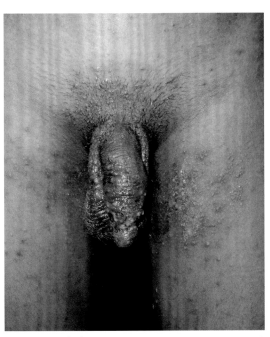

图 20.78　疥疮（*Courtesy Shyam Verma, MBBS, DVD*）

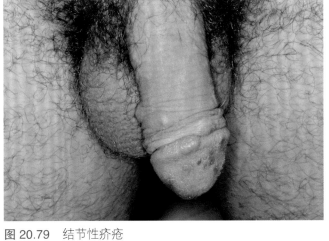

图 20.79　结节性疥疮

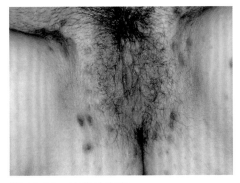

图 20.80　结节性疥疮

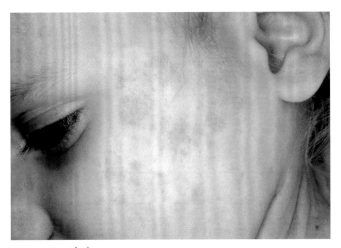

图 20.81　疥疮

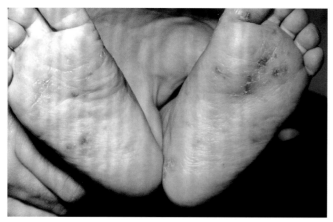

图 20.82　疥疮

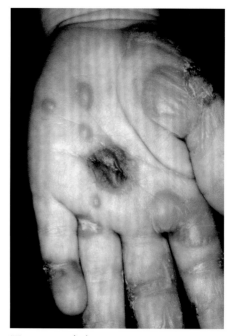

图 20.83　疥疮

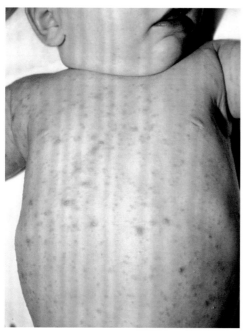

图 20.84　疥疮

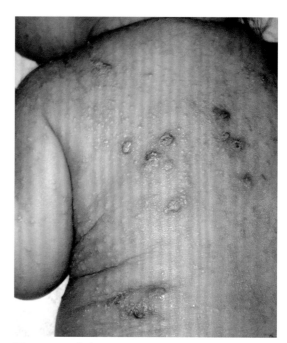

图 20.85　疥疮

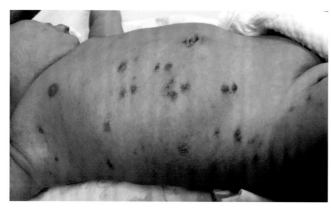

图 20.86　疥疮

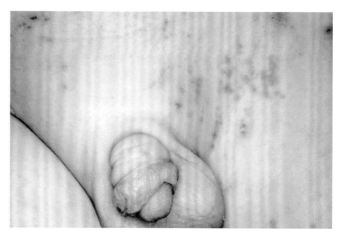

图 20.87　疥疮

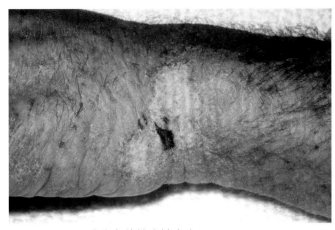

图 20.88　HIV 感染者的结痂性疥疮

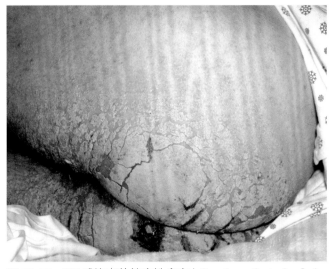

图 20.89　HIV 感染者的结痂性疥疮（*Courtesy Curt Samlaska, MD*）

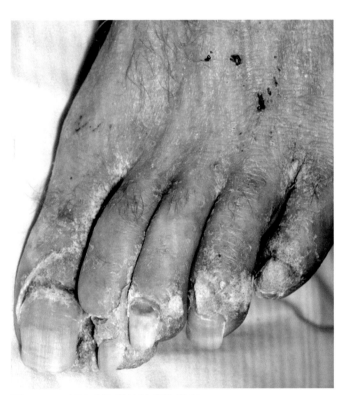

图 20.90　HIV 感染者的结痂性疥疮

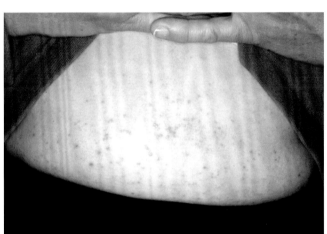

图 20.91　姬螯螨属的疥螨咬伤（*Courtesy Scott Norton, MD*）

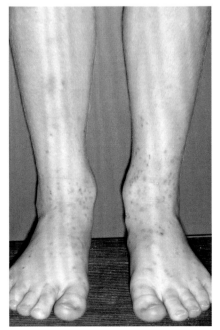

图 20.92　恙螨咬伤

安德鲁斯临床皮肤病图谱

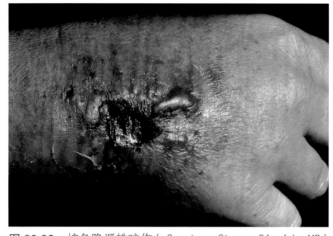

图 20.93　棕色隐遁蛛咬伤（*Courtesy Steven Binnick, MD*）

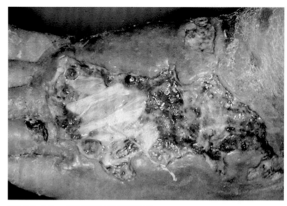

图 20.94　棕色隐遁蛛咬伤

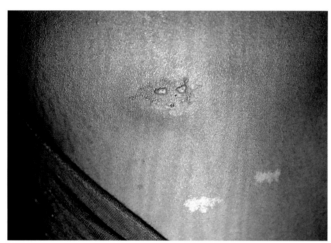

图 20.95　蜘蛛咬伤

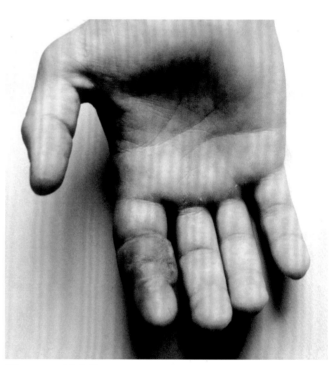

图 20.96　蛇咬伤

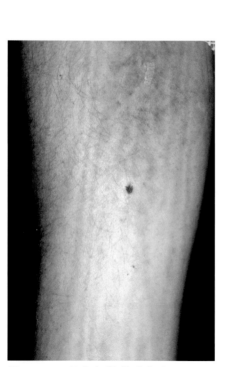

图 20.97　鲁塞尔蝰蛇咬伤（*Courtesy Scott Norton, MD*）

（陈诗翔 译，马川、李薇薇 校）

慢性水疱性皮肤病

免疫性大疱病可表现为荨麻疹样皮损、水疱、糜烂或脓疱。IgA介导的疾病以"珍珠链"样环形皮损为特征，在线状IgA大疱性皮病时表现为大疱性，但在IgA天疱疮时表现为脓疱或糜烂。类天疱疮的典型表现是荨麻疹样斑块或者红斑基础上形成紧张性水疱。寻常型天疱疮早期表现通常为口腔黏膜的糜烂，但是可进展为皮肤大范围的剥脱。与之相反，落叶型天疱疮表现为浅表糜烂和黏着性痂，其痂皮类似于干在碗底、被浸渍的玉米薄片。增殖型天疱疮的特征为局限性、潮湿堆积性结痂，有时布满脓疱。疱疹样皮炎表现为头皮后部、伸侧皮肤及臀部的剧烈瘙痒伴有表皮剥脱和糜烂。由于瘙痒剧烈以至于很难发现完整的水疱。本章将展示各种大疱性皮肤病的临床表现。

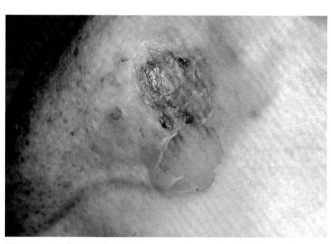

图21.1 寻常型天疱疮（*Courtesy Curt Samlaska, MD*）

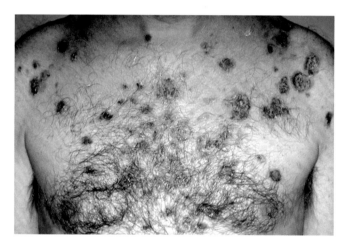

图21.2 寻常型天疱疮

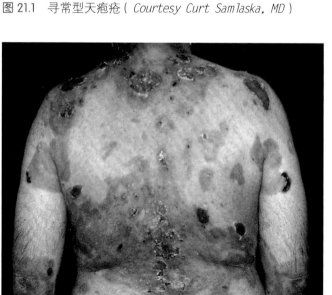

图21.3 寻常型天疱疮伴色素沉着

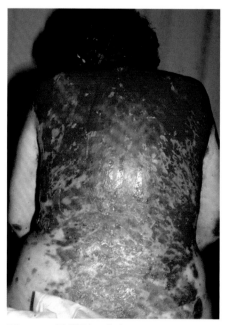

图21.4 寻常型天疱疮

279

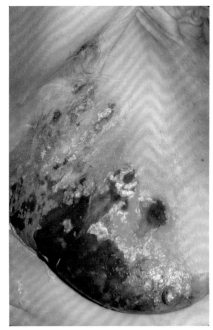

图 21.5　接受放射治疗后的寻常型天疱疮

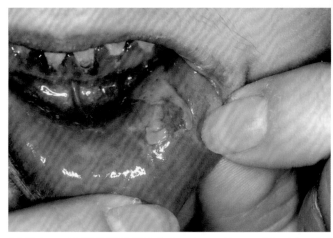

图 21.6　口腔寻常型天疱疮（*Courtesy Steven Binnick, MD*）

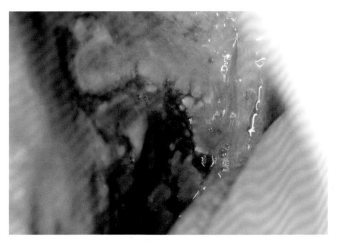

图 21.7　口腔寻常型天疱疮（*Courtesy Curt Samlaska, MD*）

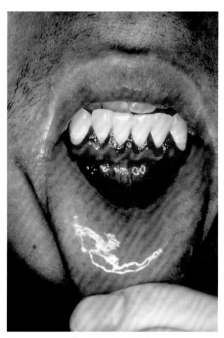

图 21.8　口腔寻常型天疱疮

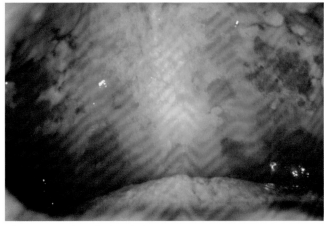

图 21.9　口腔寻常型天疱疮

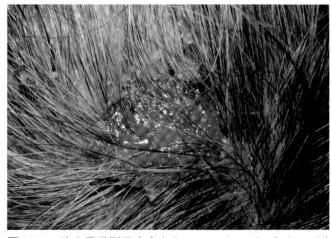

图 21.10　头皮寻常型天疱疮（*Courtesy Curt Samlaska, MD*）

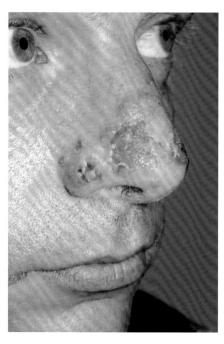

图 21.11 寻常型天疱疮（Courtesy Curt Samlaska, MD）

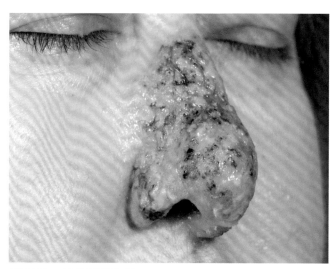

图 21.12 寻常型天疱疮

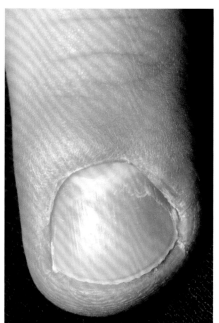

图 21.13 甲寻常型天疱疮，甲沟炎型

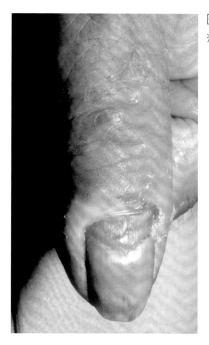

图 21.14 甲寻常型天疱疮，甲缺失型

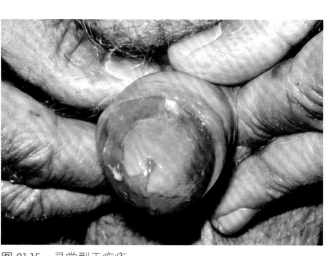

图 21.15 寻常型天疱疮

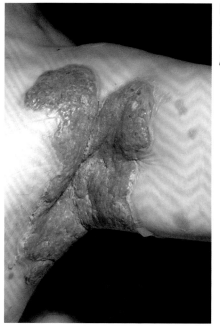

图 21.16 增殖型天疱疮（Courtesy Steven Binnick, MD）

安德鲁斯临床皮肤病图谱

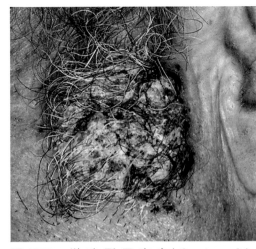

图 21.17 增殖型天疱疮（*Courtesy John Stanley, MD*）

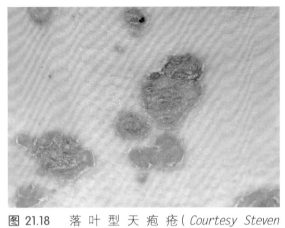

图 21.18 落叶型天疱疮（*Courtesy Steven Binnick, MD*）

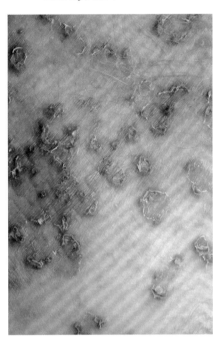

图 21.19 落叶型天疱疮

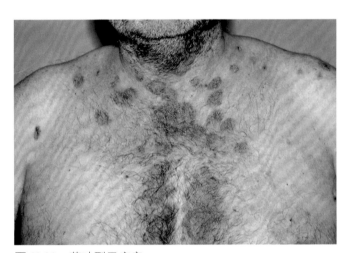

图 21.20 落叶型天疱疮

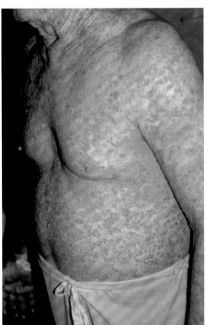

图 21.21 落叶型天疱疮

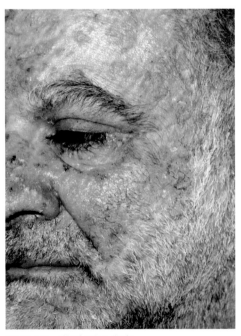

图 21.22 落叶型天疱疮

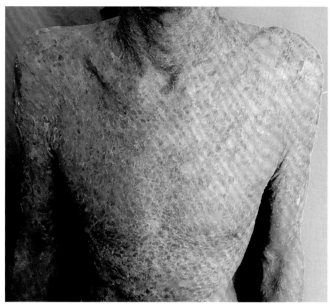

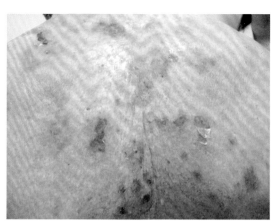

图 21.24 落叶型天疱疮（*Courtesy Dermatology Division, University of Campinas, Brazil*）

图 21.23 落叶型天疱疮（*Courtesy Debabrata Bandyopadhyay*）

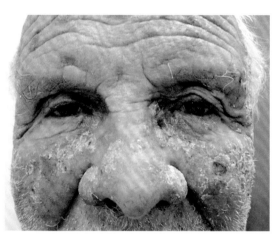

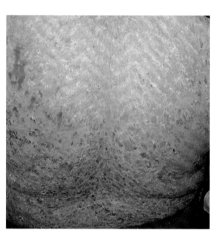

图 21.25 巴西落叶型天疱疮（*Courtesy Dermatology Division, University of Campinas, Brazil*）

图 21.26 巴西落叶型天疱疮（*Courtesy Dermatology Division, University of Campinas, Brazil*）

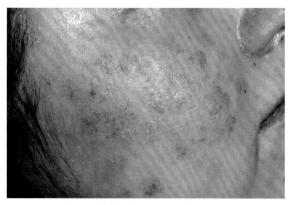

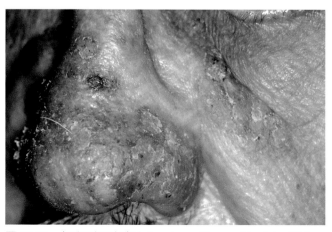

图 21.27 红斑样落叶型天疱疮（*Courtesy John Stanley, MD*）

图 21.28 红斑型天疱疮（*Courtesy Steven Binnick, MD*）

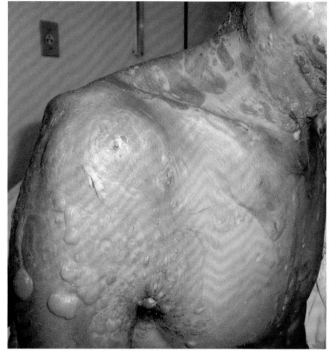

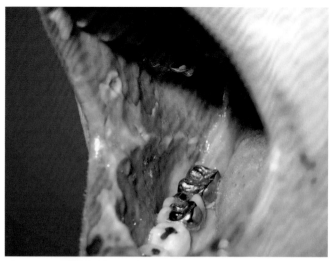

图 21.30 副肿瘤性天疱疮

图 21.29 副肿瘤性天疱疮。注意由转移性舌癌引起的颈部淋巴结肿大（*Courtesy Dermatology Division, University of Campinas, Brazil*）

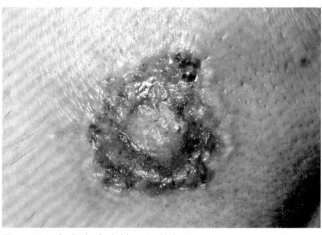

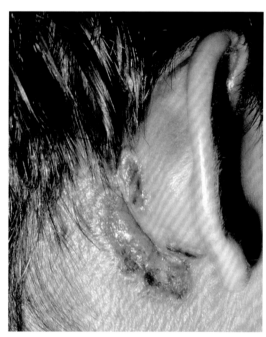

图 21.32 表皮内嗜中性 IgA 皮病（*Courtesy John Stanley, MD*）

图 21.31 表皮内嗜中性 IgA 皮病（*Courtesy John Stanley, MD*）

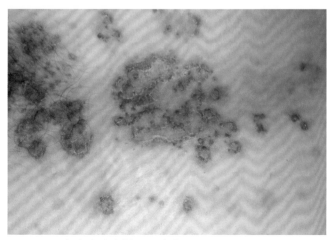

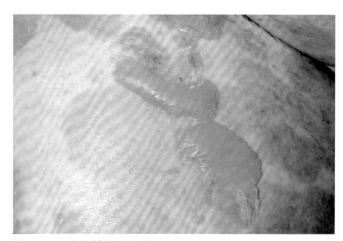

图 21.33 表皮内嗜中性 IgA 皮病

图 21.34 大疱性类天疱疮

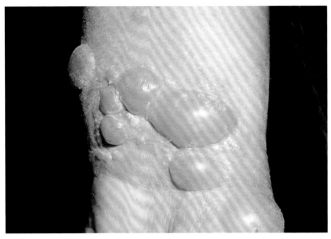

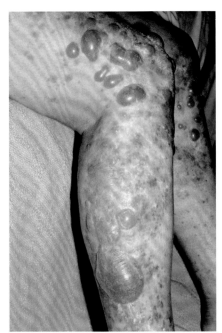

图 21.36 大疱性类
天疱疮

图 21.35 大疱性类天疱疮

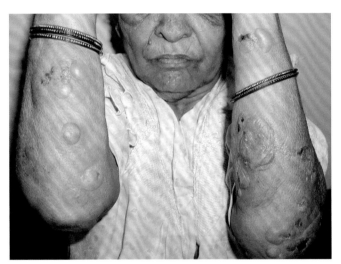

图 21.37 大疱性类天疱疮（*Courtesy Shyam Verma, MBBS, DVD*）

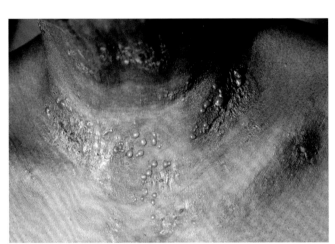

图 21.38 大疱性类天疱疮

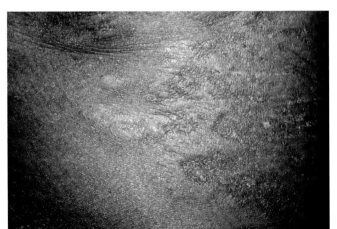

图 21.39 荨麻疹型大疱性类天疱疮

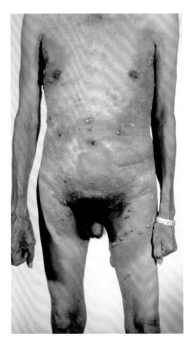

图 21.40 荨麻疹型大疱性
类天疱疮伴大疱

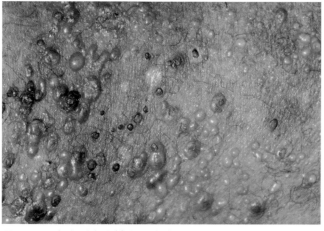

图 21.41 水疱型大疱性类天疱疮（*Courtesy Steven Binnick, MD*）

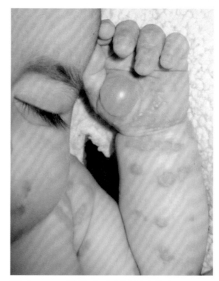

图 21.42 婴儿大疱性类天疱疮

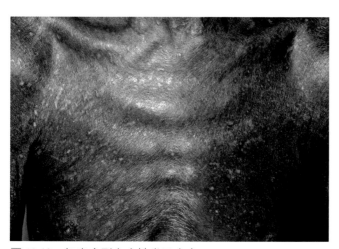

图 21.43 红皮病型大疱性类天疱疮

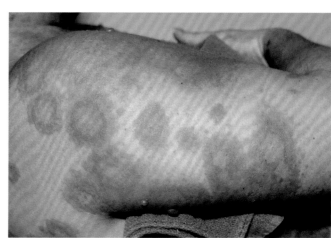

图 21.44 妊娠性类天疱疮

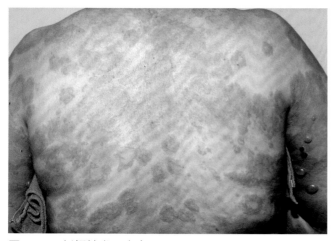

图 21.45 妊娠性类天疱疮

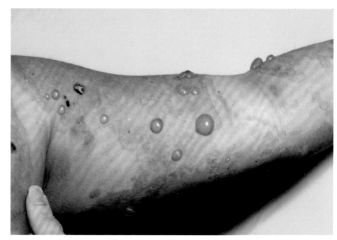

图 21.46 妊娠性类天疱疮

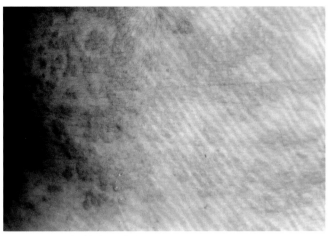

图 21.47　妊娠性类天疱疮（*Courtesy Ken Greer, MD*）

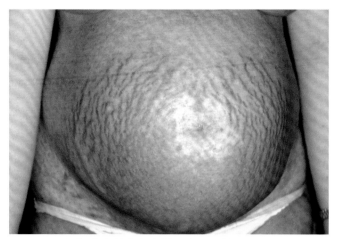

图 21.48　妊娠瘙痒性荨麻疹性丘疹及斑块

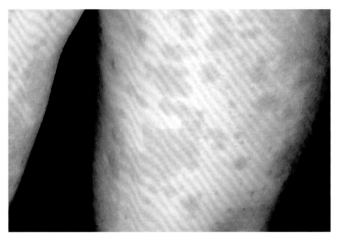

图 21.49　妊娠瘙痒性荨麻疹性丘疹及斑块

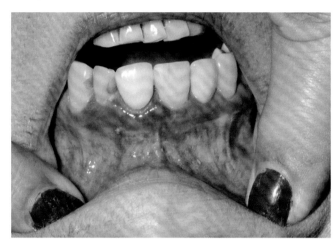

图 21.50　瘢痕性类天疱疮

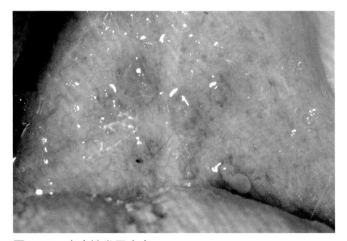

图 21.51　瘢痕性类天疱疮

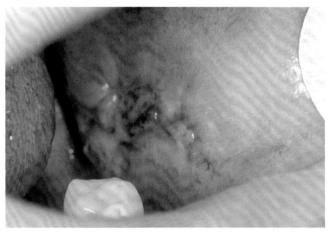

图 21.52　瘢痕性类天疱疮（*Courtesy Curt Samlaska, MD*）

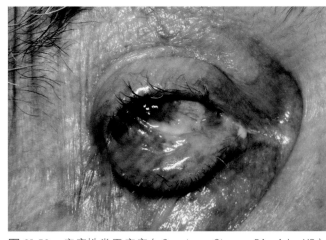

图 21.53　瘢痕性类天疱疮（*Courtesy Steven Binnick, MD*）

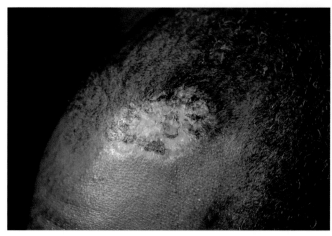

图 21.54　Brunsting-Perry 类天疱疮

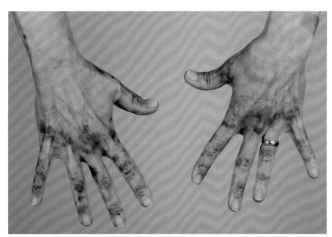

图 21.55　获得性大疱性表皮松解症

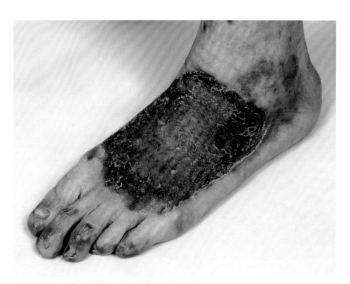

图 21.56　获得性大疱性表皮松解症

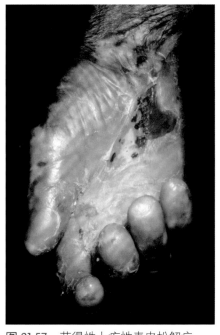

图 21.57　获得性大疱性表皮松解症

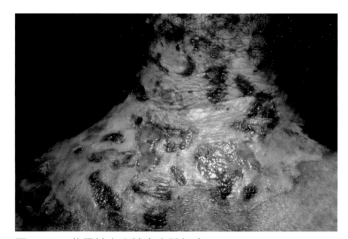

图 21.58　获得性大疱性表皮松解症

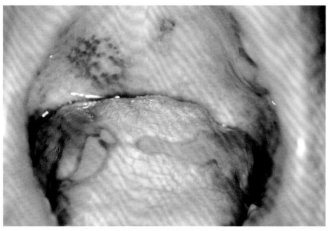

图 21.59 获得性大疱性表皮松解症

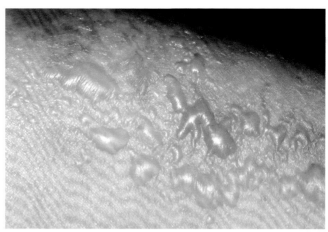

图 21.60 炎症性获得性大疱性表皮松解症

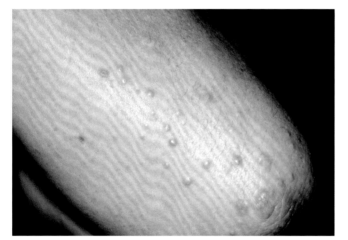

图 21.61 疱疹样皮炎 (*Courtesy Steven Binnick, MD*)

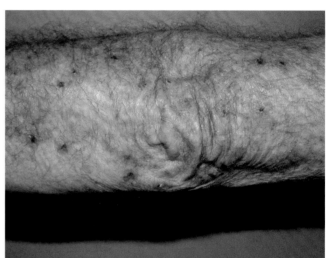

图 21.62 疱疹样皮炎

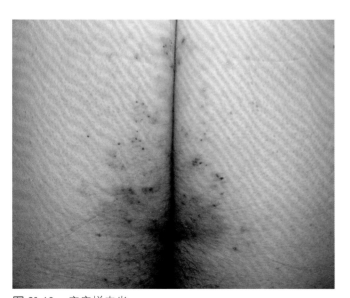

图 21.63 疱疹样皮炎

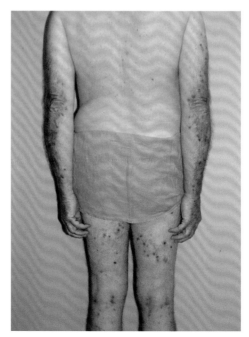

图 21.64 疱疹样皮炎

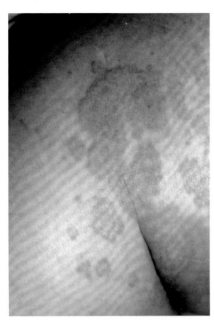

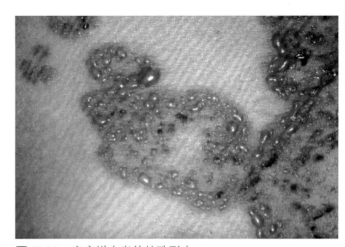

图 21.65　疱疹样皮炎出现的风团性皮损

图 21.66　疱疹样皮炎的特殊形态

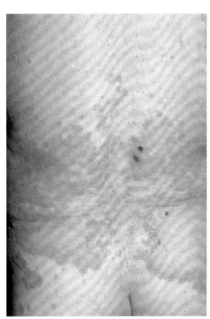

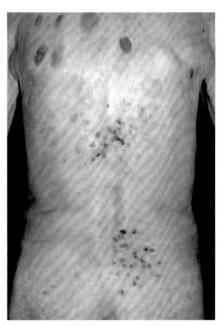

图 21.67　成人线状 IgA 皮病，荨麻疹型

图 21.68　成人线状 IgA 皮病，与疱疹样皮炎难以区别

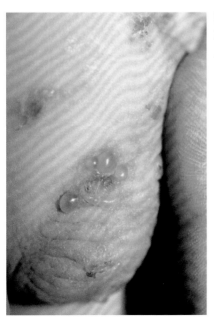

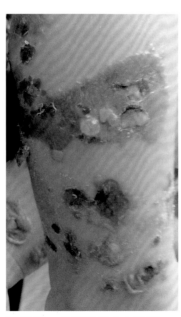

图 21.69　儿童线状 IgA 皮病

图 21.70　儿童线状 IgA 皮病

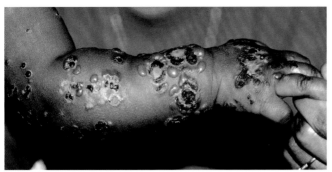

图 21.71　儿童线状 IgA 皮病（*Courtesy Paul Honig, MD*）

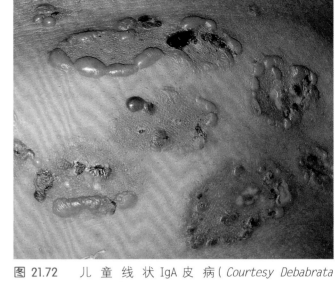

图 21.72　儿童线状 IgA 皮病（*Courtesy Debabrata Bandyopadhyay, MD*）

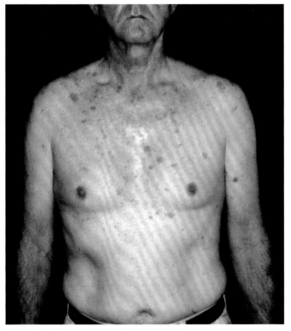

图 21.73　暂时性棘层松解性皮病

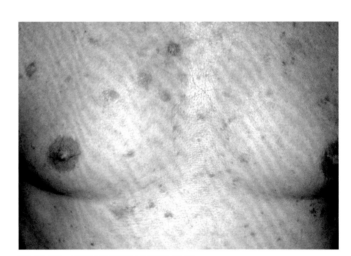

图 21.74　暂时性棘层松解性皮病

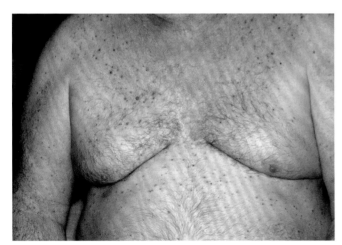

图 21.75　暂时性棘层松解性皮病（*Courtesy Steven Binnick, MD*）

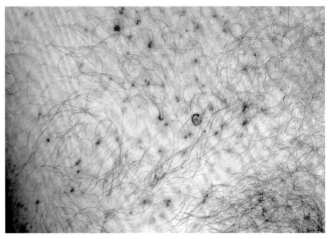

图 21.76　暂时性棘层松解性皮病（*Courtesy Steven Binnick, MD*）

（王冠钰 译，李薇薇、马川 校）

22 营养性疾病

人体所需的维生素或矿物质的缺乏或过量会导致皮肤、毛发、甲和黏膜出现特定的病变。本章提供了这些常见以及罕见病变的图像。

某些必需营养素的缺乏会导致一系列有特征性的皮肤黏膜以及全身系统的体征和症状。在维生素C缺乏或坏血病的情况下可见牙龈出血、螺旋状毛发、皮肤容易出现淤青以及毛囊周围出血。在糙皮病或维生素 B₃（烟酸）缺乏症中，可以看到沿着光照部位分布的晒伤样皮疹、鳞屑、色素沉着或者萎缩，伴有长期腹泻、乏力、痴呆、感觉异常和抑郁。蛋白质能量营养不良症（Kwashiorkor），可表现为皮肤和毛发的颜色普遍变淡、像剥落的油漆样的浅表表皮剥脱的鳞屑性皮疹，以及看起来像"乱石纹路面"的皲裂性皮炎，患者可有水肿和生长迟缓的迹象。这些营养缺乏可能是由于食物缺少的普遍营养不良引起的，但也可能发生于限制性饮食或进食障碍（如神经性厌食）的人。最后，炎症性肠病等引起的吸收不良可导致营养缺乏。

另一个相对常见的营养缺乏性疾病是婴儿期锌缺乏导致的肠病性肢端皮炎。在这种疾病中，可见鳞屑性和糜烂性斑片，常有清楚的边界，边界为堆积状，有时是结痂性。皮损一般累及口周、肢端和腹股沟。患有肠病性肢端皮炎的婴儿明显易激惹。在一些遗传代谢性疾病，包括导致生物素缺乏的疾病中，可以看到肠病性肢端皮炎样改变。

本章着重展示上述以及其他营养相关的影响皮肤、毛发、甲和黏膜表面的疾病。

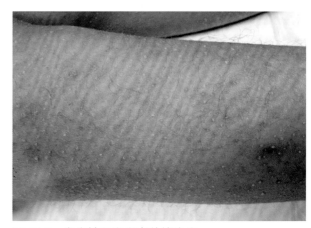

图 22.2　炎症性肠病患者的蟾皮病

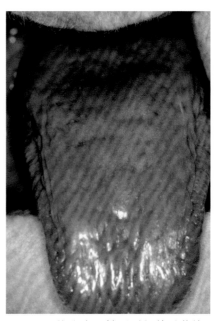

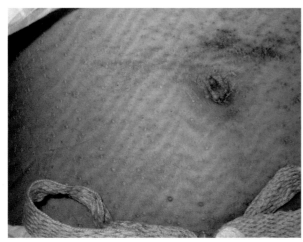

图 22.1　炎症性肠病患者的蟾皮病

图 22.3　维生素 B 缺乏引起的舌萎缩

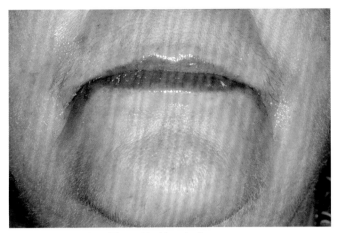

图 22.4　维生素 B 缺乏引起的口角炎

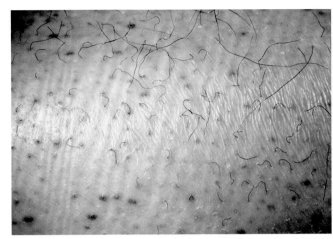

图 22.5　坏血病

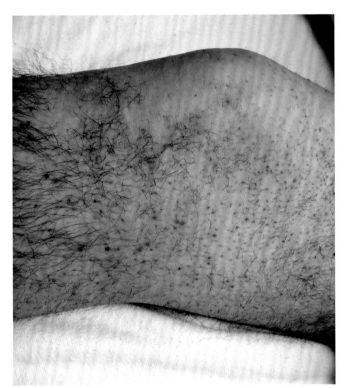

图 22.6　坏血病

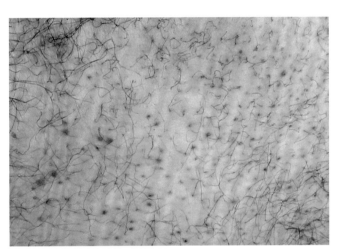

图 22.7　坏血病

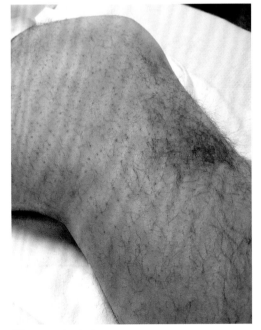

图 22.8　坏血病

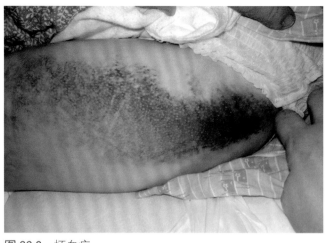

图 22.9 坏血病

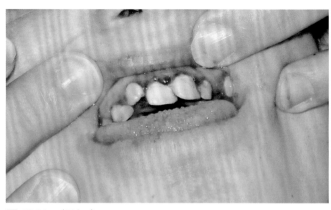

图 22.10 坏血病

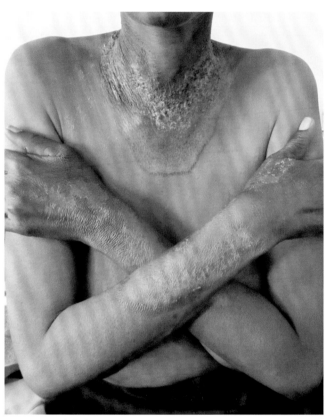

图 22.11 糙皮病（*Courtesy Michelle Weir, MD*）

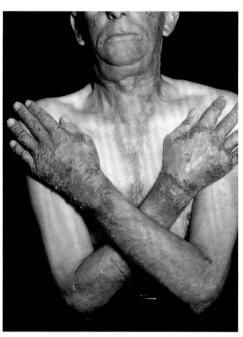

图 22.12 糙皮病（*Courtesy Steven Binnick, MD*）

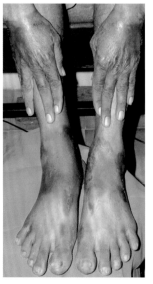

图 22.13 糙皮病（*Courtesy Shyam Verma, MBBS, DVD*）

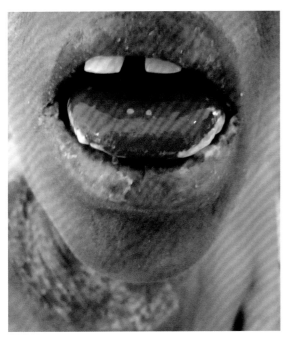

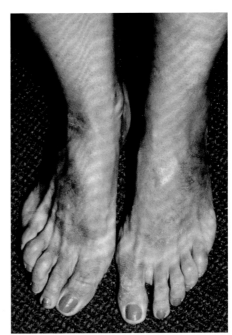

图 22.15　异烟肼诱导的糙皮病样反应

图 22.14　糙皮病（*Courtesy Michelle Weir, MD*）

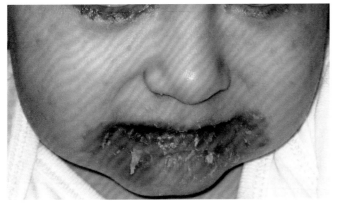

图 22.16　多种羧化酶缺乏症

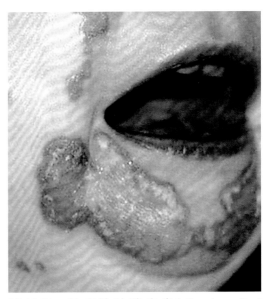

图 22.17　肠病性肢端皮炎（*Courtesy Paul Honig, MD*）

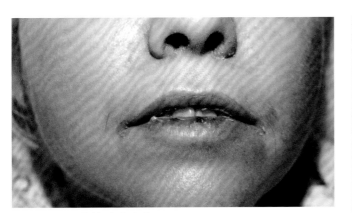

图 22.18　肠病性肢端皮炎

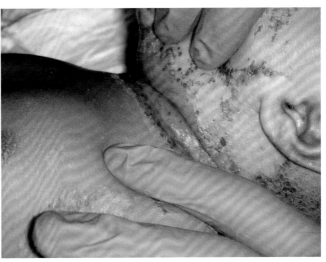

图 22.19　肠病性肢端皮炎

安德鲁斯临床皮肤病图谱

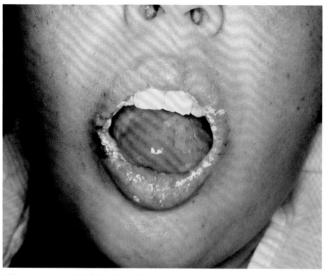

图 22.20　肠病性肢端皮炎

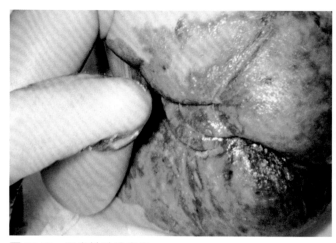

图 22.21　肠病性肢端皮炎

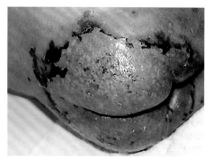

图 22.22　肠病性肢端皮炎（*Courtesy Carrie Kovarik, MD*）

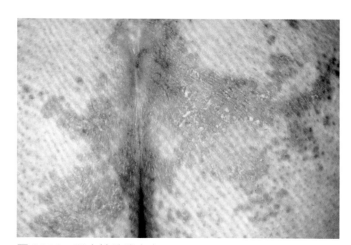

图 22.23　肠病性肢端皮炎

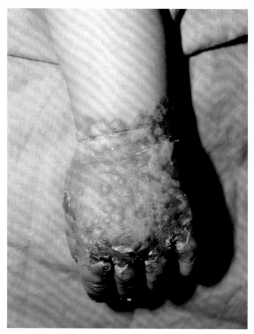

图 22.24　肠病性肢端皮炎

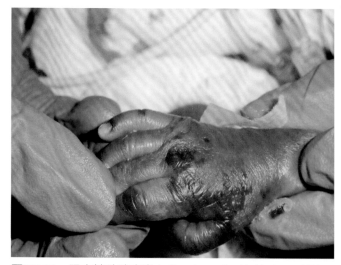

图 22.25　肠病性肢端皮炎（*Courtesy Scott Norton, MD*）

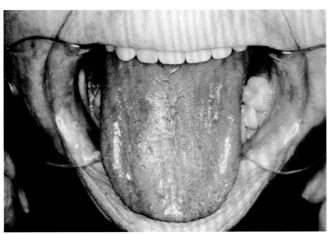

图 22.26　贫血时的平滑舌

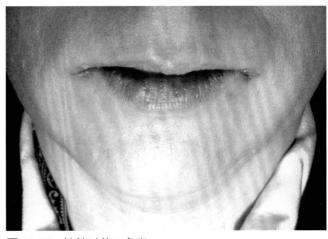

图 22.27　缺铁时的口角炎

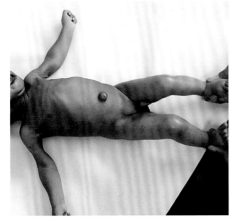

图 22.28　重度消瘦型营养不良

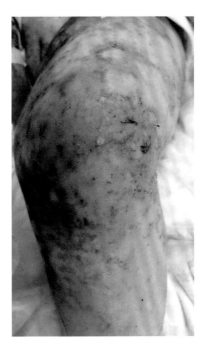

图 22.29　蛋白质能量营养不良症
（ *Courtesy Campbell Stewart, MD* ）

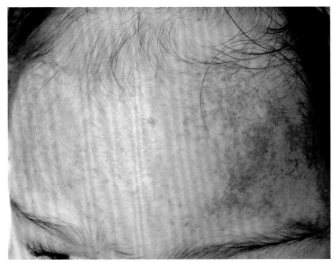

图 22.30　蛋白质能量营养不良症（ *Courtesy Campbell Stewart, MD* ）

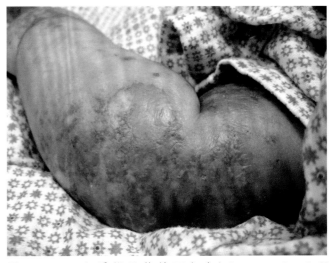

图 22.31　蛋白质能量营养不良症（ *Courtesy Campbell Stewart, MD* ）

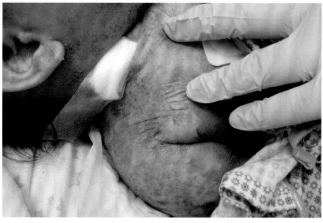

图 22.32　蛋白质能量营养不良症

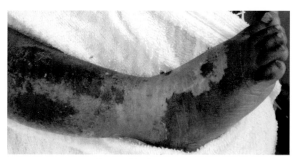

图 22.33　蛋白质能量营养不良症（*Courtesy Carrie Kovarik, MD*）

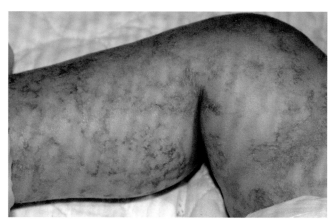

图 22.34　蛋白质能量营养不良症

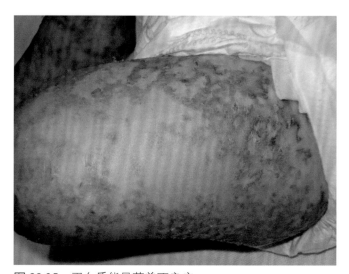

图 22.35　蛋白质能量营养不良症

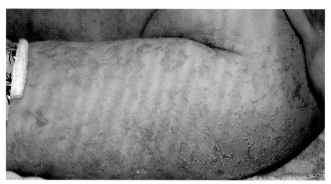

图 22.36　蛋白质能量营养不良症

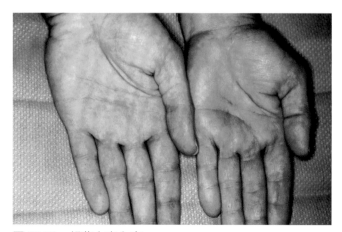

图 22.38　胡萝卜素血症

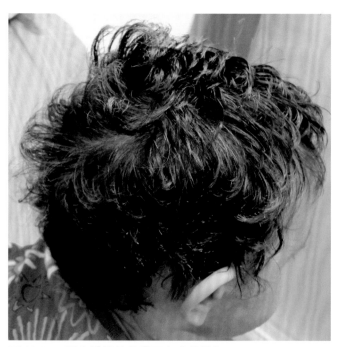

图 22.37　蛋白质能量营养不良症的特征

（李春婷 译，路雪艳、王文慧 校）

皮下脂肪组织疾病

23

脂膜炎表现为深在的红色结节，质硬、触痛。红色结节的临床表现为深在、红斑、触痛结节，或与撞伤相似，故又称撞伤性红斑，皮损常对称发作。结节性红斑好发于双侧，而游走性结节性红斑通常单侧发疹，且皮疹缓慢扩展成环形斑块。

硬红斑好发于小腿腓部，常有溃疡。溃疡里常可排出油性液体。胰腺性脂膜炎表现为硬斑块，最常见于双小腿。也可累及其他部位的皮下脂肪，形成多部位发病。常有踝关节疼痛的报道。另一种脂膜炎是新生儿皮下脂肪坏死，也表现为成片坚硬、

硬化区域，组织学上有特征性细胞内玫瑰花样结晶形成。

硬化性脂膜炎表现为伴静脉淤滞的缺血性脂肪坏死。早期皮疹表现为小腿多发疼痛结节。随时间进展，局部皮肤红斑、硬化，小腿萎缩，呈倒置香槟瓶状外观。人工性脂膜炎和感染性脂膜炎表现为红斑结节，或渗出性硬化斑块，而脂肪营养不良表现为皮下脂肪流失，呈现消瘦和肌肉外观。本章重点展示脂肪疾病伴随的一系列皮肤表现。

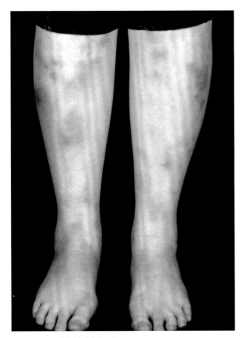

图 23.1 结节性红斑

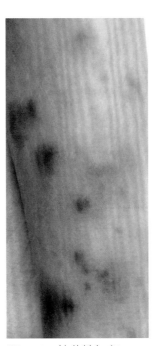

图 23.2 结节性红斑

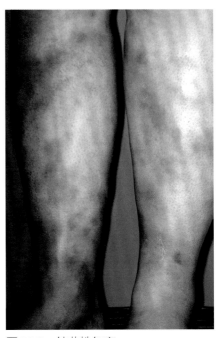

图 23.3 结节性红斑

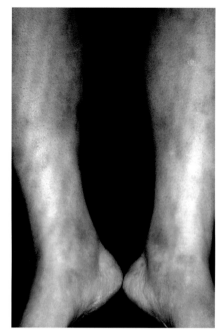

图 23.4 结节性红斑

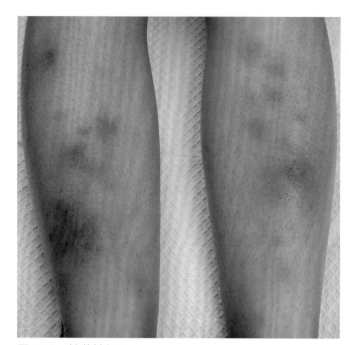

图 23.5 结节性红斑

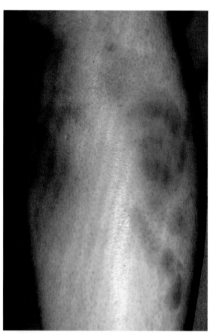

图 23.6 结节性红斑（*Courtesy Steven Binnick, MD*）

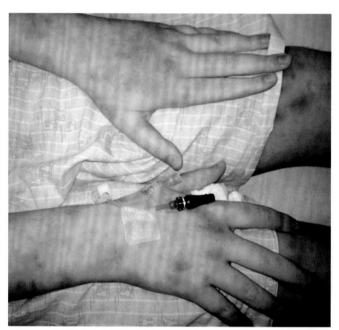

图 23.7 结节性红斑

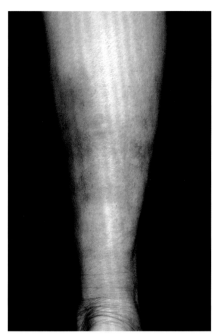

图 23.8　慢性结节性红斑

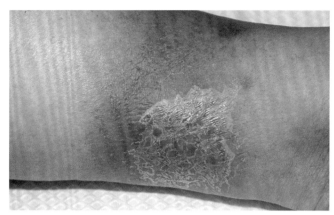

图 23.9　硬红斑

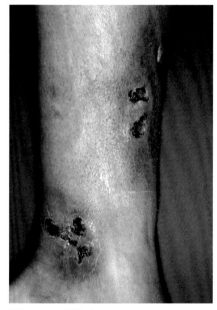

图 23.10　硬红斑

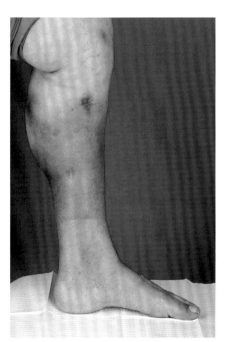

图 23.11　硬化性脂膜炎（*Courtesy Douglas Pugliese*，*MD*）

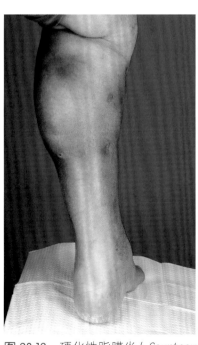

图 23.12　硬化性脂膜炎（*Courtesy Douglas Pugliese*，*MD*）

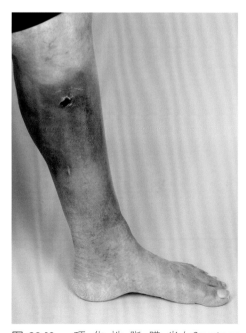

图 23.13　硬化性脂膜炎（*Courtesy Douglas Pugliese*，*MD*）

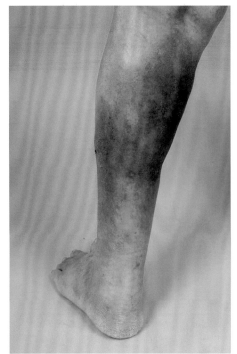

图 23.14 硬 化 性 脂 膜 炎 (*Courtesy Douglas Pugliese, MD*)

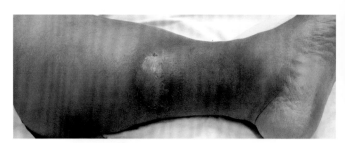

图 23.15 硬化性脂膜炎 (*Courtesy Douglas Pugliese, MD*)

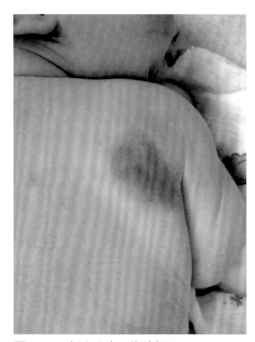

图 23.16 新生儿皮下脂肪坏死

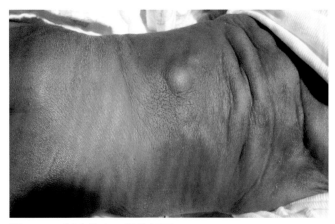

图 23.17 新生儿皮下脂肪坏死

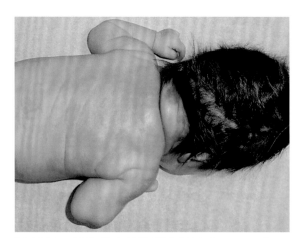

图 23.18 新生儿皮下脂肪坏死 (*Courtesy Scott Norton, MD*)

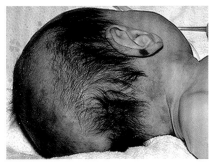

图 23.19　新生儿皮下脂肪坏死
（ *Courtesy Paul Honig, MD* ）

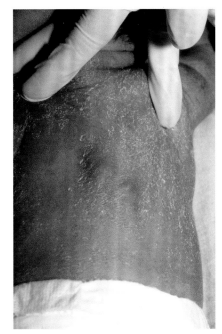

图 23.20　新生儿皮下脂肪坏死

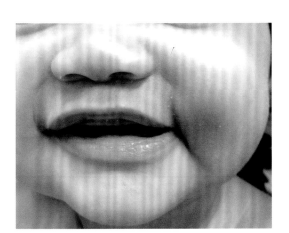

图 23.21　寒冷性脂膜炎

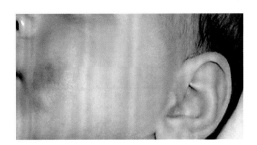

图 23.22　寒冷性脂膜炎

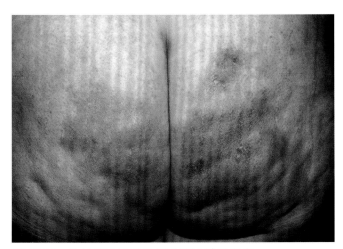

图 23.23　拖拉机冰冷坐垫所致寒冷性脂膜炎

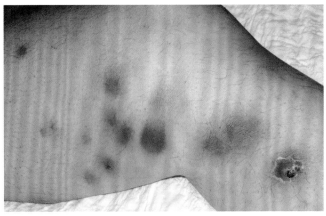

图 23.24　胰腺性脂膜炎（ *Courtesy Misha Rosenbach, MD* ）

安德鲁斯临床皮肤病图谱

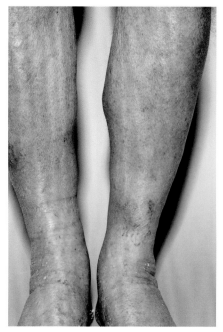

图 23.25　胰腺性脂膜炎

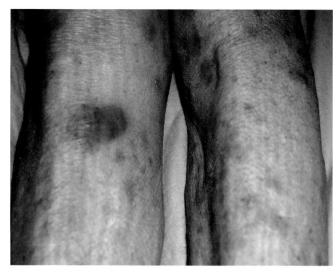

图 23.26　胰腺性脂膜炎（*Courtesy Ken Greer, MD*）

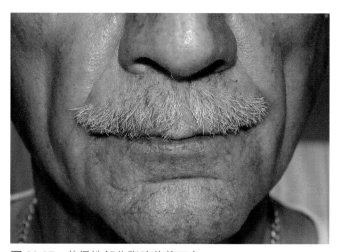

图 23.27　获得性部分脂肪营养不良

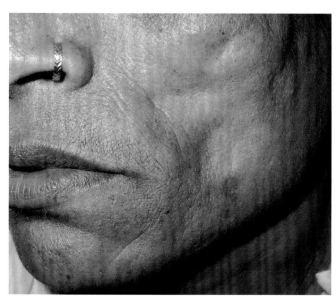

图 23.28　获得性部分脂肪营养不良

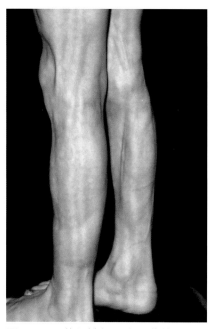

图 23.29　获得性部分脂肪营养不良

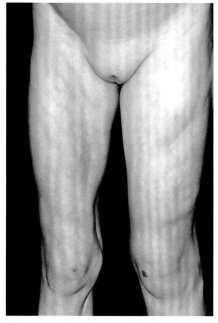

图 23.30　获得性部分脂肪营养不良

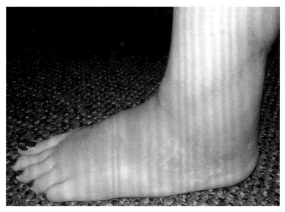

图 23.31　环形萎缩性脂膜炎，炎症期（*Courtesy Marie Wagener, DO and Elise Grgurich,DO*）

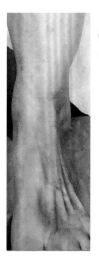

图 23.32　环形萎缩性脂膜炎，脂肪萎缩期（*Courtesy Marie Wagener, DO and Elise Grgurich, DO*）

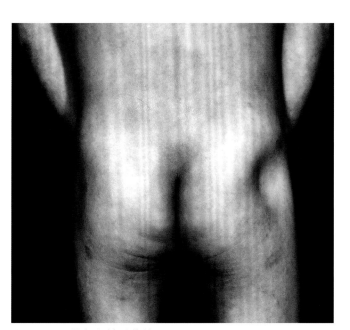

图 23.33　激素注射后萎缩

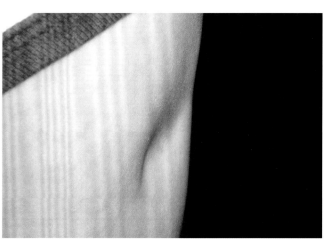

图 23.34　激素注射后萎缩（*Courtesy Steven Bennick,MD*）

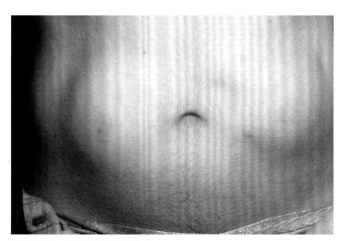

图 23.35　胰岛素脂肪肥大

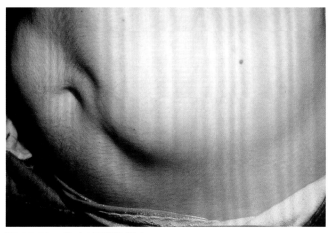

图 23.36　胰岛素脂肪肥大

（曹源 译，马川、李薇薇 校）

24 内分泌疾病

内分泌紊乱可影响皮肤各层，产生一系列表现。这些相关的皮肤改变可使敏锐的医生怀疑潜在的疾病并进行恰当的确认检查。

生长激素过多，在骨骺闭合前可导致巨人症，在成人可导致肢端肥大症，其特点是伴有下巴、鼻子和眶上嵴肥厚，前额增厚和起皱，有时可出现回状头皮。指／趾远端增大。Addison 病可导致泛发性色素沉着、口唇色素沉着斑和指甲条纹，而 Cushing 病可导致满月脸、脂肪重新分布，引起水牛背以及多毛症。了解这些情况下的临床表现有助于早期诊断系统性疾病。

甲状腺疾病相关的黏液性水肿，在甲状腺功能减退时表现为轻微水肿，以眼部周围最突出，而在 Graves 病时，表现为胫前黏液性水肿，即小腿和足背部皮肤鹅卵石样增厚。类脂质渐进性坏死表现为萎缩性橙黄色斑块，伴有明显的血管增生和偶发溃疡。斑块多发于小腿胫前。糖尿病可导致黑棘皮病，表现为天鹅绒样皮肤增厚和变黑，以屈侧最为显著。

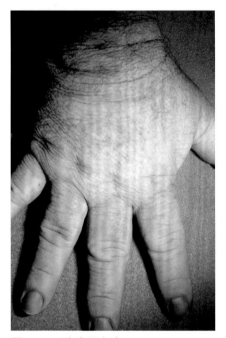

图 24.2　肢端肥大症

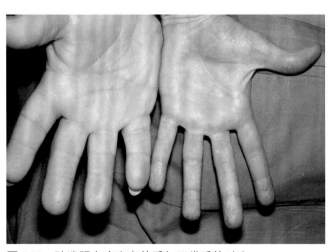

图 24.1　肢端肥大症患者的手与正常手的对比

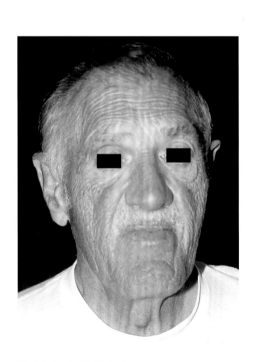

图 24.3　肢端肥大症

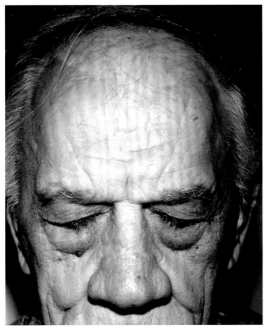

图 24.4 肢端肥大症患者伴白癜风（*Courtesy Steven Binnick, MD*）

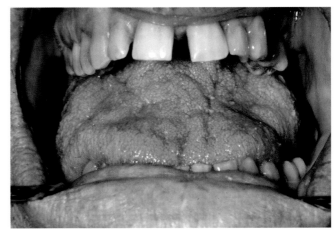

图 24.5 肢端肥大症患者的巨舌

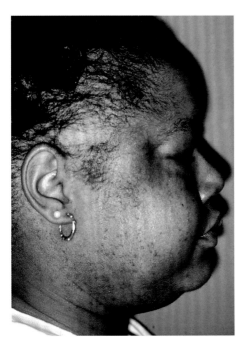

图 24.6 Cushing 病患者的圆脸、毛发稀疏、多毛和痤疮

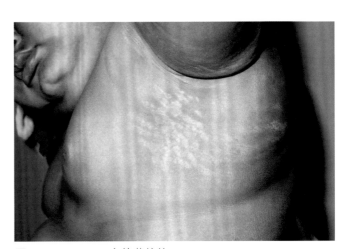

图 24.7 Cushing 病的萎缩纹

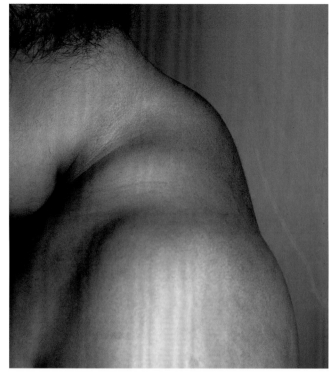

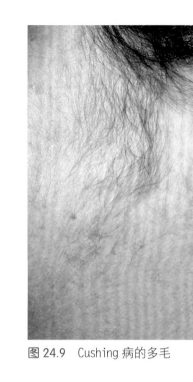

图 24.9　Cushing 病的多毛

图 24.8　糖皮质激素增多引起的水牛背

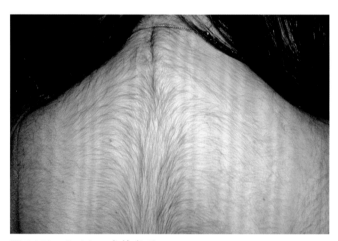

图 24.10　Cushing 病的多毛

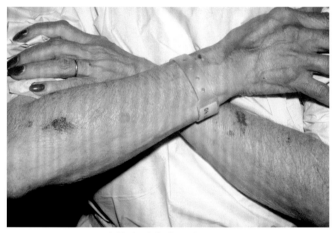

图 24.11　Cushing 病的皮肤变薄及瘀斑

图 24.12　糖皮质激素增多引起的萎缩纹

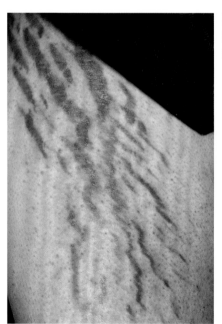

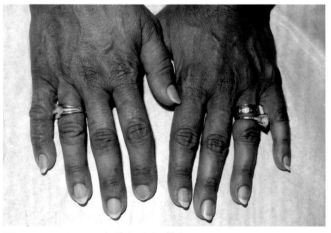

图 24.13　Addison 病的色素沉着（*Courtesy Steven Binnick, MD*）

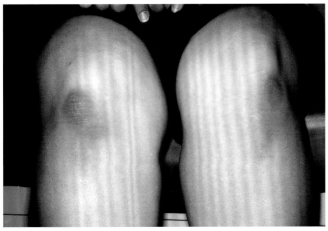

图 24.14 Addison 病患者慢性创伤部位的色素沉着
（*Courtesy Steven Binnick, MD*）

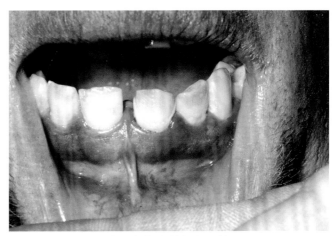

图 24.15 Addison 病齿龈部位的色素沉着

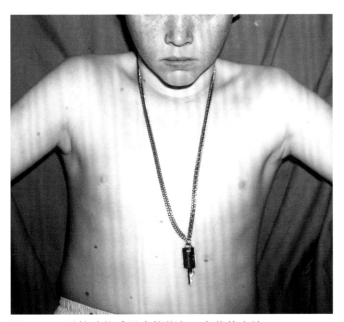

图 24.16 垂体功能减退症伴苍白、变薄的皮肤

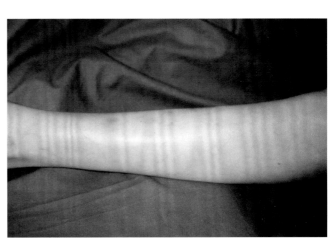

图 24.17 垂体功能减退症伴苍白、变薄的皮肤

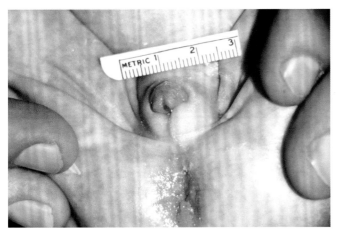

图 24.18 肾上腺性征综合征（*Courtesy Ken Greer, MD*）

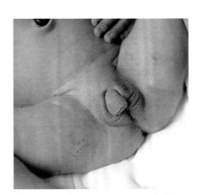

图 24.19 肾上腺性征综合征伴外
生殖器双性发育（*Courtesy Paul
Honig, MD*）

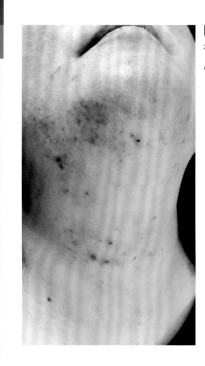

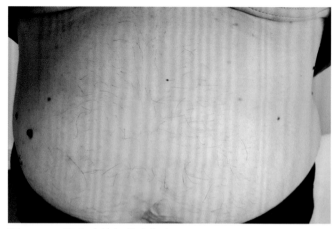

图 24.20 肾上腺性征综合征（*Courtesy Rui Tavares Bello, MD*）

图 24.21 肾上腺性征综合征（*Courtesy Rui Tavares Bello, MD*）

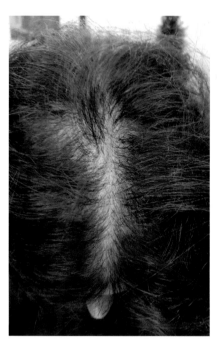

图 24.22 肾上腺性征综合征（*Courtesy Rui Tavares Bello, MD*）

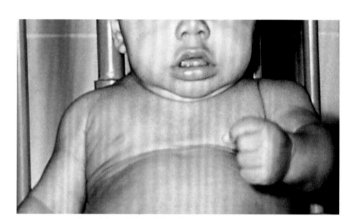

图 24.23 先天性甲状腺功能减退症

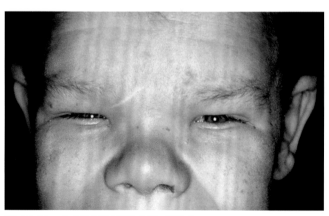

图 24.24 先天性甲状腺功能减退症

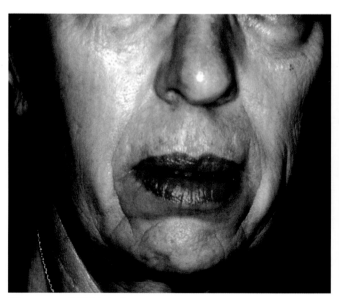

图 24.25 黏液性水肿

安德鲁斯临床皮肤病图谱

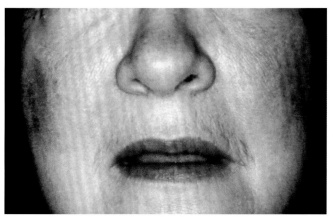

图 24.26　黏液性水肿

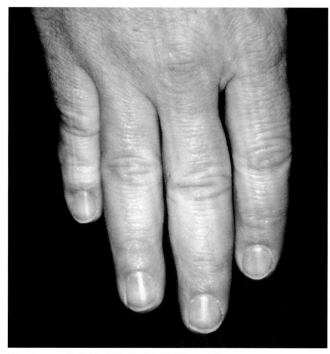

图 24.27　黏液性水肿伴手部肿胀、发黄

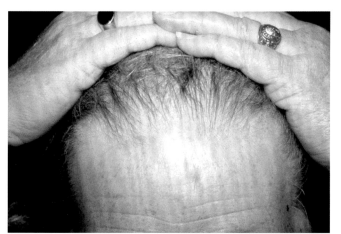

图 24.28　甲状腺功能减退症的头发稀疏

图 24.29　甲状腺功能减退症的皮肤干燥

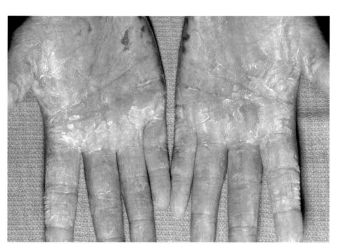

图 24.30　甲状腺功能减退症的手掌角化病

图 24.31　胫前黏液性水肿

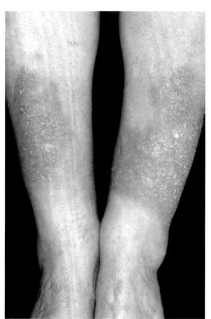

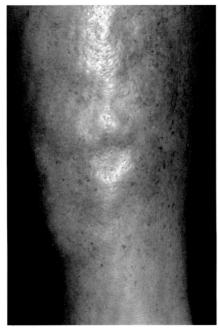

图 24.32　胫前黏液性水肿（*Courtesy Steven Binnick, MD*）

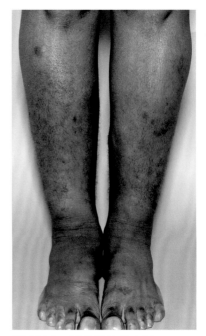

图 23.33　胫前黏液性水肿

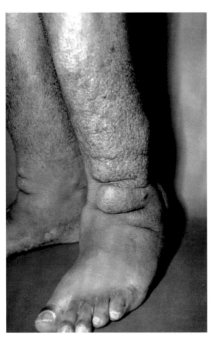

图 23.34　胫前黏液性水肿

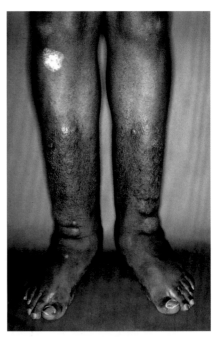

图 23.35　胫前黏液性水肿

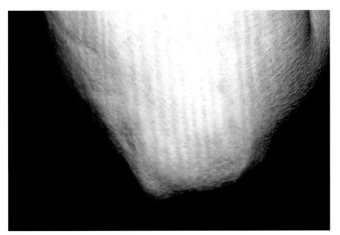

图 23.36　桡前黏液性水肿

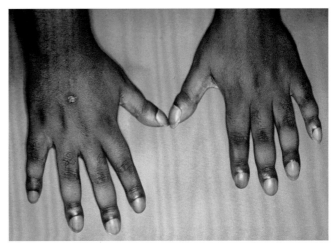

图 24.37　甲状腺杵状指

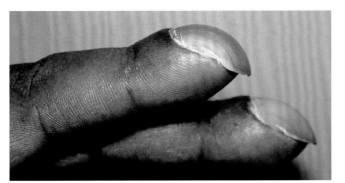

图 24.38　甲状腺杵状指

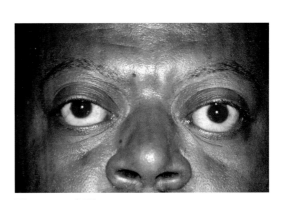

图 24.39　突眼

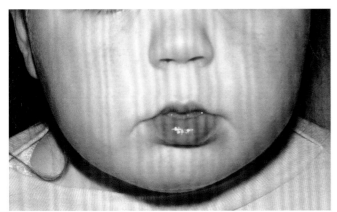

图 24.40　假性甲状旁腺功能减退症的典型面部表现
（ *Courtesy Steven Binnick, MD* ）

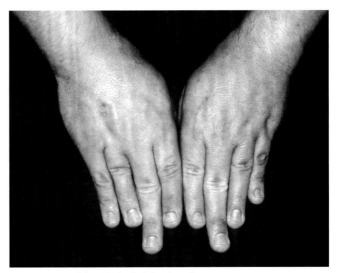

图 24.41　假性甲状旁腺功能减退症

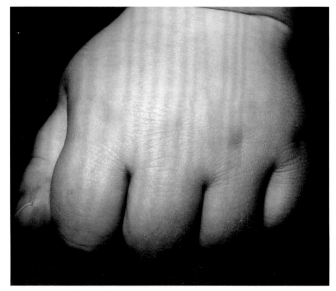

图 24.42　假性甲状旁腺功能减退症

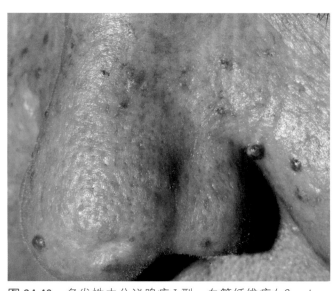

图 24.43　多发性内分泌腺瘤Ⅰ型，血管纤维瘤（*Courtesy Thomas Darling, MD, PhD*）

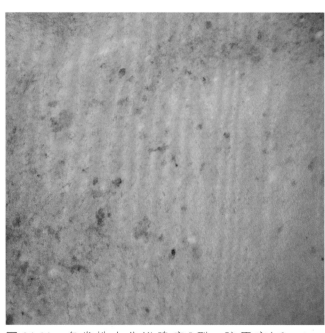

图 24.44　多发性内分泌腺瘤Ⅰ型，胶原瘤（*Courtesy Thomas Darling, MD, PhD*）

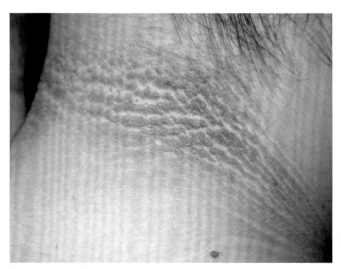

图 24.45　黑棘皮病

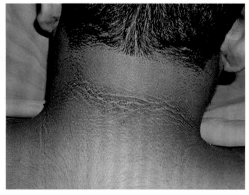

图 24.46　黑棘皮病（*Courtesy Shyam Verma, MBBS, DVD*）

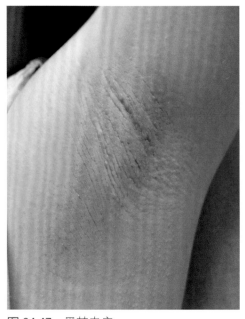

图 24.47　黑棘皮病

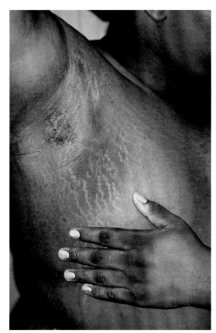

图 24.48　黑棘皮病

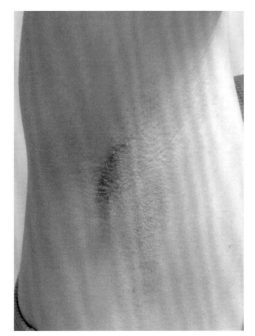

图 24.49　腋窝颗粒状角化不全

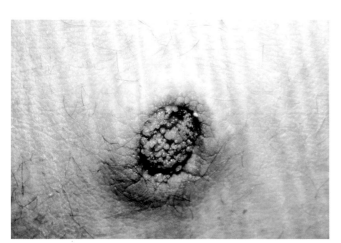

图 24.50　伴有恶性肿瘤的黑棘皮病

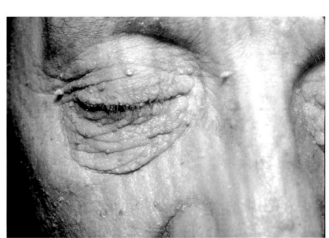

图 24.51　伴有恶性肿瘤的黑棘皮病

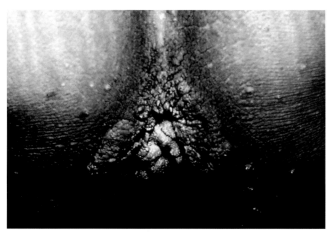

图 24.52　伴有恶性肿瘤的黑棘皮病

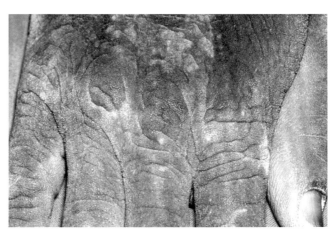

图 24.53　B 型综合征

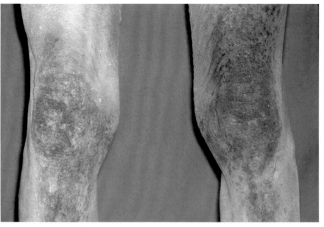

图 24.54　B 型综合征

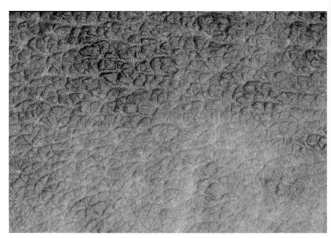

图 24.55　B 型综合征（背部黑棘皮病的特写）

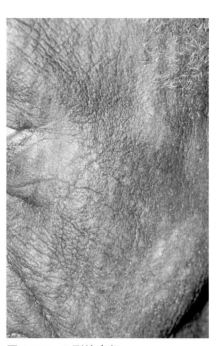

图 24.56　B 型综合征

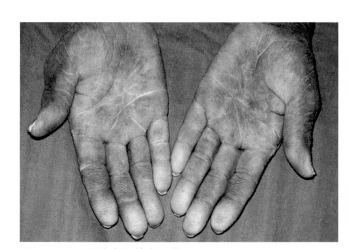

图 24.57　B 型综合征的牛肚掌

（王冠钰 译，李薇薇、马川 校）

真皮纤维与弹力组织异常 | 25

本章包含一系列因先天或后天因素导致皮肤胶原或弹性组织改变的情况。

一些遗传综合征都具有独特的皮肤表现，例如 Ehlers-Danlos 综 合 征（Ehlers-Danlos syndrome，EDS）。患者的特征是具有过度伸展且柔软的皮肤。皮肤容易出现宽"鱼口样"伤口、软疣样假瘤和萎缩性瘢痕。与之相反，患有遗传性皮肤松弛症的患者则表现为广泛下垂、伴有下垂褶皱的赘余皮肤。弹力纤维假黄瘤（Pseudoxanthoma elasticum，PXE）可表现为黄色丘疹，多见于颈部两侧，类似于"拔了毛的鸡皮"，也可出现与某些皮肤松弛症类似的皮肤松弛。Marfan 综合征被包括在本章中是因为其潜在的纤维蛋白原-1 基因突变影响了结缔组织。Marfan 综合征的特征性体征包括身材高大、高腭弓和蜘蛛

指/趾。对这些遗传性疾病临床表现的掌握对于早期诊断十分重要，尤其是其都有可能造成例如心血管系统和肺部等内脏器官病变。

更为局限性的皮肤病变也将在此章描述，比如匍行性穿通性弹力纤维病时的匍行性角化性丘疹。这种少见的情况在那些 21-三体综合征（唐氏综合征）的患者中更为常见，但也可以在患有上述结缔组织疾病的患者中看到，例如 EDS 和 Marfan 综合征。

皮肤活检后的结缔组织纤维染色，对于类似 PXE 等疾病的诊断是十分必要的。然而，应对怀疑有已知基因突变的遗传性疾病患者进行确认性基因检测。

本章主要介绍这些影响真皮纤维及弹性组织的结缔组织病。

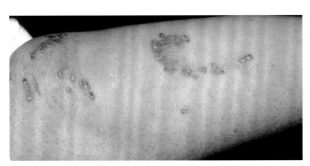

图 25.1　匍行性穿通性弹力纤维病

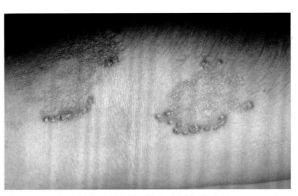

图 25.2　匍行性穿通性弹力纤维病（*Courtesy Ken Greer, MD*）

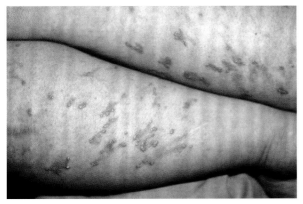

图 25.3　匍行性穿通性弹力纤维病（*Courtesy Ken Greer, MD*）

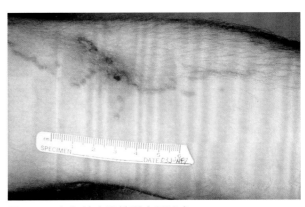

图 25.4　匍行性穿通性弹力纤维病

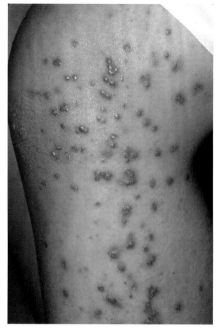

图 25.5 反应性穿通性胶原病
(*Courtesy Steven Binnick, MD*)

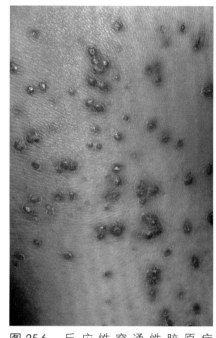

图 25.6 反应性穿通性胶原病
(*Courtesy Steven Binnick, MD*)

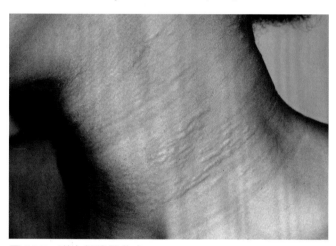

图 25.7 弹力纤维假黄瘤

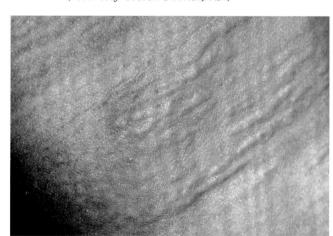

图 25.8 弹力纤维假黄瘤

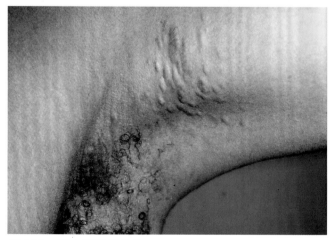

图 25.9 弹力纤维假黄瘤

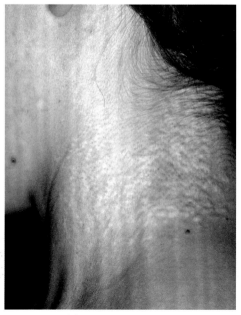

图 25.10 弹力纤维假黄瘤

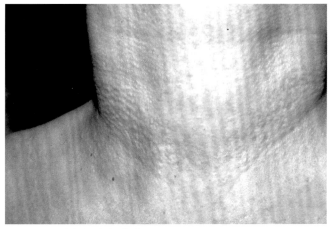

图 25.11　弹力纤维假黄瘤

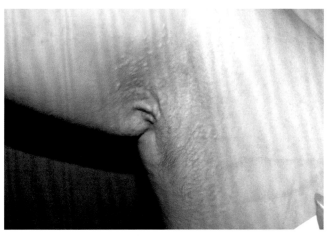

图 25.12　弹力纤维假黄瘤

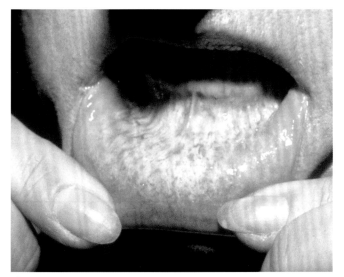

图 25.13　弹力纤维假黄瘤

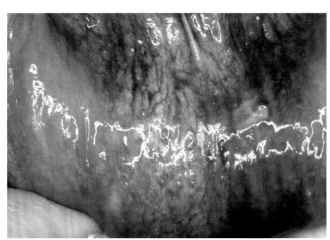

图 25.14　弹力纤维假黄瘤

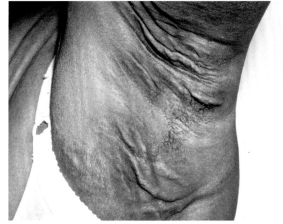

图 25.15　弹力纤维假黄瘤

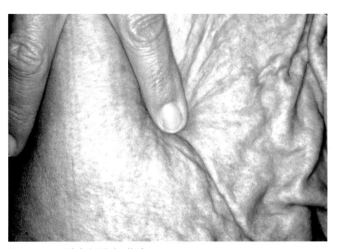

图 25.16　弹力纤维假黄瘤

安德鲁斯临床皮肤病图谱

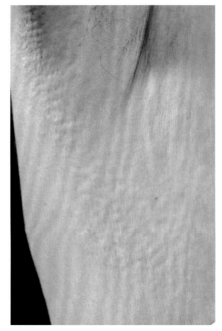

图 25.17 弹性假黄瘤样真皮乳头层弹性纤维溶解症

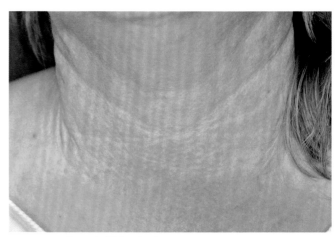

图 25.18 青霉胺弹性组织病

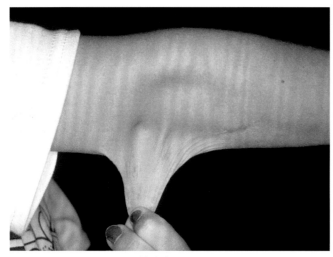

图 25.19 Ehlers-Danlos 综合征

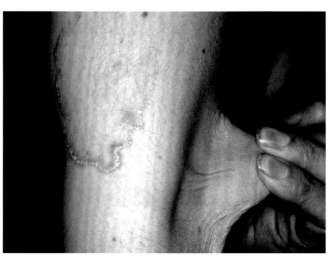

图 25.20 Ehlers-Danlos 综合征和匐行性穿通性弹力纤维病

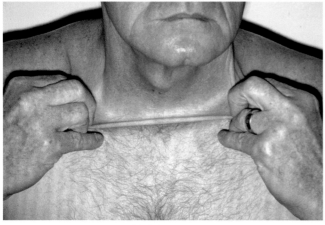

图 25.21 Ehlers-Danlos 综合征

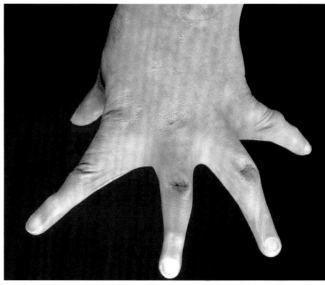

图 25.22 Ehlers-Danlos 综合征

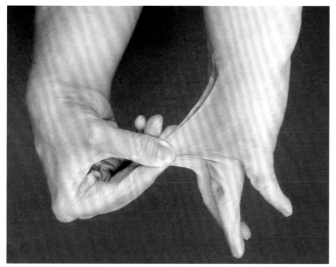

图 25.23　Ehlers-Danlos 综合征

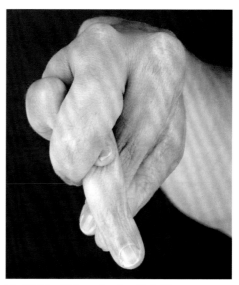

图 25.24　Ehlers-Danlos 综合征

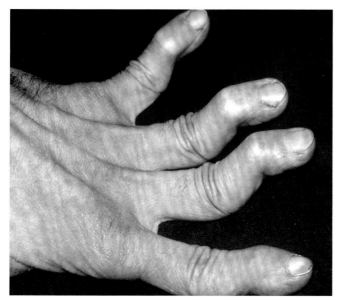

图 25.25　Ehlers-Danlos 综合征 (*Courtesy Steven Binnick, MD*)

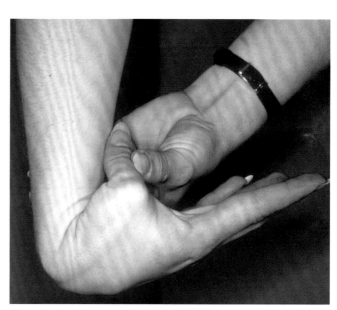

图 25.26　Ehlers-Danlos 综合征

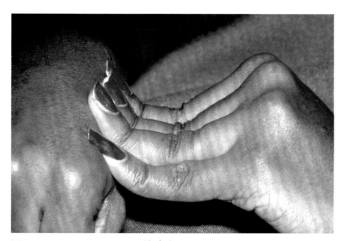

图 25.27　Ehlers-Danlos 综合征

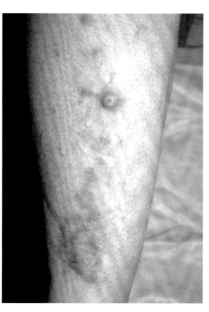

图 25.28　Ehlers-Danlos 综合征伴瘢痕和软疣样假瘤

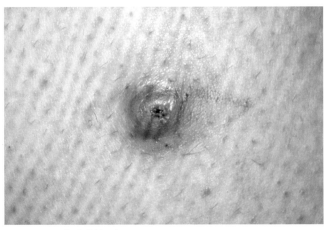

图 25.29 软疣样假瘤

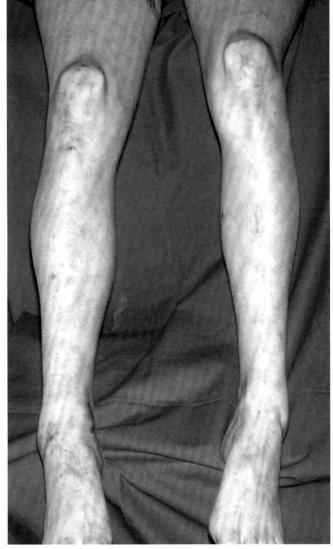

图 25.30 Ehlers-Danlos 综合征 IV 型伴半透明皮肤

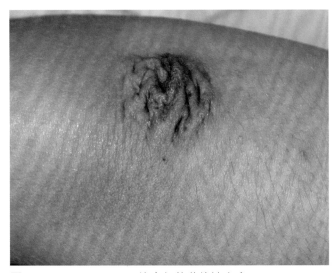

图 25.31 Ehlers-Danlos 综合征伴萎缩性瘢痕

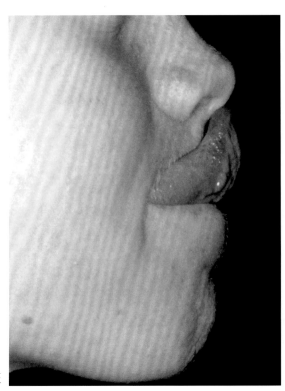

图 25.32 Ehlers-Danlos 综合征

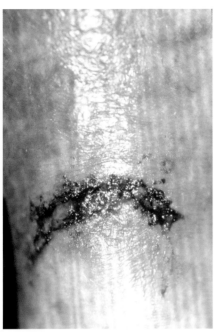

图 25.33　Ehlers-Danlos 综合征 VIII 型患者的胫部

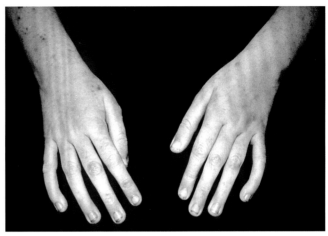

图 25.34　Marfan 综合征

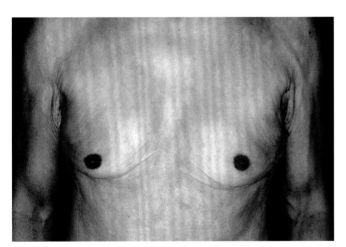

图 25.35　皮肤松弛症

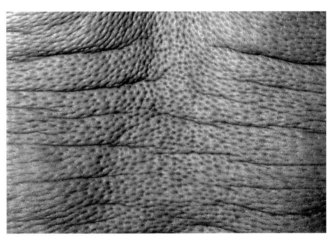

图 25.36　皮肤松弛症

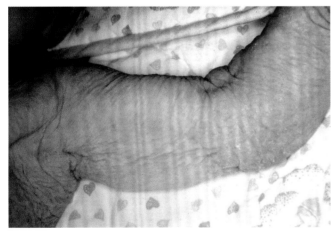

图 25.37　新生儿皮肤松弛症

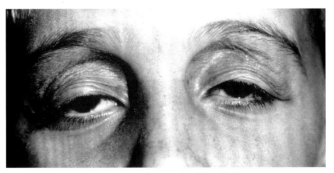

图 25.38　Ascher 综合征的眼睑皮肤松弛症（*Courtesy Ken Greer, MD*）

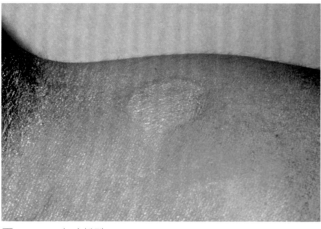

图 25.39　皮肤松弛

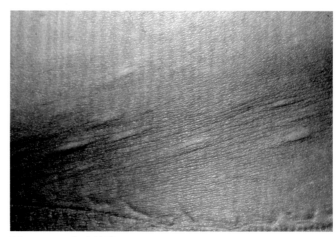

图 25.40　皮肤松弛

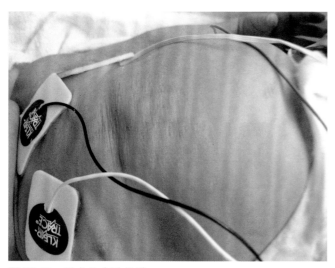

图 25.41　早产儿皮肤松弛

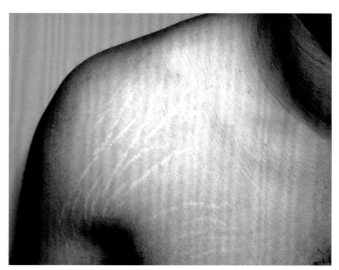

图 25.42　萎缩纹

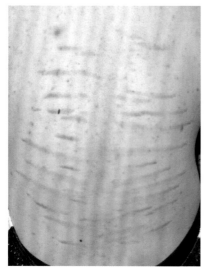

图 25.43　萎缩纹（*Courtesy Scott Norton, MD*）

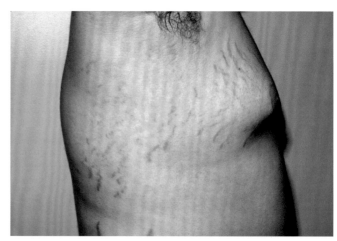

图 25.44　萎缩纹

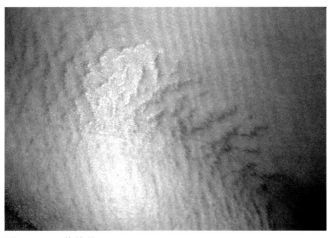

图 25.45　萎缩纹

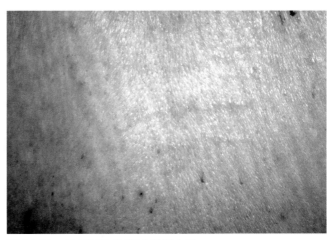

图 25.46　线状局灶性弹性组织变性

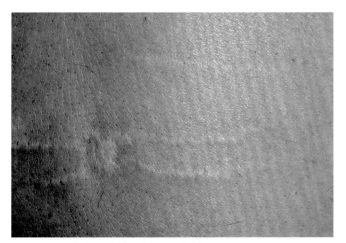

图 25.47　线状局灶性弹性组织变性

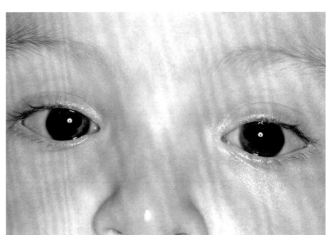

图 25.48　成骨不全伴蓝巩膜（*Courtesy Scott Norton, MD*）

（王冠钰 译，李薇薇、马川 校）

代谢性皮肤病

本章将展示代谢异常引起的一系列疾病的图片。许多此类疾病有继发于代谢产物沉积的皮肤表现，沉积的代谢物包括淀粉样蛋白、卟啉、钙、脂质和尿酸盐结晶等。

淀粉样变包括系统性和皮肤局限性两种类型。系统性淀粉样变的临床特征是散在分布的、有光泽的、坚实的丘疹、斑块和结节，巨舌，并且最常见的表现是易出现擦伤及典型的"挤压性紫癜"。皮肤淀粉样变可表现为角质形成细胞来源的淀粉样物质沉积呈斑状和苔藓样，还包括浆细胞来源的淀粉样物质沉积呈结节状。

卟啉为合成血红素所必需，但当特定的酶缺陷时，导致卟啉积聚，进一步被可见光（400～410 nm）激活后，能造成组织损伤。这种与光的相互作用可以解释为什么卟啉病在典型的光暴露部位如面、上胸、手背和前臂出现以水疱、大疱和糜烂为表现的光敏感。卟啉病的其他临床线索包括色素沉着、皮肤脆性增加和多毛。

根据病因，皮肤钙质沉着症被分为营养不良性、转移性和医源性。各类型的皮肤钙质沉着症均表现为坚硬的丘疹、结节或斑块，可挤出白垩色物质。患者的病史、全面查体和实验室检查将有助于区分具体类型。特发性钙质沉着症发生在特定部位，例如阴囊，并且通常不需要进一步的临床检查。

皮肤中脂质的沉积可导致黄色或橙色的丘疹、斑块或肿块，这类疾病的临床分类是基于其解剖学位置和皮损形态。此类疾病包括结节性黄瘤和腱黄瘤，常发生于关节部位，需要与痛风鉴别。发疹性黄瘤表现为泛发的丘疹，扁平黄瘤的特征是较大的黄色斑片。其他较局限的黄瘤包括手部的掌黄瘤和眼睑的睑黄瘤。尽管黄瘤可以在正常血脂水平下出现，但所有黄瘤患者都需要进行血脂检查，以确认诊断并筛查各种类型的高脂血症。

本章包括上述物质沉积的相关病症、糖尿病的皮肤表现以及较罕见的综合征，包括类脂蛋白沉积症和 Fabry 病（弥漫性躯体性血管角皮瘤）。

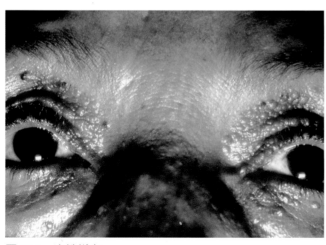

图 26.1　淀粉样变

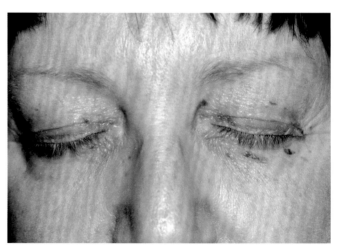

图 26.2　淀粉样变

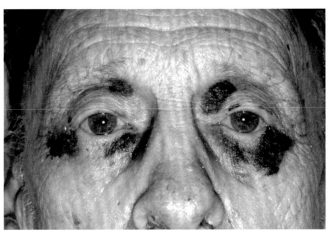

图 26.3　淀粉样变

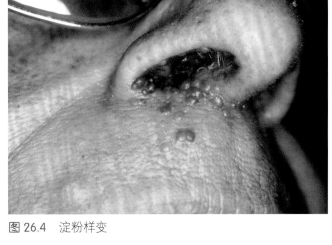

图 26.4　淀粉样变

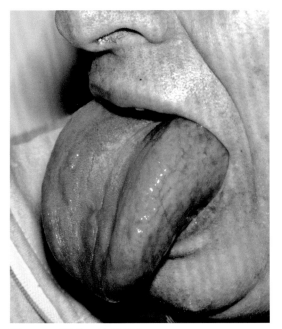

图 26.5　巨舌，淀粉样变

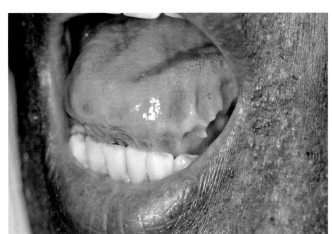

图 26.6　巨舌，淀粉样变

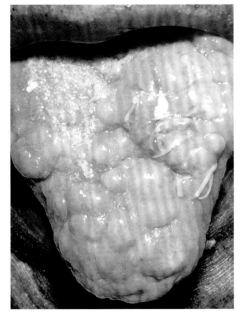

图 26.7　舌部淀粉样变

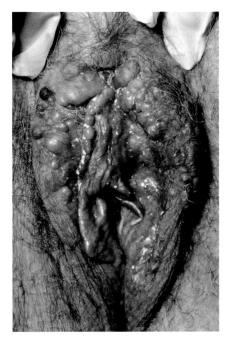

图 26.8　淀粉样变

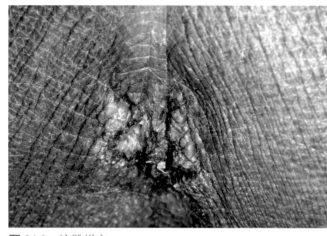

图 26.9　淀粉样变

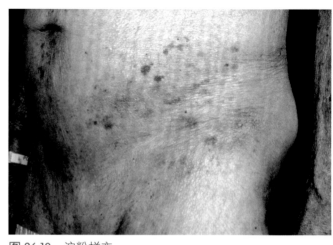

图 26.10　淀粉样变

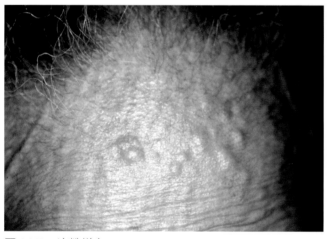

图 26.11　淀粉样变

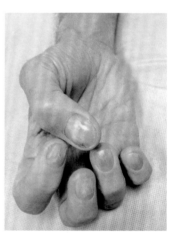

图 26.12　淀粉样变累及甲母质导致萎缩（*Courtesy Robert Micheletti, MD*）

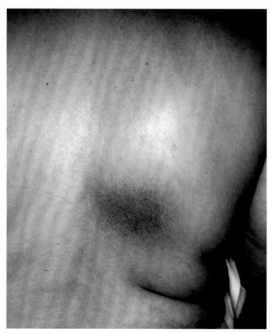

图 26.13　斑状淀粉样变

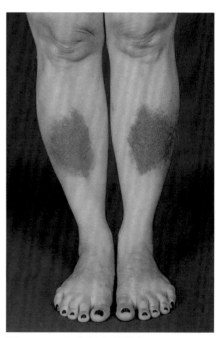

图 26.14　苔藓样淀粉样变

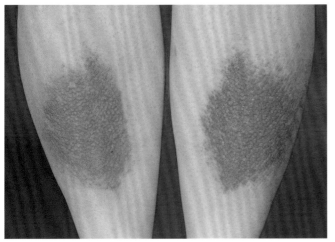

图 26.15　苔藓样淀粉样变

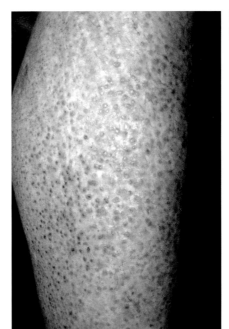

图 26.16　苔藓样
淀粉样变

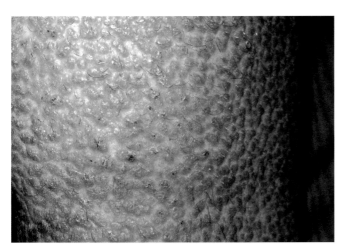

图 26.17　苔藓样淀粉样变（*Courtesy Steven Binnick, MD*）

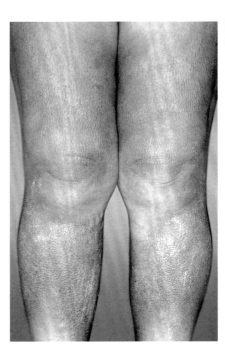

图 26.18　苔藓样淀
粉样变

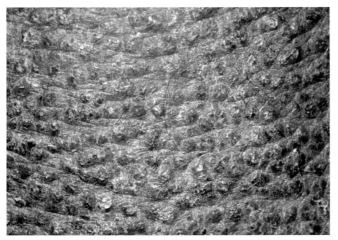

图 26.19　苔藓样淀粉样变

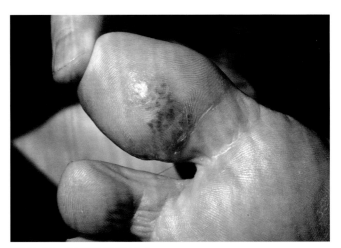

图 26.20　结节性淀粉样变

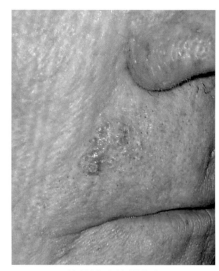

图 26.21 结节性淀粉样变病

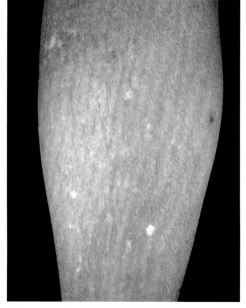

图 26.22 色素异常性淀粉样变病(*Courtesy Vasanop Vachiramon, MD*)

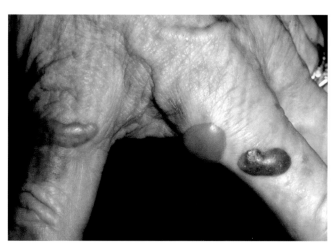

图 26.23 迟发性皮肤卟啉病

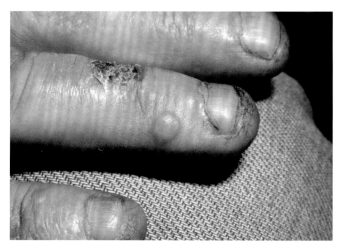

图 26.24 迟发性皮肤卟啉病

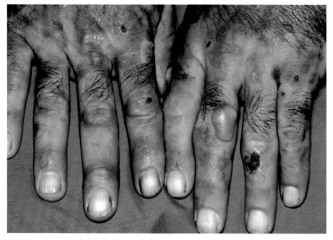

图 26.25 迟发性皮肤卟啉病(*Courtesy Steven Binnick, MD*)

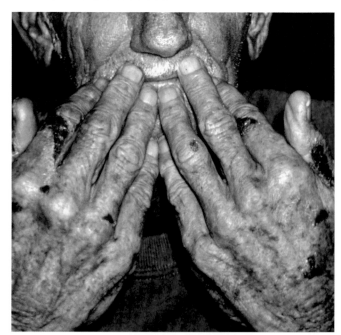

图 26.26 迟发性皮肤卟啉病患者合并肝癌

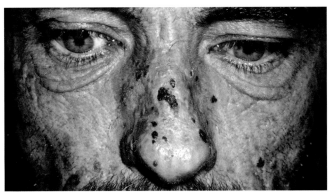

图 26.27　迟发性皮肤卟啉病患者合并肝癌（*Courtesy Steven Binnick, MD* ）

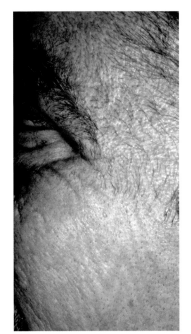

图 26.28　多毛，迟发性皮肤卟啉病

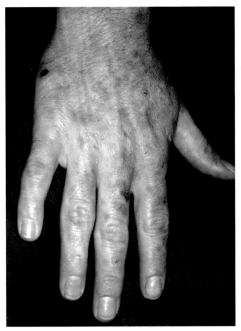

图 26.29　假性迟发性皮肤卟啉病。16 岁女性因痤疮口服四环素导致

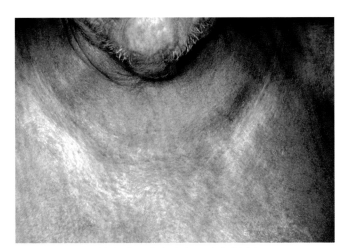

图 26.30　迟发性皮肤卟啉病患者硬皮病样皮损

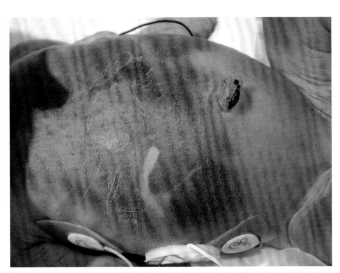

图 26.31　红细胞生成性原卟啉病，新生儿胆红素 - 光疗后

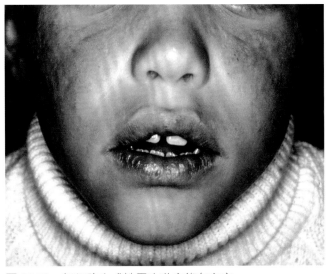

图 26.32　红细胞生成性原卟啉病伴有瘢痕

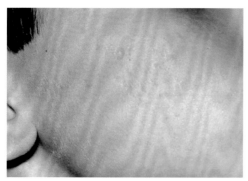

图 26.33　红细胞生成性原卟啉病伴有瘢痕

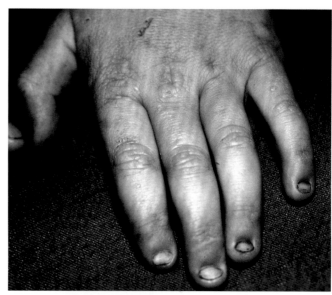

图 26.34　红细胞生成性原卟啉病伴有瘢痕

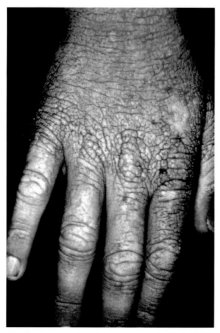

图 26.35　红细胞生成性原卟啉病伴有瘢痕、皮肤增厚和橘皮样外观

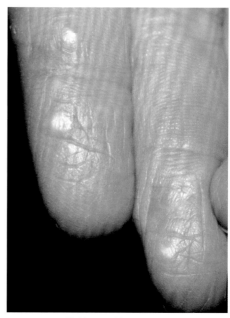

图 26.36　营养不良性皮肤钙质沉着症

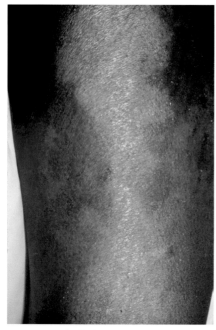

图 26.37　钙化防御

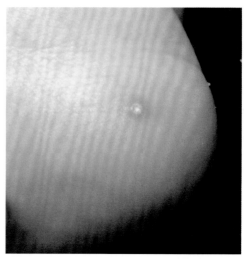

图 26.38　足跟刺状钙质沉着

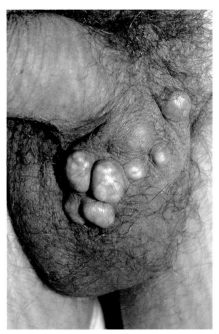

图 26.39 阴囊钙质沉着症（*Courtesy Steven Binnick, MD*）

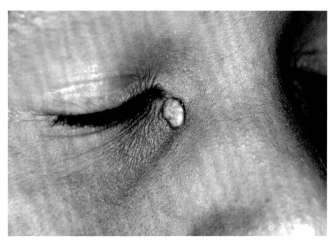

图 26.40 表皮下钙化结节

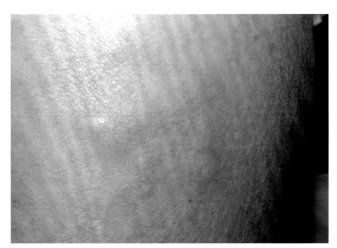

图 26.41 皮肤钙质沉着症

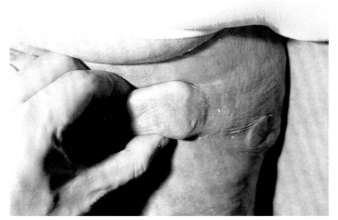

图 26.42 肿瘤样皮肤钙质沉着症

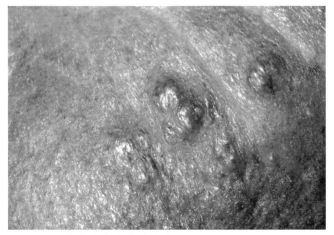

图 26.43 痤疮瘢痕处皮肤骨瘤

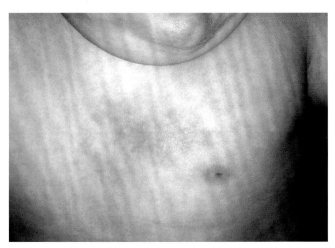

图 26.44 皮肤骨瘤

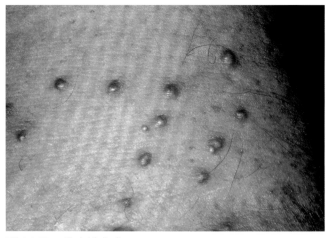

图 26.45　发疹性黄瘤

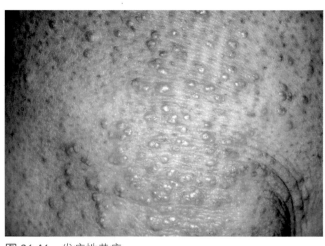

图 26.46　发疹性黄瘤

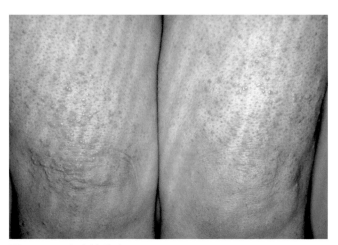

图 26.47　发疹性黄瘤

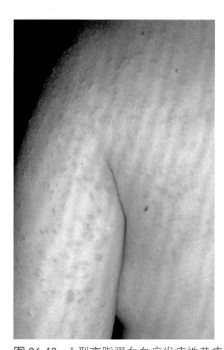

图 26.48　Ⅰ型高脂蛋白血症发疹性黄瘤

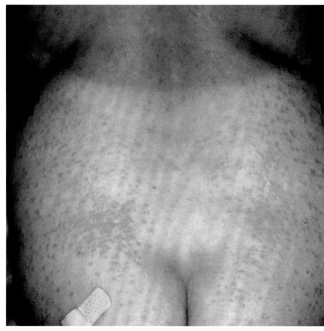

图 26.49　Ⅰ型高脂蛋白血症发疹性黄瘤

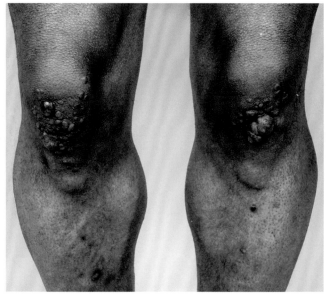

图 26.50　结节性黄瘤

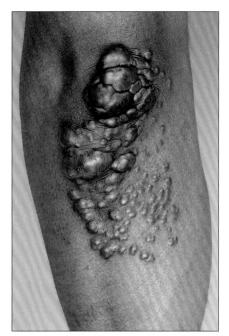

图 26.51　结节性黄瘤

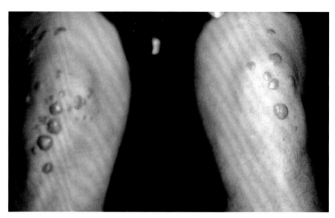

图 26.52　结节性黄瘤

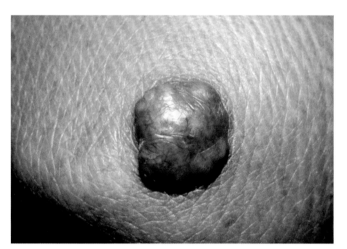

图 26.53　结节性黄瘤

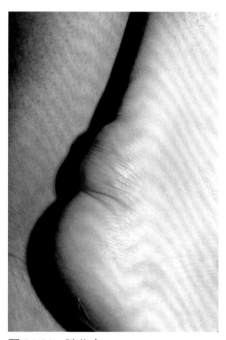

图 26.54　腱黄瘤

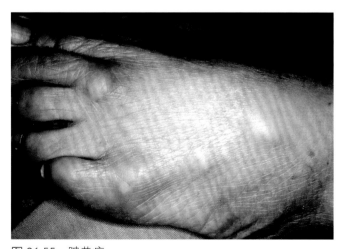

图 26.55　腱黄瘤

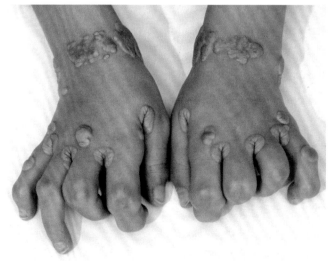

图 26.56　间擦性黄瘤伴纯合型高胆固醇血症

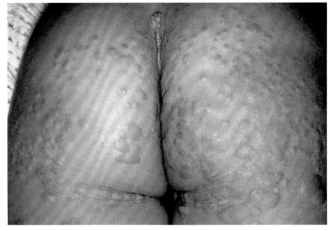

图 26.57　间擦性黄瘤伴纯合型高胆固醇血症

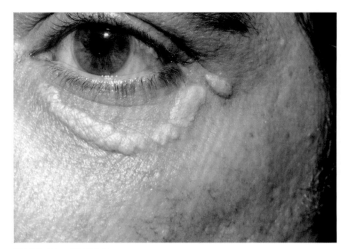

图 26.58　睑黄瘤

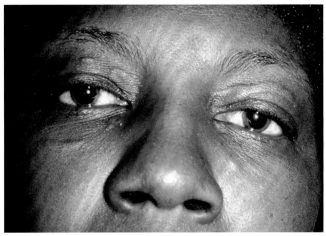

图 26.59　睑黄瘤

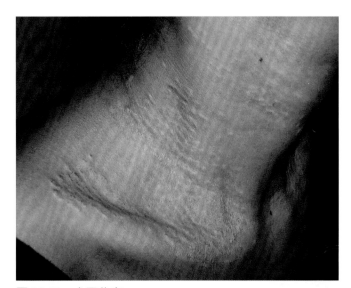

图 26.60　扁平黄瘤

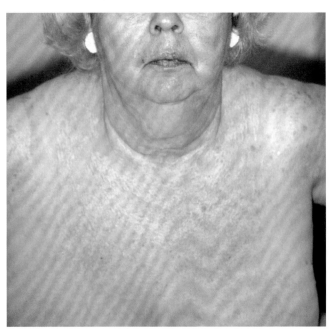

　图 26.61　扁平黄瘤

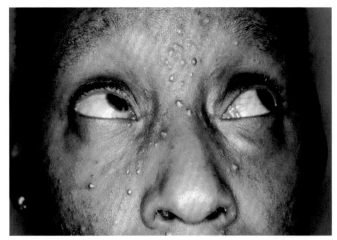

图 26.62　原发性胆汁性肝硬化和结节性发疹性黄瘤

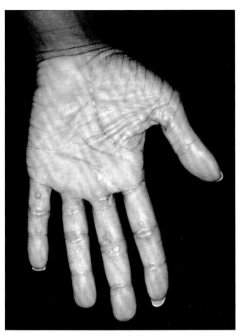

图 26.63　掌黄瘤伴胆汁性肝硬化

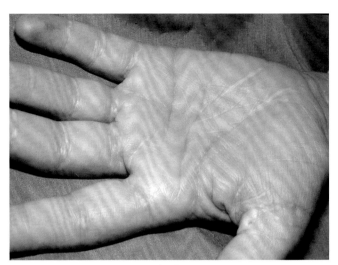

图 26.64　掌黄瘤伴胆汁性肝硬化（*Courtesy Steven Binnick, MD*）

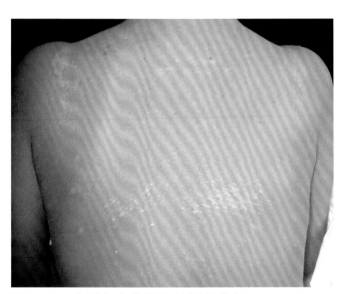

图 26.65　扁平黄瘤伴胆汁性肝硬化（*Courtesy Steven Binnick, MD*）

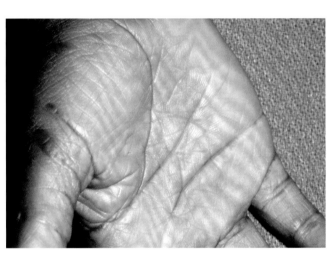

图 26.66　掌黄瘤伴 Alagille 综合征（*Courtesy Steven Binnick, MD*）

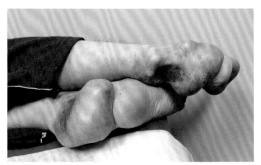

图 26.67　脑腱黄瘤病（*Courtesy Vikash Oza, MD*）

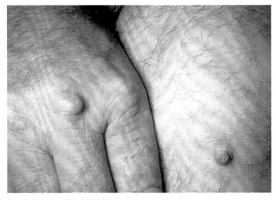

图 26.68　植物甾醇血症

337

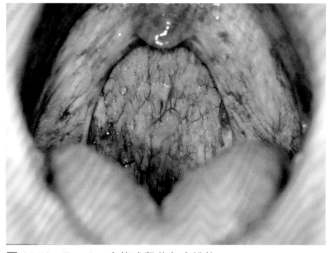

图 26.69　Tangier 病伴残留黄色扁桃体

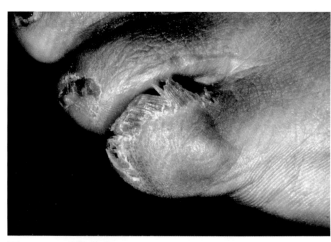

图 26.70　疣状黄瘤

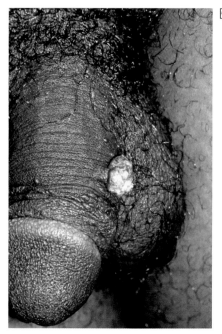

图 26.71　疣状黄瘤

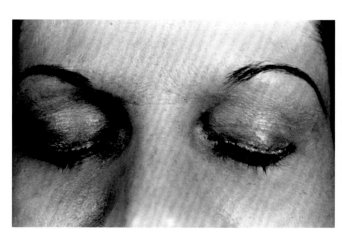

图 26.72　类脂蛋白沉积症

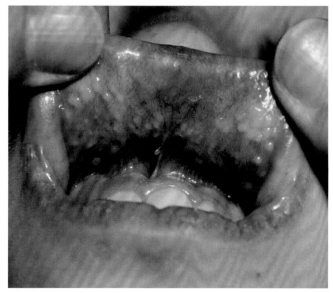

　图 26.73　类脂蛋白沉积症

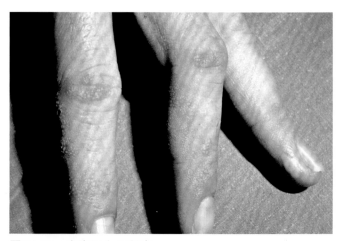

图 26.74　类脂蛋白沉积症

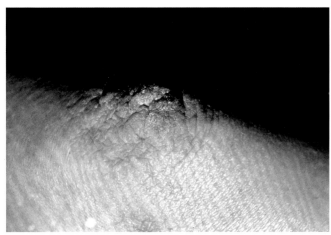

图 26.75　类脂蛋白沉积症

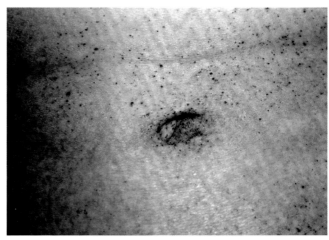

图 26.76　Fabry 病（*Courtesy Ken Greer, MD*）

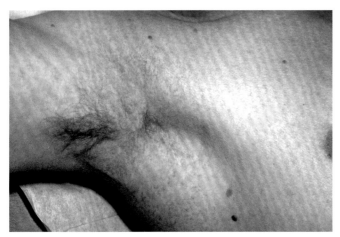

图 26.77　Fabry 病

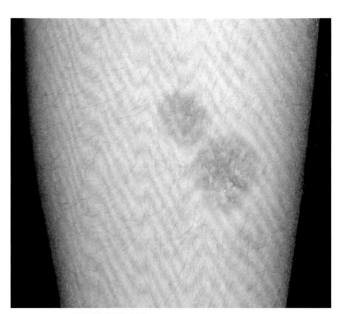

图 26.78　类脂质渐进性坏死

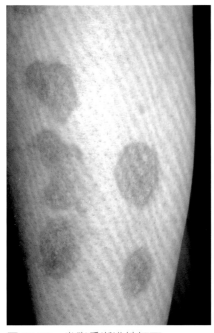

图 26.79　类脂质渐进性坏死

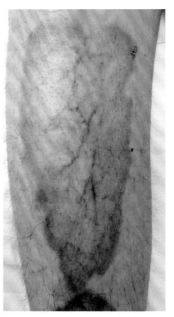

图 26.80　类脂质渐进性坏死
（*Courtesy Scott Norton, MD*）

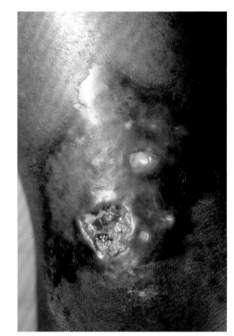

图 26.81　类脂质渐进性坏死

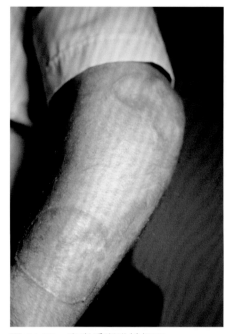

图 26.82　类脂质渐进性坏死

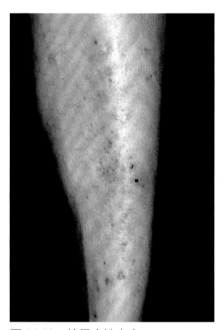

图 26.83　糖尿病性皮病

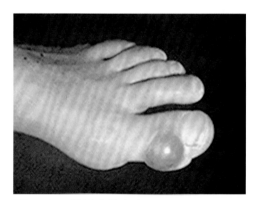

图 26.84　糖尿病性大疱

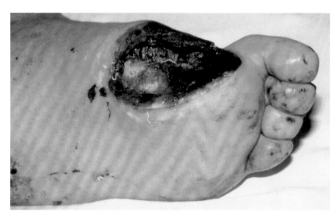

图 26.85　糖尿病性坏疽

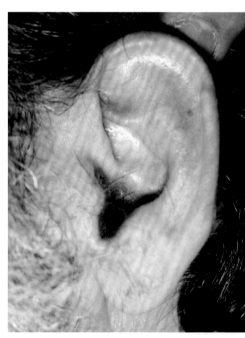

图 26.86　褐黄病（黑酸尿症）

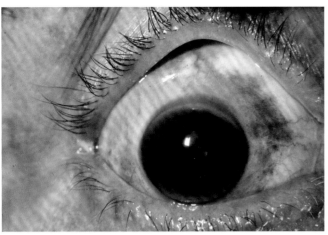

图 26.87　褐黄病（黑酸尿症）

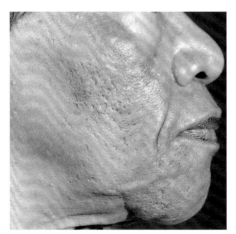

图 26.88　外源性褐黄病

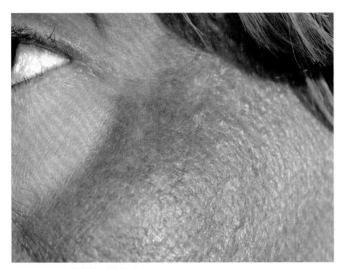

图 26.89　外源性褐黄病

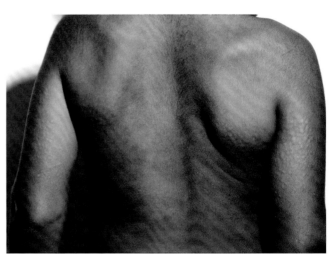

图 26.90　Hunter 综合征（*Courtesy Paul Honig, MD*）

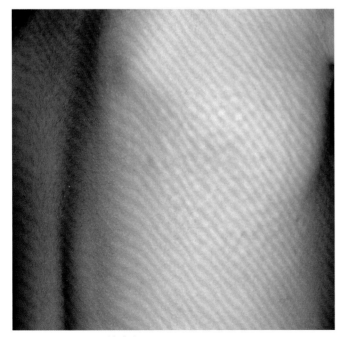

图 26.91　Hunter 综合征

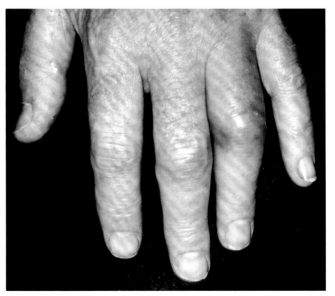

图 26.92　痛风

安德鲁斯临床皮肤病图谱

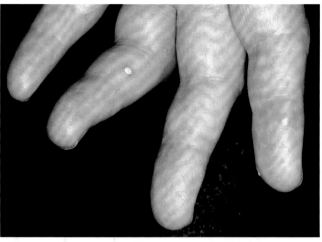

图 26.93 痛风

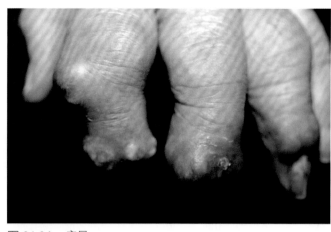

图 26.94 痛风

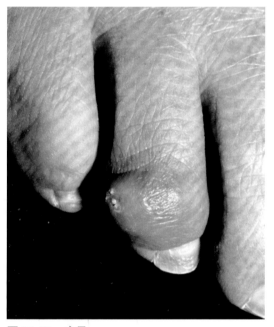

图 26.95 痛风

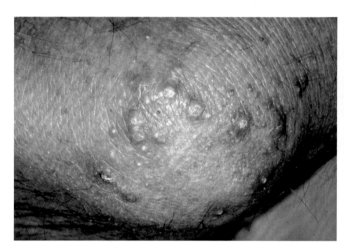

图 26.96 痛风

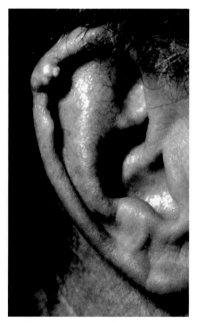

图 26.97 痛风

（张芊 译，李薇薇、马川 校）

遗传性皮肤病及先天异常

遗传性皮肤病包括各种由基因突变引起的皮肤改变，可伴或不伴有相关的系统表现。不断有新的基因突变被快速发现，这使得我们能更加明确地诊断这类疾病。但是，查体时识别突出的临床表现有利于进行更有针对性的基因检测。

一些遗传性皮肤病在出生时即出现相应临床表现，如遗传性大疱性表皮松解症出生时即有皮肤脆性增加，先天性鱼鳞病患儿出生时被一层火棉胶样膜包裹。其他遗传性皮肤病在新生儿期出现各具特色的临床表现，如提示色素失禁症的沿 Blaschko 线分布的水疱及疣状皮损。儿童期起病更常见于结节性硬化症或神经纤维瘤病等，此时会出现更为明显的临床特征，如前者的血管纤维瘤或后者的神经纤维瘤。此外，还有一些遗传性皮肤病的皮肤表现在青春期或成年早期才会出现，包括 Darier 病，表现为角化和结痂性丘疹和斑块；以及 Hailey-Hailey 病（家族性良性慢性天疱疮），表现为间擦部位网状糜烂性斑块。

有些遗传性皮肤病有光敏感的表现，包括 Bloom 综合征的毛细血管扩张性斑片，Rothmund-Thomson 综合征的皮肤异色症，以及着色性干皮病的雀斑样痣、光损伤及早期皮肤癌。

遗传性皮肤病的全面评估还应包括毛发、甲、黏膜及牙齿方面的检查。对于伴随症状的筛查也十分重要，如少汗可见于多种不同类型的外胚层发育不良，发育迟缓和癫痫可见于一些遗传性皮肤病如表皮痣综合征或结节性硬化症。最后，家族史有助于判断遗传模式及缩窄基因检测的范围。

本章包括多种遗传性皮肤病及先天异常，以帮助医生识别一些重要的临床线索，不仅有助于鉴别这类疾病，且常能指导基因检测。

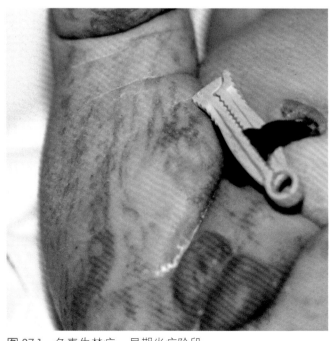

图 27.1 色素失禁症，早期炎症阶段

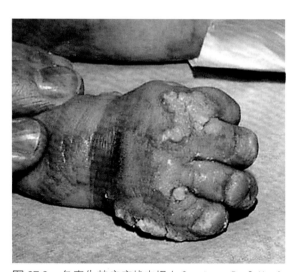

图 27.2 色素失禁症疣状皮损（*Courtesy Paul Honig, MD*）

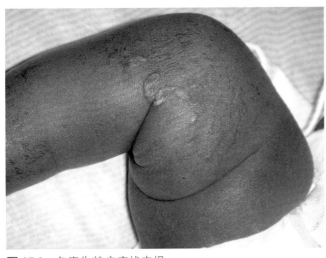

图 27.3 色素失禁症疣状皮损

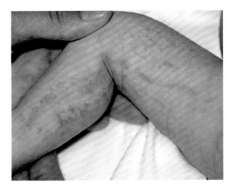

图 27.4 色素失禁症色素性皮损
（ *Courtesy Paul Honig, MD* ）

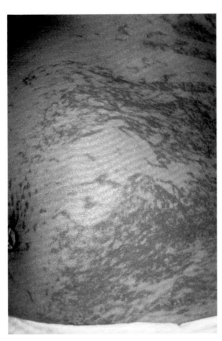

图 27.5 色素失禁症色素性皮损

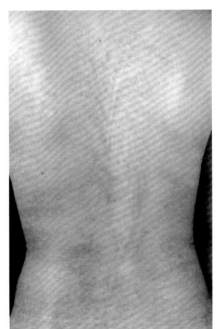

图 27.6 色素嵌合现象（旧称 Ito 黑素减少症）（ *Courtesy Department of Dermatology, Keio University, School of Medicine, Tokyo, Japan* ）

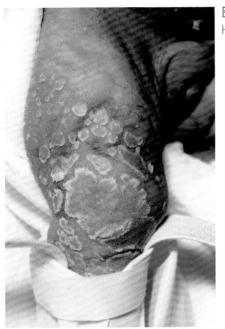

图 27.7 Conradi-Hunermann 综合征

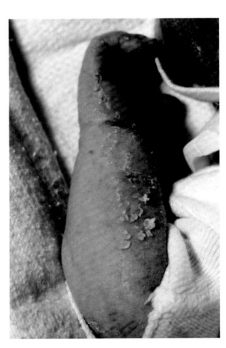

图 27.8 Conradi-Hunermann 综合征

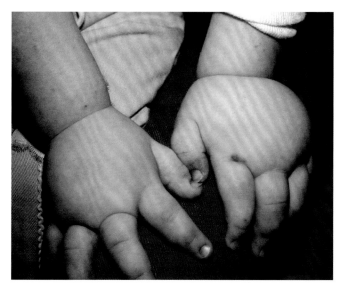

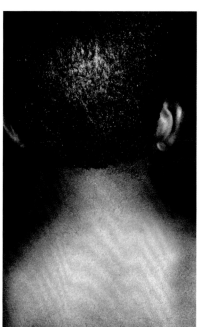

图 27.10　Noonan 综合征

图 27.9　Turner 综合征先天性淋巴水肿（*Courtesy Steven Binnick, MD*）

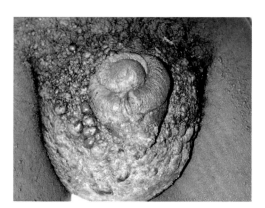

图 27.11　Noonan 综合征淋巴水肿和乳糜漏

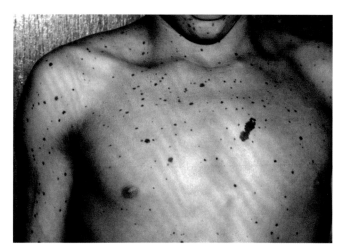

图 27.12　Noonan 综合征多发性雀斑样痣（旧称 LEOPARD 综合征）（*Courtesy Paul Honig, MD*）

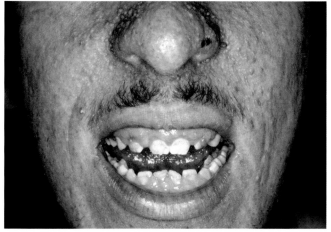

图 27.13　结节性硬化症血管纤维瘤和因治疗结节性硬化症相关癫痫口服苯妥英钠引起的牙龈增生

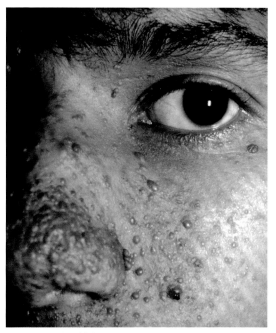

图 27.14　结节性硬化症面部血管纤维瘤

安德鲁斯临床皮肤病图谱

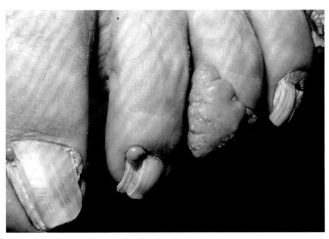

图 27.15　结节性硬化症甲周纤维瘤

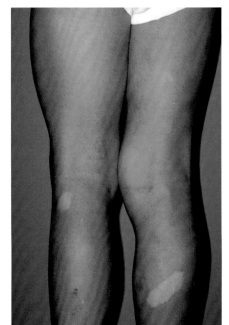

图 27.16　结节性硬化症卵圆 - 柳叶状斑

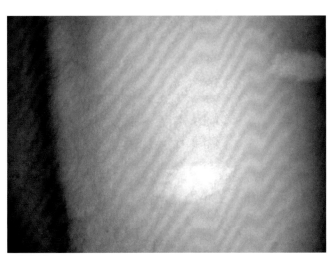

图 27.17　结节性硬化症卵圆 - 柳叶状斑（*Courtesy Steven Binnick, MD*）

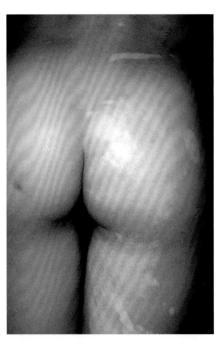

图 27.18　结节性硬化症画刷型白色条纹

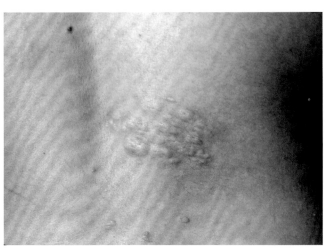

图 27.19　结节性硬化症鲨鱼皮样斑块

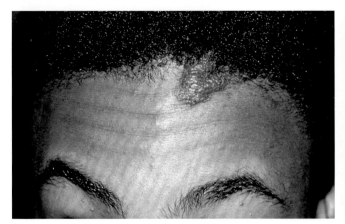

图 27.20　结节性硬化症前额纤维性斑块

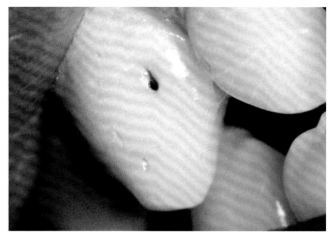

图 27.21　结节性硬化症牙釉质凹陷

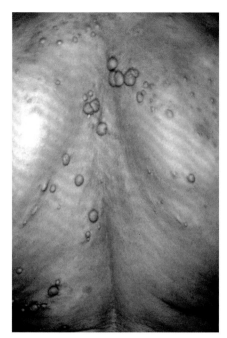

图 27.22　神经纤维瘤病

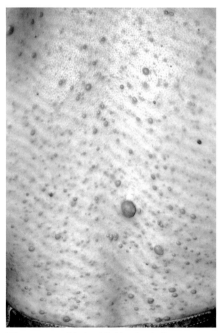

图 27.23　神 经 纤 维 瘤 病（*Courtesy Steven Binnick, MD*）

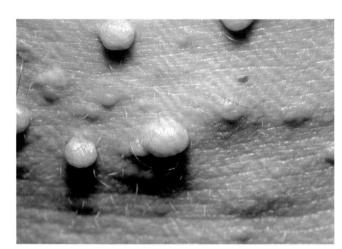

图 27.24　神经纤维瘤病

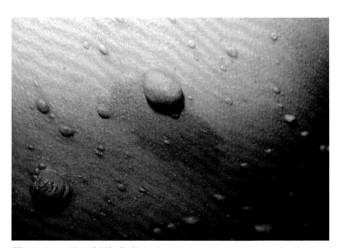

图 27.25　神经纤维瘤病（*Courtesy Steven Binnick, MD*）

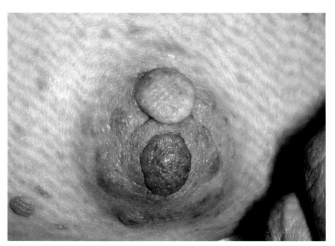

图 27.26　神经纤维瘤病：乳晕是特征性受累部位

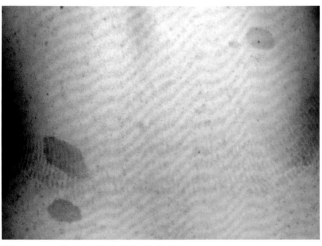

图 27.27　神经纤维瘤病牛奶咖啡斑

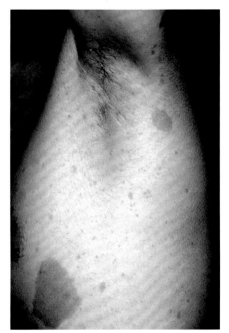

图 27.28　神经纤维瘤病腋窝雀斑样皮损

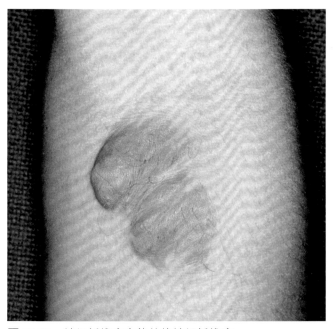

图 27.29　神经纤维瘤病伴丛状神经纤维瘤

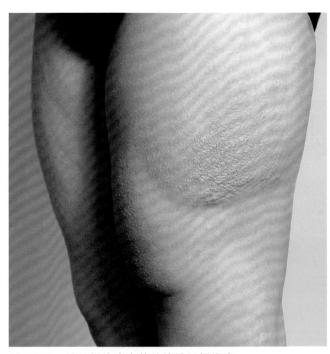

图 27.30　神经纤维瘤病伴丛状神经纤维瘤

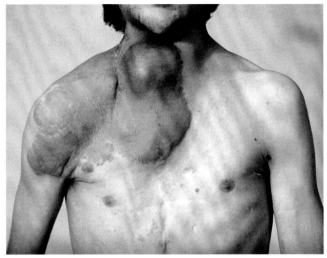

图 27.31 神经纤维瘤病伴恶性外周性神经鞘瘤

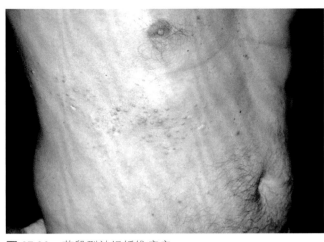

图 27.32 节段型神经纤维瘤病

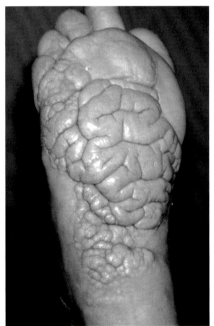

图 27.33 Proteus 综合征伴结缔组织痣

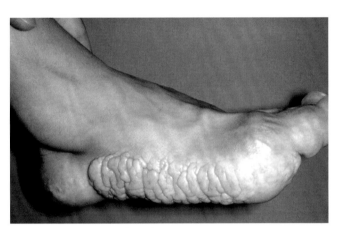

图 27.34 Proteus 综合征伴结缔组织痣

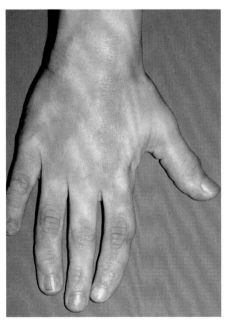

图 27.35 Proteus 综合征伴表皮痣

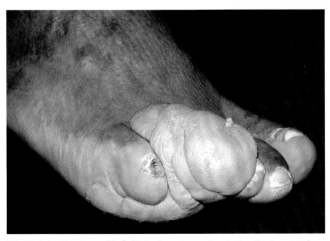

图 27.36 Proteus 综合征（*Courtesy Curt Samlaska, MD*）

安德鲁斯临床皮肤病图谱

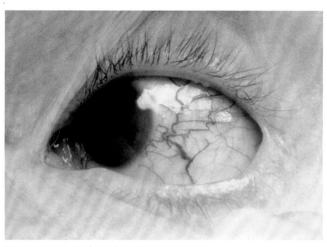

图 27.37　共济失调性毛细血管扩张症

图 27.38　泛发性单纯型大疱性表皮松解症

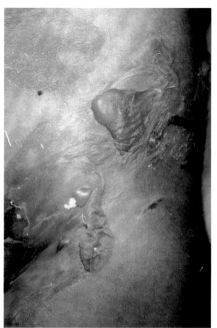

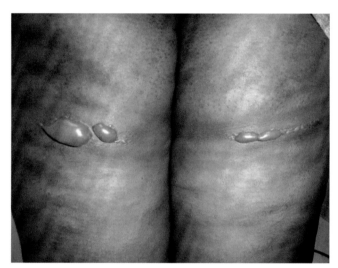

图 27.39　泛发性单纯型大疱性表皮松解症（*Courtesy Scott Norton, MD*）

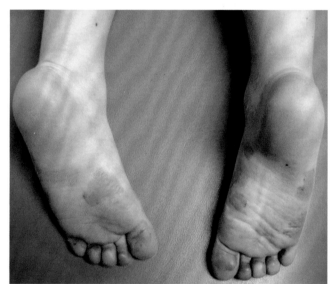

图 27.40　局限性单纯型大疱性表皮松解症

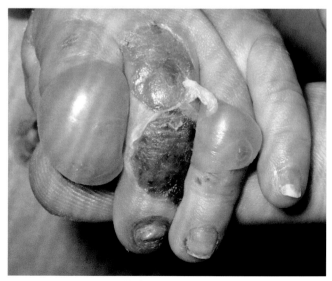

图 27.41　交界型大疱性表皮松解症

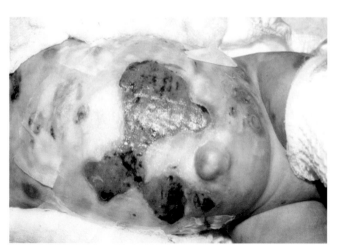

图 27.42　交界型大疱性表皮松解症

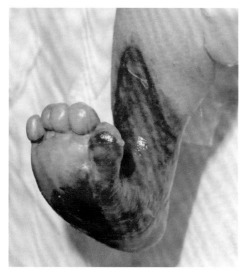

图 27.43　Bart 综合征

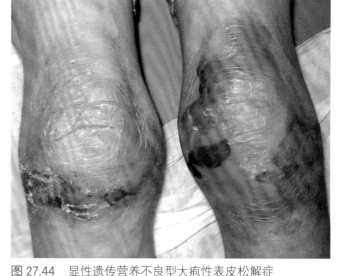

图 27.44　显性遗传营养不良型大疱性表皮松解症

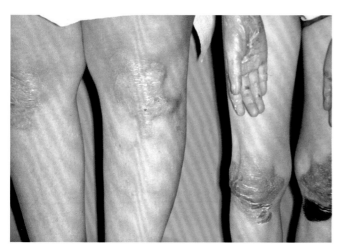

图 27.45　显性遗传营养不良型大疱性表皮松解症

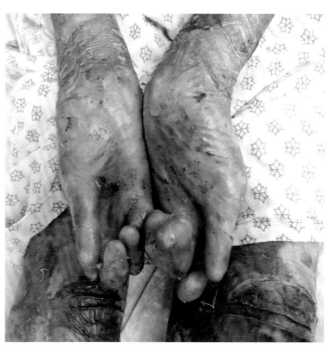

图 27.46　隐性遗传营养不良型大疱性表皮松解症

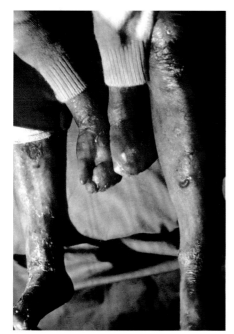

图 27.47　隐性遗传营养不良型大疱性
表皮松解症

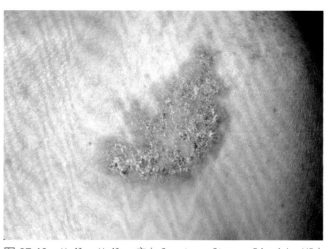

图 27.48　Hailey-Hailey 病（*Courtesy Steven Binnick, MD*）

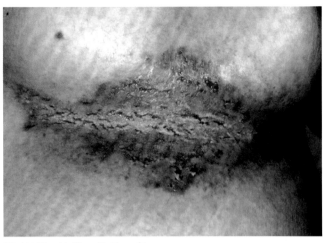

图 27.49　Hailey-Hailey 病

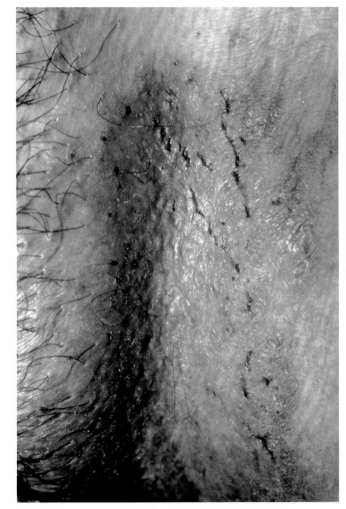

图 27.50　Hailey-Hailey 病

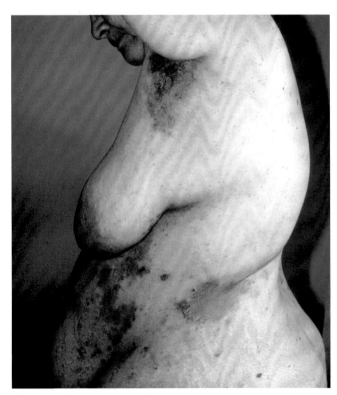

图 27.51　Hailey-Hailey 病

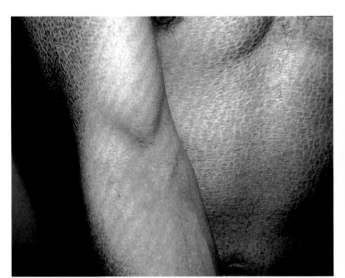

图 27.52　寻常型鱼鳞病

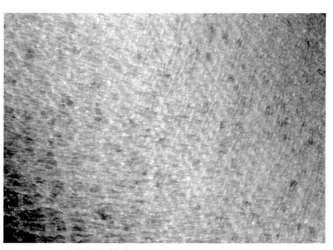

图 27.53　寻常型鱼鳞病（*Courtesy Steven Binnick, MD*）

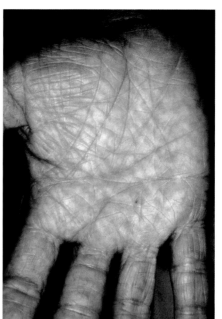

图 27.54　寻常型鱼鳞病的掌纹症

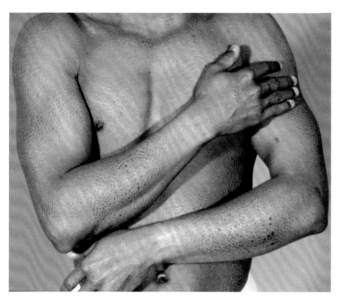

图 27.55　X- 连锁鱼鳞病

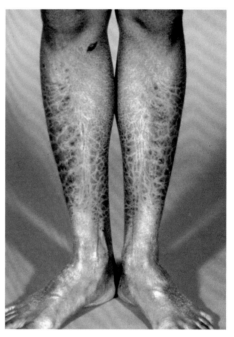

图 27.56　X- 连锁鱼鳞病

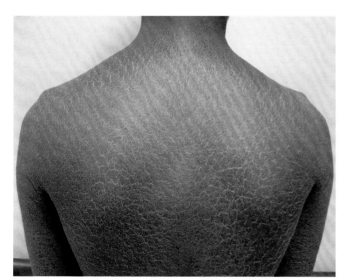

图 27.57　X- 连锁鱼鳞病

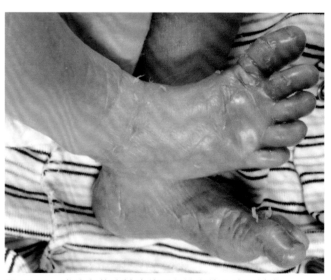

图 27.58　常染色体隐性遗传型鱼鳞病的火棉胶样膜

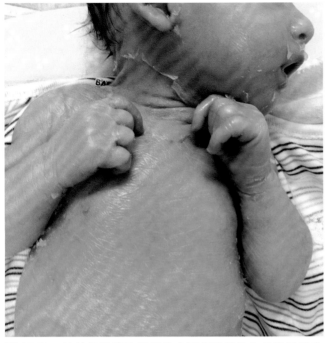

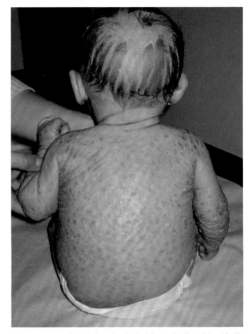

图 27.59　转谷氨酰胺酶基因突变引起的常染色体隐性遗传型先天性鱼鳞病的火棉胶样膜

图 27.60　转谷氨酰胺酶基因突变引起的常染色体隐性遗传型先天性板层状鱼鳞病

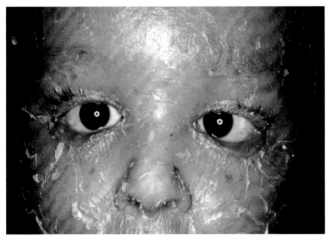

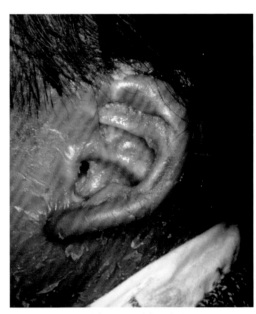

图 27.61　先天性鱼鳞病样红皮病

图 27.62　先天性鱼鳞病样红皮病

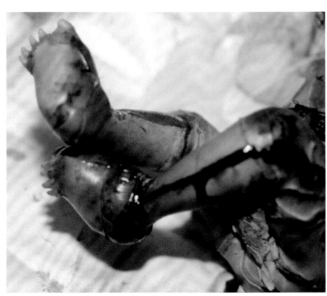

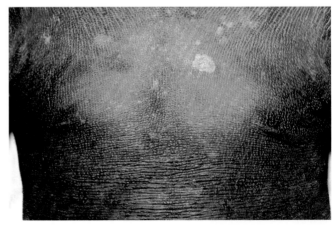

图 27.63　丑胎鱼鳞病

图 27.64　表皮松解性鱼鳞病

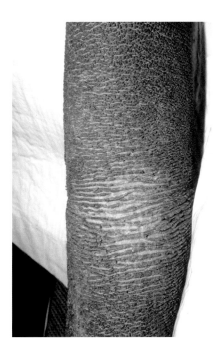

图 27.65　表皮松解性鱼鳞病

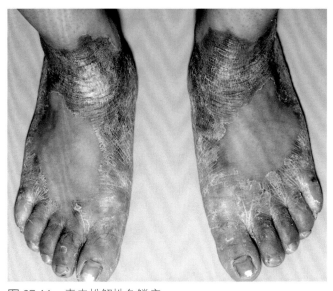

图 27.66　表皮松解性鱼鳞病

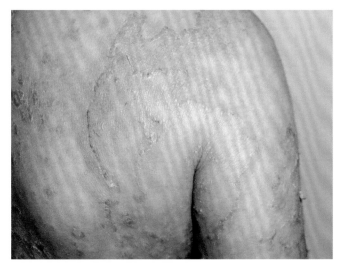

图 27.67　Netherton 综合征（*Courtesy Scott Norton, MD*）

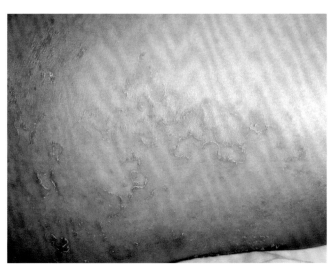

图 27.68　Netherton 综合征

图 27.69　Netherton 综合征

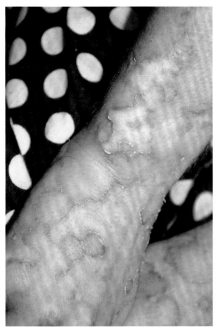

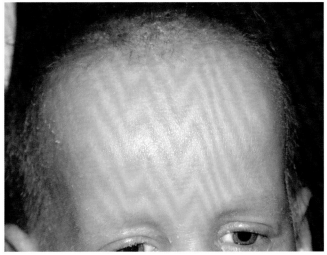

图 27.70　Netherton 综合征

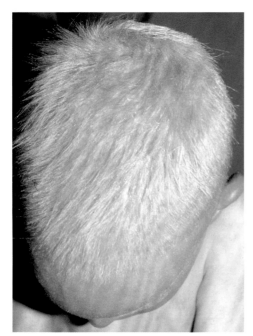

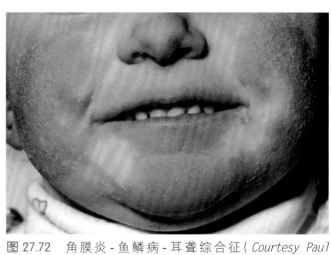

图 27.72　角膜炎 - 鱼鳞病 - 耳聋综合征（*Courtesy Paul Honig, MD*）

图 27.71　Netherton 综合征

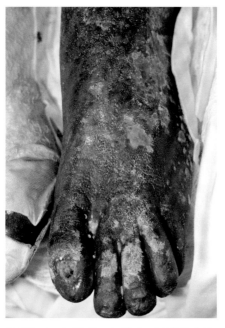

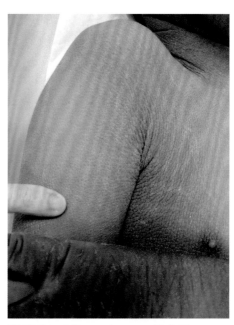

图 27.73　角膜炎 - 鱼鳞病 - 耳聋综合征

图 27.74　Sjögren-Larsson 综合征

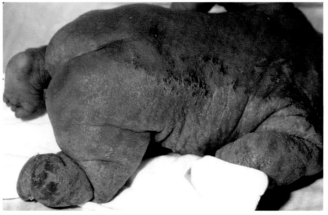

图 27.75　先天性偏侧发育不良伴鱼鳞病样红皮病及肢体缺陷（Child）综合征（*Courtesy Paul Honig, MD*）

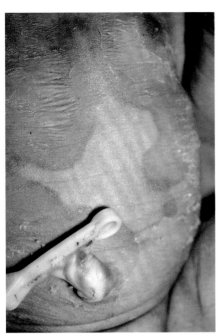

图 27.76 可变性红斑角皮病（*Courtesy Ken Greer, MD*）

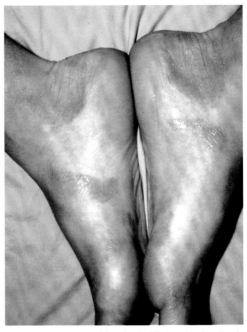

图 27.77 进行性对称性红斑角皮病（*Courtesy Ken Greer, MD*）

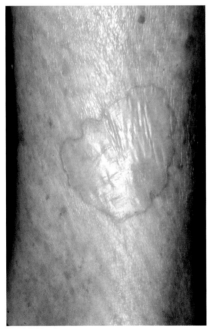

图 27.78 汗孔角化症

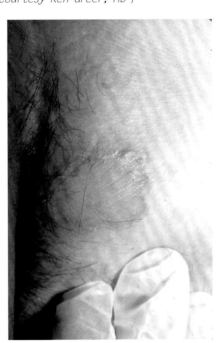

图 27.79 汗孔角化症

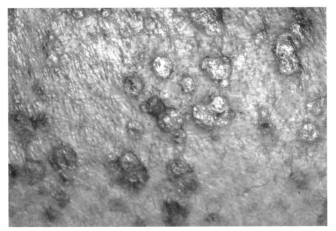

图 27.80 播散性浅表性光线性汗孔角化症

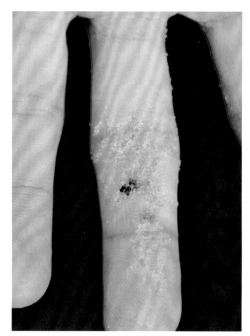

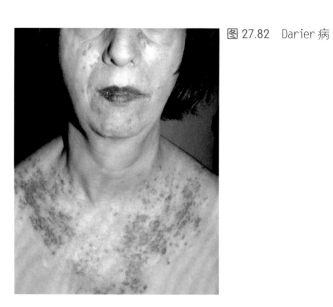

图 27.82　Darier 病

图 27.81　汗孔角化性小汗腺孔和真皮导管痣

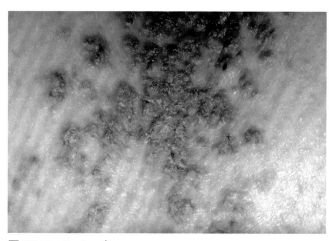

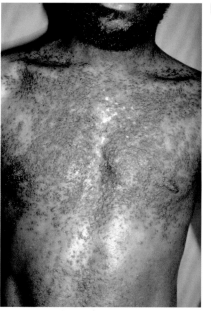

图 27.84　Darier 病

图 27.83　Darier 病

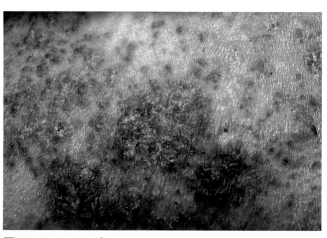

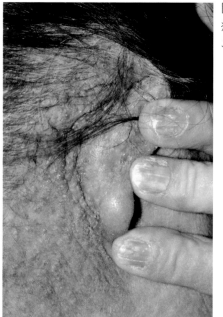

图 27.86　Darier
病（*Courtesy Curt
Samlaska, MD*）

　图 27.85　Darier 病

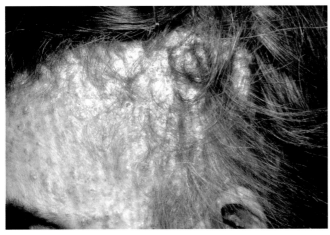

图 27.87　Darier 病

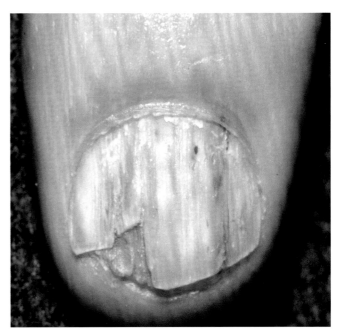

图 27.88　Darier 病

图 27.90　Darier 病

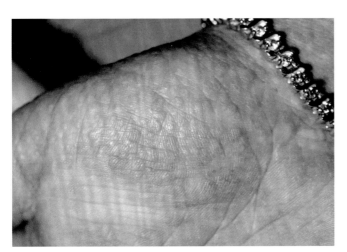

图 27.89　Darier 病

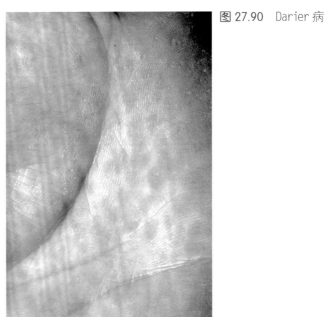

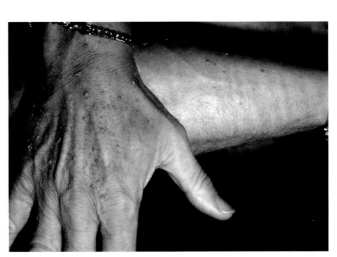

图 27.91　Darier 病

图 27.92　Hopf 疣状肢端角化症

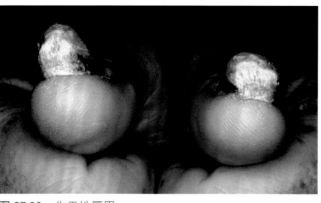

图 27.93 先天性厚甲

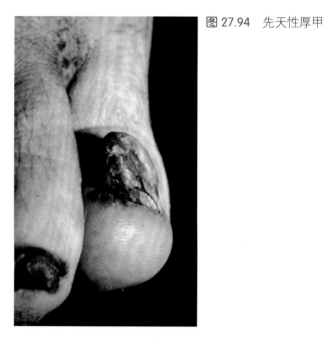

图 27.94 先天性厚甲

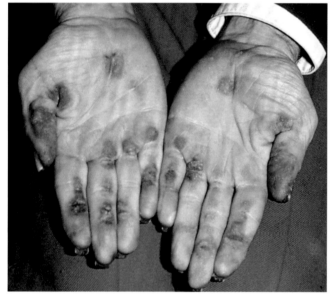

图 27.95 先天性厚甲

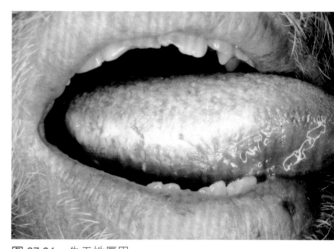

图 27.96 先天性厚甲

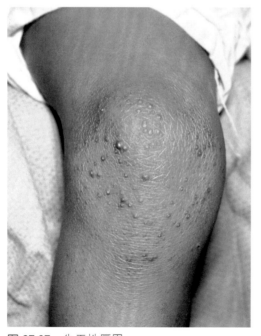

图 27.97 先天性厚甲

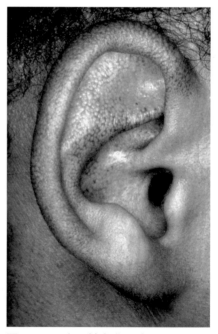

图 27.98 先天性角化不良

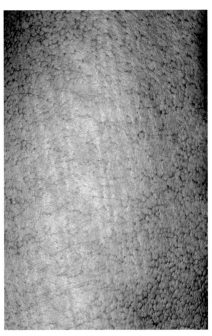

图 27.99　先天性角化不良

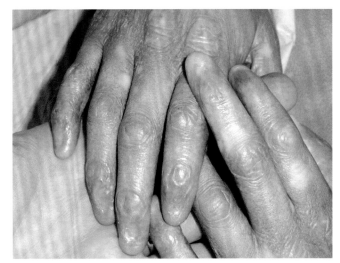

图 27.100　先天性角化不良

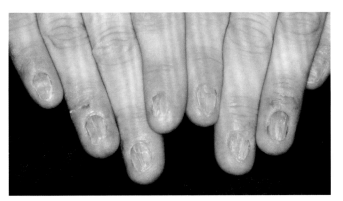

图 27.101　先天性角化不良

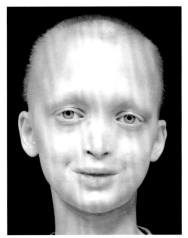

图 27.102　无汗性 X 连锁外胚层发育不良（Courtesy Scott Barlett, MD）

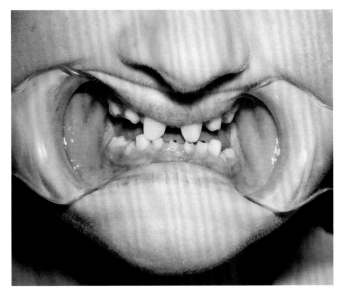

图 27.103　无汗性 X 连锁外胚层发育不良

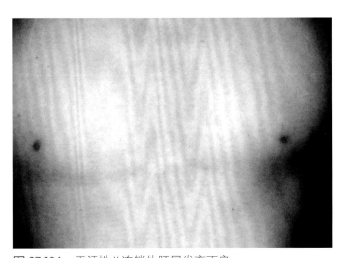

图 27.104　无汗性 X 连锁外胚层发育不良

安德鲁斯临床皮肤病图谱

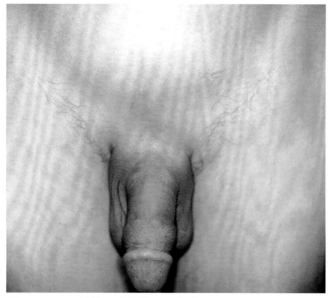

图 27.105　无汗性 X 连锁外胚层发育不良

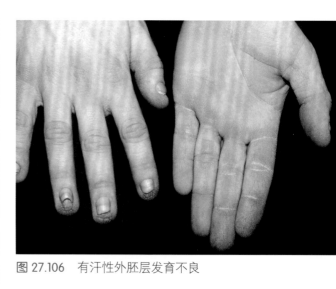

图 27.106　有汗性外胚层发育不良

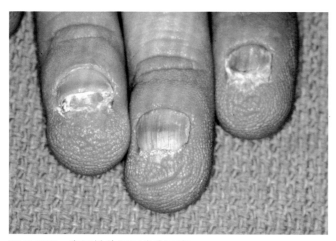

图 27.107　有汗性外胚层发育不良

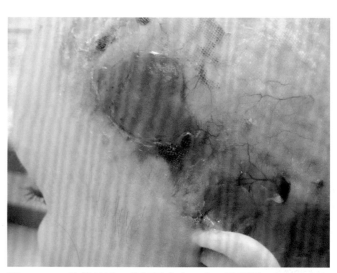

图 27.108　睑缘粘连 - 外胚层发育不良 - 唇腭裂

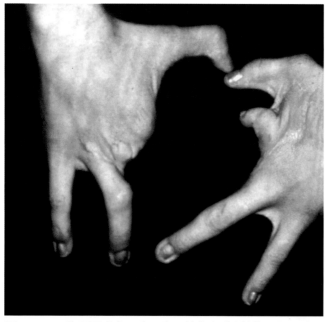

图 27.109　外胚层发育不良 - 先天性指（趾）缺失 - 唇腭裂

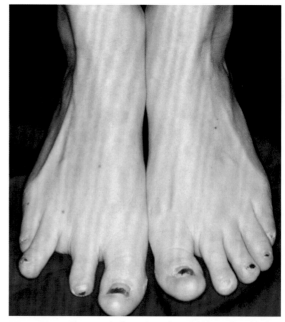

图 27.110　外胚层发育不良 - 先天性指（趾）缺失 - 唇腭裂

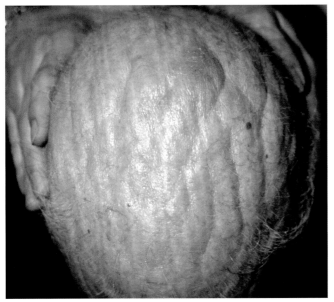

图 27.111　回状颅皮

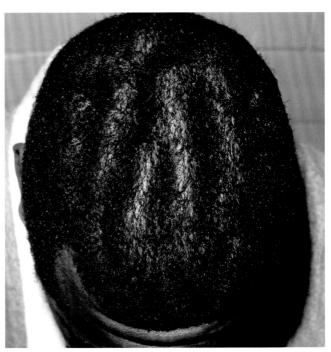

图 27.112　回状颅皮（*Courtesy Steven Binnick, MD*）

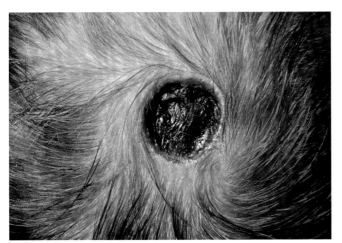

图 27.113　先天性皮肤发育不全

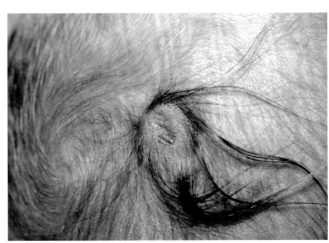

图 27.114　头发衣领征

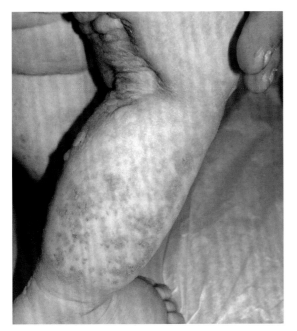

图 27.115　Goltz 综合征（*Courtesy Paul Honig, MD*）

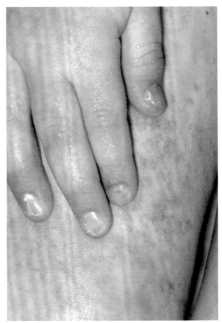

图 27.116　Goltz 综合征

安德鲁斯临床皮肤病图谱

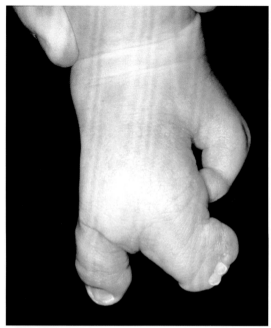

图 27.117　Goltz 综合征

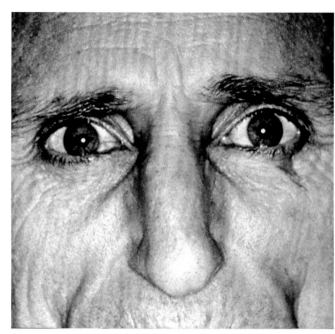

图 27.118　Werner 综合征

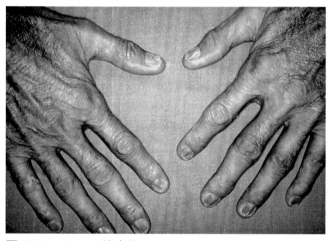

图 27.119　Werner 综合征

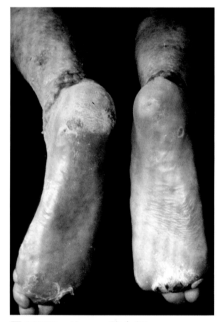

图 27.120　Werner 综合征

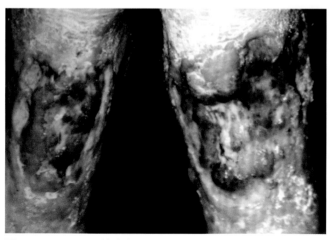

图 27.121　Werner 综合征

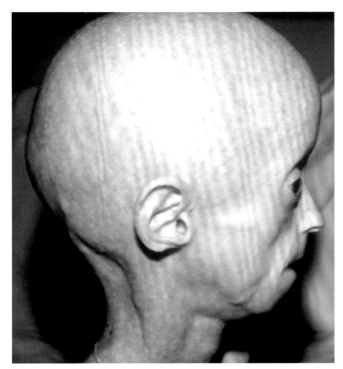

图 27.122　早老症

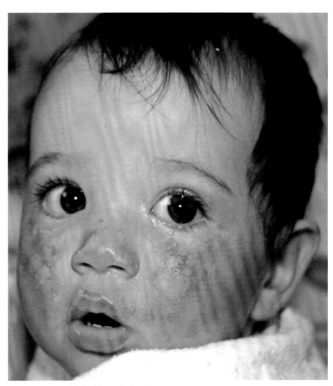

图 27.123　着色性干皮病（*Courtesy Kenneth Kraemer, MD* 首次发表：*Bradford PT, Goldstein AM, Tamura D, et al: Cancer and neurologic degeneration in xeroderma pigmentosum. J Med Genet 2011; 48: 168–176*）

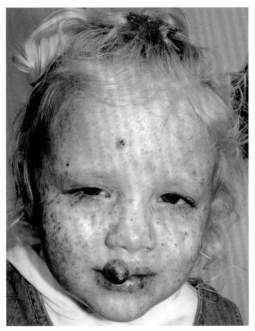

图 27.124　着色性干皮病（*Courtesy Kenneth Kraemer, MD* 首次发表：*Bradford PT, Goldstein AM, Tamura D, et al: Cancer and neurologic degeneration in xeroderma pigmentosum. J Med Genet 2011; 48: 168–176*）

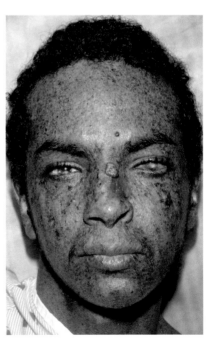

图 27.125　着色性干皮病（*Courtesy Kenneth Kraemer, MD* 首次发表：*Bradford PT, Goldstein AM, Tamura D, et al: Cancer and neurologic degeneration in xeroderma pigmentosum. J Med Genet 2011; 48: 168–176*）

安德鲁斯临床皮肤病图谱

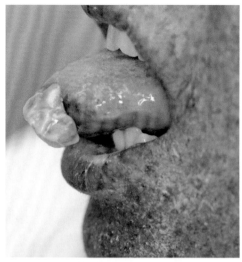

图 27.126 着色性干皮病（*Courtesy Kenneth Kraemer, MD* 首次发表：*Mahindra P, DiGiovanna JJ, Tamura D, et al: Skin cancers, blindness and anterior tongue mass in African brothers. J. Amer Acad Dermatol 2008; 59: 881–886*）

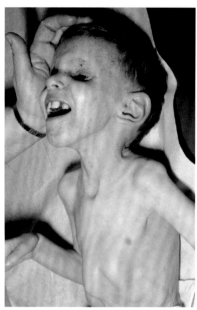

图 27.127 Cockayne 综合征（*Courtesy Kenneth Kraemer, MD* 首次发表：*Lindenbaum,Y., Dickson, D.W., Rosenbaum, P., Kraemer, K.H., et al.: Xeroderma pigmentosum/ Cockayne Syndrome (XP/CS) complex. Eur J Child Neurol 2001; 5: 225– 242*）

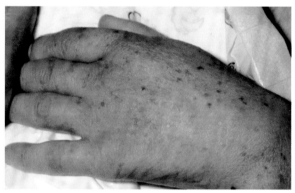

图 27.128 Cockayne-着色性干皮病综合征（*Courtesy Kenneth Kraemer, MD* 首 次 发 表：*Lindenbaum,Y., Dickson, D.W., Rosenbaum, P., Kraemer, K.H., et al.: Xeroderma pigmentosum/Cockayne Syndrome (XP/CS) complex. Eur J Child Neurol 2001; 5: 225–242*）

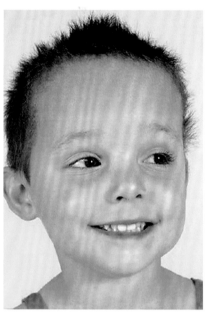

图 27.129 毛发硫营养障碍症（*Courtesy Kenneth Kraemer, MD* 首 次 发 表：*Liang, C., Kraemer, K.H., Morris, A., et al: Characterization of tiger tail banding and hair shaft abnormalities in trichothiodystrophy J. American Acad. Dermatol. 2005; 52: 224–232*）

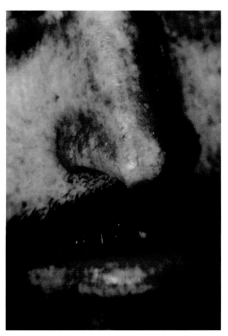

图 27.130　Bloom 综合征

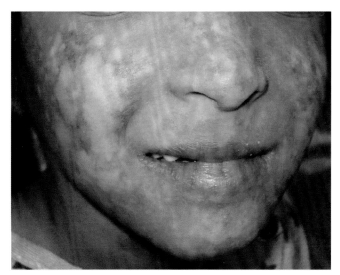

图 27.131　Rothmund-Thomson 综合征

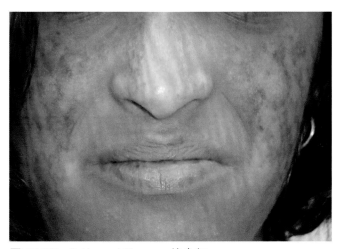

图 27.132　Rothmund-Thomson 综合征

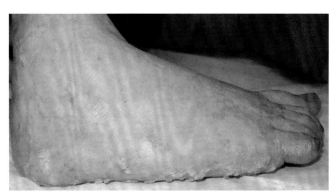

图 27.133　Rothmund-Thomson 综合征

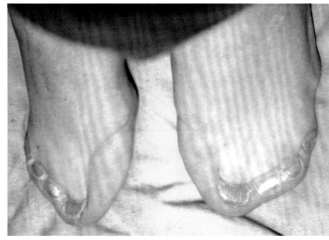

图 27.134　Apert 综合征

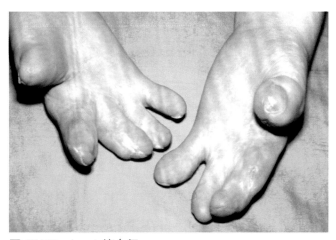

图 27.135　Apert 综合征

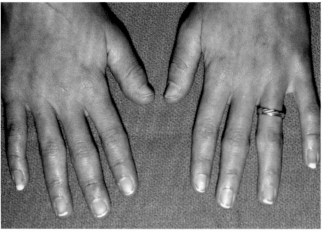

图 27.136　毛发 - 鼻 - 指（趾）综合征

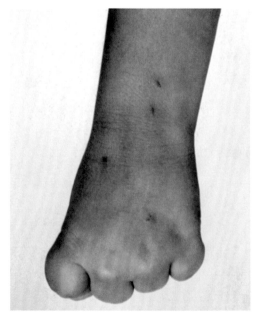

图 27.137　毛发 - 鼻 - 指（趾）综合征

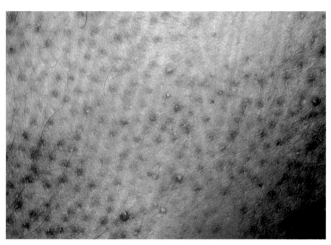

图 27.138　毛周角化病

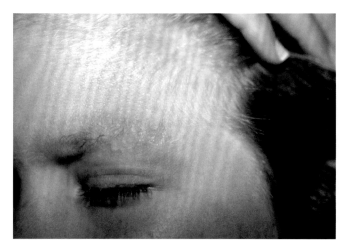

图 27.139　眉部瘢痕性红斑

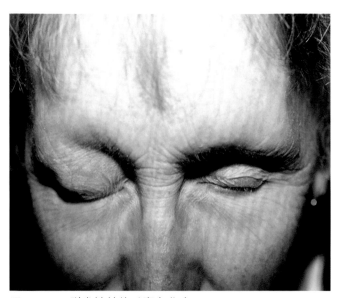

图 27.140　脱发性棘状毛囊角化病

（朱思曼 译，王文慧、路雪艳 校）

真皮及皮下组织肿瘤

血管肿瘤的颜色范围从红色至蓝色，取决于血管淤滞和血红蛋白脱氧的程度。在血栓形成或消耗性凝血障碍时，皮损常感硬韧。临床医生应该尽力区分血管增生性疾病和血管畸形，前者对 β 受体阻滞剂有反应，而后者则没有。血管畸形包括鲜红斑痣、鲑鱼斑、贫血痣和先天性毛细血管扩张性大理石样皮肤。一些血管畸形与周围组织的过度生长有关，并可以导致相当高的致畸率。本章图片将集中在真皮肿瘤的临床表现，包括纤维和血管增生，以及那些由肌肉、神经和脂肪组织组成的肿物。

真皮肿瘤的明确诊断可能需要依靠活检，但病变的颜色、形态和分布也经常帮助作出准确的临床诊断。皮肤纤维瘤呈坚硬的、粉红色至棕色的真皮结节，其上方表皮棘层肥厚，使皮肤呈现暗色天鹅绒样外观。横向挤压周围皮肤时，会出现一个特征性的凹陷。颗粒细胞瘤体积更大，表面皮肤呈现相似的天鹅绒样或疣状外观。相比之下，隆突性皮肤纤维肉瘤呈现多结节状外观，其上表皮萎缩，使皮肤呈现出光滑外观。所有这些肿瘤触诊都相当坚硬，而神经纤维瘤为软橡皮或胶感。

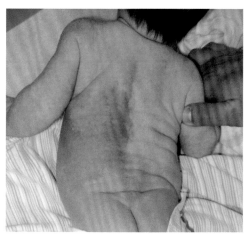

图 28.1　色素血管性斑痣错构瘤病（*Courtesy Department of Dermatology, Keio University School of Medicine, Tokyo, Japan*）

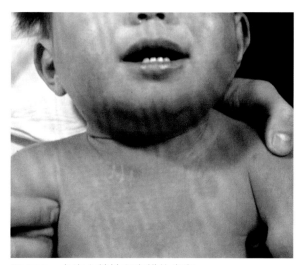

图 28.2　色素血管性斑痣错构瘤病

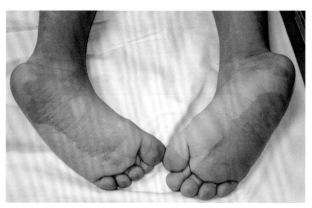

图 28.3　PIK3CA 相关节段性增生综合征

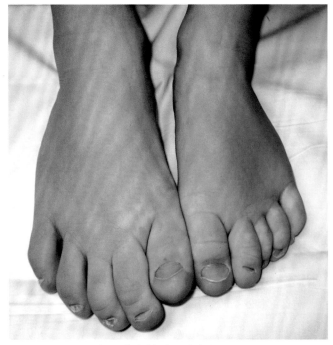

图 28.4　PIK3CA 相关节段性增生综合征

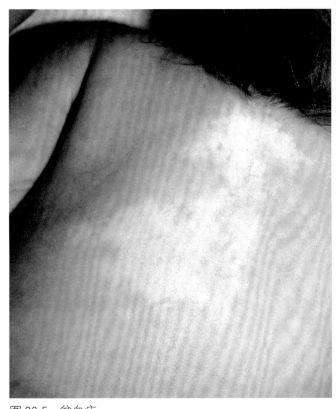

图 28.5　贫血痣

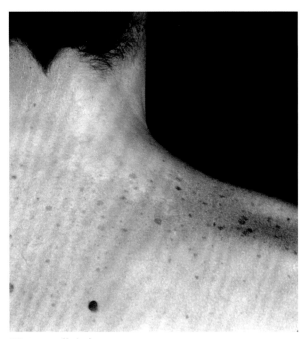

图 28.6　贫血痣

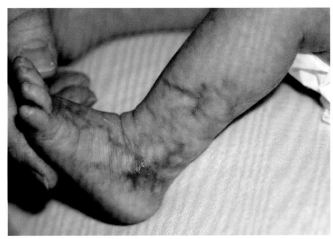

图 28.7　先天性毛细血管扩张性大理石样皮肤（*Courtesy Paul Honig, MD*）

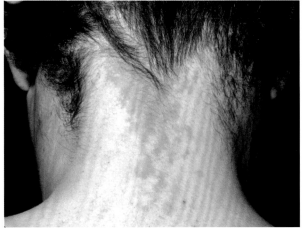

图 28.8　单纯性鲜红斑痣（*Courtesy Steven Binnick, MD*）

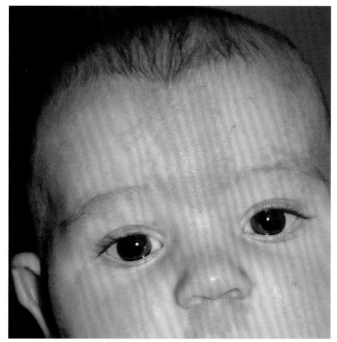

图 28.9　单纯性鲜红斑痣

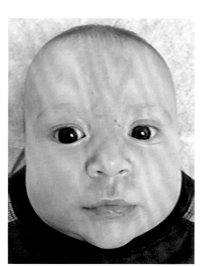

图 28.10　单纯性鲜红斑痣

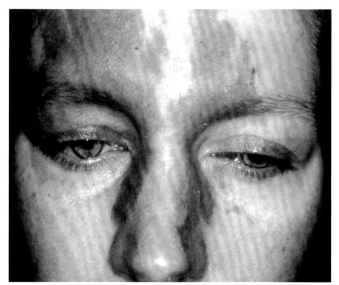

图 28.11　毛细血管畸形（葡萄酒色斑）合并 Sturge-Weber 综合征（脑三叉神经血管瘤病）

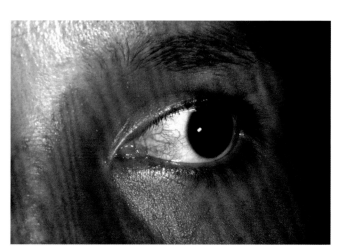

图 28.12　毛细血管畸形（葡萄酒色斑）合并 Sturge-Weber 综合征（脑三叉神经血管瘤病）

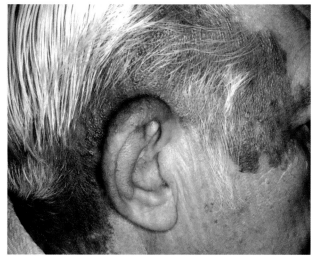

图 28.13　毛细血管畸形（葡萄酒色斑）

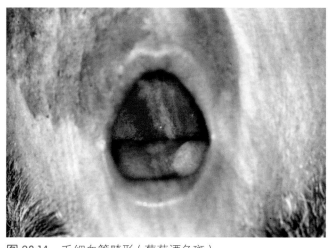

图 28.14　毛细血管畸形（葡萄酒色斑）

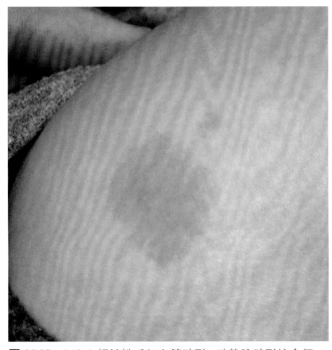

图 28.15 RASA1 相关性毛细血管畸形 - 动静脉畸形综合征

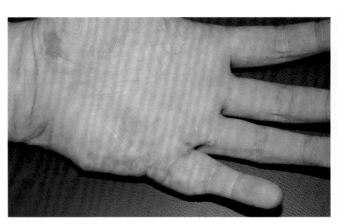

图 28.16 海绵状静脉畸形

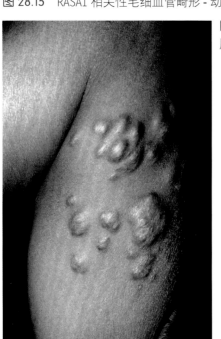

图 28.17 海绵状静脉畸形

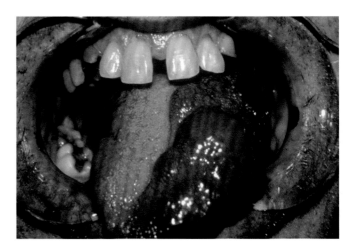

图 28.18 海绵状静脉畸形

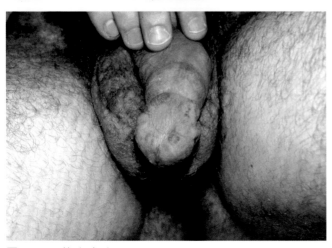

图 28.19 静脉畸形

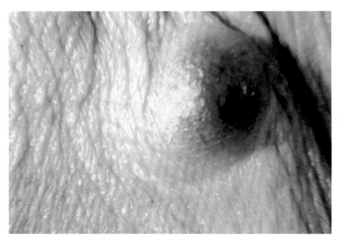

图 28.20 蓝色橡皮疱样痣综合征

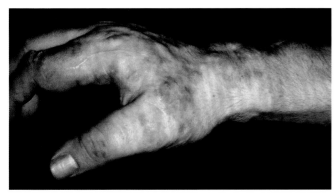

图 28.21 Maffucci 综合征

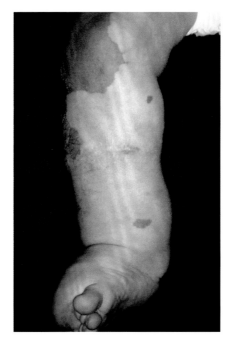

图 28.22 Klippel-Trenaunay 综合征（血管扩张性肥大及血管骨肥大综合征）

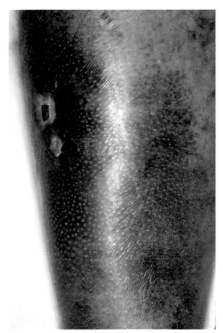

图 28.23 动静脉瘘

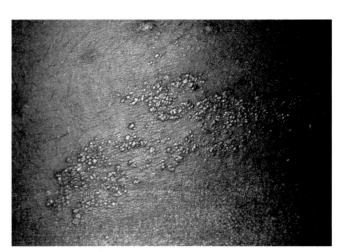

图 28.24 微囊性淋巴管畸形

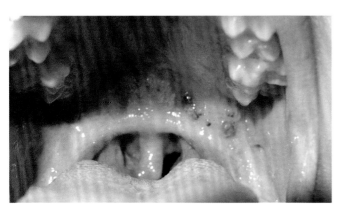

图 28.25 口腔淋巴管畸形

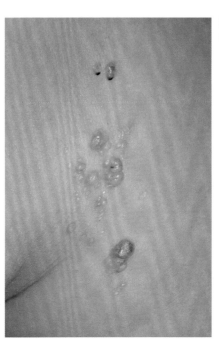

图 28.26 浅表淋巴管畸形

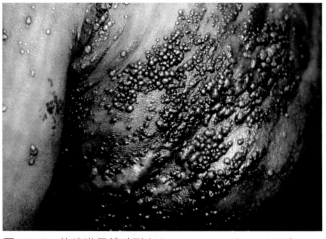

图 28.27　静脉淋巴管畸形（*Courtesy Ken Greer, MD*）

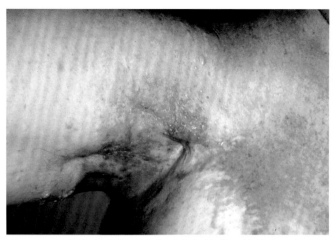

图 28.28　乳腺癌手术及放疗后获得性淋巴管扩张。红斑系乳糜渗漏刺激所致

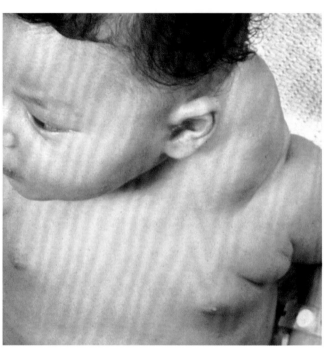

图 28.29　深淋巴管畸形

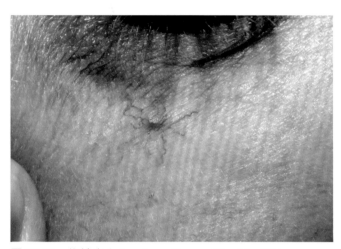

图 28.30　蜘蛛痣（*Courtesy Steven Binnick, MD*）

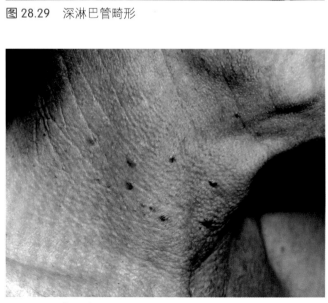

　图 28.31　静脉湖（*Courtesy Ken Greer, MD*）

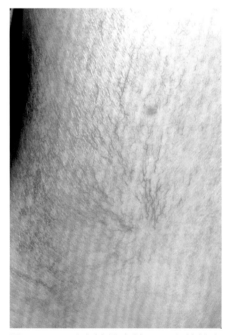

图 28.32　泛发性特发性毛细血管扩张症（*Courtesy Steven Binnick, MD*）

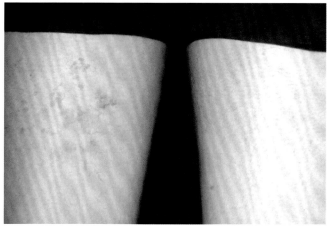

图 28.33 单侧痣样毛细血管扩张症

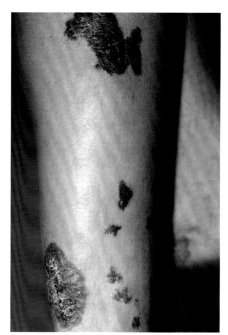

图 28.34 局限性血管角皮瘤（*Courtesy Steven Binnick, MD*）

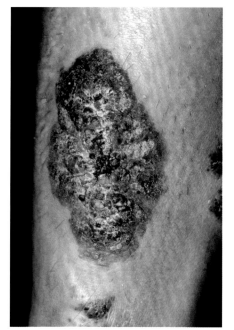

图 28.35 局限性血管角皮瘤（*Courtesy Steven Binnick, MD*）

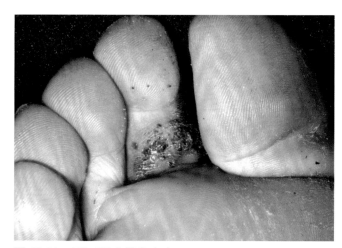

图 28.36 Mibelli 血管角皮瘤

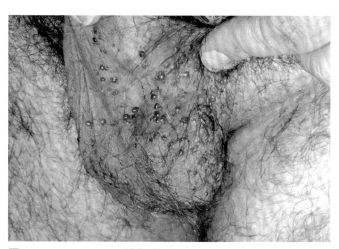

图 28.37 Fordyce 血管角皮瘤

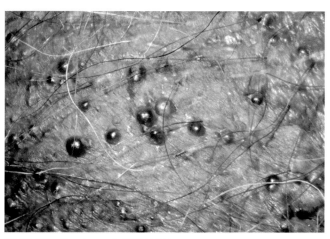

图 28.38 Fordyce 血管角皮瘤

安德鲁斯临床皮肤病图谱

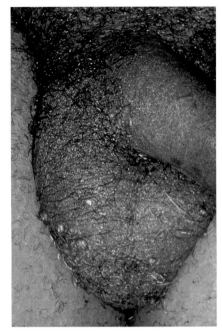

图 28.39　Fordyce 血管角皮瘤

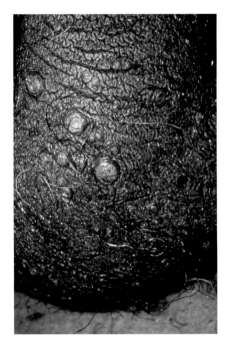

图 28.40　Fordyce 血管角皮瘤

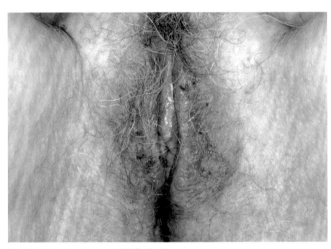

图 28.41　Fordyce 血管角皮瘤

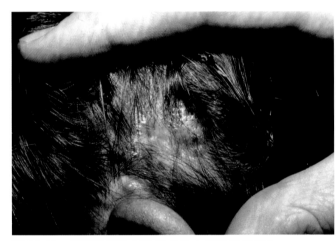

图 28.42　伴嗜酸性粒细胞增多的血管淋巴样增生

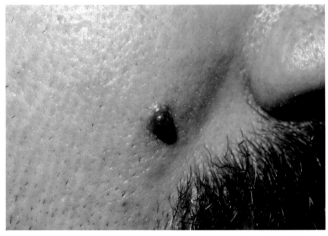

　图 28.43　化脓性肉芽肿（ *Courtesy Steven Binnick, MD* ）

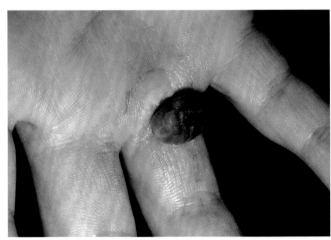

图 28.44　化脓性肉芽肿（ *Courtesy Steven Binnick, MD* ）

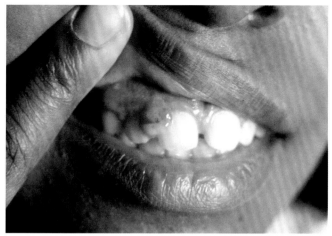

图 28.45 化脓性肉芽肿 (*Courtesy Steven Binnick, MD*)

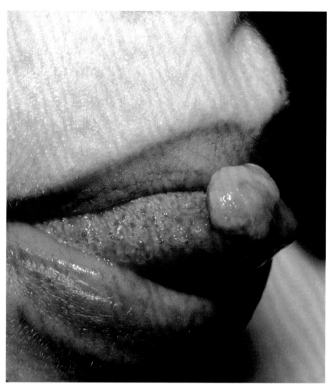

图 28.46 化脓性肉芽肿 (*Courtesy Steven Binnick, MD*)

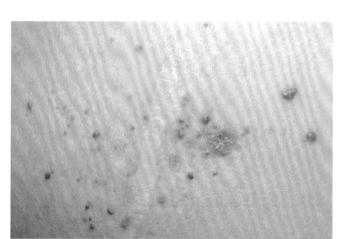

图 28.47 伴卫星灶的复发性化脓性肉芽肿

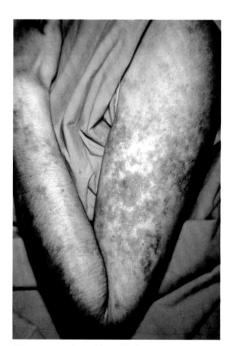

图 28.48 匍行性血管瘤

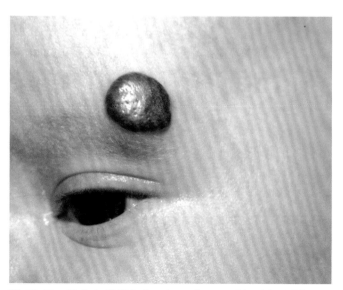

图 28.49 婴儿血管瘤 (*Courtesy Steven Binnick, MD*)

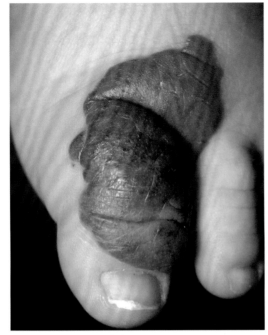

图 28.50　婴儿血管瘤

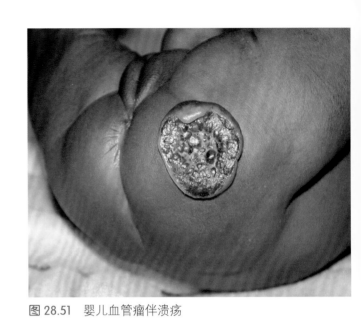

图 28.51　婴儿血管瘤伴溃疡

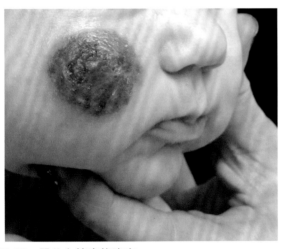

图 28.52　婴儿血管瘤伴溃疡

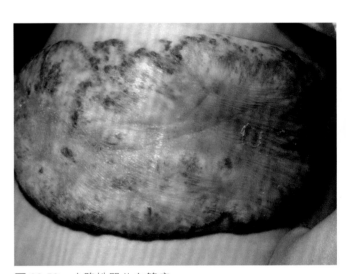

图 28.53　内陷性婴儿血管瘤

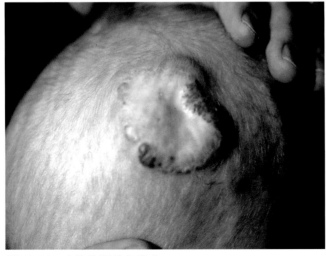

图 28.54　内陷性婴儿血管瘤

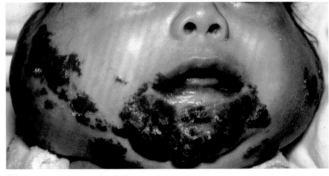

图 28.55　PHACE 综合征

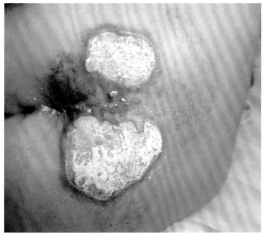

图 28.56 LUMBAR 综 合 征（*Courtesy Scott Norton, MD*）

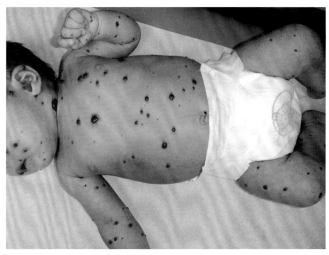

图 28.57 弥漫性新生儿血管瘤病

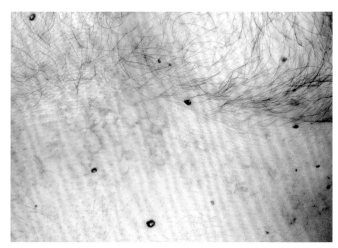

图 28.58 樱桃状血管瘤和肋骨边缘毛细血管扩张

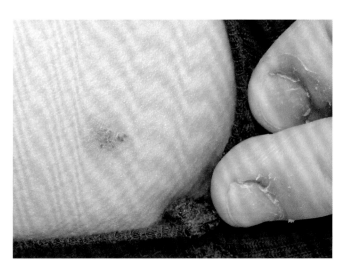

图 28.59 靶样含铁血黄素沉积性血管瘤

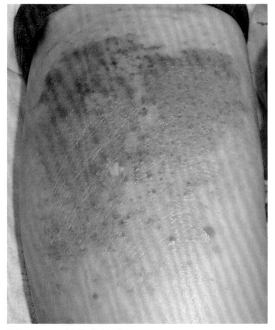

图 28.60 丛状血管瘤

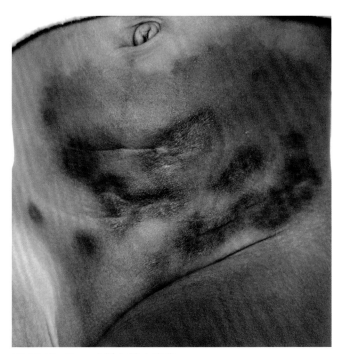

图 28.61 Kaposi 样血管内皮瘤

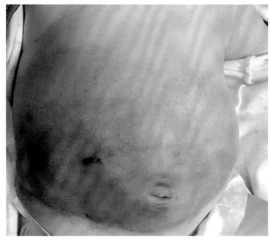

图 28.62　Kasabach-Merritt 综合征（血管瘤伴血小板减少症）

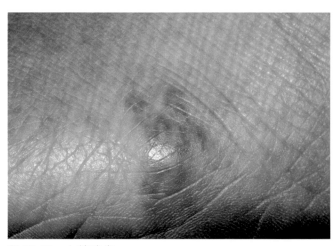

图 28.63　血管球瘤

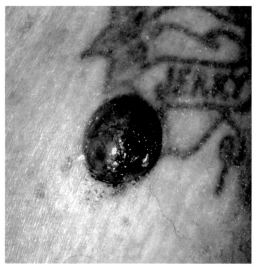

图 28.64　血管球瘤

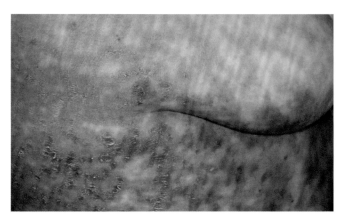

图 28.65　弥漫性真皮血管瘤病

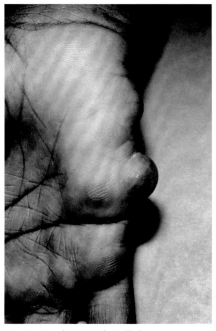

图 28.66　梭形细胞血管瘤

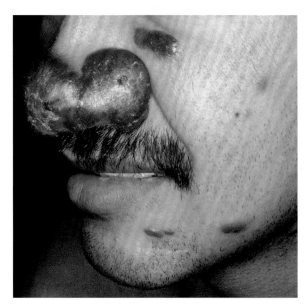

图 28.67　HIV 感染者的 Kaposi 肉瘤

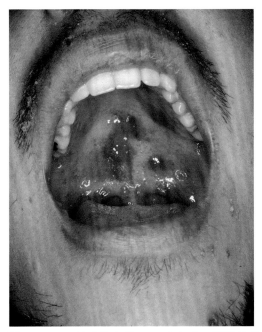

图 28.68 HIV 感染者的 Kaposi 肉瘤；腭部常见

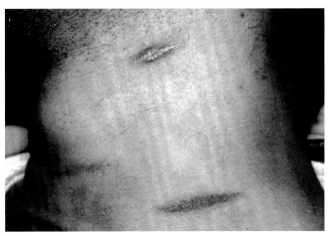

图 28.69 HIV 感染者的 Kaposi 肉瘤；沿皮纹线状延伸的皮损是特征性表现

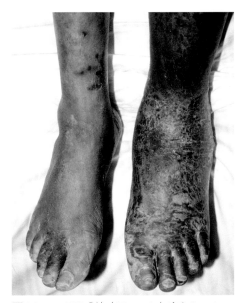

图 28.70 HIV 感染者 Kaposi 肉瘤（*Courtesy Steven Binnick, MD*）

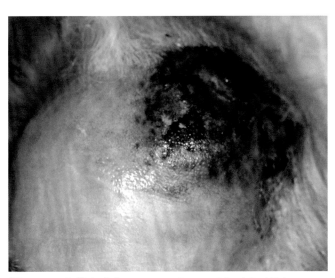

图 28.71 血管肉瘤（*Courtesy Steven Binnick, MD*）

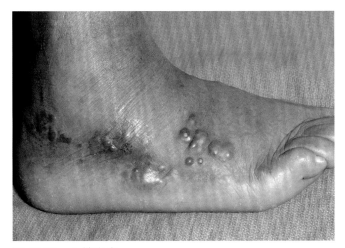

图 28.72 血管肉瘤

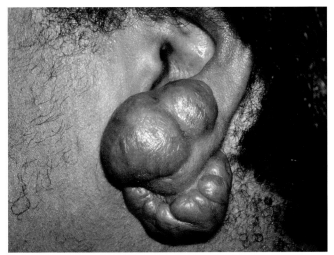

图 28.73 瘢痕疙瘩（*Courtesy Steven Binnick, MD*）

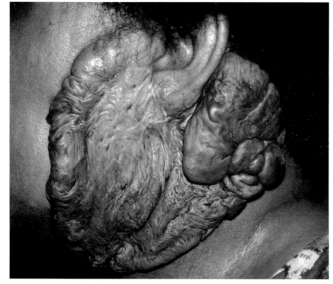

图 28.74　瘢痕疙瘩（*Courtesy Steven Binnick, MD*）

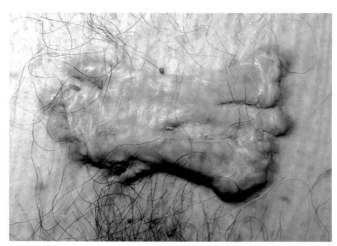

图 28.75　瘢痕疙瘩（*Courtesy Steven Binnick, MD*）

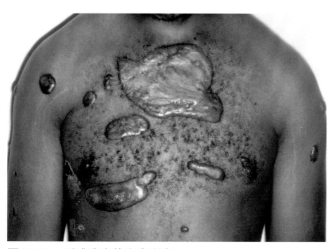

图 28.76　形成溃疡的瘢痕疙瘩

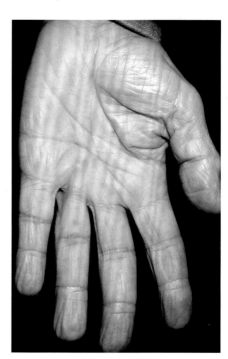

图 28.77　掌腱膜挛缩

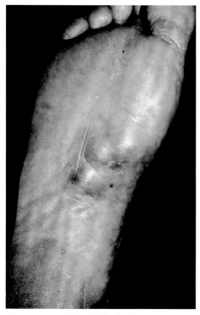

图 28.78　足跖纤维瘤病

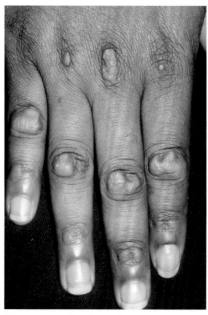

图 28.79　指节垫（*Courtesy Curt Samlaska, MD*）

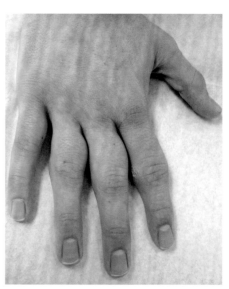

图 28.80　厚皮指症

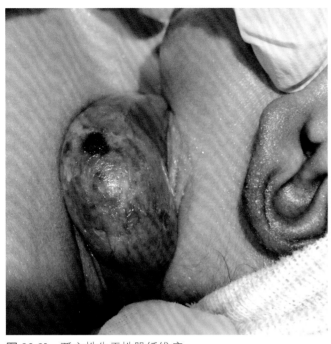

图 28.81　孤立性先天性肌纤维瘤

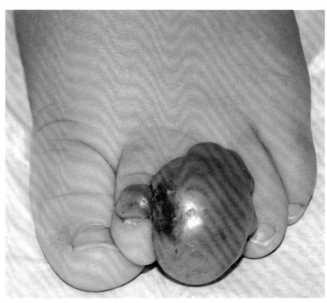

图 28.82　婴儿指（趾）纤维瘤

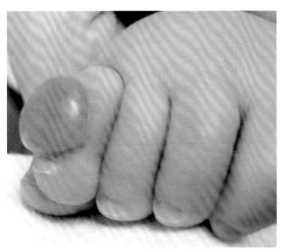

图 28.83　婴儿指（趾）纤维瘤（*Courtesy Sheilagh Maguiness, MD*）

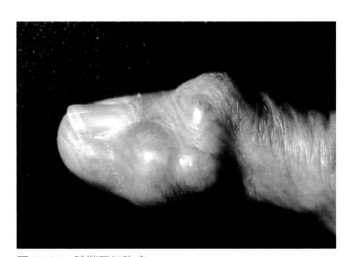

图 28.84　腱鞘巨细胞瘤

图 28.85　阿洪病（自发性断趾病）

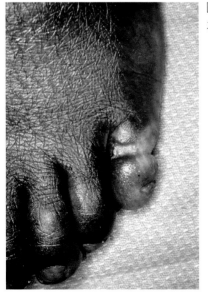

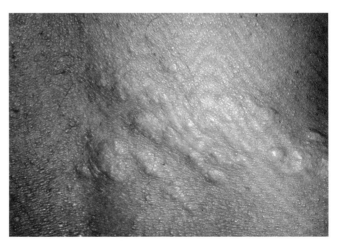

图 28.86　结缔组织痣

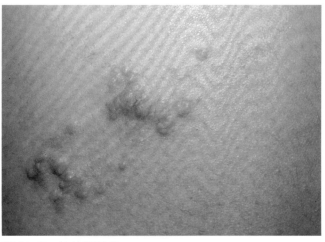

图 28.87　结缔组织痣

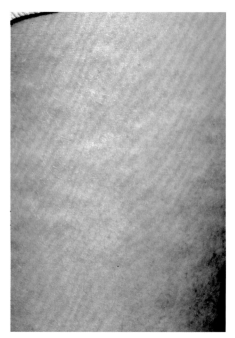

图 28.88　Buschke-Ollendorff 综合征

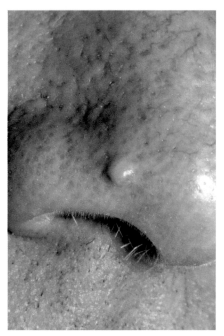

图 28.89　鼻部纤维性丘疹（*Courtesy Curt Samlaska, MD*）

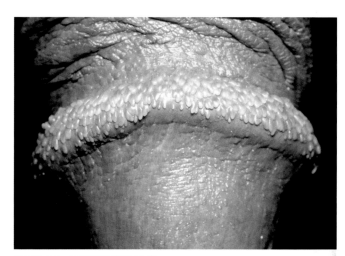

图 28.90　阴茎珍珠状丘疹

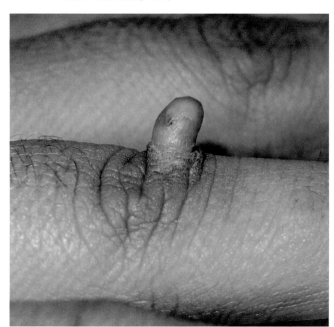

图 28.91　获得性指状纤维角皮瘤

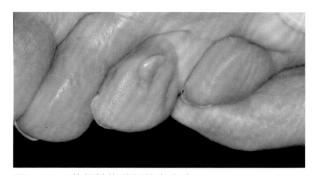

图 28.92　获得性指状纤维角皮瘤

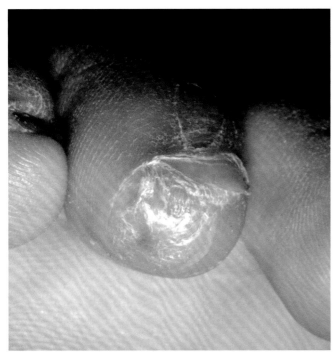

图 28.93 甲下外生骨疣 (*Courtesy Curt Samlaska, MD*)

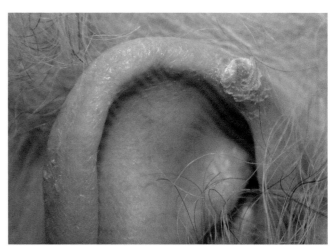

图 28.94 耳轮慢性结节性软骨皮炎

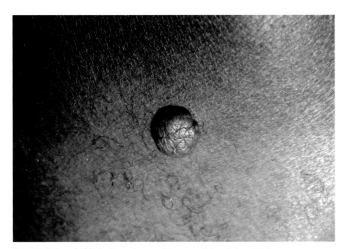

图 28.95 皮赘 (*Courtesy Steven Binnick, MD*)

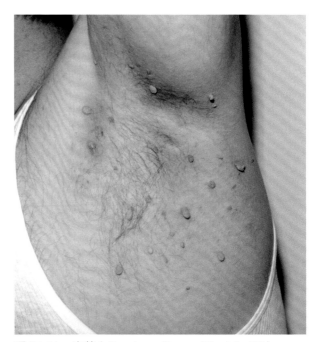

图 28.96 皮赘 (*Courtesy Steven Binnick, MD*)

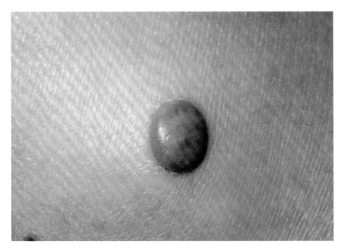

图 28.97 皮肤纤维瘤 (*Courtesy Steven Binnick, MD*)

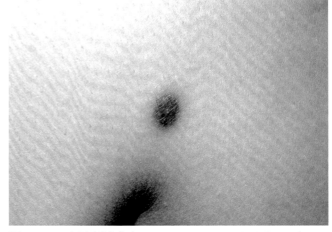

图 28.98 皮肤纤维瘤 (*Courtesy Steven Binnick, MD*)

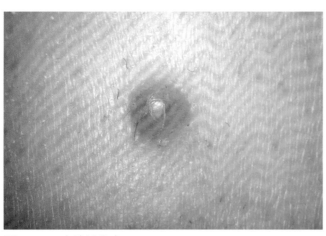

图 28.99　皮肤纤维瘤

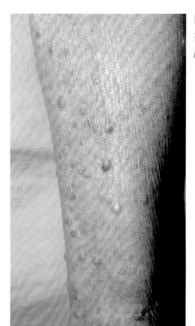

图 28.100　多发皮肤纤维瘤（*Courtesy Ken Greer, MD*）

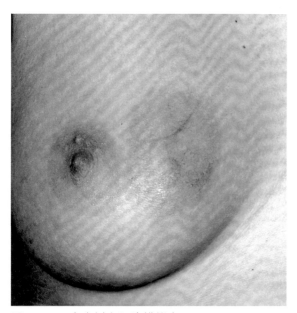

图 28.101　真皮树突细胞错构瘤

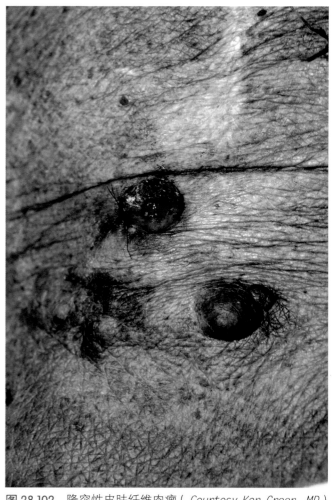

图 28.102　隆突性皮肤纤维肉瘤（*Courtesy Ken Greer, MD*）

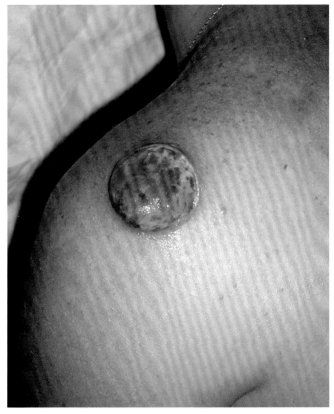

图 28.103　隆突性皮肤纤维肉瘤（*Courtesy Chris Miller, MD*）

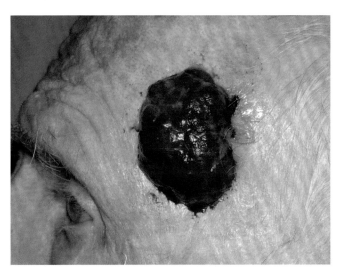

图 28.104　非典型性纤维黄瘤（*Courtesy Chris Miller, MD*）

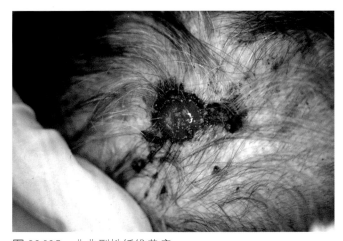

图 28.105　非典型性纤维黄瘤

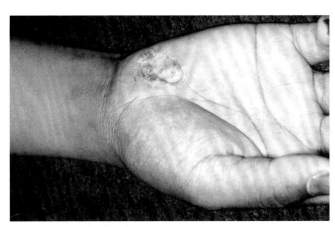

图 28.106　上皮样肉瘤

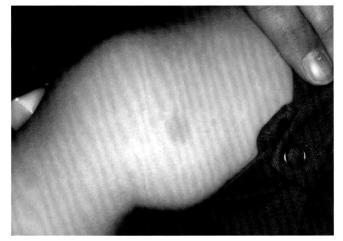

图 28.107　单发性肥大细胞瘤

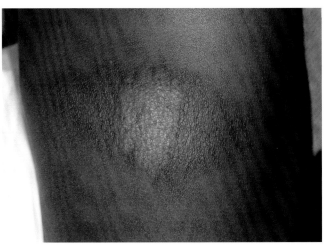

图 28.108　肥大细胞瘤 Darier 征（*Courtesy Steven Binnick,* *MD*）

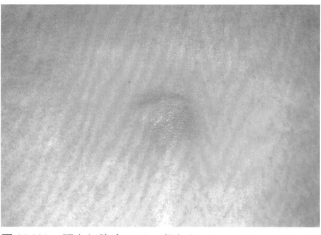

图 28.109　肥大细胞瘤 Darier 征（ *Courtesy Steven Binnick,* *MD* ）

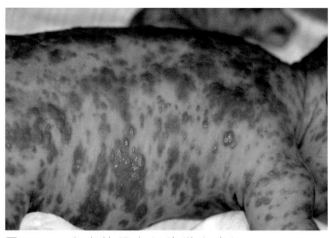

图 28.110　大疱性肥大细胞增生症（ *Courtesy Steven* *Binnick, MD* ）

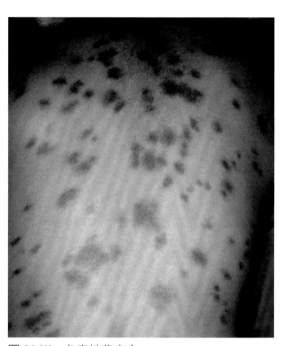

图 28.111　色素性荨麻疹

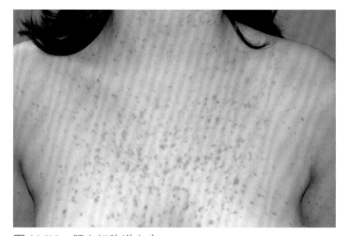

图 28.112　肥大细胞增生症

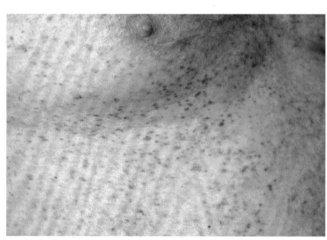

图 28.113　肥大细胞增生症

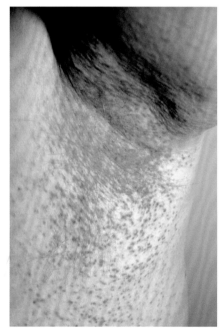

图 28.114　肥大细胞增生症

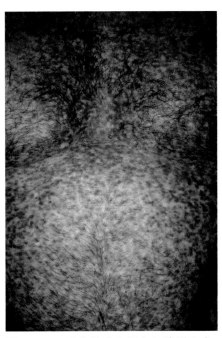

图 28.115 泛发性成人肥大细胞增生症

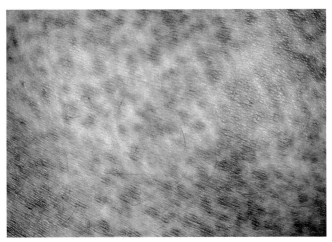

图 28.116 泛发性成人肥大细胞增生症

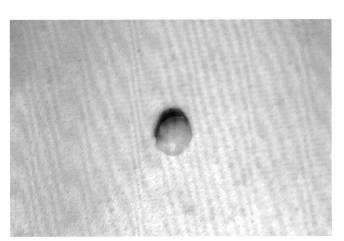

图 28.117 单发性神经纤维瘤 (*Courtesy Steven Binnick, MD*)

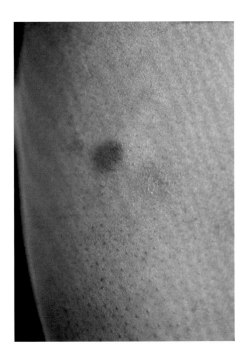

图 28.118 颗粒细胞瘤

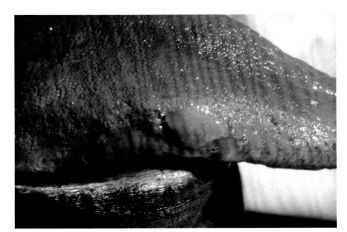

图 28.119 颗粒细胞瘤

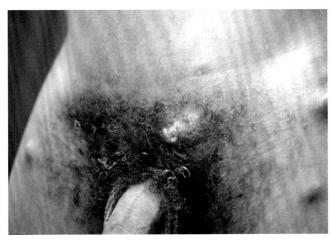

图 28.120 多发性颗粒细胞瘤

安德鲁斯临床皮肤病图谱

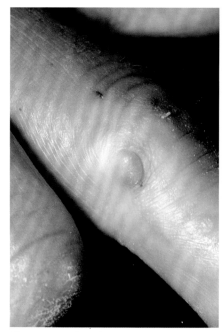

图 28.121　神经瘤

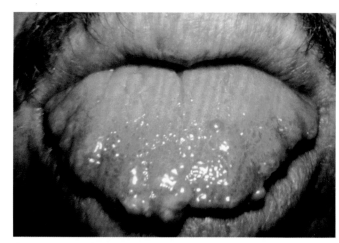

图 28.122　多发性黏膜神经瘤综合征

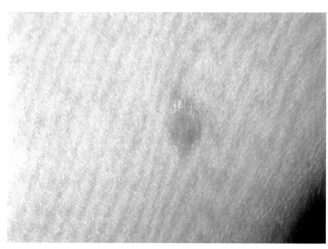

图 28.123　神经鞘瘤

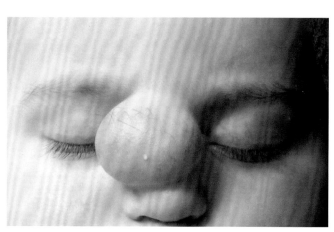

图 28.124　鼻神经胶质瘤（ *Courtesy Scott Bartlett, MD* ）

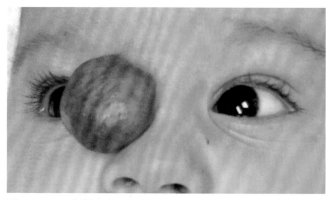

图 28.125　脑膨出（ *Courtesy Scott Bartlett, MD* ）

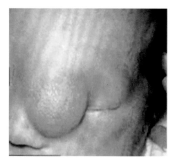

图 28.126　脑膨出

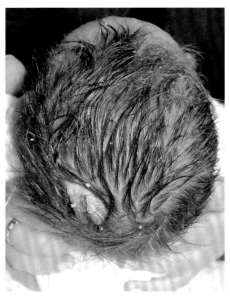

图 28.127　脑膨出（ *Courtesy Paul Honig, MD* ）

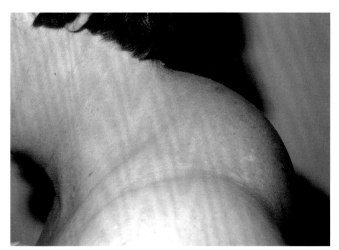

图 28.128　脂肪瘤（ *Courtesy Steven Binnick, MD* ）

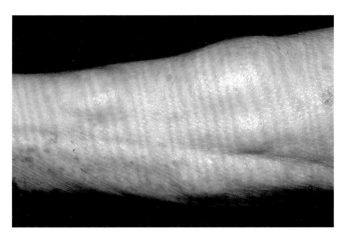

图 28.129　多发性脂肪瘤

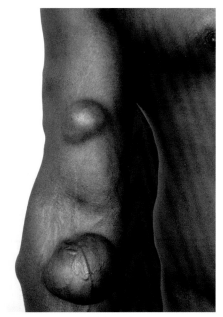

图 28.130　多发性脂肪瘤

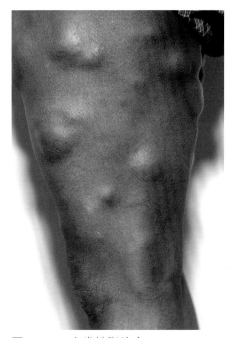

图 28.131　多发性脂肪瘤

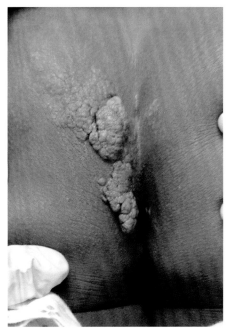

图 28.132　浅表脂肪瘤样痣

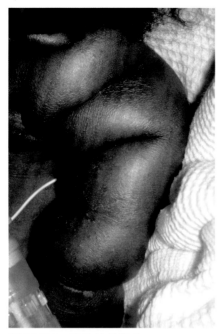

图 28.133　米其林轮胎儿

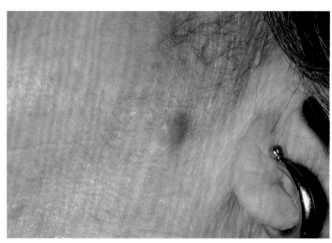

图 28.134　平滑肌瘤（*Courtesy Steven Binnick, MD*）

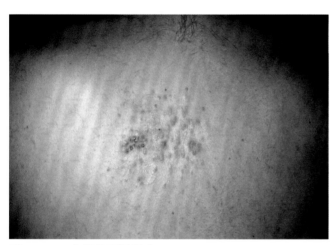

图 28.135　多发性平滑肌瘤

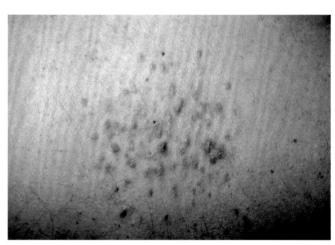

图 28.136　多发性平滑肌瘤（*Courtesy Steven Binnick, MD*）

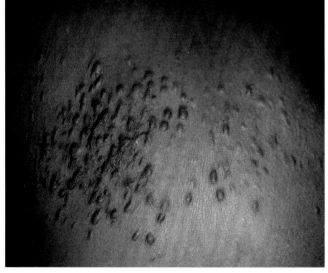

图 28.137　多发性平滑肌瘤（*Courtesy Steven Binnick, MD*）

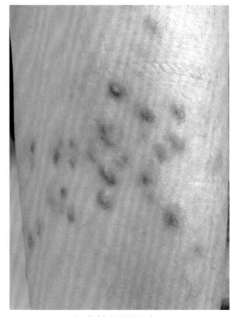

图 28.138　多发性平滑肌瘤

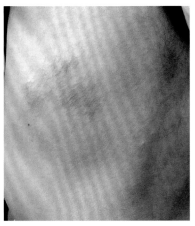

图 28.139　平滑肌错构瘤

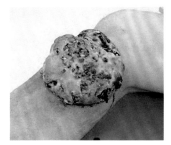

图 28.140　平滑肌肉瘤

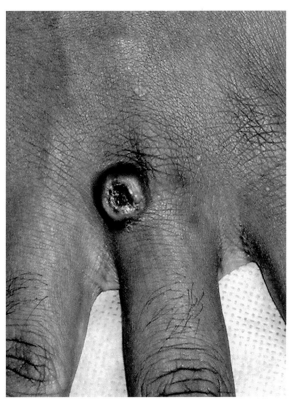

图 28.141　平滑肌肉瘤（*Courtesy Chris Miller, MD*）

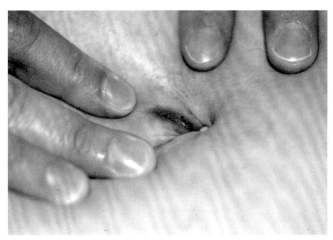

图 28.142　皮肤子宫内膜异位症（*Courtesy Scott Norton, MD*）

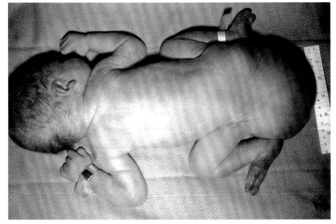

图 28.143　畸胎瘤

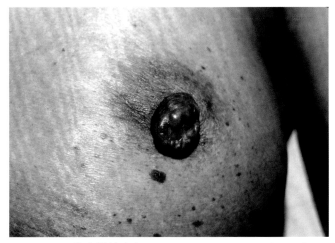

图 28.144　乳腺导管癌（*Courtesy Steven Binnick, MD*）

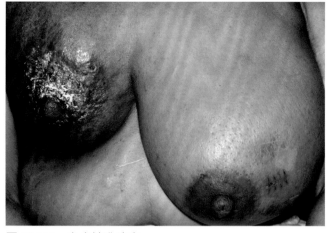

图 28.145　炎症性乳腺癌

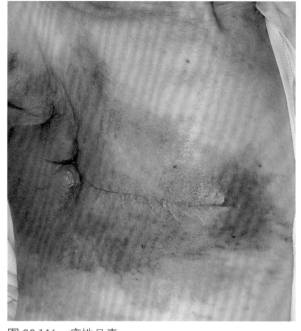

图 28.146　癌性丹毒

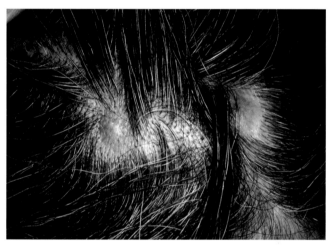

图 28.147　肿瘤性脱发（乳腺癌）

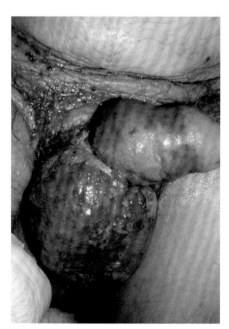

图 28.148　男性乳腺癌转移

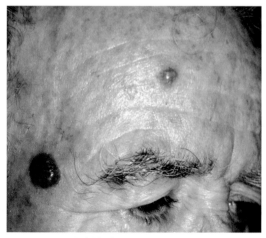

图 28.149　肺癌转移

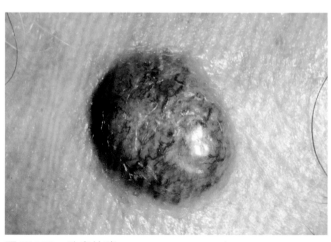

图 28.150　肺癌转移

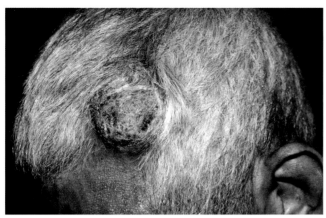

图 28.151　肺癌转移

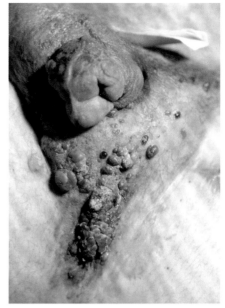

图 28.152　前列腺癌转移

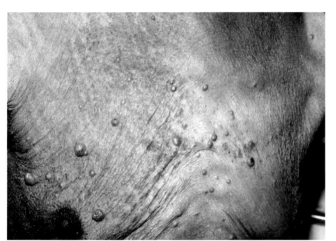

图 28.153　前列腺癌转移

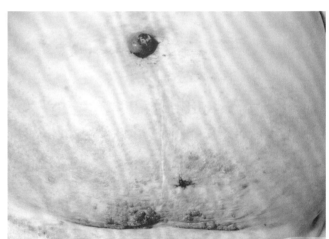

图 28.154　子宫癌转移（Mary-Joseph 姐妹结节）

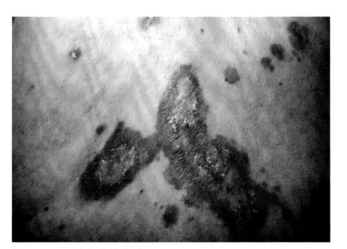

图 28.155　胰高血糖素瘤

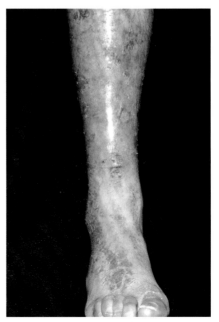

图 28.156　胰高血糖素瘤

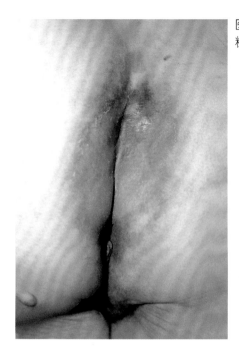

图 28.157 胰高血糖素瘤

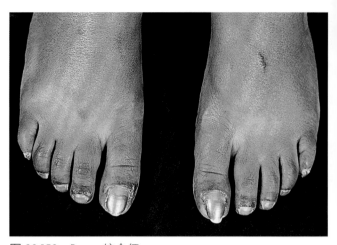

图 28.158 Bazex 综合征

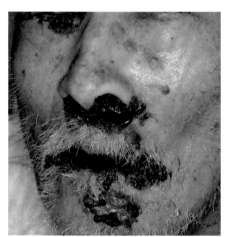

图 28.159 副肿瘤性天疱疮（*Courtesy Department of Dermatology, Keio University School of Medicine, Tokyo, Japan*）

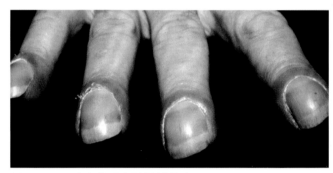

图 28.160 肺癌的肥大性骨关节病

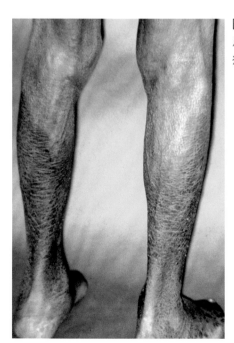

图 28.161 骨髓瘤患者的获得性鱼鳞病

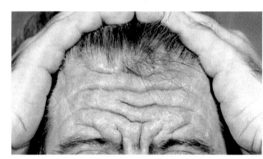

图 28.162 继发于癌症的骨膜增生性厚皮病

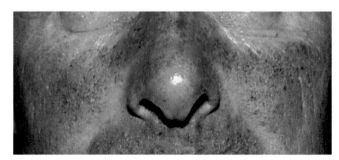

图 28.163 类癌综合征

（王媛 译，马川、李薇薇 校）

表皮痣、肿瘤和囊肿

表皮肿物常表现为角化过度、棘层肥厚或乳头瘤样增生。这些在临床表现为皮角、鳞屑、可触的硬结、天鹅绒或丝绒样外观，或凸起于周围皮表的平滑皮疹。例如，表皮痣一般是沿 Blaschko 线分布的线状、隆起性皮疹。可以表现为色素沉着或色素减退，表面肥厚或角化。

囊肿和真皮内的上皮肿瘤覆盖于皮肤上方，表面可出现萎缩、红斑和毛细血管扩张。肿瘤伴随的血管形成导致红色或蓝色外观，颜色取决于局部血流的速度和血氧饱和度。水溶相胞质内溶解的胡萝卜素导致黄色外观。棕色外观通常由表皮和真皮内的黑素决定，也可由真皮内含铁血黄素或脂褐质沉积导致。部分汗腺肿瘤中，溶解于顶浆分泌汗腺里的脂褐质，导致光线的衍射（ Tyndall 现象），从而产生蓝色外观。皮脂腺肿物导致黄色或橘色外观。通过对皮损颜色、形态和分布的正确评估，有助于医生缩小鉴别诊断的范围。

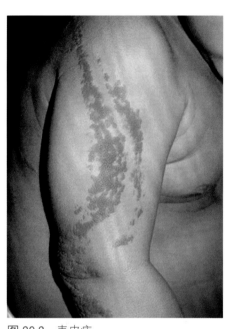

图 29.2 表皮痣

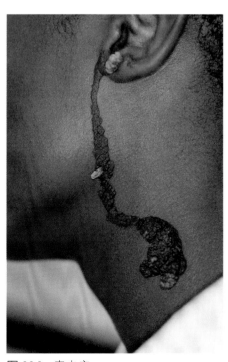

图 29.1 表皮痣

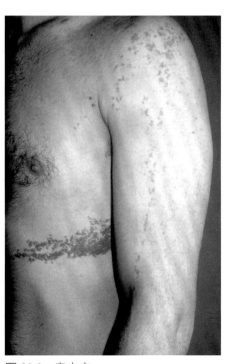

图 29.3 表皮痣

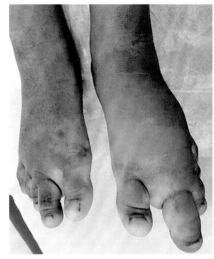

图 29.4　CLOVE 综合征

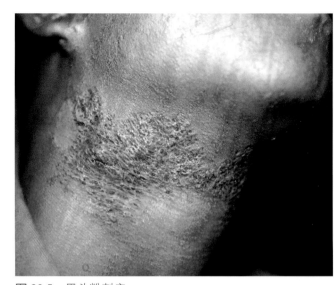

图 29.5　黑头粉刺痣

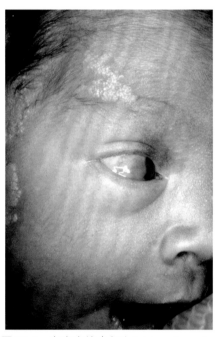

图 29.6　表皮痣综合征（Schimmelpenning
综合征）伴脂皮样结膜

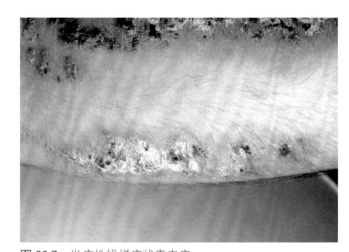

图 29.7　炎症性线样疣状表皮痣

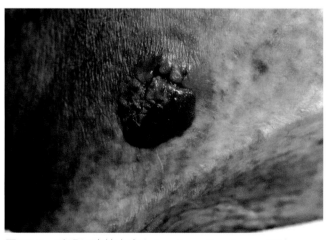

　图 29.8　透明细胞棘皮瘤（*Courtesy Ken Greer, MD*）

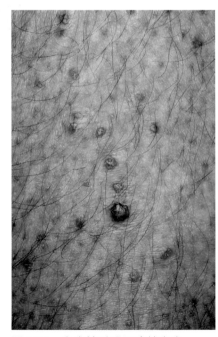

图 29.9　多发性透明细胞棘皮瘤

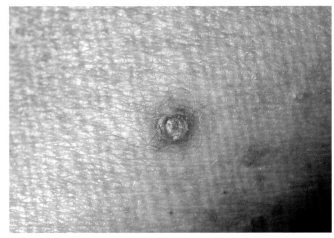

图 29.10 疣状角化不良瘤

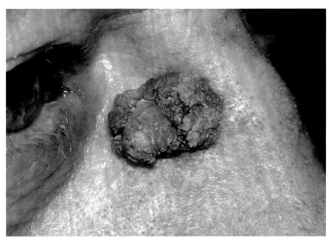

图 29.11 脂溢性角化病（*Courtesy Steven Binnick, MD*）

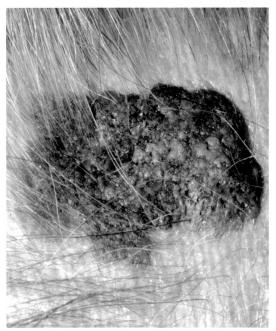

图 29.12 脂 溢 性 角 化 病（*Courtesy Steven Binnick, MD*）

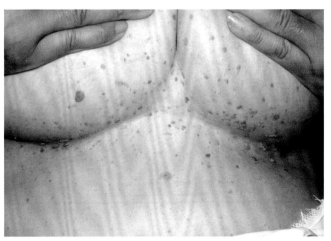

图 29.13 脂溢性角化病（*Courtesy Steven Binnick, MD*）

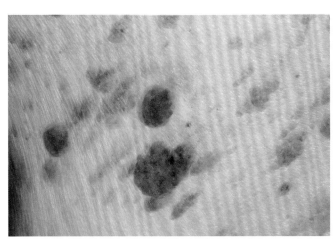

图 29.14 脂溢性角化病

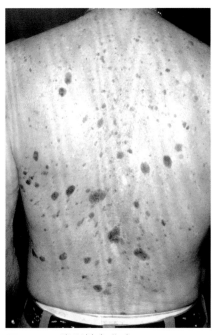

图 29.15 脂溢性角化病

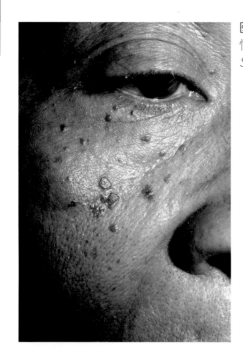

图 29.16 黑色丘疹性皮病（Courtesy Steven Binnick, MD）

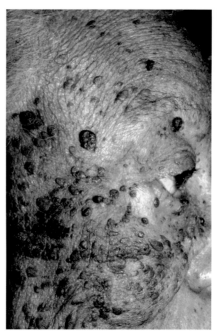

图 29.17 黑色丘疹性皮病

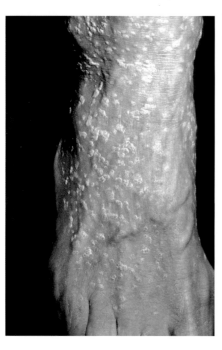

图 29.18 灰泥角化病

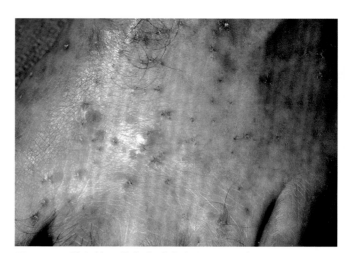

图 29.19 持久性豆状角化过度症（Flegel病）

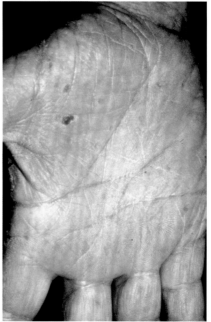

图 29.21 砷角化病

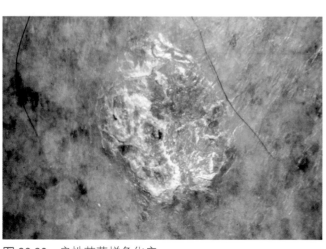

图 29.20 良性苔藓样角化病

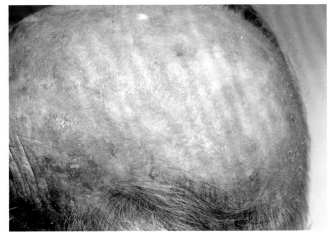

图 29.22　日光性角化病

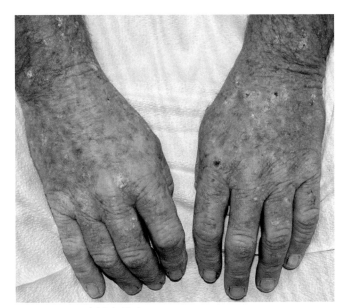

图 29.23　日光性角化病

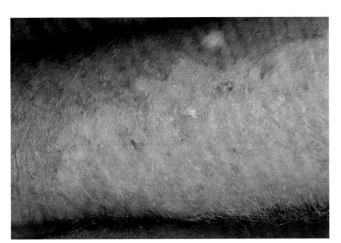

图 29.24　白癜风皮肤的日光性角化病

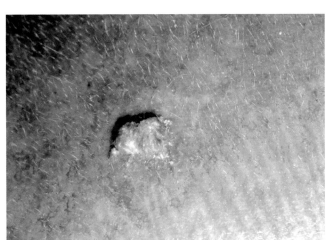

图 29.25　肥厚性日光性角化病

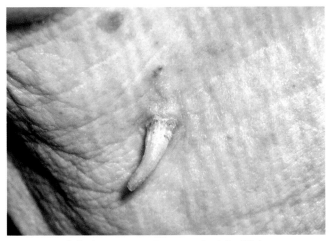

图 29.26　皮角（*Courtesy Steven Binnick, MD*）

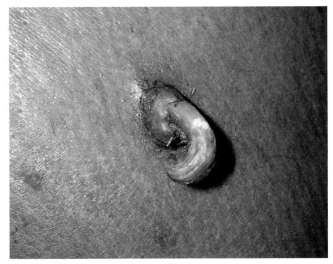

图 29.27　皮角

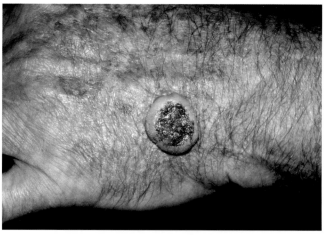

图 29.28　角化棘皮瘤（*Courtesy Curt Samlaska, MD*）

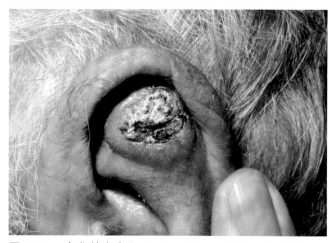

图 29.29　角化棘皮瘤（*Courtesy Steven Binnick, MD*）

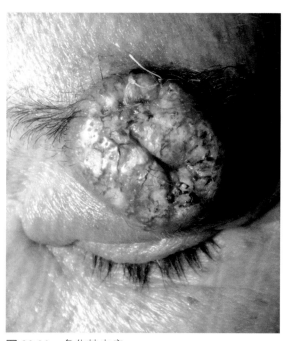

图 29.30　角化棘皮瘤

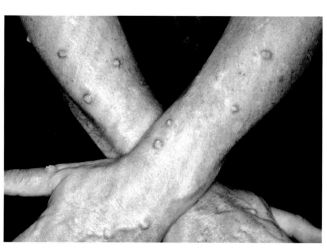

图 29.31　多发性角化棘皮瘤

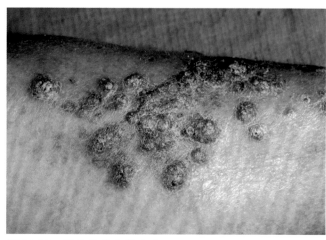

　图 29.32　发疹性角化棘皮瘤

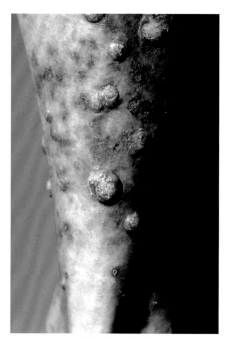

图 29.33　发疹性角化棘皮瘤

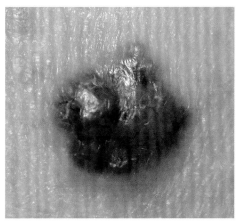

图 29.34　基底细胞癌

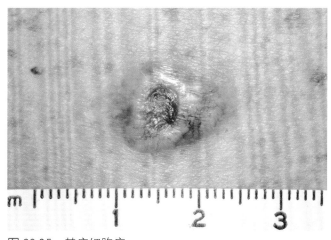

图 29.35　基底细胞癌

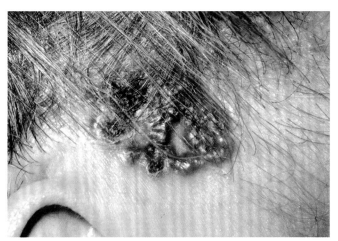

图 29.36　基底细胞癌

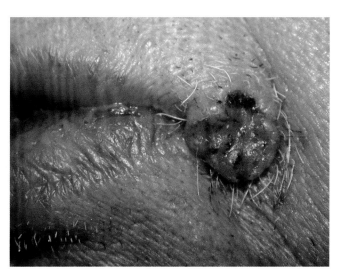

图 29.37　基底细胞癌

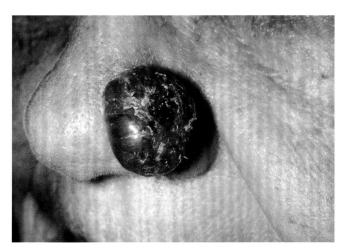

图 29.38　基底细胞癌（ *Courtesy Steven Binnick, MD.*

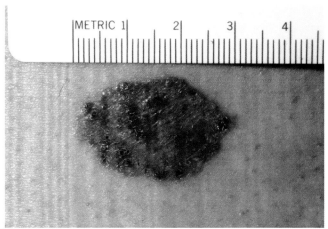

图 29.39　浅表型基底细胞癌

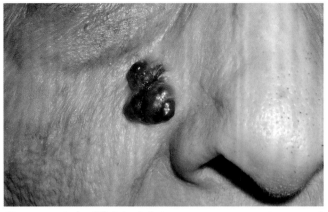

图 29.40 色素型基底细胞癌（*Courtesy Curt Samlaska, MD*）

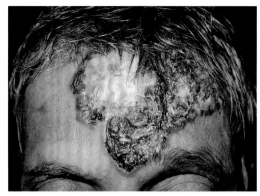

图 29.41 色素型基底细胞癌（*Courtesy Debabrata Bandyopadhyay, MD*）

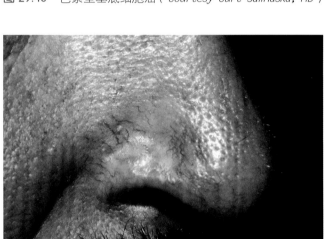

图 29.42 硬斑病型基底细胞癌（*Courtesy Steven Binnick, MD*）

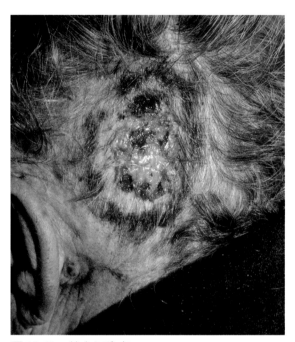

图 29.43 基底细胞癌

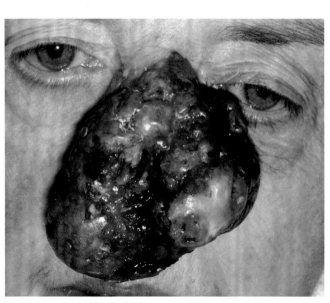

图 29.44 巨大基底细胞癌

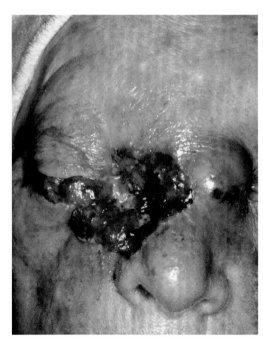

图 29.45 侵袭性基底细胞癌

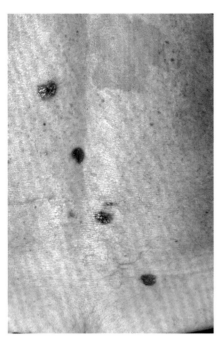

图 29.46 放射部位多发性基底细胞癌（*Courtesy Steven Binnick, MD*）

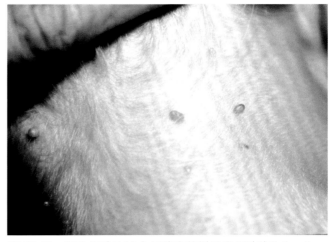

图 29.47 基底细胞痣综合征伴皮赘样基底细胞癌（*Courtesy Ken Greer, MD*）

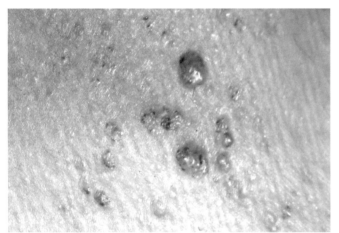

图 29.48 基底细胞痣综合征（*Courtesy Steven Binnick, MD*）

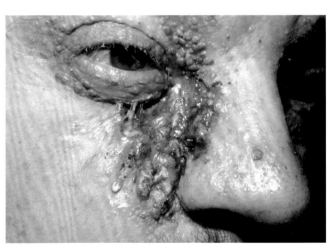

图 29.49 基底细胞痣综合征（*Courtesy Steven Binnick, MD*）

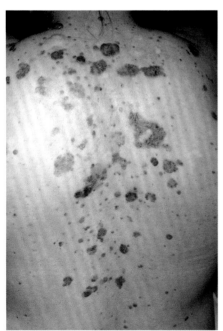

图 29.50 基底细胞痣综合征（*Courtesy Steven Binnick, MD*）

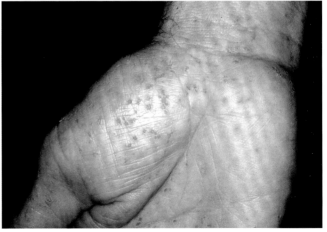

图 29.51 基底细胞痣综合征的手掌凹坑

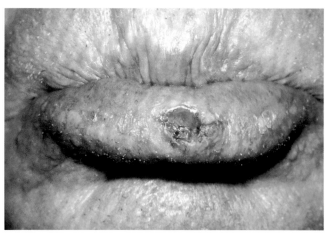

图 29.52　鳞状细胞癌

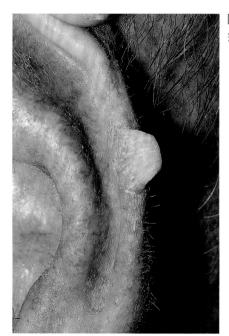

图 29.53　鳞状细胞癌

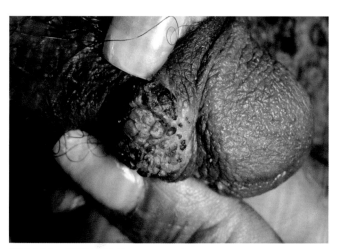

图 29.54　鳞状细胞癌

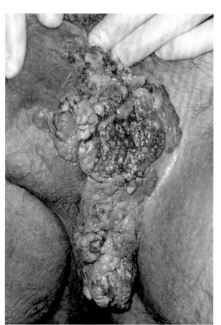

图 29.55　鳞状细胞癌

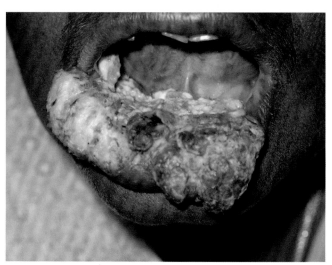

图 29.56　鳞状细胞癌（ *Courtesy Shyam Verma, MBBS, DVD* ）

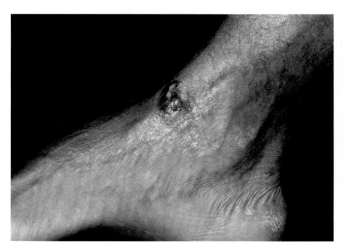

图 29.57　非洲裔美国患者的鳞状细胞癌（ *Courtesy Steven Binnick, MD* ）

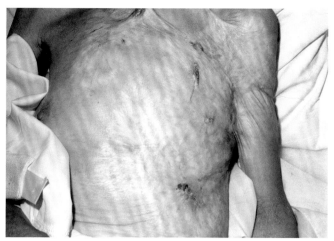

图 29.58　烧伤瘢痕上的鳞状细胞癌（*Courtesy Steven Binnick, MD*）

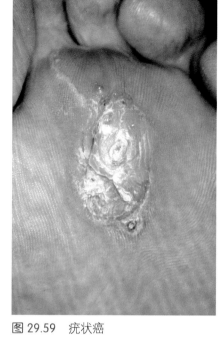

图 29.59　疣状癌

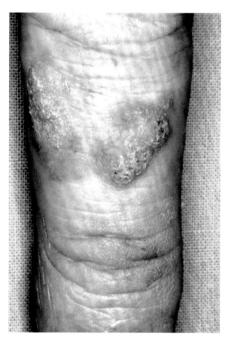

图 29.60　鲍温病

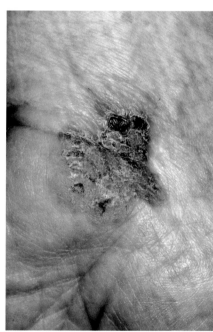

图 29.61　鲍温病（*Courtesy Steven Binnick, MD*）

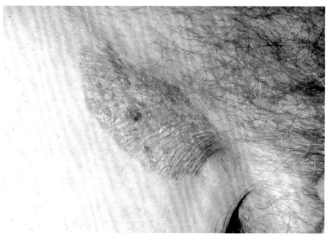

图 29.62　鲍温病

安德鲁斯临床皮肤病图谱

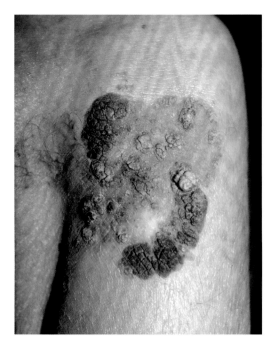

图 29.63　鲍温病合并鳞状细胞癌

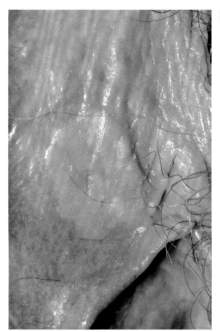

图 29.64　鲍温病

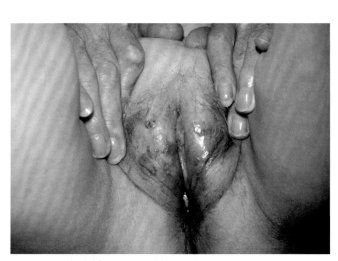

图 29.65　色素性、多中心性鲍温病

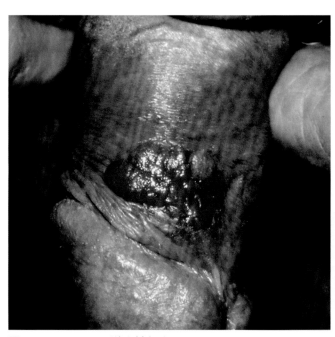

图 29.66　Queyrat 增生性红斑

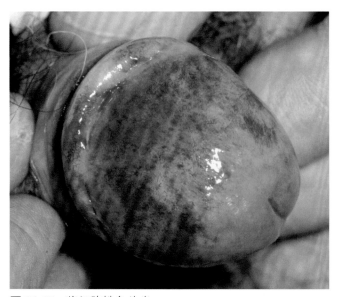

图 29.67　浆细胞性龟头炎

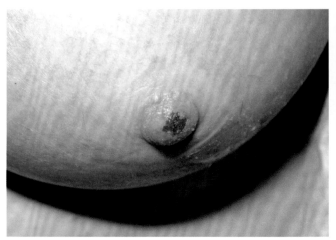

图 29.68　乳房 Paget 病（*Courtesy Steven Binnick, MD*）

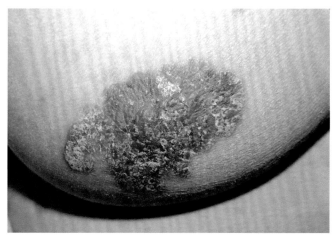

图 29.69　乳房 Paget 病（*Courtesy Steven Binnick, MD*）

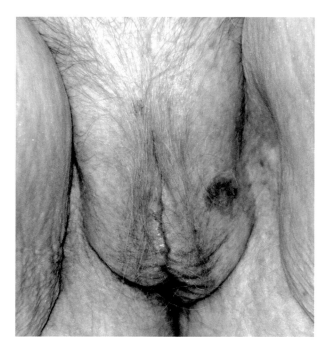

图 29.70　乳房外 Paget 病（*Courtesy Steven Binnick, MD*）

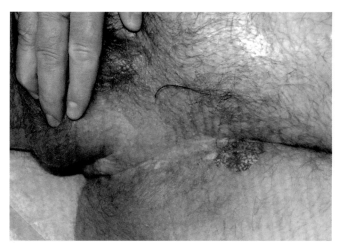

图 29.71　乳房外 Paget 病（*Courtesy Steven Binnick, MD*）

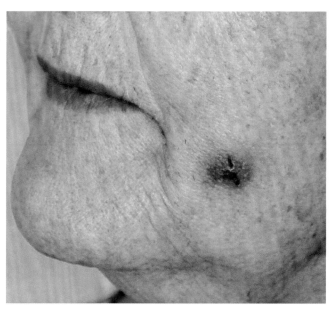

图 29.72　Merkel 细胞癌（*Courtesy Thuzar Shin, MD, PhD*）

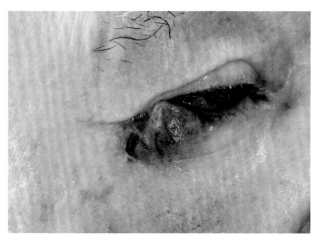

图 29.73　Merkel 细胞癌（*Courtesy Chris Miller, MD*）

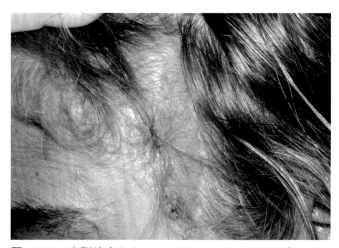

图 29.74　皮脂腺痣（*Courtesy Steven Binnick, MD*）

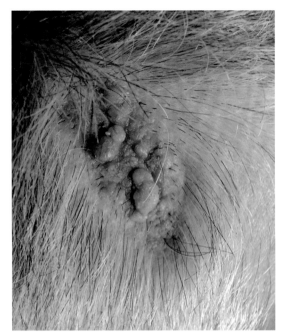

图 29.75 皮脂腺痣

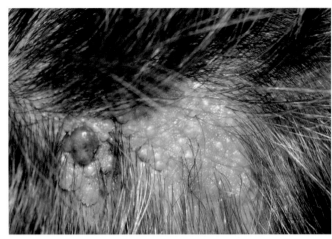

图 29.76 皮脂腺痣合并基底细胞癌（*Courtesy Steven Binnick, MD*）

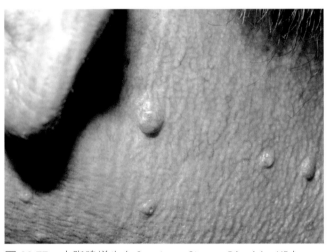

图 29.77 皮脂腺增生（*Courtesy Steven Binnick, MD*）

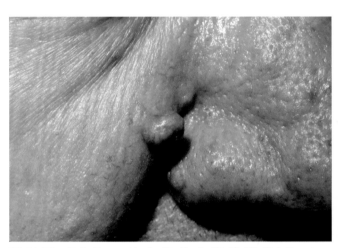

图 29.78 Muir-Torre 综合征的皮脂腺腺瘤（*Courtesy Steven Binnick, MD*）

图 29.79 Muir Torre 综合征的皮脂腺腺瘤

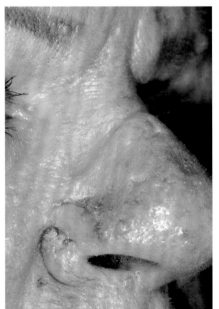

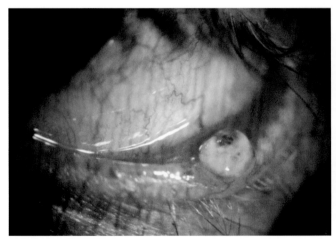

图 29.80 皮脂腺癌

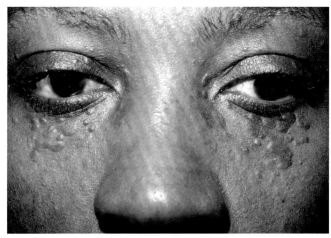

图 29.81　汗管瘤（*Courtesy Steven Binnick, MD*）

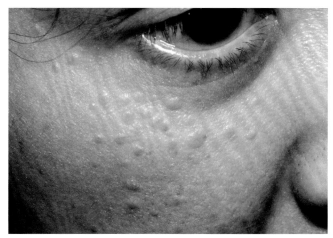

图 29.82　汗管瘤（*Courtesy Steven Binnick, MD*）

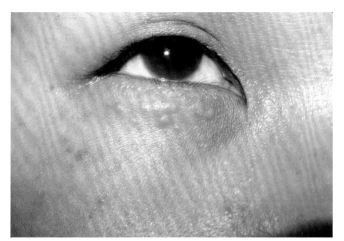

图 29.83　汗管瘤（*Courtesy Steven Binnick, MD*）

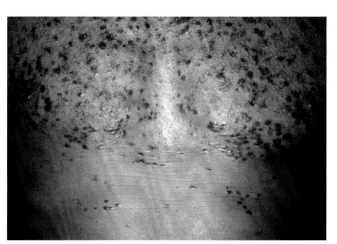

图 29.84　汗管瘤

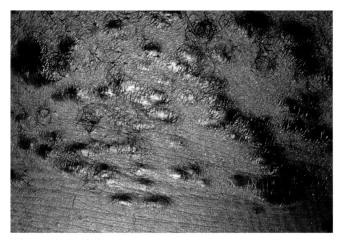

图 29.85　汗管瘤

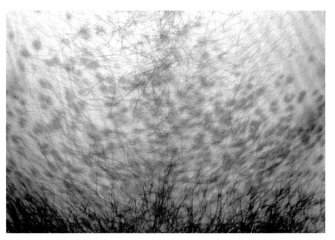

图 29.86　汗管瘤

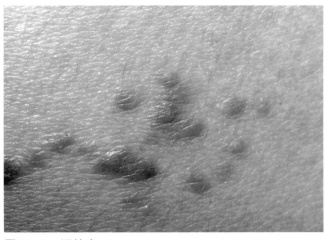

图 29.87　汗管瘤

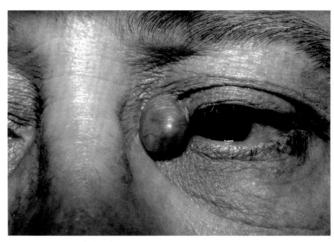

图 29.88　汗腺囊肿

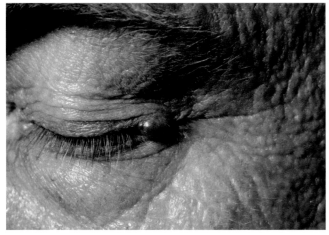

图 29.89　汗腺囊肿

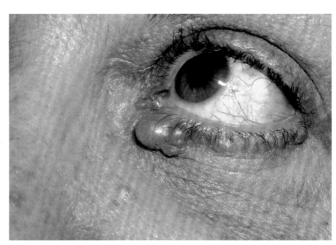

图 29.90　汗腺囊肿（ *Courtesy Steven Binnick, MD* ）

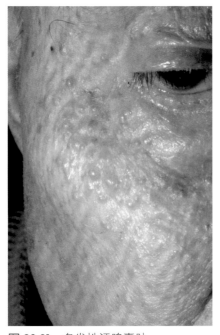

图 29.91　多发性汗腺囊肿

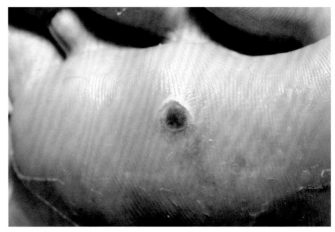

图 29.92　小汗腺汗孔瘤

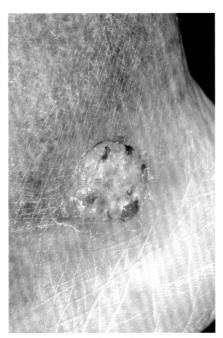

图 29.93　小汗腺汗孔瘤

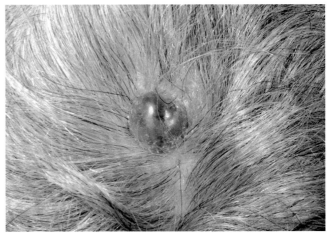

图 29.94　结节性汗腺瘤（*Courtesy Steven Binnick, MD*）

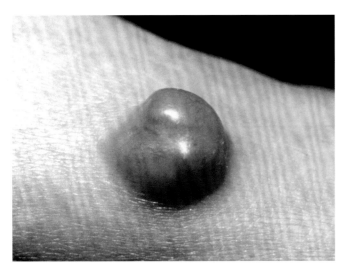

图 29.95　小汗腺末端汗腺瘤

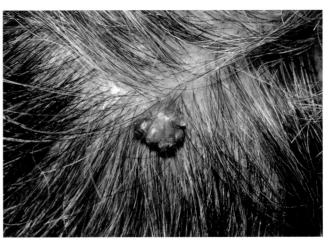

图 29.96　小汗腺螺旋腺瘤（*Courtesy Steven Binnick, MD*）

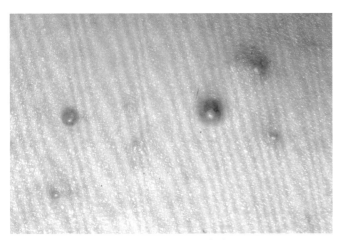

图 29.97　多发性小汗腺末端汗腺瘤（*Courtesy Steven Binnick, MD*）

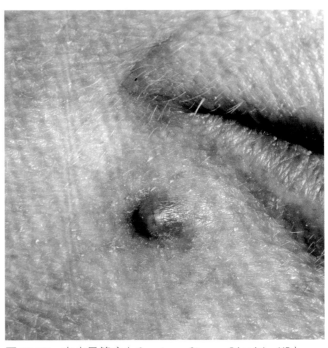

图 29.98　真皮导管瘤（*Courtesy Steven Binnick, MD*）

安德鲁斯临床皮肤病图谱

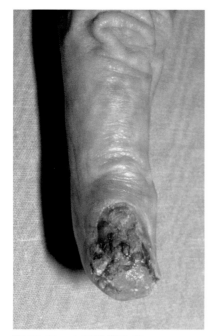

图 29.99　小汗腺汗孔癌

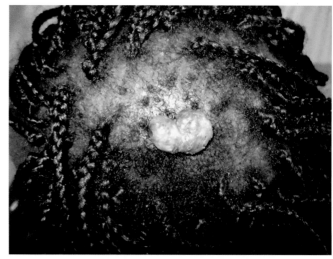

图 29.100　小汗腺汗孔癌（*Courtesy Chris Miller, MD*）

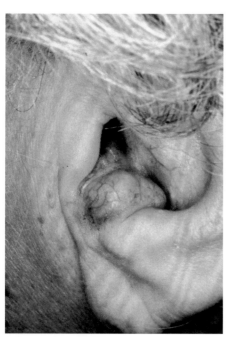

图 29.101　圆柱瘤

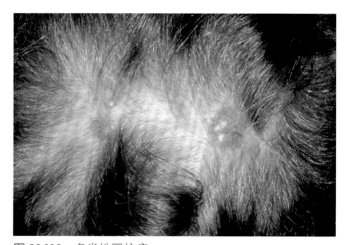

图 29.102　多发性圆柱瘤

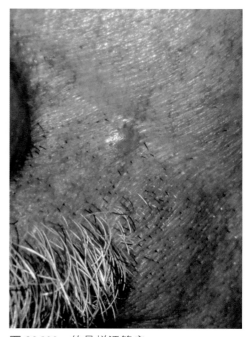

图 29.103　软骨样汗管瘤

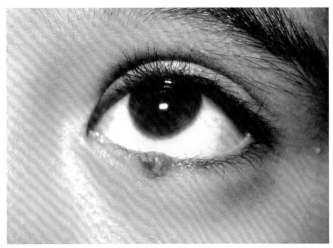

图 29.104 乳头状汗管囊腺瘤

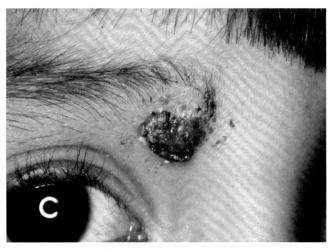

图 29.105 乳头状汗管囊腺瘤

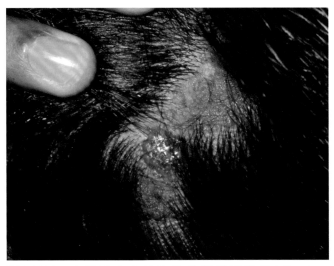

图 29.106 皮脂腺痣中的乳头状汗管囊腺瘤（*Courtesy Steven Binnick, MD*）

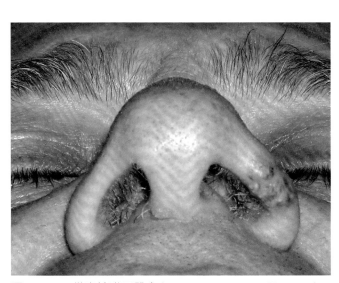

图 29.107 微囊性附属器癌（*Courtesy Chris Miller, MD*）

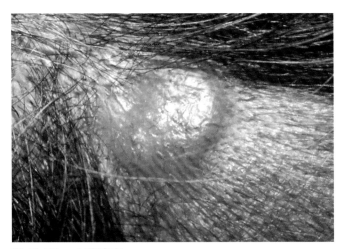

图 29.108 小汗腺癌

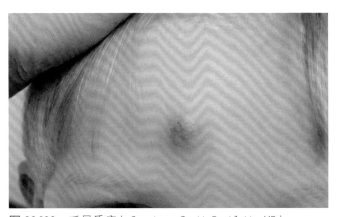

图 29.109 毛母质瘤（*Courtesy Scott Bartlett, MD*）

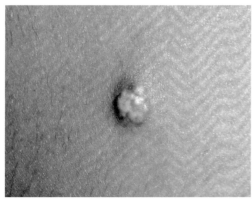

图 29.110　毛母质瘤

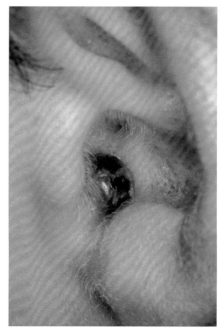

图 29.111　毛母质瘤（*Courtesy Curt Samlaska, MD*）

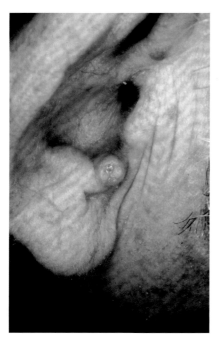

图 29.112　毛囊瘤

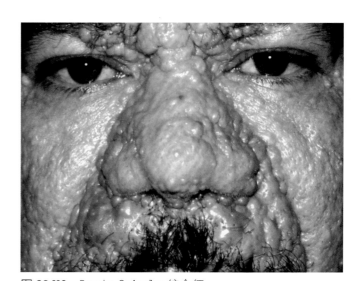

图 29.113　Brooke-Spiegler 综合征

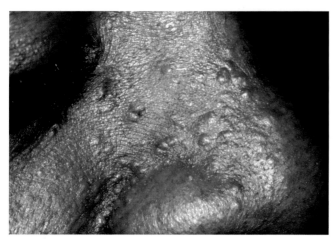

图 29.114　Brooke-Spiegler 综合征

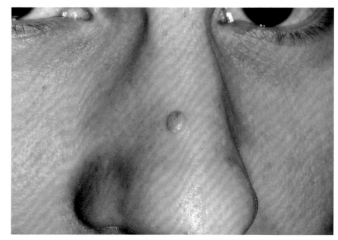

图 29.115　孤立性毛发上皮瘤

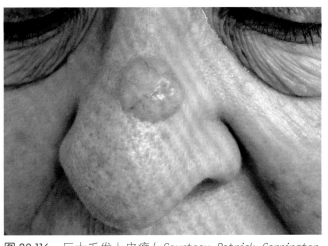

图 29.116　巨大毛发上皮瘤（*Courtesy Patrick Carrington, MD.*）

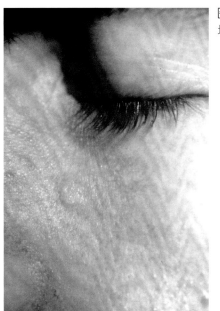

图 29.117　促结缔组织增生性毛发上皮瘤

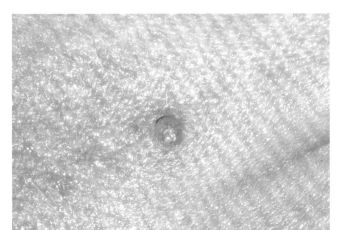

图 29.118　孤立性毛发上皮瘤

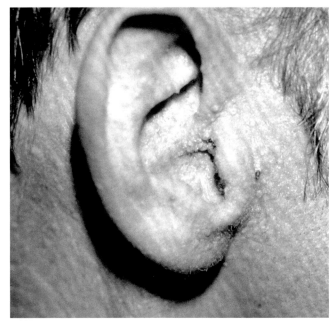

图 29.119　多发性错构瘤综合征（Cowden 综合征）

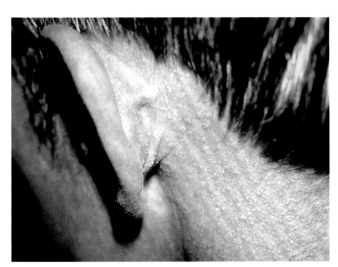

图 29.120　多发性错构瘤综合征（Cowden 综合征）

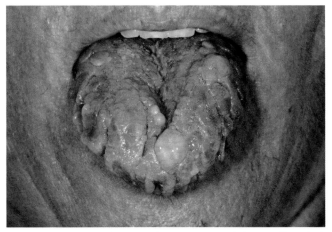

图 29.121　多发性错构瘤综合征（Cowden 综合征）的口腔乳头状瘤

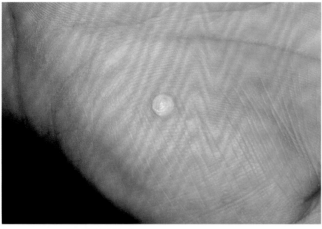

图 29.122　硬化性纤维瘤

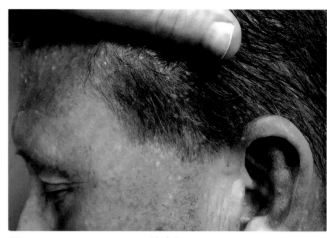

图 29.123　Birt-Hogg-Dubé综合征

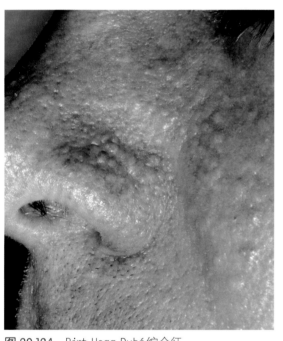

图 29.124　Birt-Hogg-Dubé综合征

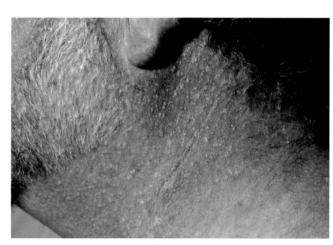

图 29.125　Birt-Hogg-Dubé综合征

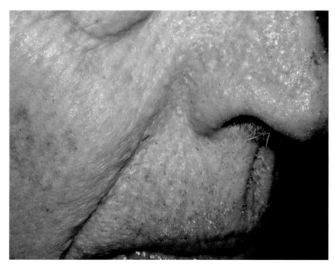

　图 29.126　Birt-Hogg-Dubé综合征

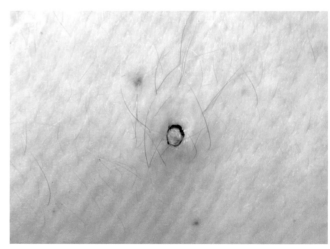

图 29.127　扩张孔

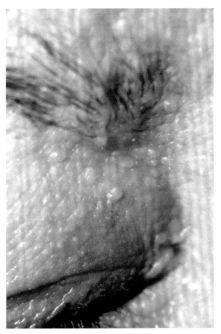

图 29.128　基底样毛囊性错构瘤

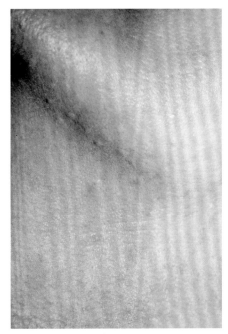

图 29.129　毛囊漏斗部肿瘤

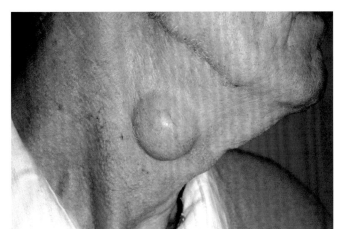

图 29.130　表皮样囊肿

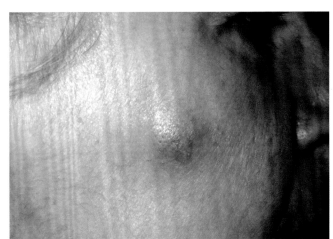

图 29.131　炎症性表皮样囊肿（*Courtesy Steven Binnick, MD*）

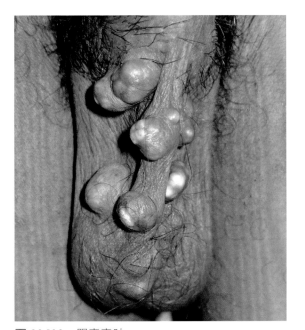

图 29.132　阴囊囊肿

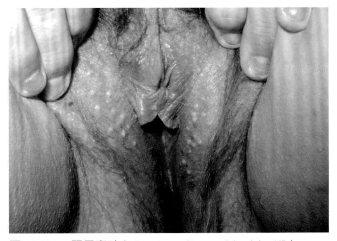

图 29.133　阴唇囊肿（*Courtesy Steven Binnick, MD*）

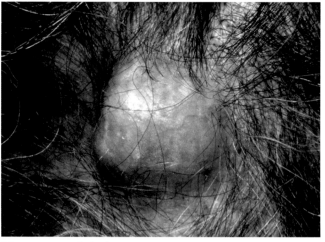

图 29.134　毛发囊肿

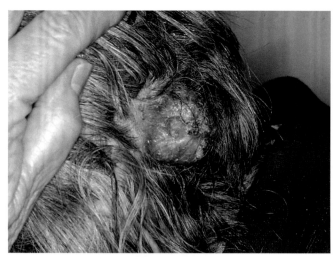

图 29.135　增生性毛发囊肿

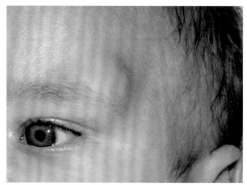

图 29.136　皮 样 囊 肿（*Courtesy Scott Bartlett, MD*）

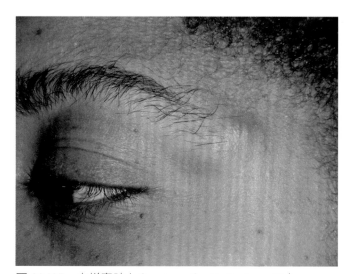

图 29.137　皮样囊肿（*Courtesy Scott Norton, MD*）

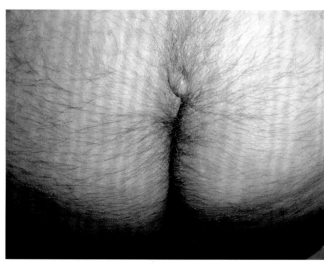

图 29.138　藏毛囊肿（*Courtesy Scott Norton, MD*）

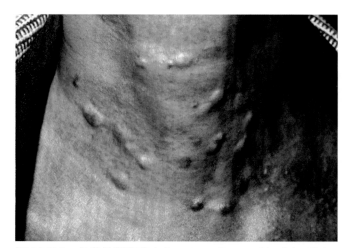

图 29.139　多发性脂囊瘤（*Courtesy Steven Binnick, MD*）

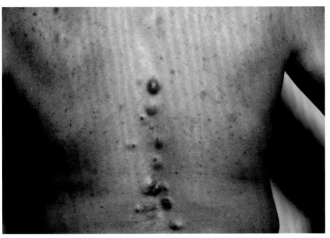

图 29.140 多发性脂囊瘤

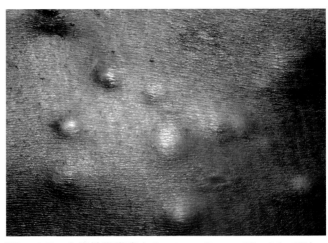

图 29.141 多发性脂囊瘤（*Courtesy Steven Binnick, MD*）

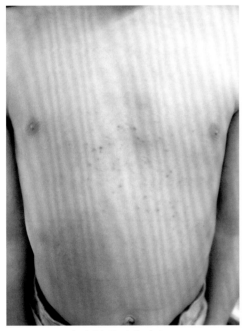

图 29.142 发疹性毳毛囊肿（*Courtesy Rui Tavares Bello, MD*）

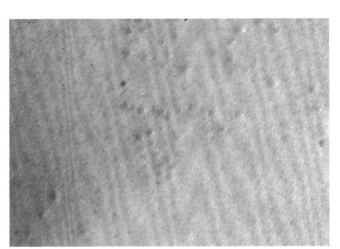

图 29.143 发疹性毳毛囊肿

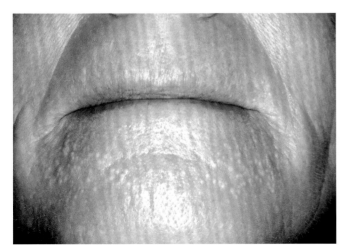

图 29.144 粟丘疹（*Courtesy Steven Binnick, MD*）

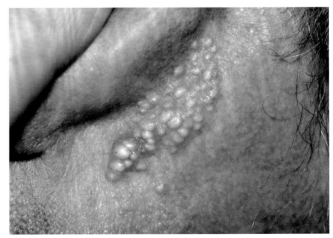

图 29.145 斑块状粟丘疹（*Courtesy Steven Binnick, MD*）

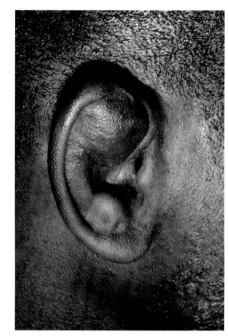

图 29.146　耳廓假囊肿

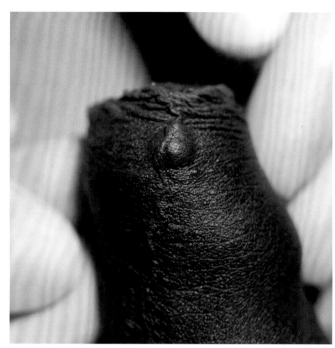

图 29.147　中缝囊肿（ *Courtesy Shyam Verma, MBBS, DVD* ）

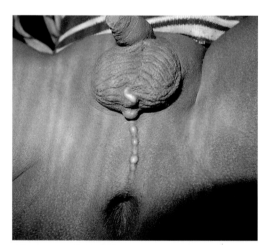

图 29.148　中缝囊肿（ *Courtesy Steven Binnick, MD* ）

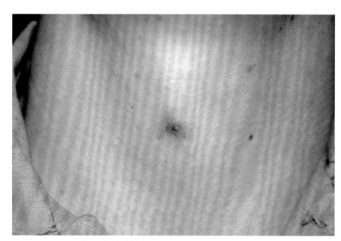

图 29.149　甲状舌管囊肿

（曹源 译，马川、李薇薇 校）

黑素细胞痣和肿瘤

色素性皮损的评估是皮肤科最重要的技能之一。黑素瘤的发生率持续增高，早期诊断在降低死亡率、发病率和医疗花费方面具有非常重要的作用。黑素细胞性皮损可以分布在身体任何地方，某些特殊皮损，比如所谓"带状雀斑样痣"，沿 Blaschko 线节段性分布，与基因染色体嵌合有关。大部分良性损害是圆形至椭圆形，相对较小，色素均匀，外观稳定。相反，恶性损害通常为非对称性，边界不规则，色素不均，体积较大，随时间进展。需要强调的是，这些概念主要应用于原发皮损，转移性皮损常为球形，各向对称。黑素瘤的"ABCDs"法则是对公众宣教的有用工具，但是只用于确定某些可疑的皮损。人们通常会忽略无色素性、对称，以及色素均匀的肿物，所以不能替代皮肤科医生对皮损的总体评估。这一法则也绝不能作为活检的唯一标准，或转诊给皮肤科医师的唯一依据。

皮肤镜可帮助医生看到常规体检不能看见的皮损特征，共聚焦显微镜可以为某些皮损提供在体显微镜图像。最终，对患者皮肤彻底细致的视诊是明确可疑皮损性质的关键起始步骤。

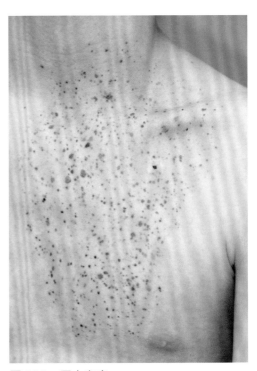

图 30.2　巨大斑痣

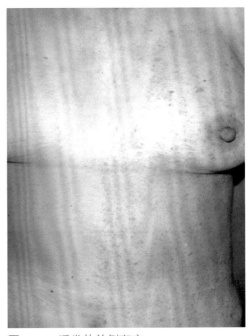

图 30.3　泛发的单侧斑痣

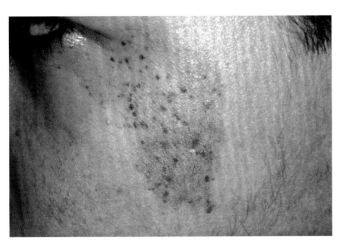

图 30.1　斑痣

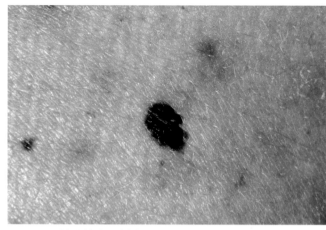

图 30.4　单纯性雀斑样痣

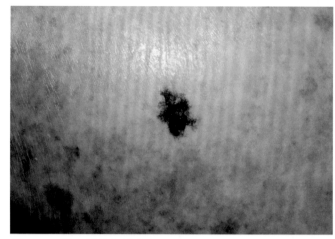

图 30.5　墨斑样雀斑样痣（*Courtesy Steven Binnick, MD*）

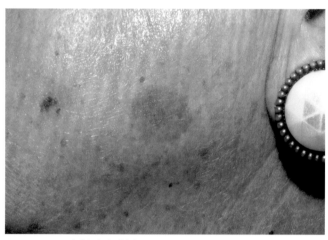

图 30.6　日光性雀斑样痣（*Courtesy Steven Binnick, MD*）

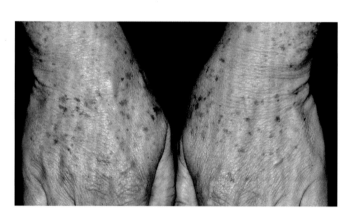

图 30.7　日光性雀斑样痣

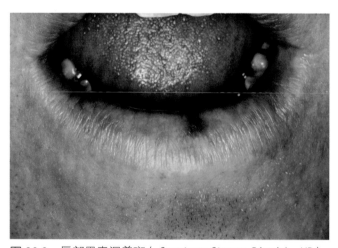

图 30.8　唇部黑素沉着斑（*Courtesy Steven Binnick, MD*）

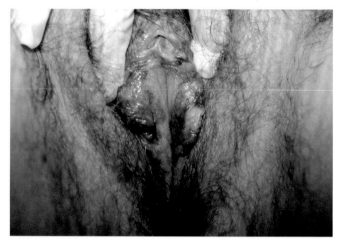

图 30.9　女阴黑变病

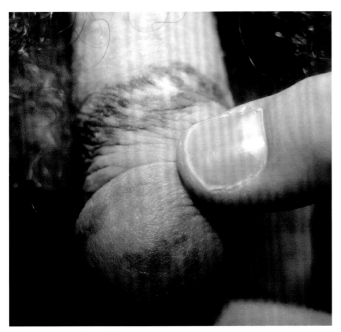

图 30.10　阴茎黑变病

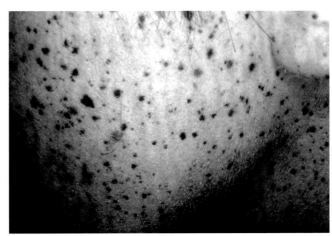

图 30.11　LEOPARD 综合征中的雀斑样痣

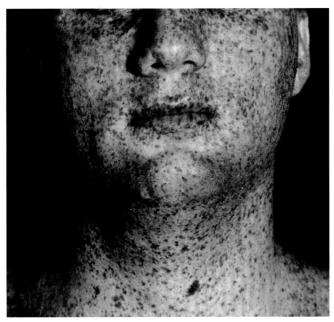

图 30.12　泛发性雀斑样痣

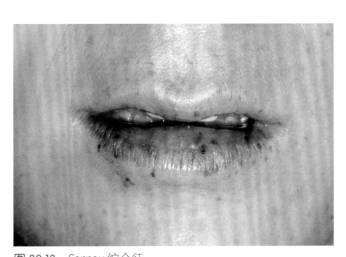

图 30.13　Carney 综合征

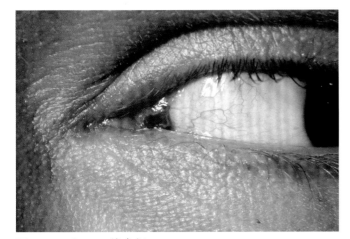

图 30.14　Carney 综合征

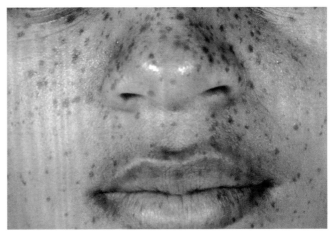

图 30.15　遗传性雀斑样痣

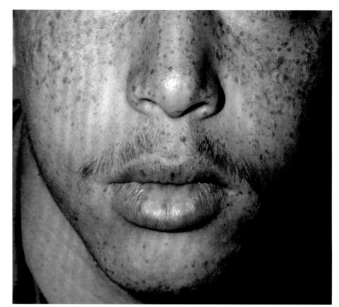

图 30.16　遗传性雀斑样痣

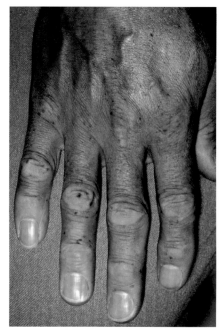

图 30.17　遗传性雀斑样痣

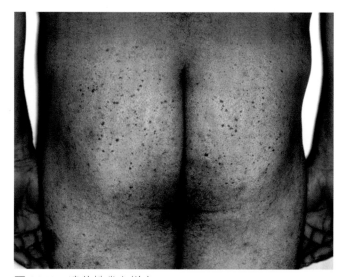

图 30.18　遗传性雀斑样痣

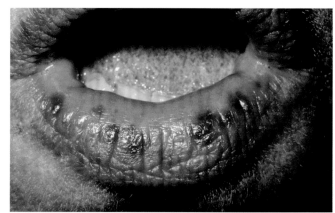

图 30.19　Peutz-Jeghers 综合征（ *Courtesy Steven Binnick, MD* ）

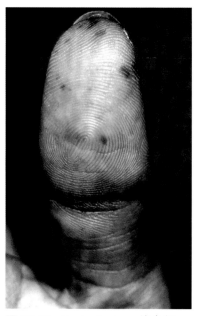

图 30.20　Peutz-Jeghers 综合征

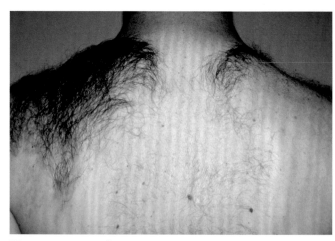

图 30.21　Becker 痣

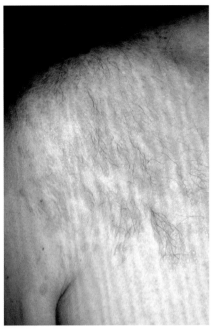

图 30.22　Becker 痣

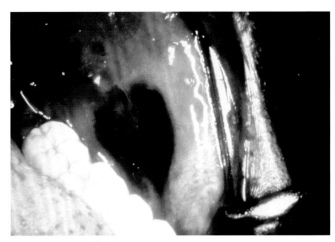

图 30.23　黑棘皮瘤

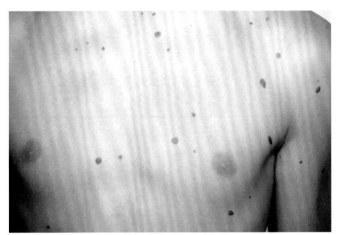

图 30.24　交界痣

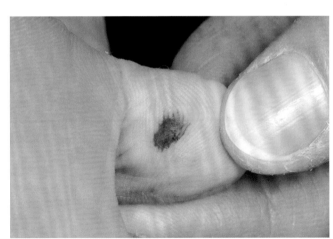

图 30.25　肢端交界痣

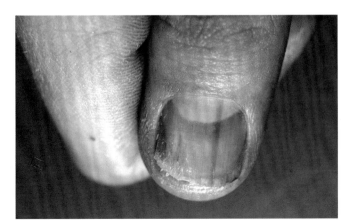

图 30.26　继发于交界痣的纵行黑甲

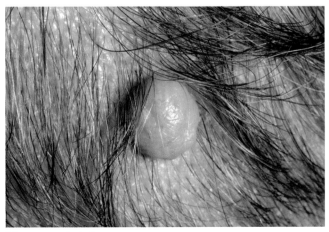

图 30.27　皮内痣

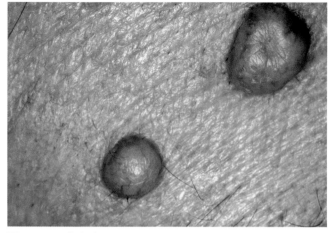

图 30.28　皮内痣

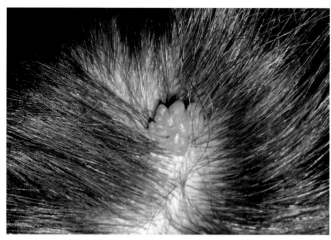

图 30.29　痣

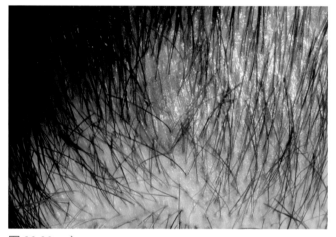

图 30.30　痣

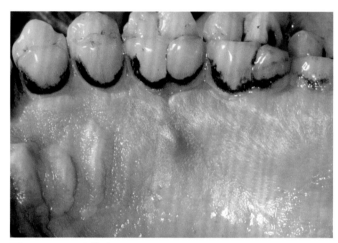

图 30.31　口腔蓝痣

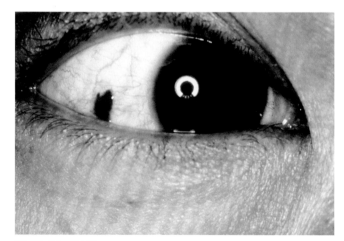

图 30.32　眼痣

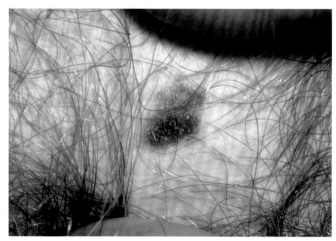

图 30.33　女性外阴大的可变色素痣

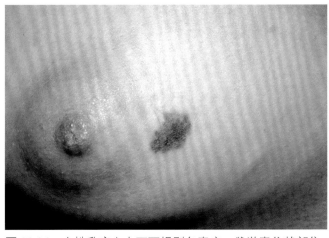

图 30.34 女性乳房上大而不规则色素痣。雌激素依赖部位，通常痣较大（*Courtesy Steven Binnick, MD*）

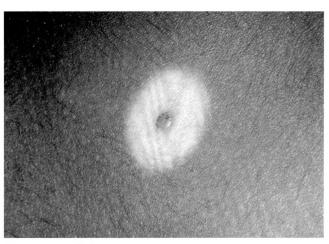

图 30.35 晕痣（*Courtesy Steven Binnick, MD*）

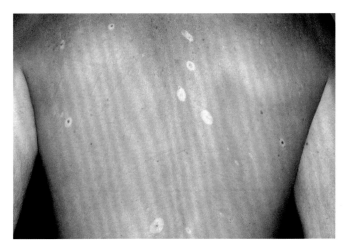

图 30.36 晕痣（*Courtesy Steven Binnick, MD*）

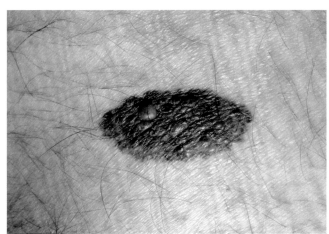

图 30.37 先天性痣（*Courtesy Steven Binnick, MD*）

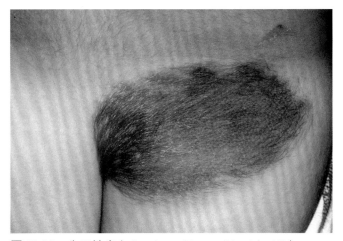

图 30.38 先天性痣（*Courtesy Steven Binnick, MD*）

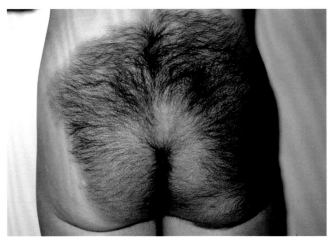

图 30.39 先天性痣（*Courtesy Steven Binnick, MD*）

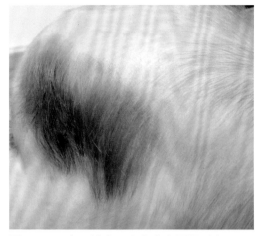

图 30.40 先天性痣。注意痣内厚积毛发

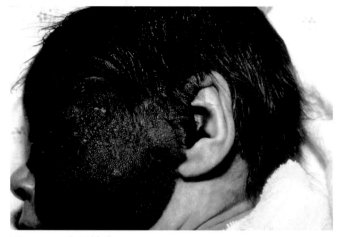

图 30.41 先天性痣

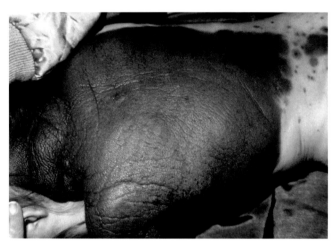

图 30.42 先天性痣

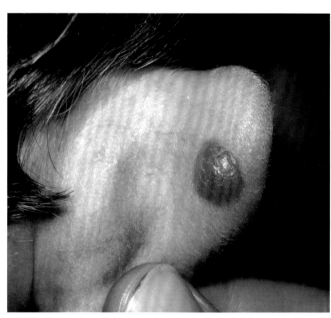

图 30.43 Spitz 痣（*Courtesy Steven Binnick, MD*）

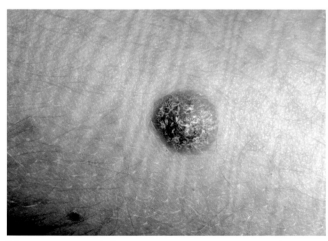

图 30.44 Spitz 痣（*Courtesy Steven Binnick, MD*）

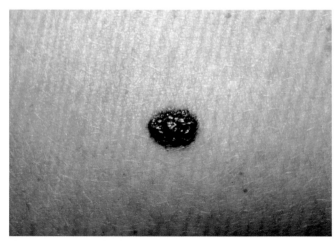

图 30.45 Spitz 痣（*Courtesy Curt Samlaska, MD*）

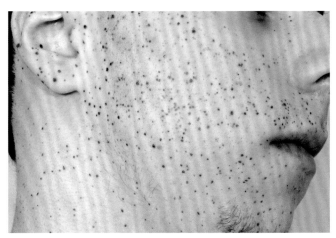

图 30.46　梭形细胞痣

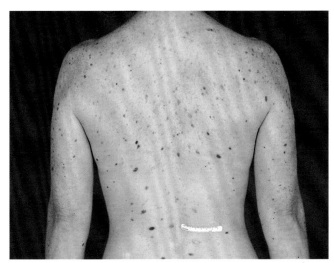

图 30.47　CDKN2A 突变患者。这名患者多发黑素瘤且有黑素瘤的阳性家族史（*Courtesy Ellen Kim, MD*）

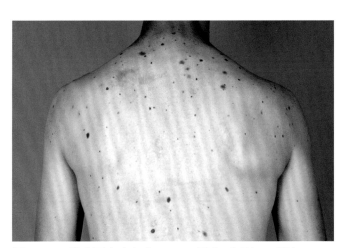

图 30.48　发育不良痣（*Courtesy Michael Ming, MD*）

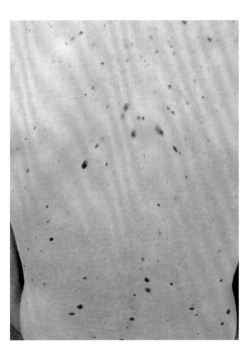

图 30.49　发育不良痣

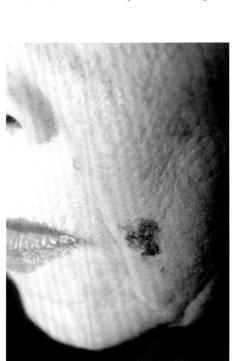

图 30.50　恶性雀斑样痣

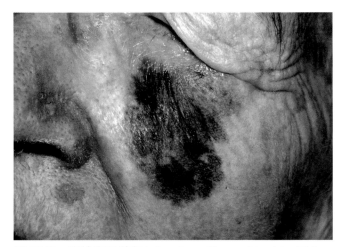

图 30.51　恶性雀斑样痣（*Courtesy Steven Binnick, MD*）

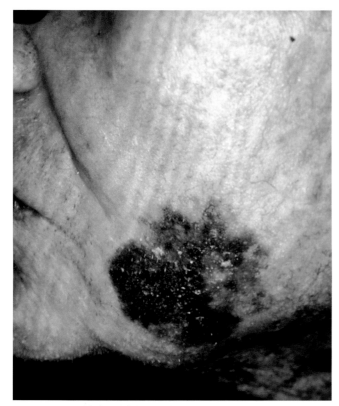

图 30.52 恶性雀斑样痣黑素瘤

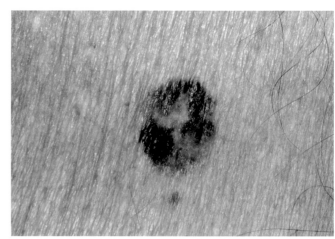

图 30.53 浅表播散型黑素瘤（*Courtesy Steven Binnick, MD*）

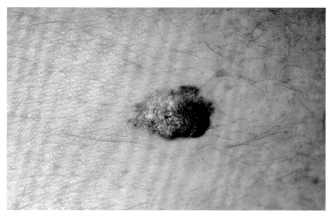

图 30.54 浅表播散型黑素瘤（*Courtesy Steven Binnick, MD*）

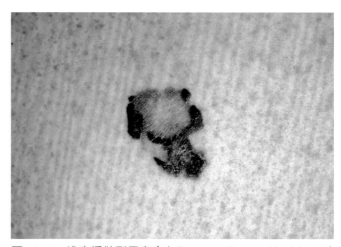

图 30.55 浅表播散型黑素瘤（*Courtesy Steven Binnick, MD*）

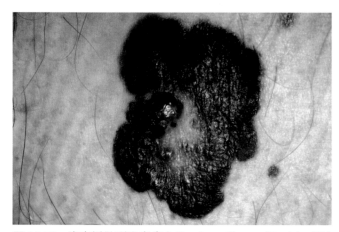

图 30.56 浅表播散型黑素瘤（*Courtesy Steven Binnick, MD*）

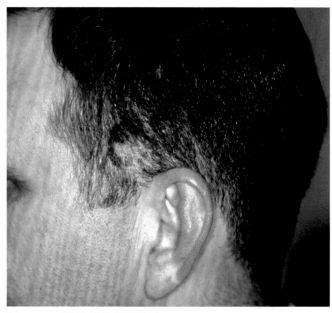

图 30.57 浅表播散型黑素瘤

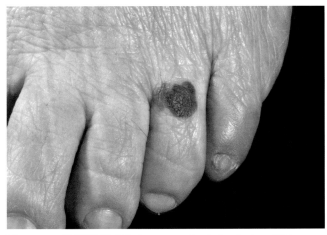

图 30.58　肢端黑素瘤（*Courtesy Curt Samlaska, MD*）

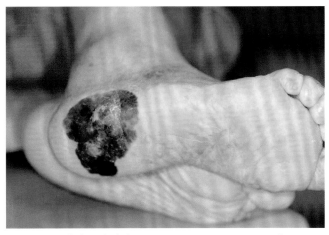

图 30.59　肢端黑素瘤（*Courtesy Chris Miller, MD*）

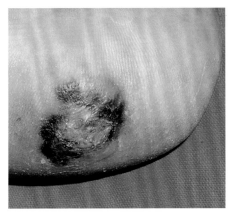

图 30.60　肢 端 黑 素 瘤（*Courtesy ShyamVerma, MBBS, DVD*）

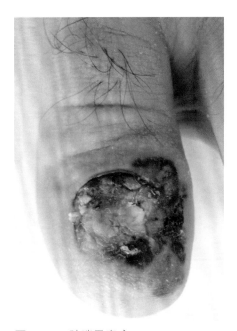

图 30.61　肢端黑素瘤

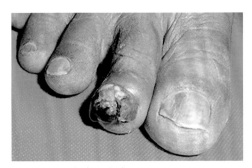

图 30.62　肢端黑素瘤

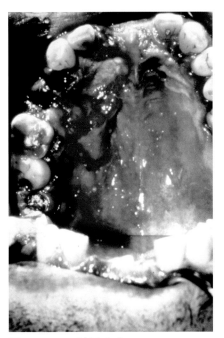

图 30.63　口腔黑素瘤

433

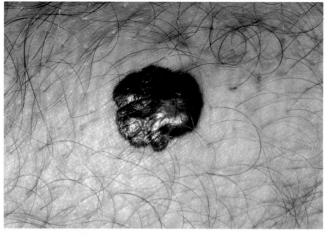

图 30.64 结节性黑素瘤（*Courtesy Curt Samlaska, MD*）

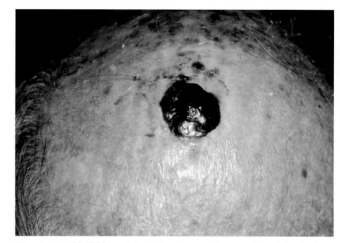

图 30.65 结节性黑素瘤（*Courtesy Steven Binnick, MD*）

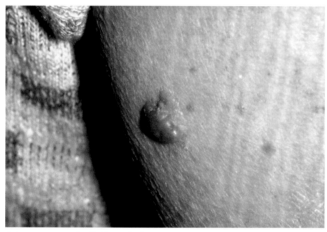

图 30.66 无色素性黑素瘤

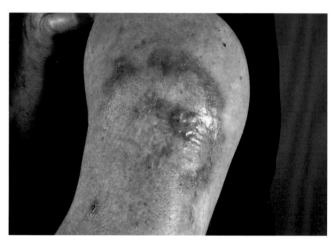

图 30.67 硬斑病皮损内的无色素性黑素瘤（*Courtesy Curt Samlaska, MD*）

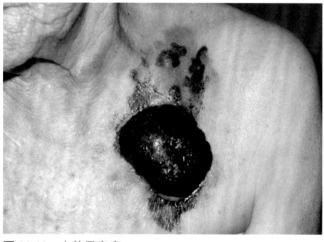

图 30.68 大的黑素瘤

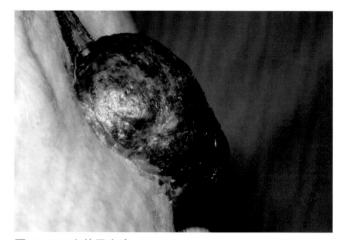

图 30.69 大的黑素瘤

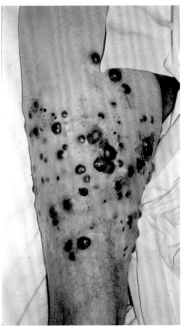

图 30.70　黑素瘤卫星转移灶

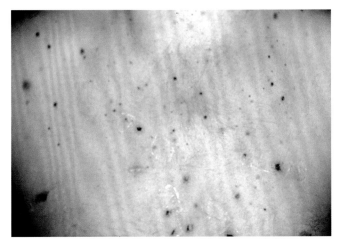

图 30.71　转移性黑素瘤

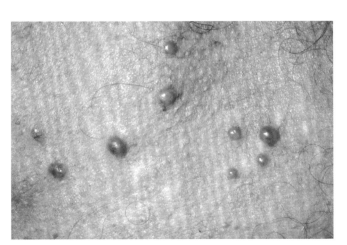

图 30.72　转移性无色素性黑素瘤

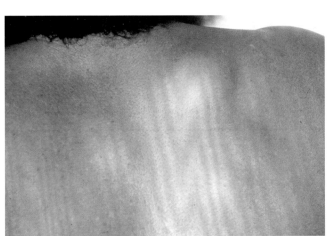

图 30.73　转移性黑素瘤

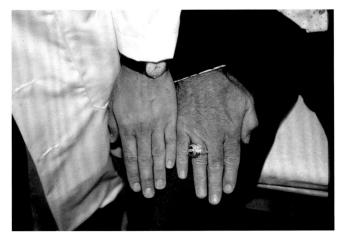

图 30.74　转移性黑素瘤导致的弥漫黑素沉着病，与健康人对比的黑色手

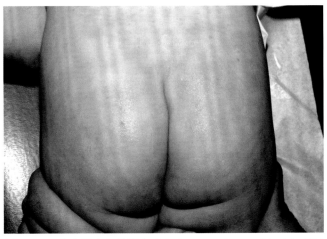

图 30.75　真皮黑素细胞增多症（*Courtesy Steven Binnick, MD*）

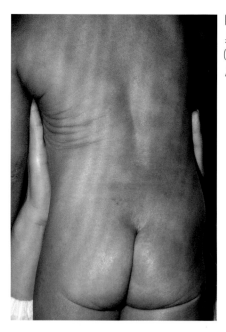

图 30.76 真皮黑素细胞增多症（Courtesy Steven Binnick, MD）

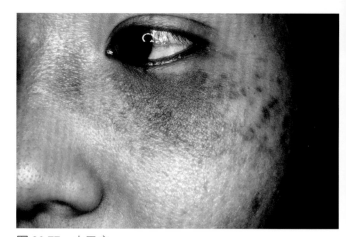

图 30.77 太田痣

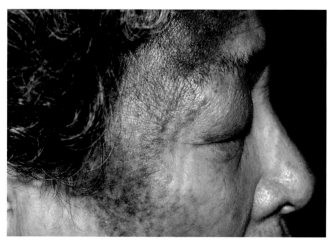

图 30.78 太田痣（Courtesy Steven Binnick, MD）

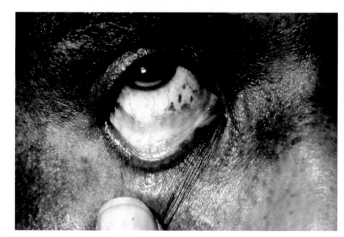

图 30.79 太田痣

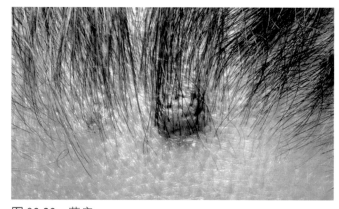

图 30.80 蓝痣

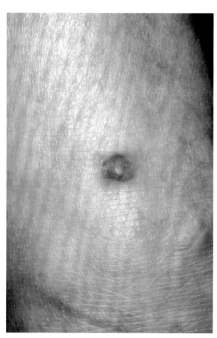

图 30.81 蓝痣

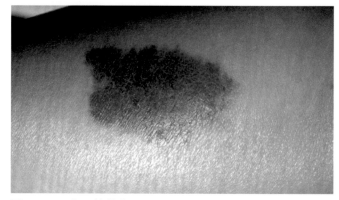

图 30.82 先天性蓝痣

（曹源 译，马川、李薇薇 校）

巨噬细胞/单核细胞疾病　31

本章包括肉芽肿和组织细胞相关疾病，或局限于皮肤，或作为系统性疾病的一部分累及皮肤。多数需要进行皮肤活检以确诊并指导进一步的检查和治疗。

一种常见的肉芽肿性疾病是环状肉芽肿（granuloma annulare, GA），这种皮肤病典型表现为在摩擦部位，如足背、前臂或腿部，出现皮色的丘疹或结节，形成环状。其他类型的 GA 可能更难以诊断，例如穿通型或深在（皮下）型。结节病是另一种肉芽肿性疾病，皮肤表现仅是慢性系统性疾病表现之一。结节病的皮肤表现可能多种多样，包括丘疹、环状肉芽肿样斑块、鱼鳞病样斑片和纹身部位的结节。当怀疑有结节病时，检查系统是否受累是非常重要的，因为它可以影响身体的几乎每个器官。

组织细胞疾病也有特征，包括幼年黄色肉芽肿（juvenile xanthogranulomas, JXG）、朗格汉斯细胞组织细胞增生症（Langerhans cell histiocytosis, LCH）和其他罕见病症，如多中心网状组织细胞增多症。JXG 是一种常见的儿科疾病，最常见的表现为局限于皮肤的黄色/橙色光滑丘疹或结节。根据年龄和

系统受累程度，LCH 的临床表现更为多样化。常见的皮肤表现包括褶皱部位糜烂性红斑、瘀点、表面结痂的红棕色丘疹、黄瘤结节以及成人胸部和背部痤疮样发疹。

本章图片主要展示由巨噬细胞和单核细胞引起的疾病，包括肉芽肿和组织细胞相关疾病。

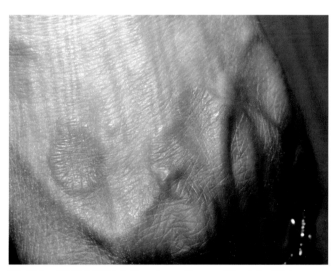

图 31.2　环状肉芽肿（*Courtesy Steven Binnick, MD*）

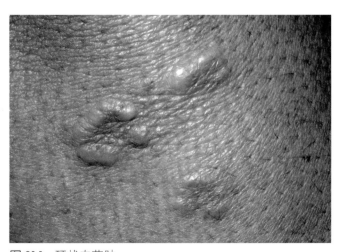

图 31.1　环状肉芽肿

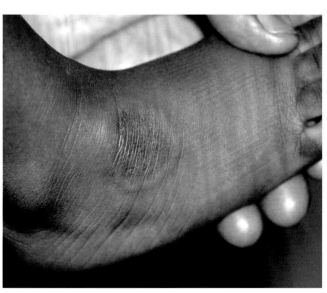

图 31.3　环状肉芽肿（*Courtesy Paul Honig, MD*）

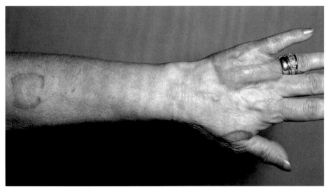

图 31.4　环状肉芽肿

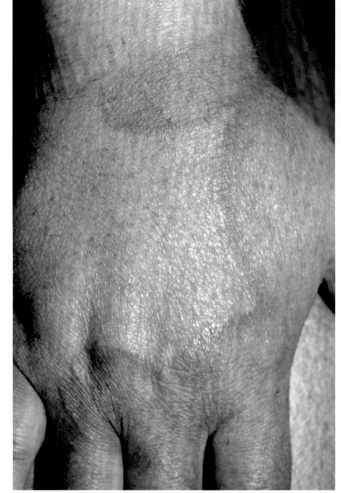

图 31.5　环状肉芽肿

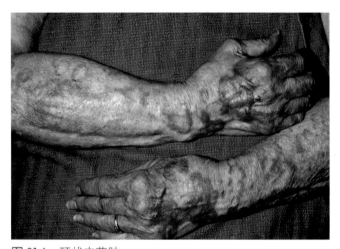

图 31.6　环状肉芽肿

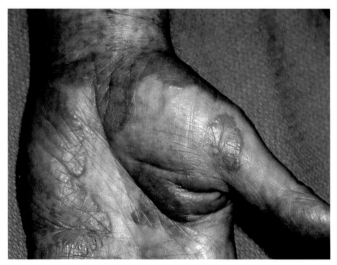

图 31.7　环状肉芽肿

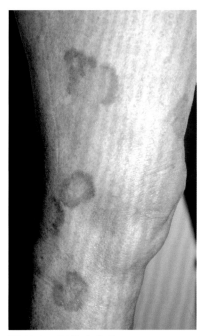

图 31.8　环状肉芽肿

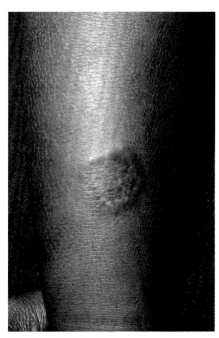

图 31.9　环状肉芽肿

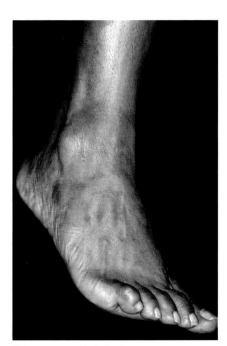

图 31.10　环状肉芽肿

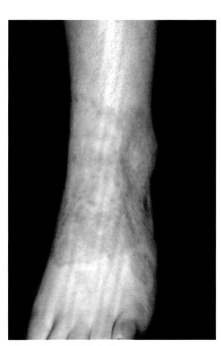

图 31.11　环状肉芽肿

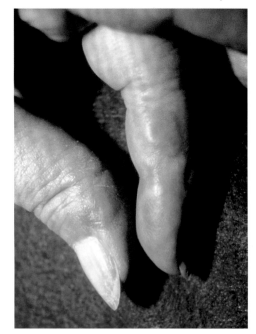

图 31.12　环状肉芽肿

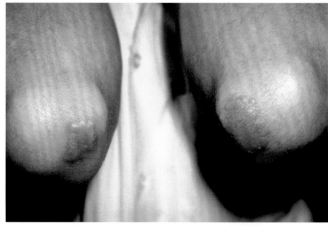

图 31.13　环状肉芽肿

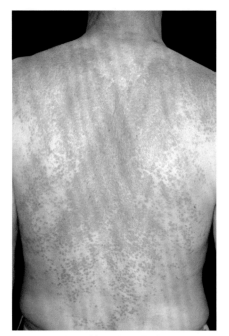

图 31.14　播散性环状肉芽肿

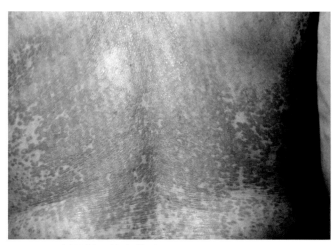

图 31.15　播散性环状肉芽肿

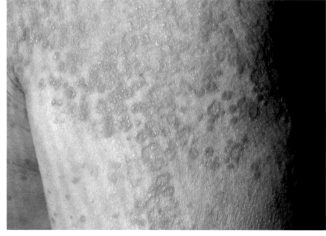

图 31.16　播散性环状肉芽肿

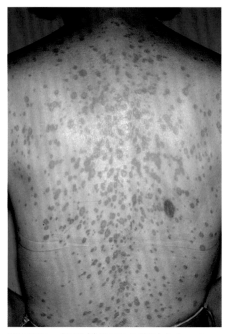

图 31.17　播散性环状肉芽肿（*Courtesy Curt Samlaska, MD*）

图 31.18　播散性环状肉芽肿（ *Courtesy Curt Samlaska, MD* ）

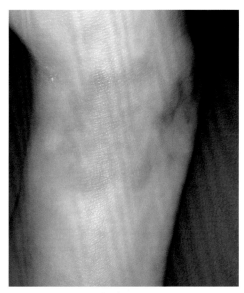

图 31.19　环状肉芽肿

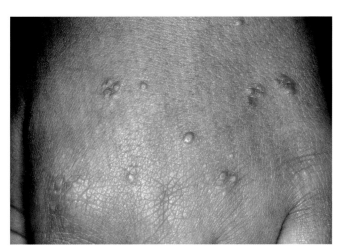

图 31.20　穿通性环状肉芽肿（ *Courtesy Curt Samlaska, MD* ）

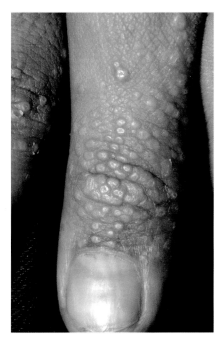

图 31.21　穿通性环状肉芽肿（ *Courtesy Curt Samlaska, MD* ）

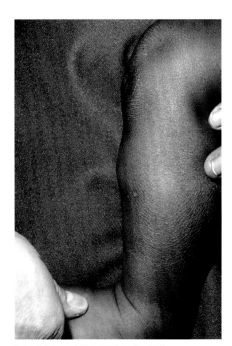

图 31.23　皮下型环状肉芽肿

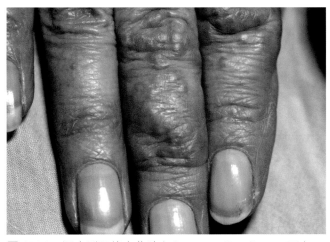

图 31.22　深在型环状肉芽肿（ *Courtesy Ken Greer, MD* ）

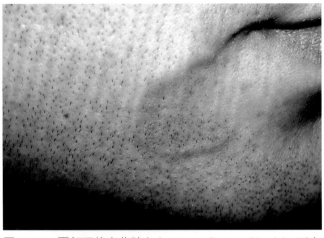

图 31.24　面部环状肉芽肿（*Courtesy Steven Binnick, MD*）

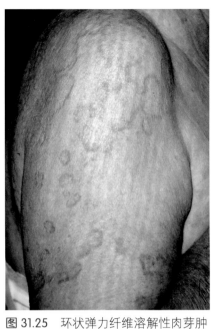

图 31.25　环状弹力纤维溶解性肉芽肿

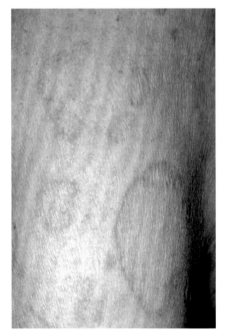

图 31.26　环状弹力纤维溶解性肉芽肿

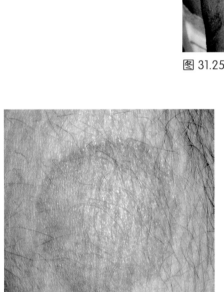

图 31.27　环状弹力纤维溶解性肉芽肿（*Courtesy Curt Samlaska, MD*）

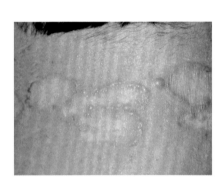

图 31.28　光线性肉芽肿

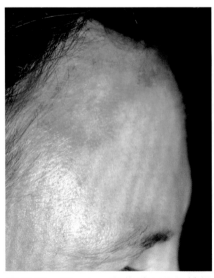

图 31.29　Miescher 肉芽肿（进行性慢性盘状肉芽肿）

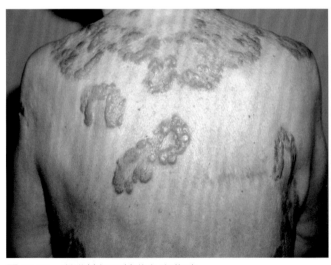

图 31.30　渐进性坏死性黄色肉芽肿

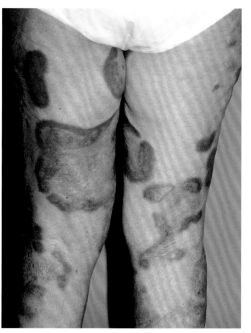

图 31.31　渐进性坏死性黄色肉芽肿

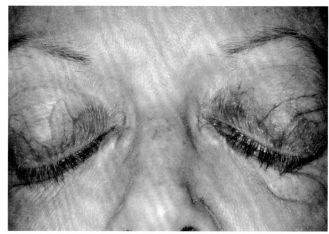

图 31.32　上、下眼睑受累的渐进性坏死性黄色肉芽肿

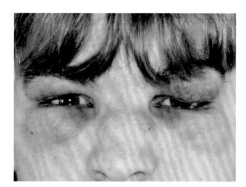

图 31.33　渐进性坏死性黄色肉芽肿

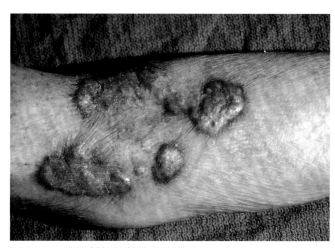

图 31.34　渐进性坏死性黄色肉芽肿

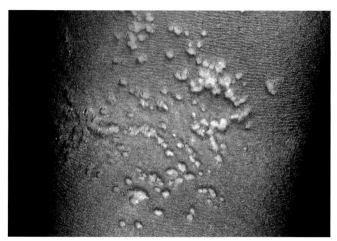

图 31.35　丘疹型结节病（*Courtesy Steven Binnick, MD*）

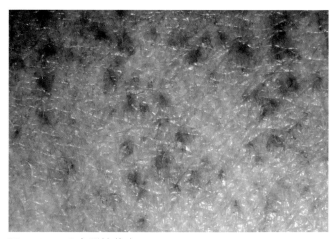

图 31.36　丘疹型结节病

安德鲁斯临床皮肤病图谱

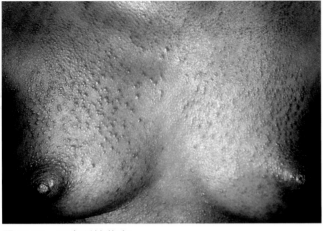

图 31.37　丘疹型结节病

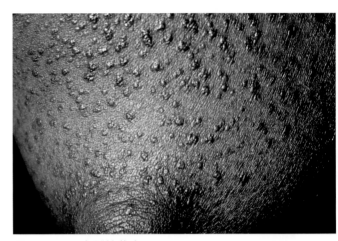

图 31.38　丘疹型结节病

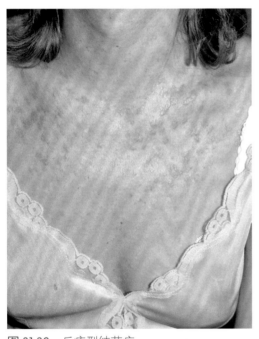

图 31.39　丘疹型结节病

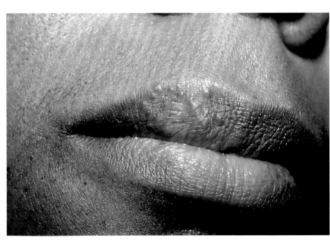

图 31.40　丘疹型结节病

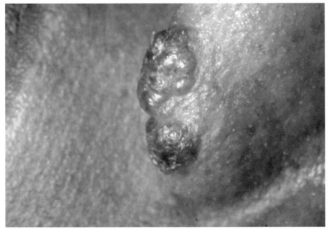

图 31.41　结节型结节病

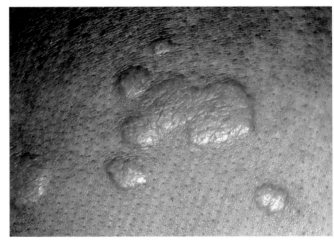

图 31.42　斑块型结节病（*Courtesy Steven Binnick, MD*）

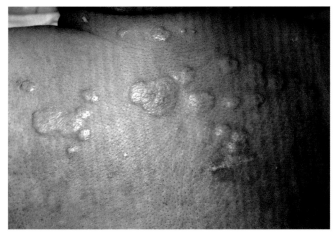

图 31.43　斑块型结节病（*Courtesy Steven Binnick, MD*）

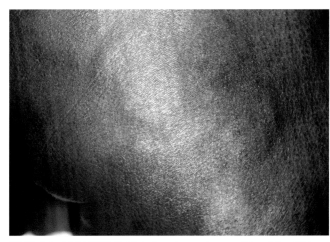

图 31.44　斑块型结节病（*Courtesy Steven Binnick, MD*）

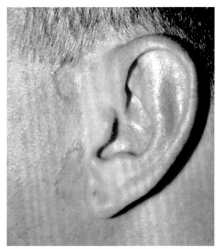

图 31.45　环状结节病

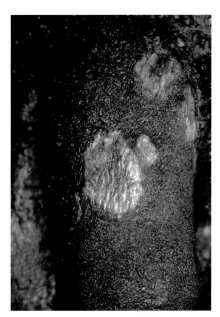

图 31.46　生殖器环状结节病

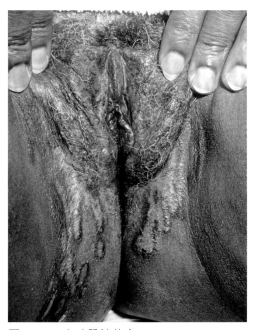

图 31.47　生殖器结节病

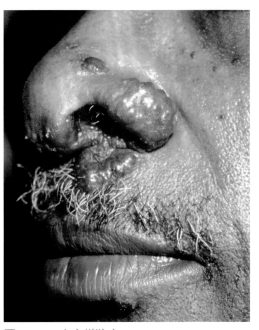

图 31.48　冻疮样狼疮

安德鲁斯临床皮肤病图谱

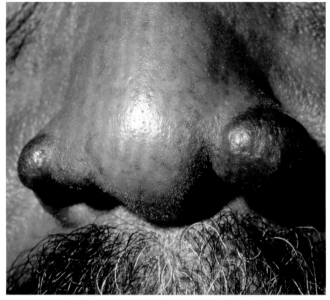

图 31.49　冻疮样狼疮（*Courtesy Steven Binnick, MD*）

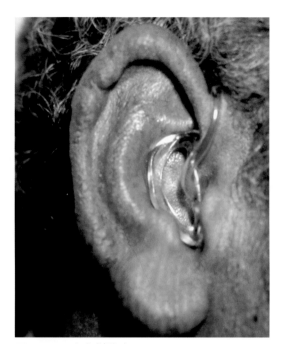

图 31.50　冻疮样狼疮

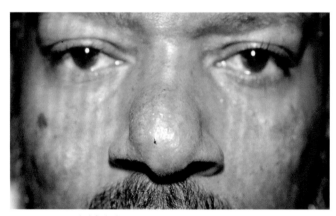

图 31.51　冻疮样狼疮

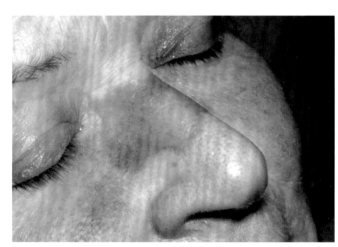

图 31.52　冻疮样狼疮（*Courtesy Steven Binnick, MD*）

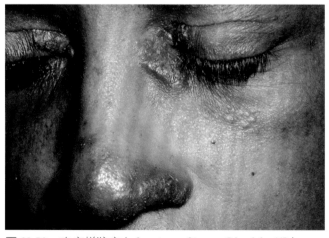

图 31.53　冻疮样狼疮（*Courtesy Steven Binnick, MD*）

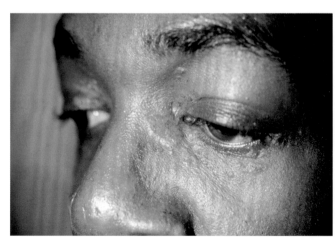

图 31.54　结节病

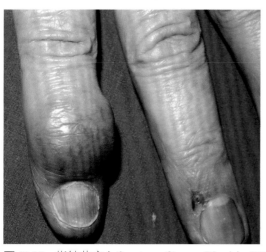

图 31.55　指结节病（*Courtesy Steven Binnick, MD*）

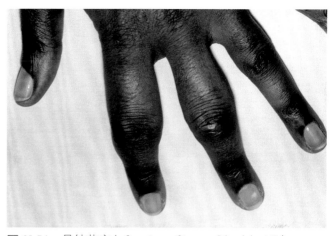

图 31.56　骨结节病（*Courtesy Steven Binnick, MD*）

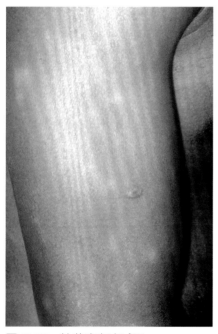

图 31.57　结节病色素减退

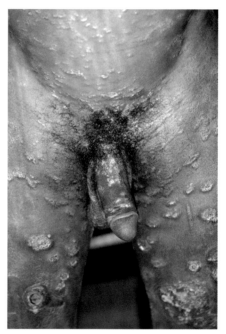

图 31.59　溃疡性结节病

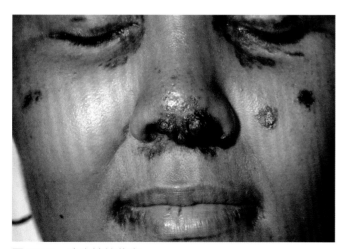

图 31.58　溃疡性结节病

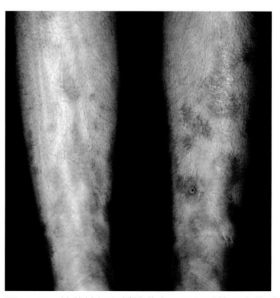

图 31.60　结节性红斑样结节病。组织活检是肉芽肿

447

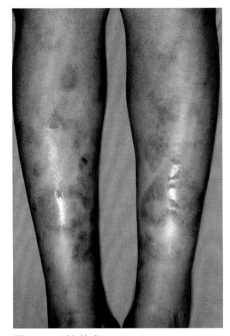

图 31.61　结节病

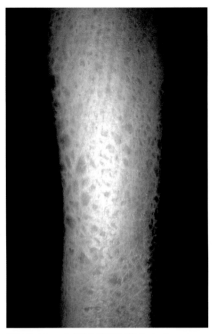

图 31.62　鱼鳞病样结节病（*Courtesy Steven Binnick, MD*）

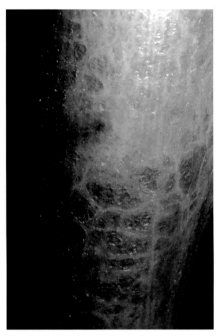

图 31.63　鱼鳞病样结节病

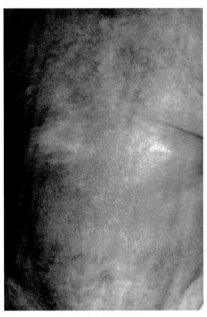

图 31.64　红皮病性结节病

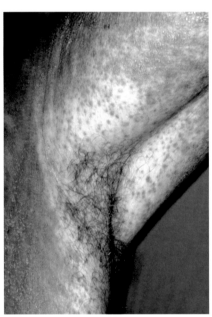

图 31.65　红皮病性结节病

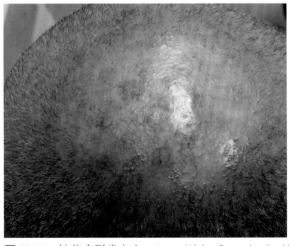

图 31.66　结节病脱发（*Courtesy Misha Rosenbach, MD*）

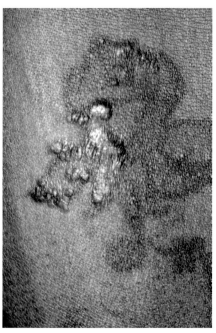

图 31.67　纹身中的结节病

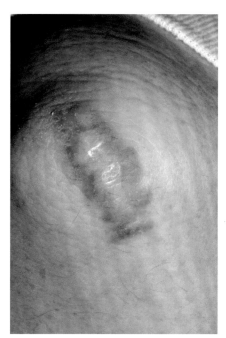

图 31.68　瘢痕样结节病（*Courtesy Steven Binnick, MD*）

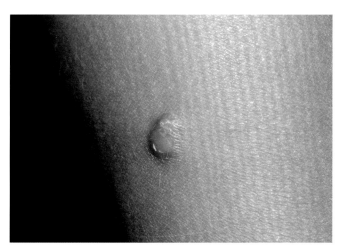

图 31.69　幼年黄色肉芽肿（*Courtesy Curt Samlaska, MD*）

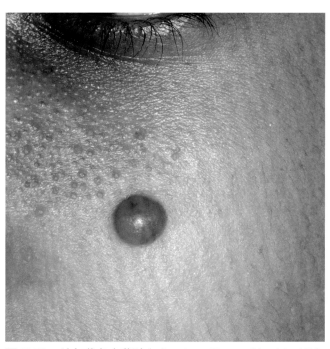

图 31.70　幼年黄色肉芽肿（*Courtesy Steven Binnick, MD*）

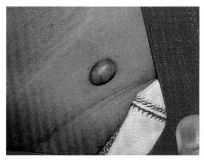

图 31.71　幼年黄色肉芽肿

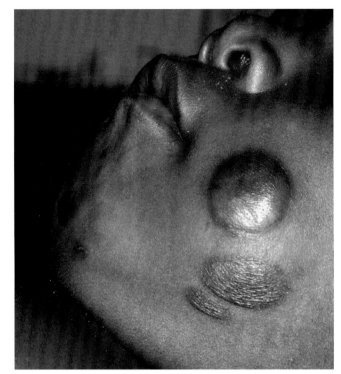

图 31.72 巨大型幼年黄色肉芽肿

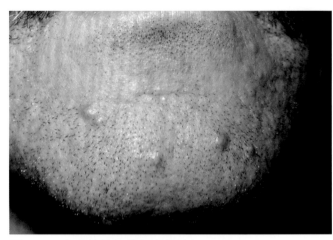

图 31.73 多发性幼年黄色肉芽肿（*Courtesy Steven Binnick, MD*）

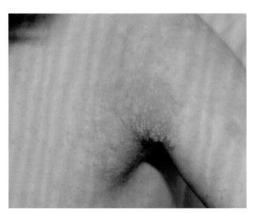

图 31.74 幼年黄色肉芽肿斑块（*Courtesy Scott Norton, MD*）

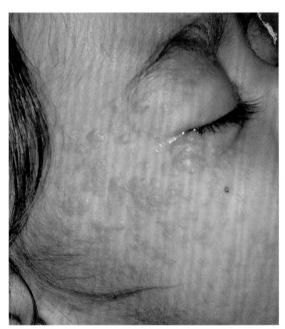

图 31.75 良性头部组织细胞增生症（*Courtesy Debabrata Bandyopadhyay, MD*）

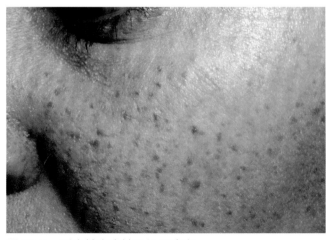

图 31.76 泛发性发疹性组织细胞瘤

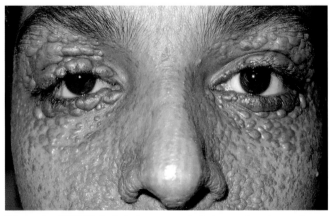

图 31.77 播散性黄瘤（*Courtesy Debabrata Bandyopadhyay, MD*）

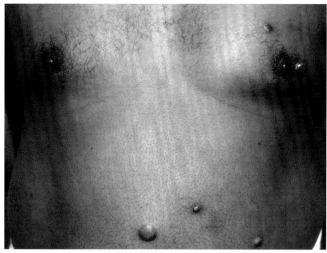

图 31.78 进行性结节性组织细胞增生症（*Courtesy Scott Norton, MD*）

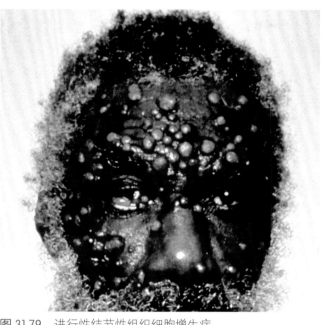

图 31.79 进行性结节性组织细胞增生症

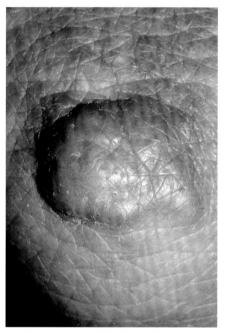

图 31.80 网状组织细胞瘤（*Courtesy Steven Binnick, MD.*

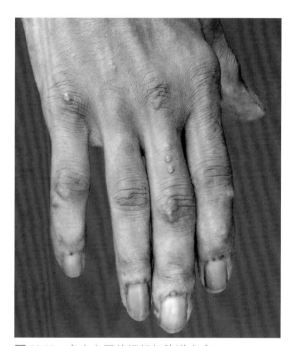

图 31.81 多中心网状组织细胞增生症

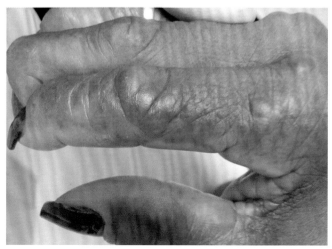

图 31.82 多中心网状组织细胞增生症

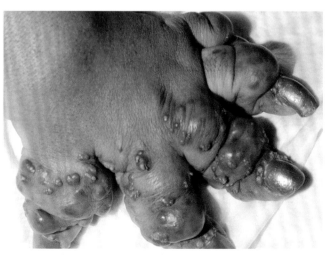

图 31.83 多中心网状组织细胞增生症

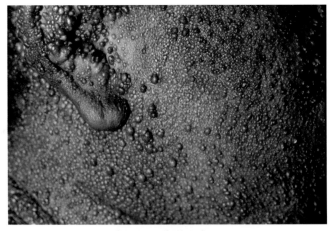

图 31.84 多中心网状组织细胞增生症

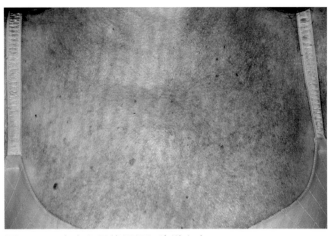

图 31.85 多中心网状组织细胞增生症

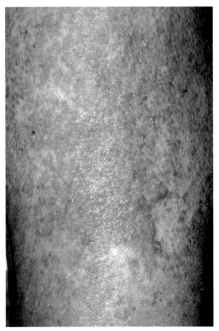

图 31.86 多中心网状组织细胞增生症
Courtesy Steven Binnick, MD)

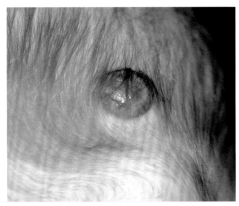

图 31.87 先 天 性 自 愈 性 组 织 细 胞 瘤
Courtesy Paul Honig, MD)

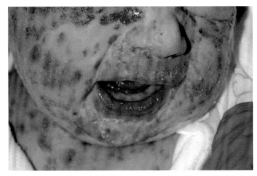

图 31.89 先天性朗格汉斯细胞组织细胞增生症

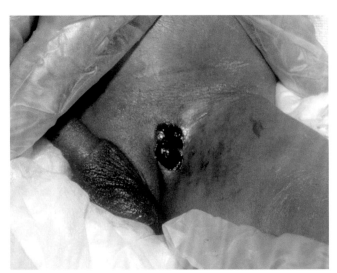

图 31.88 先天性自愈性组织细胞瘤

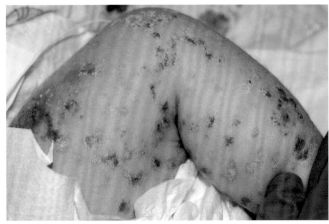

图 31.90 先天性朗格汉斯细胞组织细胞增生症

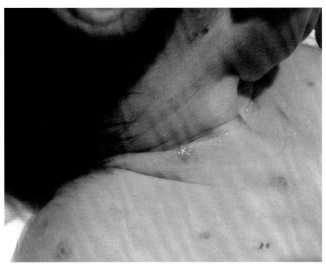

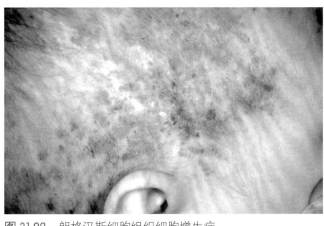

图 31.92　朗格汉斯细胞组织细胞增生症

图 31.91　先天性朗格汉斯细胞组织细胞增生症（*Courtesy Sheilagh Maguiness, MD*）

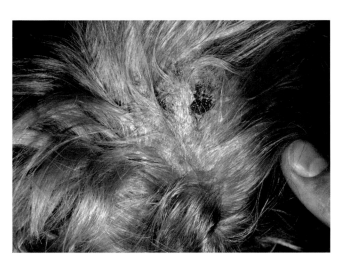

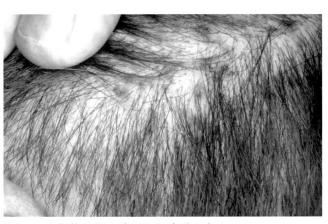

图 31.93　朗格汉斯细胞组织细胞增生症

图 31.94　朗格汉斯细胞组织细胞增生症（*Courtesy Paul Honig, MD*）

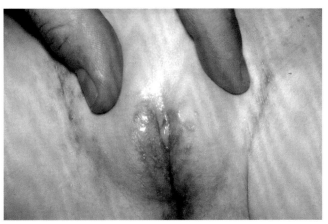

图 31.96　朗格汉斯细胞组织细胞增生症

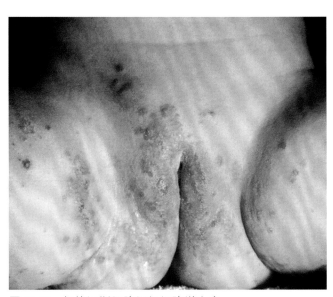

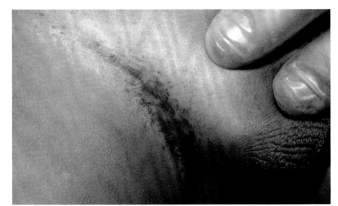

图 31.95　朗格汉斯细胞组织细胞增生症

图 31.97　朗格汉斯细胞组织细胞增生症

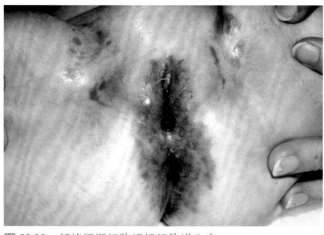

图 31.98　朗格汉斯细胞组织细胞增生症

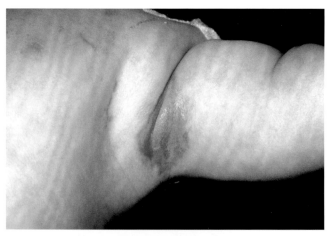

图 31.100　朗格汉斯细胞组织细胞增生症

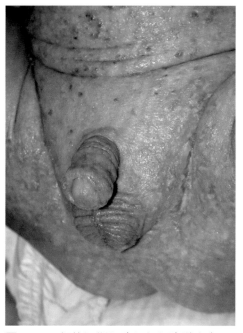

图 31.99　朗格汉斯细胞组织细胞增生症

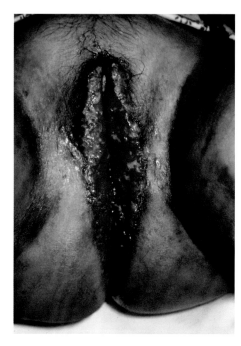

图 31.102　成人朗格汉斯细胞组织细胞增生症

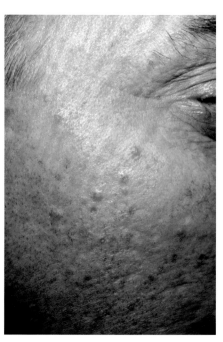

图 31.103　成人朗格汉斯细胞组织细胞增生症

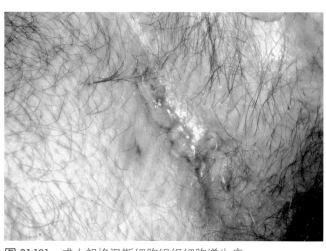

图 31.101　成人朗格汉斯细胞组织细胞增生症

（陈诗翔 译，马川、李薇薇 校）

皮肤淋巴组织增生、皮肤T细胞淋巴瘤和其他恶性淋巴瘤及相关疾病

32

淋巴组织肿瘤的评估通常需要临床和病理相结合，且分类通常需要免疫染色。本章关注皮肤淋巴瘤的临床表现，提示医生进行组织病理检查。本类疾病皮损的分布和形态也有助于肿瘤的分类，以确保选择最佳治疗。

蕈样肉芽肿病通常累及躯干、臀部和四肢近端。皮损倾向于直径大于 5cm，具有皮肤异色外观（斑点状、色素沉着和色素减退、萎缩和毛细血管扩张）。B 细胞淋巴瘤通常表现为梅红色结节，表面光滑有光泽。头部、颈部、躯干或四肢近端孤立散在的结节，躯干部弧形皮损和结节，下肢有光泽的结节，以及腿部多发结节，这些均可在在本章涉及的各种淋巴组织肿瘤中见到。淋巴瘤样丘疹病的皮损通常为坏死性丘疹，在躯干发疹性出现，并自发消退。白血病和骨髓瘤通常表现为肤色至紫色丘疹和

结节，有时皮损可伴有出血。本章将重点介绍淋巴组织增生性疾病的皮肤表现。

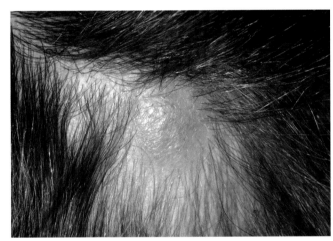

图 32.2　皮肤淋巴组织增生，结节状 B 细胞模式

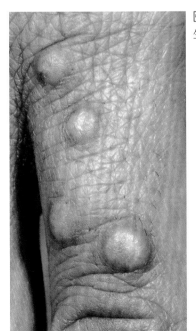

图 32.1　皮肤淋巴组织增生，结节状 B 细胞模式

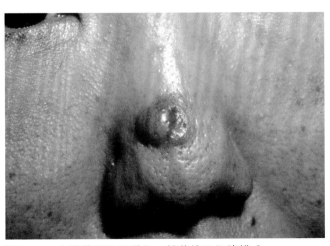

图 32.3　皮肤淋巴组织增生，结节状 B 细胞模式

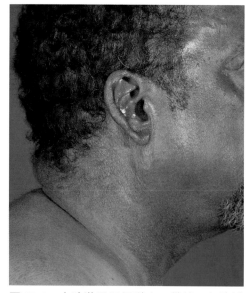

图 32.4 皮肤淋巴组织增生，带状 T 细胞模式

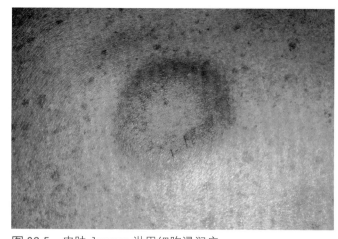

图 32.5 皮肤 Jessner 淋巴细胞浸润症

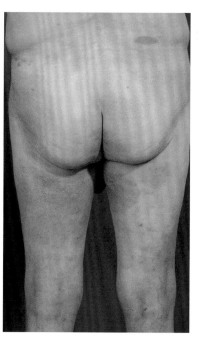

图 32.7 蕈样肉芽肿，斑片期

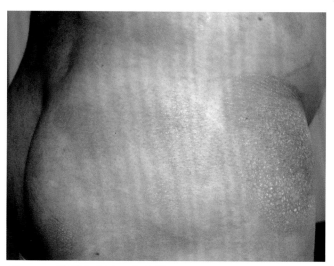

图 32.6 蕈样肉芽肿，斑片期

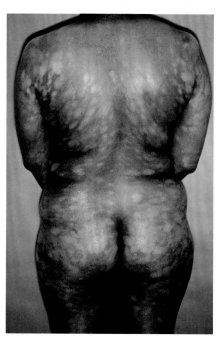

图 32.9 蕈样肉芽肿，斑片期

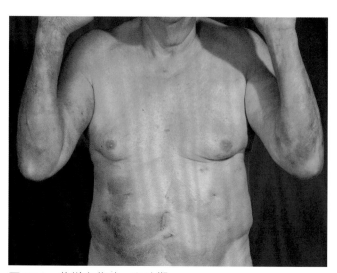

图 32.8 蕈样肉芽肿，斑片期

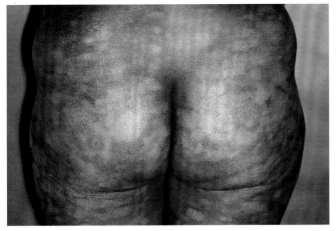

图 32.10　蕈样肉芽肿，斑片期

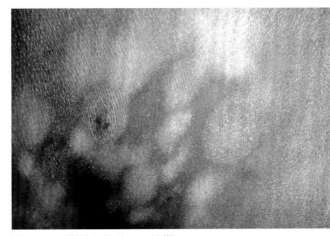

图 32.11　蕈样肉芽肿，斑片期

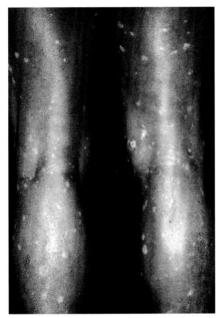

图 32.12　蕈样肉芽肿，斑片期

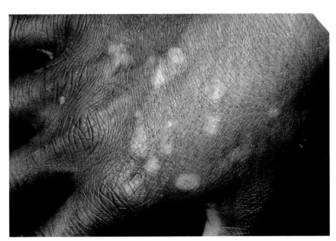

图 32.13　蕈样肉芽肿，斑片期

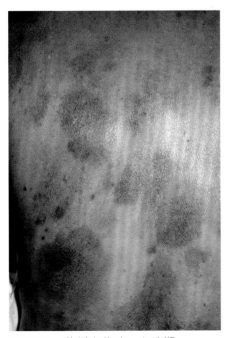

图 32.14　蕈样肉芽肿，斑片期

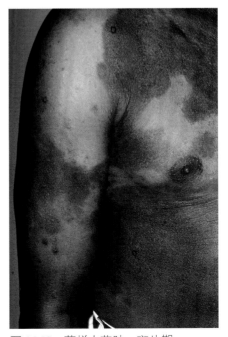

图 32.15　蕈样肉芽肿，斑片期

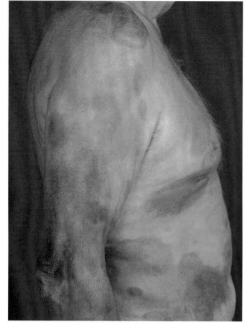

图 32.16 蕈样肉芽肿，斑片期

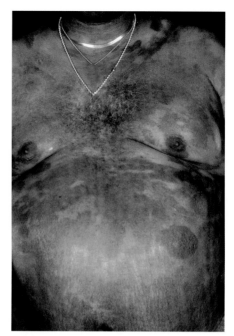

图 32.17 蕈样肉芽肿，斑片期

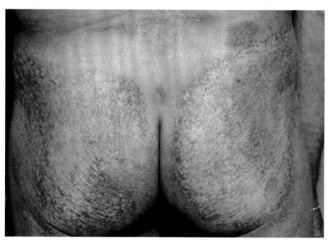

图 32.18 蕈样肉芽肿，斑片期伴皮肤异色

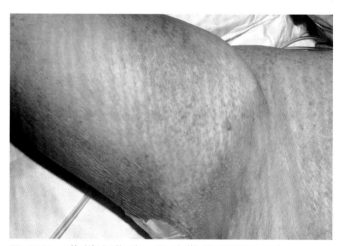

图 32.19 蕈样肉芽肿，斑片期伴皮肤异色（*Courtesy Steven Binnick, MD*）

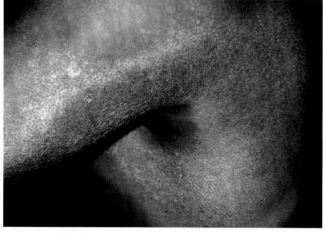

图 32.20 蕈样肉芽肿，斑片期伴皮肤异色（*Courtesy Steven Binnick, MD*）

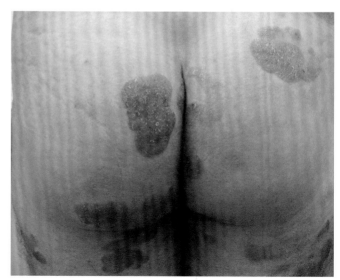

图 32.21 蕈样肉芽肿，斑块期

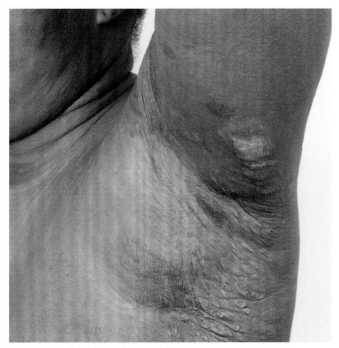

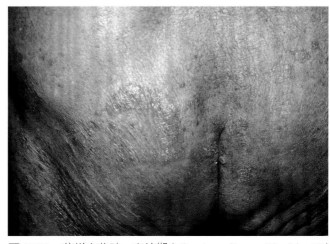

图 32.23　蕈样肉芽肿，斑块期（*Courtesy Steven Binnick, MD*）

图 32.22　蕈样肉芽肿，斑块期

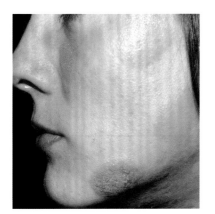

图 32.24　蕈样肉芽肿，斑块期
（*Courtesy Steven Binnick, MD*）

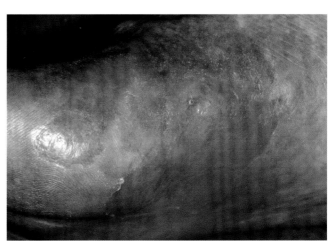

图 32.25　蕈样肉芽肿，斑块期（*Courtesy Steven Binnick, MD*）

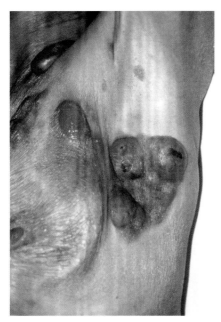

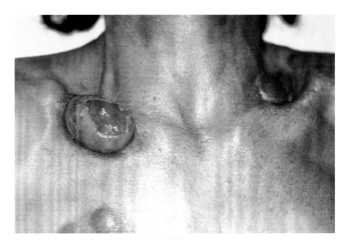

图 32.27　蕈样肉芽肿，肿瘤期

图 32.26　蕈样肉芽肿，肿瘤期

安
德
鲁
斯
临
床
皮
肤
病
图
谱

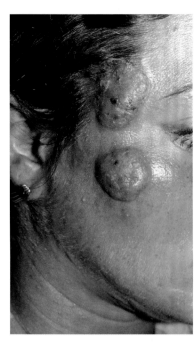

图 32.28　蕈样肉芽肿，肿瘤期（*Courtesy Steven Binnick, MD*）

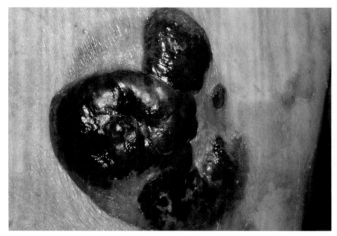

图 32.29　蕈样肉芽肿，肿瘤期

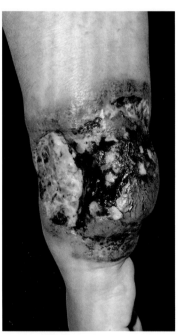

图 32.30　蕈样肉芽肿，肿瘤期（*Courtesy Maria Hicks, MD*）

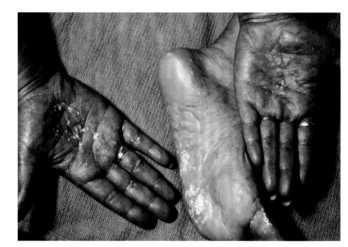

图 32.31　掌跖蕈样肉芽肿

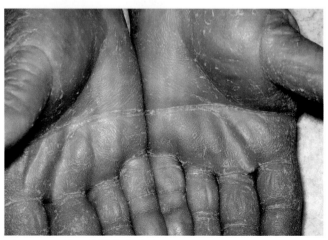

图 32.32　掌跖蕈样肉芽肿（*Courtesy Steven Binnick, MD*）

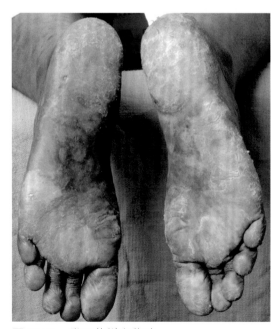

图 32.33　掌跖蕈样肉芽肿

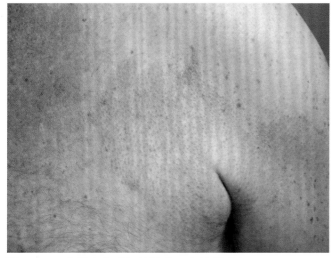

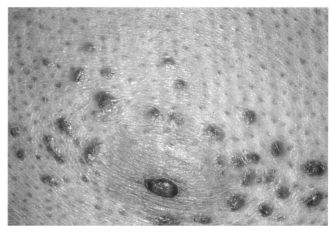

图 32.35　亲毛囊性蕈样肉芽肿

图 32.34　蕈样肉芽肿相关性黏蛋白性脱发（*Courtesy Ellen Kim, MD*）

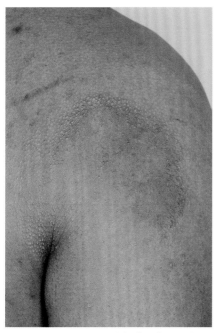

图 32.36　亲毛囊性蕈样肉芽肿
（*Courtesy Ellen Kim, MD*）

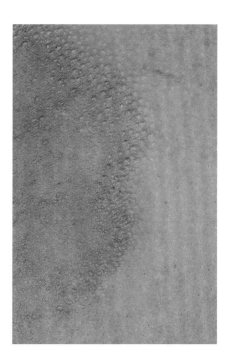

图 32.37　亲毛囊性蕈样肉芽肿
（*Courtesy Ellen Kim, MD*）

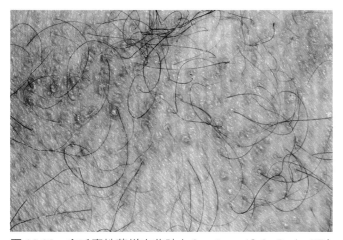

图 32.38　亲毛囊性蕈样肉芽肿（*Courtesy Alain Rook, MD*）

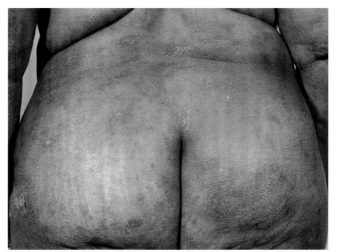

图 32.39　亲毛囊性蕈样肉芽肿伴大细胞转化（*Courtesy Alain Rook, MD*）

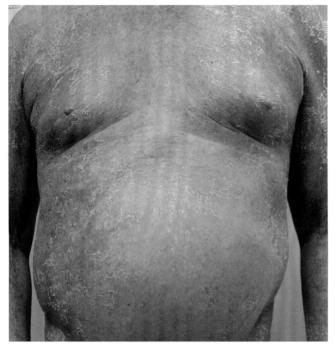

图 32.40　Sézary 综合征（*Courtesy Alain Rook, MD*）

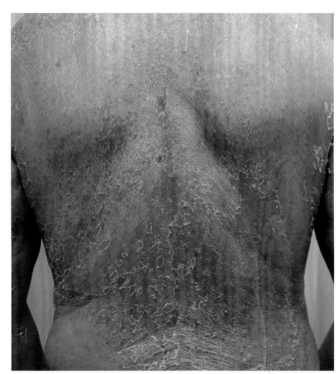

图 32.41　Sézary 综合征（*Courtesy Alain Rook, MD*）

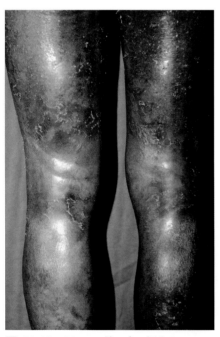

图 32.42　Sézary 综 合 征（*Courtesy Ken Greer, MD*）

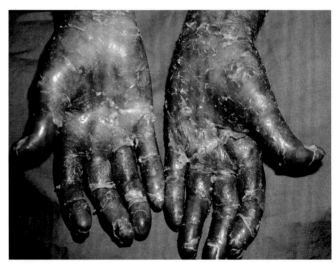

图 32.43　Sézary 综合征（*Courtesy Ken Greer, MD*）

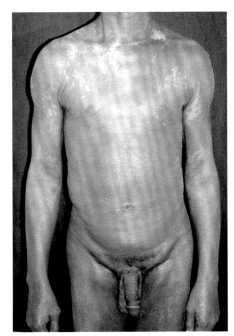

图 32.44 Sézary 综合征

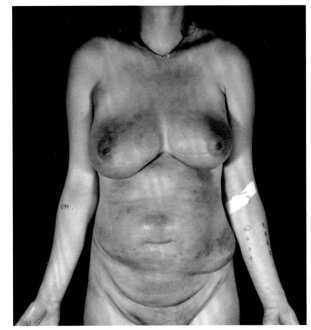

图 32.45 肉芽肿性皮肤松弛症

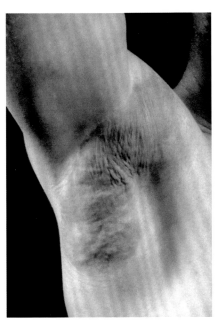

图 32.46 肉芽肿性皮肤松弛症

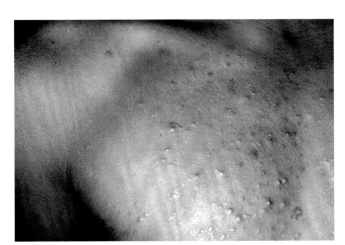

图 32.47 淋巴瘤样丘疹病

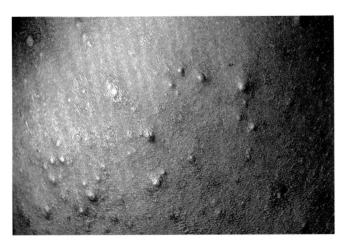

图 32.48 淋巴瘤样丘疹病

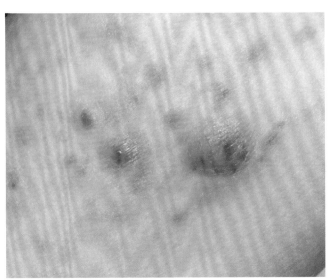

图 32.49 淋巴瘤样丘疹病（ *Courtesy Alain Rook, MD* ）

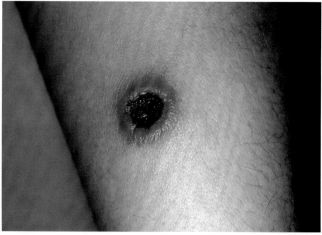

图 32.50　淋巴瘤样丘疹病（*Courtesy Steven Binnick, MD*）

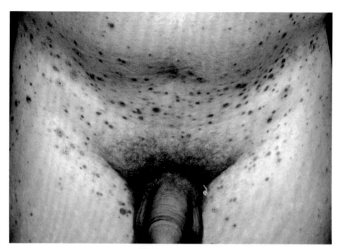

图 32.51　急性痘疮样苔藓样糠疹

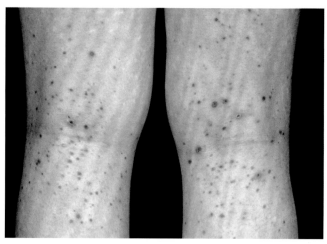

图 32.52　急性痘疮样苔藓样糠疹

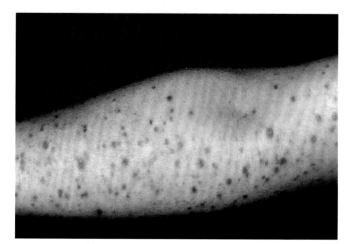

图 32.53　急性痘疮样苔藓样糠疹

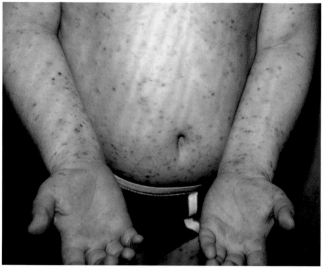

图 32.54　急性痘疮样苔藓样糠疹（*Courtesy Steven Binnick, MD*）

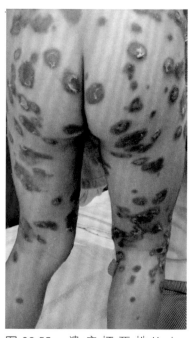

图 32.55　溃疡坏死性 Mucha-Habermann 病

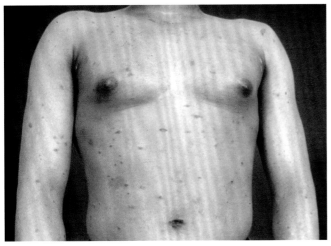

图 32.56　慢性苔藓样糠疹

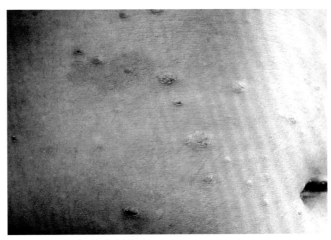

图 32.57　慢性苔藓样糠疹

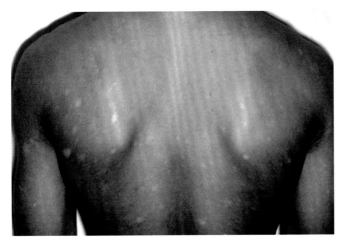

图 32.58　慢性苔藓样糠疹

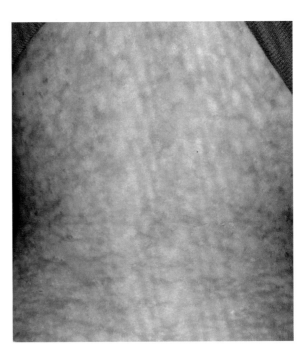

图 32.59　慢性苔藓样糠疹

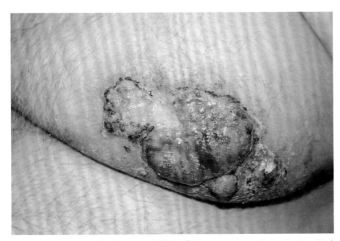

图 32.60　CD30+ 间变 T 细胞淋巴瘤（*Courtesy Alain Rook, MD*）

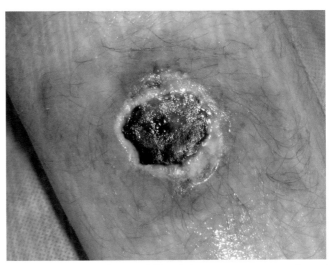

图 32.61　CD30+ 间变 T 细胞淋巴瘤（*Courtesy Alain Rook, MD*）

皮肤淋巴组织增生、皮肤 T 细胞淋巴瘤和其他恶性淋巴瘤及相关疾病

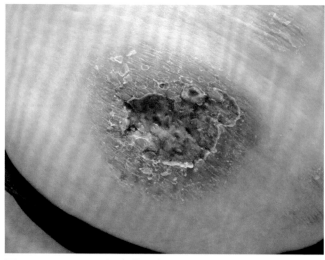

图 32.62　γ/δ T 细胞淋巴瘤（*Courtesy Ellen Kim, MD*）

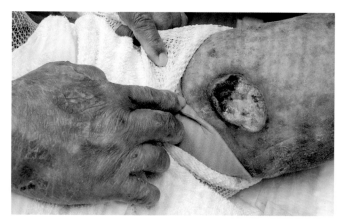

图 32.63　γ/δ T 细胞淋巴瘤（*Courtesy Alain Rook, MD*）

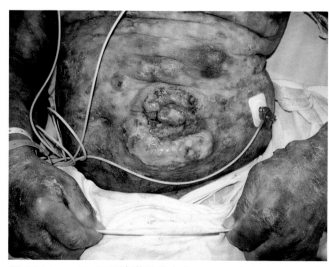

图 32.64　γ/δ T 细胞淋巴瘤（*Courtesy Alain Rook, MD*）

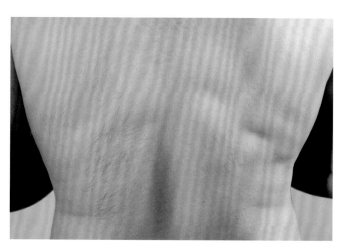

图 32.65　皮下脂膜炎样 T 细胞淋巴瘤

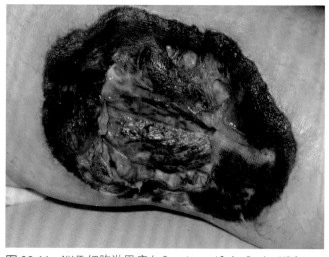

图 32.66　NK/T 细胞淋巴瘤（*Courtesy Alain Rook, MD*）

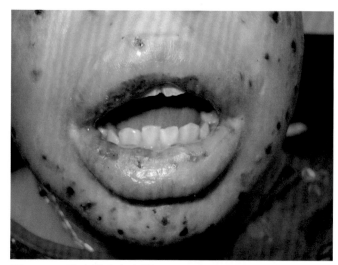

图 32.67　种痘样水疱病样 NK/T 细胞淋巴瘤

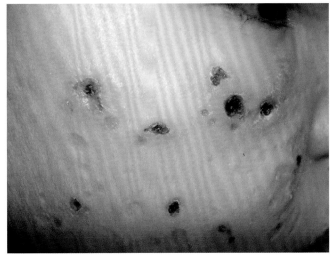

图 32.68　种痘样水疱病样 NK/T 细胞淋巴瘤

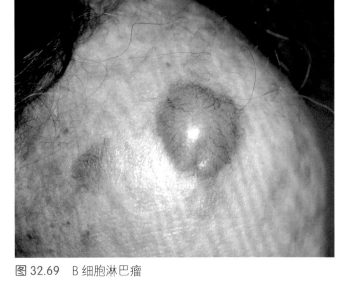

图 32.69　B 细胞淋巴瘤

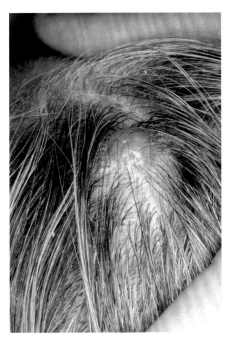

图 32.70　B 细胞淋巴瘤

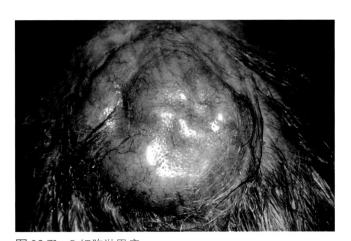

图 32.71　B 细胞淋巴瘤

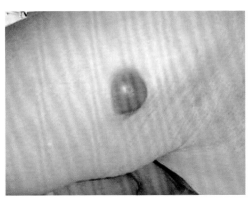

图 32.72　B 细胞淋巴瘤

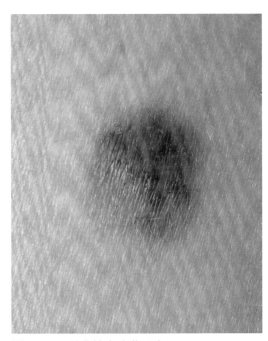

图 32.73　继发性皮肤淋巴瘤

安德鲁斯临床皮肤病图谱

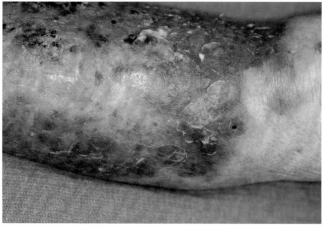

图 32.74　B 细胞淋巴瘤，腿型

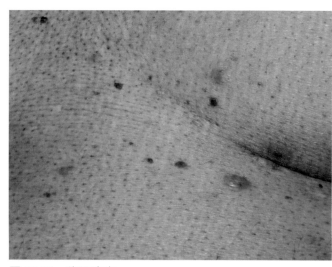

图 32.75　浆细胞瘤

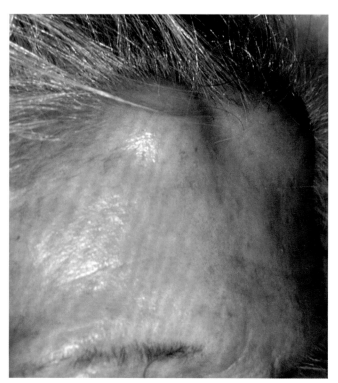

图 32.76　浆细胞瘤

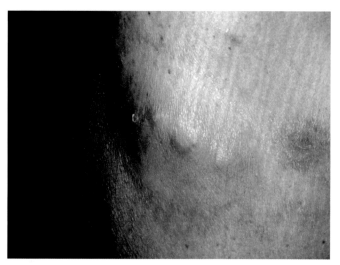

图 32.77　恶性组织细胞增生症

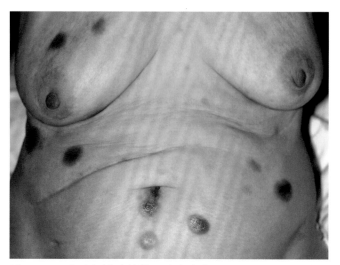

　图 32.78　皮肤急性髓单核细胞白血病

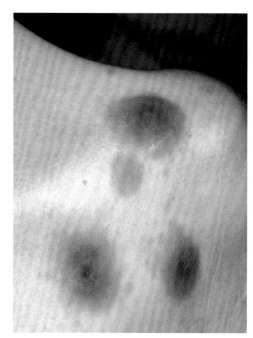

图 32.79　皮肤急性髓单核细胞白血病

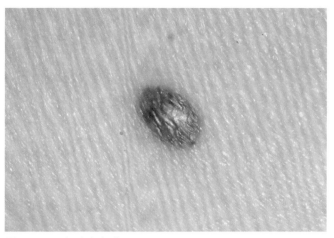

图 32.80　皮肤白血病

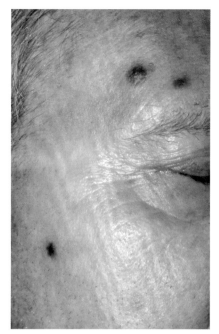

图 32.81　皮肤急性髓系白血病

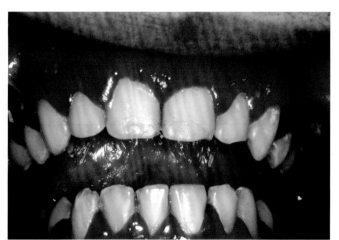

图 32.82　急性髓单核细胞白血病

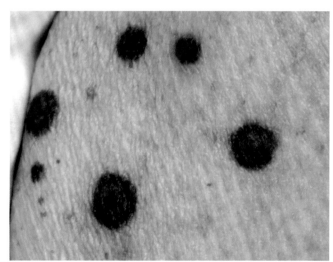

图 32.83　皮肤白血病

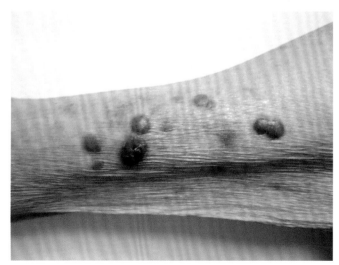

图 32.84　皮肤白血病（*Courtesy Robert Micheletti, MD*）

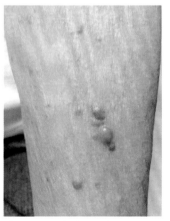

图 32.85　皮肤白血病（*Courtesy Robert Micheletti, MD*）

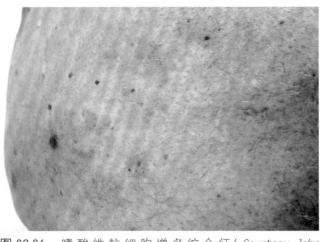

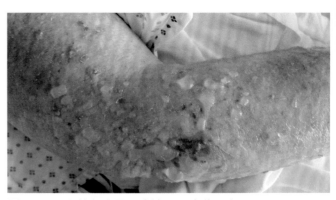

图 32.87 血管免疫母细胞性 T 细胞淋巴瘤

图 32.86 嗜酸性粒细胞增多综合征（*Courtesy John Stanley, MD.*）

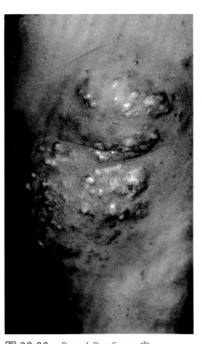

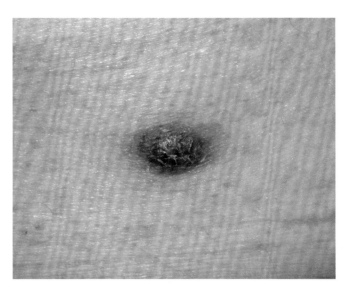

图 32.89 Rosai-Dorfman 病（*Courtesy Curt Samlaska, MD*）

图 32.88 Rosai-Dorfman 病

（张芊 译，李薇薇、马川 校）

皮肤附属器疾病 | 33

皮肤病包括皮肤和皮肤附属器的疾病，皮肤附属器包括毛发、汗腺和甲。多种疾病能影响皮肤附属器，某些仅限于头发、甲或汗腺，而某些是更大范围的皮肤或全身性疾病。

毛发疾病包括脱发、多毛症以及影响毛发颜色和毛干的疾病。对这些疾病的评估包括直接相关病史，以及头皮、眉毛、睫毛和体毛的查体。除了对受累区域行组织病理检查评估毛囊外，临床查体（例如牵拉试验）有助于研究毛囊和毛干的完整性。

甲单位检查包括对甲板、甲皱襞、甲上皮以及甲床和甲半月的检查。与毛发疾病一样，一些甲病仅累及甲，例如黑甲；而另一些可与更广泛的疾病相关。一些甲的表现可作为潜在皮肤疾病的线索，例如银屑病甲点状凹陷；另一些甲的表现可能与全身性疾病相关，例如肾病患者可见对半甲近端白色改变。当然还有些甲病可能继发于药物或创伤。

最后，汗腺包括广泛分布的外泌汗腺和局限分布的顶泌汗腺，后者主要存在于腋窝和腹股沟。本章将提供涉及皮肤附属器的疾病图片，包括毛发、汗腺和甲。

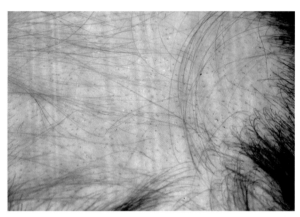

图 33.2　斑秃

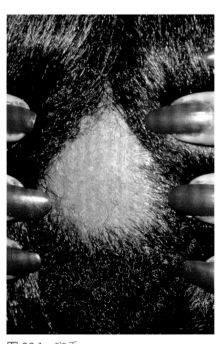

图 33.1　斑秃

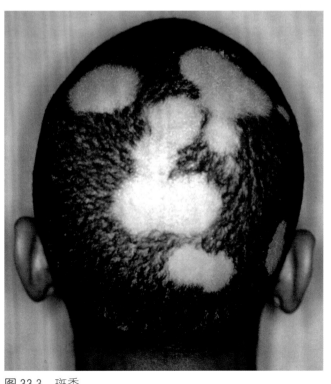

图 33.3　斑秃

471

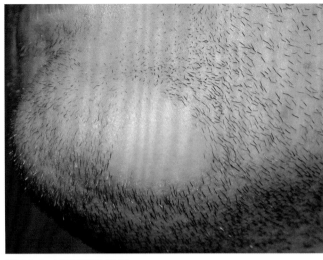

图 33.4 斑秃累及胡须

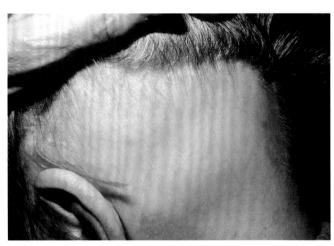

图 33.5 匍匐性脱发型斑秃（*Courtesy Steven Binnick, MD*）

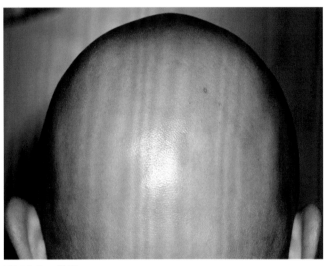

图 33.6 普秃

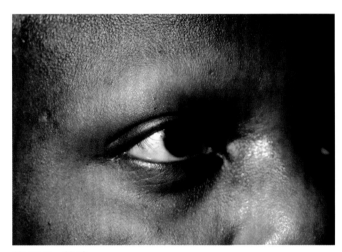

图 33.7 普秃

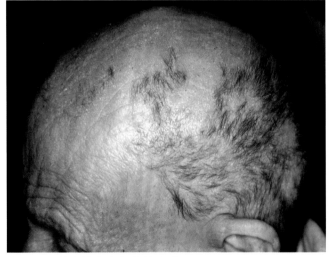

图 33.8 特应性患者复发性斑秃

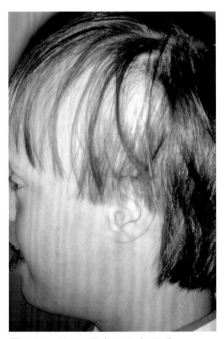

图 33.9 Down 综合征患者斑秃

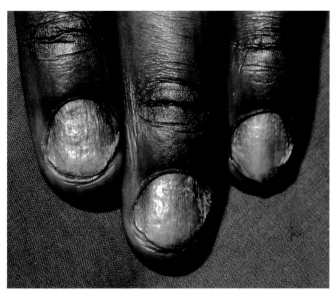

图 33.10　斑秃患者甲改变（*Courtesy Steven Binnick, MD*）

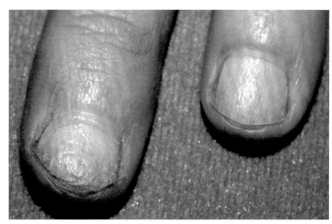

图 33.11　斑秃患者甲改变（*Courtesy Steven Binnick, MD*）

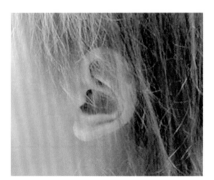

图 33.12　生长期头发松动综合征

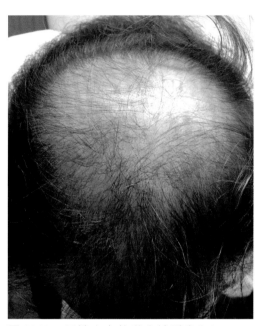

图 33.13　男性患者雄激素性脱发（*Courtesy Len Sperling, MD*）

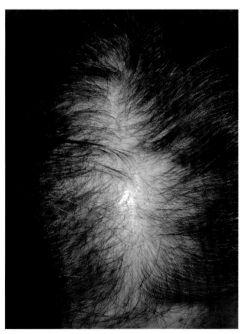

图33.14　女性患者雄激素性脱发（*Courtesy Len Sperling, MD*）

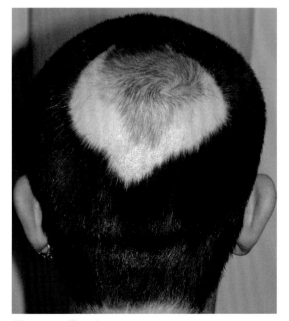

图 33.15　拔毛癖

安德鲁斯临床皮肤病图谱

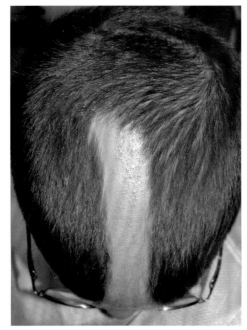

图 33.16 拔毛癖

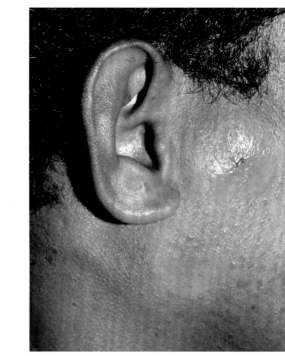

图 33.17 黏蛋白性脱发

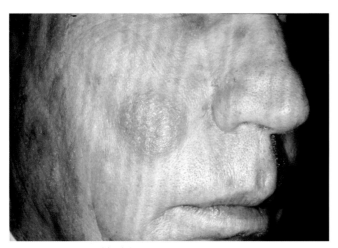

图 33.18 黏蛋白性脱发

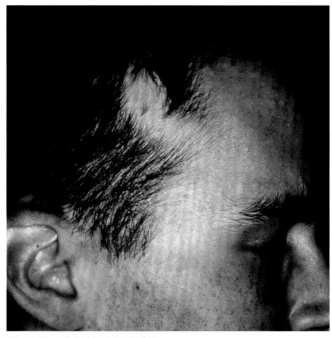

图 33.19 先天性三角形秃发

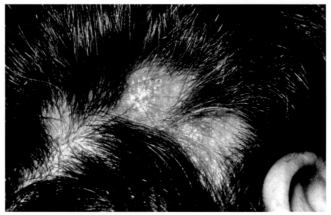

图 33.20 头皮盘状红斑狼疮

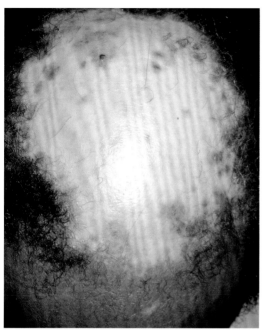

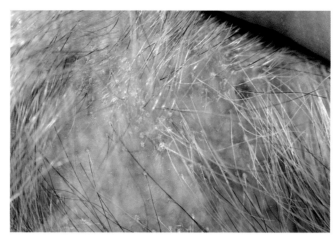

图 33.22　毛发扁平苔藓

图 33.21　瘢痕性脱发，继发于盘状红斑狼疮
（*Courtesy Steven Binnick, MD*）

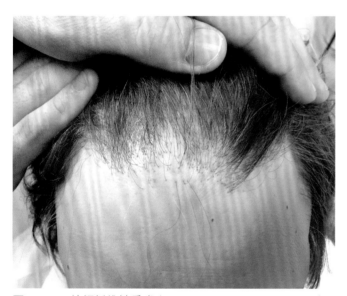

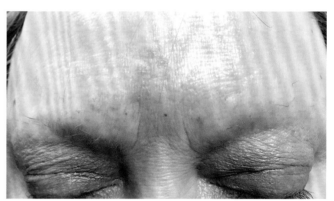

图 33.24　前额纤维性秃发

图 33.23　前额纤维性秃发（*Courtesy Len Sperling, MD*）

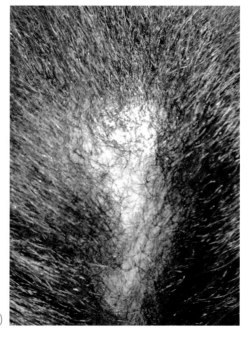

图 33.25　中央离心性瘢痕性脱发（*Courtesy Len Sperling, MD*）

安德鲁斯临床皮肤病图谱

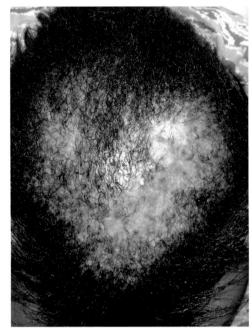

图 33.26 中央离心性瘢痕性脱发（*Courtesy Len Sperling, MD*）

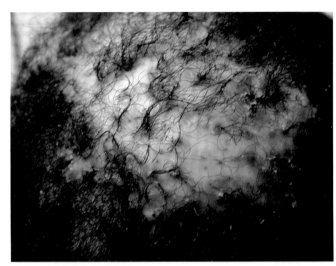

图 33.27 秃发性毛囊炎

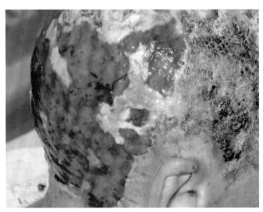

图 33.28 头皮糜烂性脓疱性皮炎

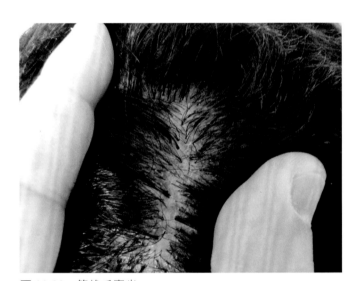

图 33.29 簇状毛囊炎

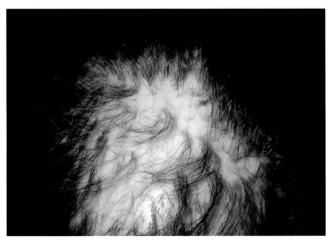

图 33.30 Brocq 假性斑秃（*Courtesy Steven Binnick, MD*）

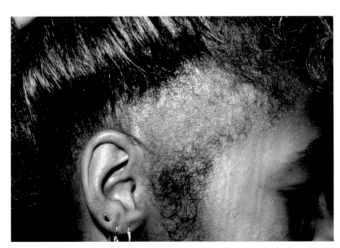

图 33.31 牵引性脱发

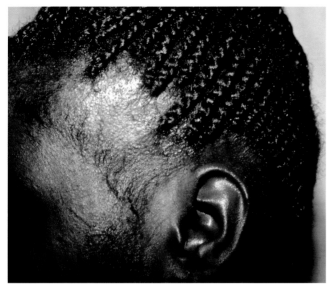

图 33.32　牵引性脱发

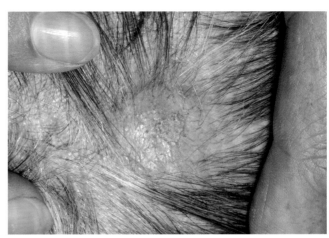

图 33.33　乳腺癌转移所致肿瘤性脱发

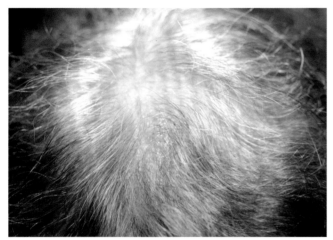

图 33.34　脱 发 性 小 棘 毛 囊 角 化 病 (*Courtesy Steven Binnick, MD*)

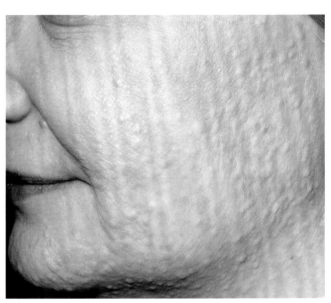

图 33.35　伴 丘 疹 性 损 害 的 无 毛 症 (*Courtesy Steven Binnick, MD*)

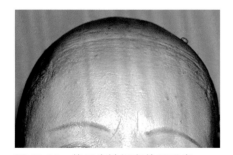

图 33.36　伴丘疹性损害的无毛症

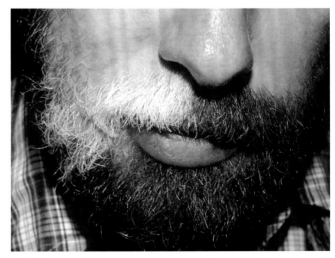

图 33.37　白发症 (*Courtesy Steven Binnick, MD*)

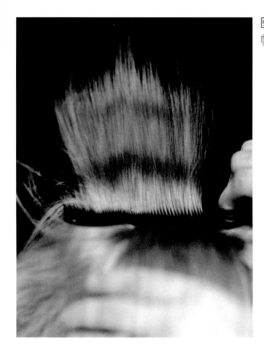

图 33.38 旗帜征

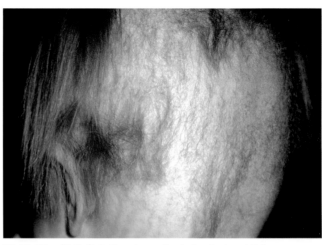

图 33.39 扭曲发 (*Courtesy Curt Samlaska, MD*)

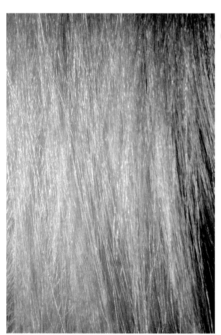

图 33.40 扭曲发 (*Courtesy Curt Samlaska, MD*)

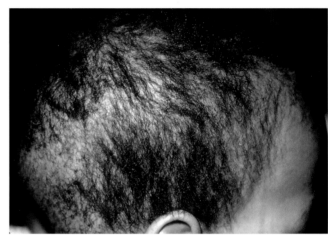

图 33.41 Menkes 卷发综合征 (*Courtesy Paul Honig, MD*)

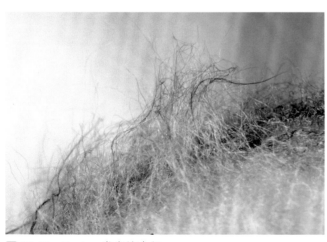

图 33.42 Menkes 卷发综合征

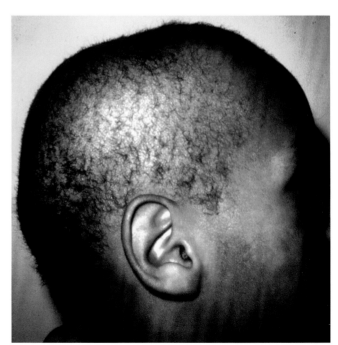

图 33.43 结节性脆发症

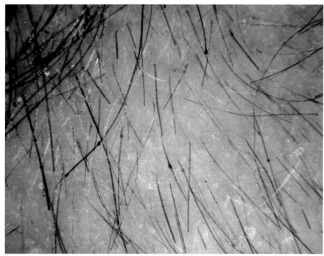

图 33.44　Netherton 综合征的套叠性脆发症

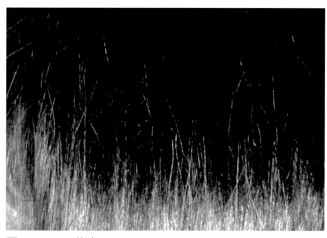

图 33.45　环纹发

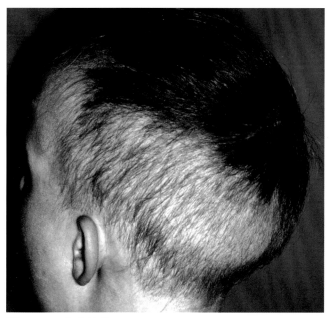

图 33.46　念珠状发

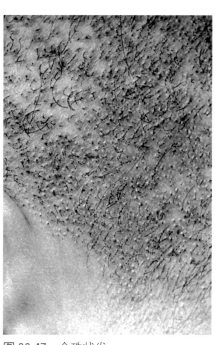

图 33.47　念珠状发

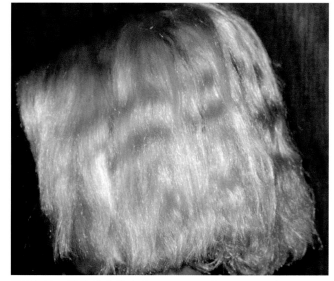

图 33.48　蓬发综合征（*Courtesy Paul Honig, MD*）

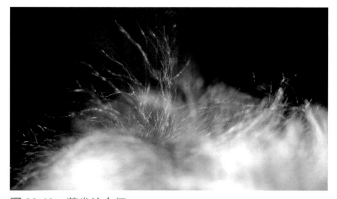

图 33.49　蓬发综合征

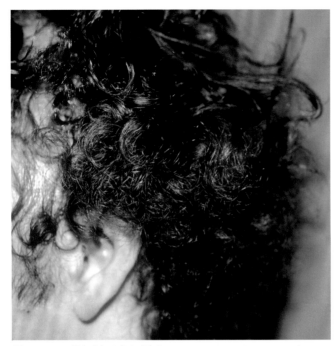

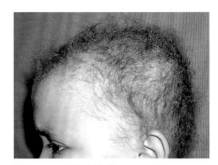

图 33.51 羊毛状发

图 33.50 进行性毛发扭结 (*Courtesy Ken Greer, MD*)

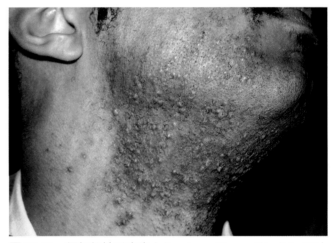

图 33.53 须部假性毛囊炎 (*Courtesy Steven Binnick, MD*)

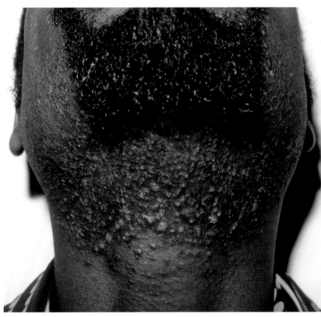

图 33.54 多生毛

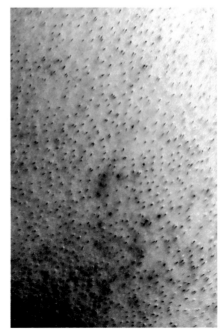

图 33.52 须部假性毛囊炎 (*Courtesy Steven Binnick, MD*)

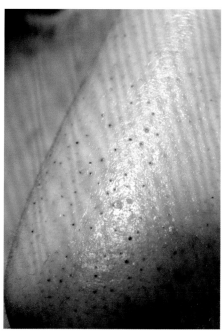

图 33.55　小棘状毛壅病（*Courtesy Steven Binnick, MD*）

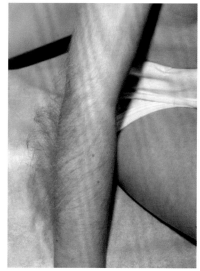

图 33.56　肘毛增多症（*Courtesy Paul Honig, MD*）

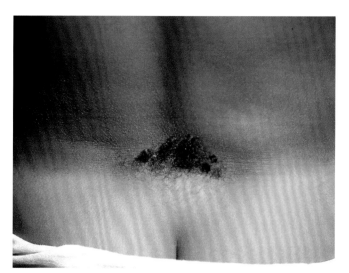

图 33.57　腰骶部局部毛增多症伴脂肪瘤和下方栓系

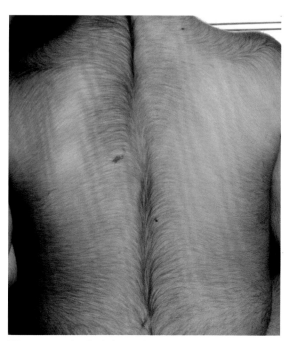

图 33.58　米诺地尔诱发多毛症（*Courtesy Paul Honig, MD*）

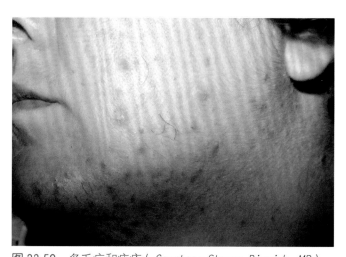

图 33.59　多毛症和痤疮（*Courtesy Steven Binnick, MD*）

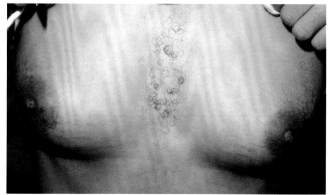

图 33.60　多毛症和痤疮（*Courtesy Steven Binnick, MD*）

安
德
鲁
斯
临
床
皮
肤
病
图
谱

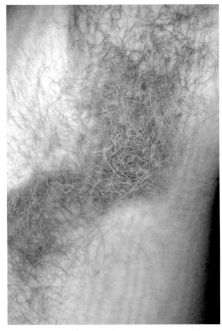

图 33.61 腋 毛 癣（*Courtesy Steven Binnick, MD*）

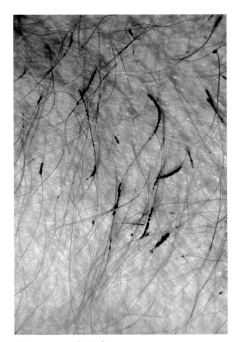

图 33.62 腋毛癣

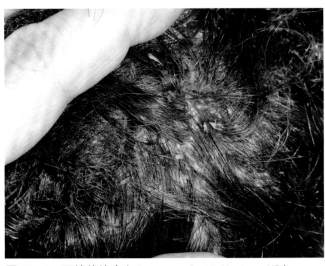

图 33.63 石棉状糠疹（*Courtesy Scott Norton, MD*）

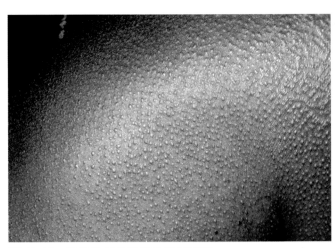

图 33.64 播散性复发性漏斗部毛囊炎

图 33.66 手掌多汗症

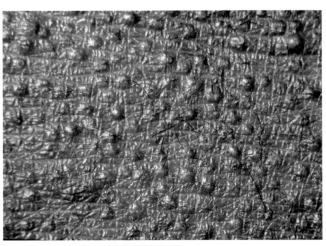

图 33.65 播散性复发性漏斗部毛囊炎

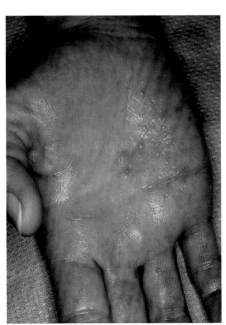

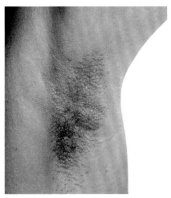

图 33.67　Fox-Fordyce 病

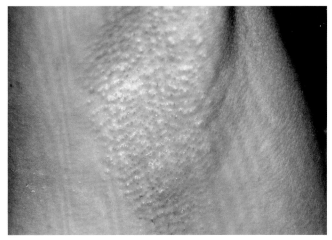

图 33.68　Fox-Fordyce 病（*Courtesy Steven Binnick, MD*）

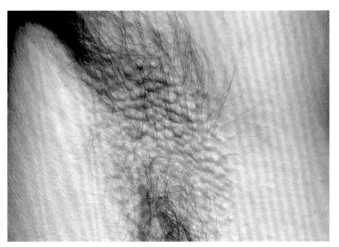

图 33.69　Fox-Fordyce 病伴黄瘤改变

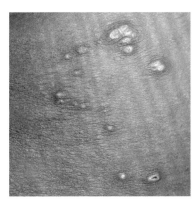

图 33.70　肾衰竭的穿通性疾病
（*Courtesy Scott Norton, MD*）

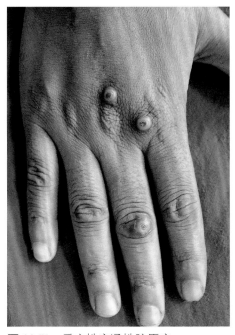

图 33.71　反应性穿通性胶原病

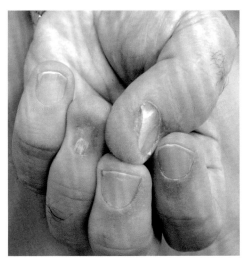

图 33.72　甲扁平苔藓（*Courtesy Adam Rubin, MD*）

安德鲁斯临床皮肤病图谱

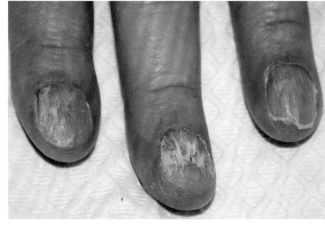

图 33.73　甲扁平苔藓

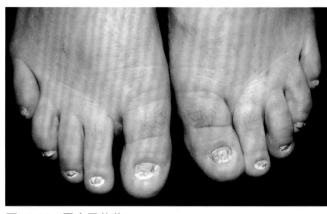

图 33.74　甲扁平苔藓

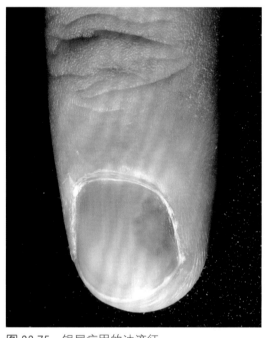

图 33.75　银屑病甲的油滴征

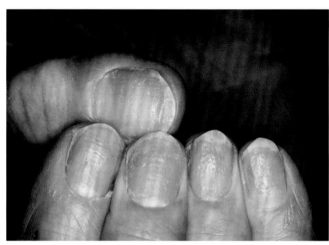

图 33.76　银屑病甲的点状凹陷

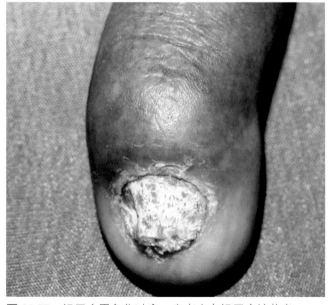

图 33.77　银屑病甲角化过度，患者也有银屑病关节炎

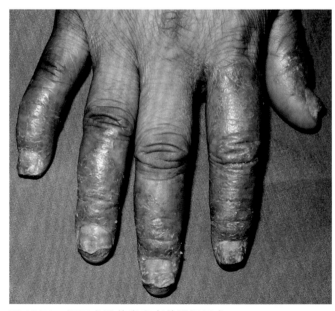

图 33.78　银屑病关节炎患者的甲银屑病

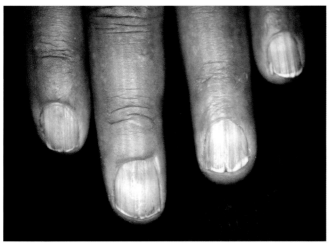

图 33.79　Darier 病甲损害

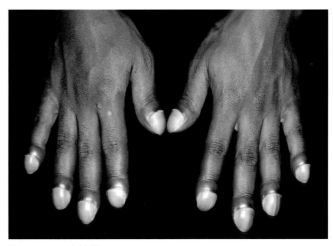

图 33.80　杵状指

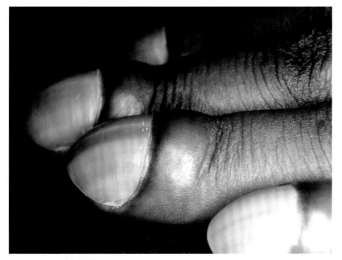

图 33.81　杵状指

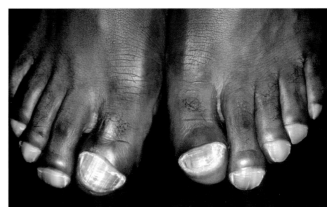

图 33.82　杵状指

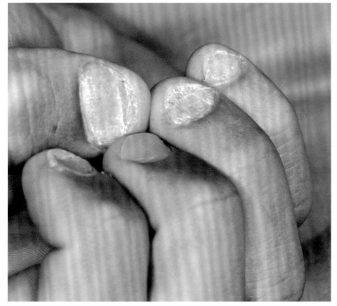

图 33.83　匙状甲伴糙甲症（*Courtesy Adam Rubin, MD*）

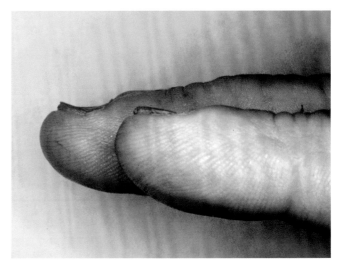

图 33.84　匙状甲

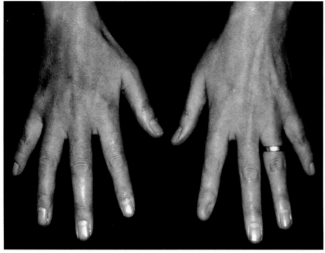

图 33.85　先天性示指甲发育不良

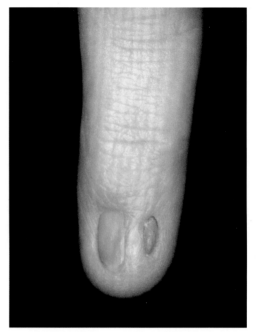

图 33.86　先天性示指甲发育不良

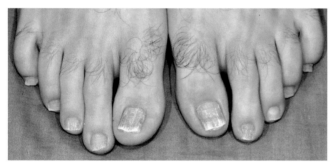

图 33.87　糙甲症（*Courtesy Adam Rubin, MD*）

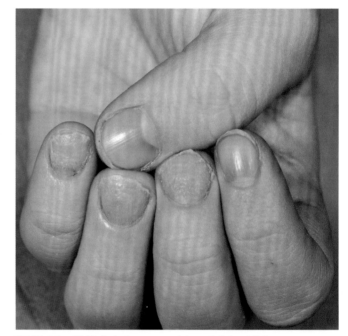

图 33.88　糙甲症（*Courtesy Adam Rubin, MD*）

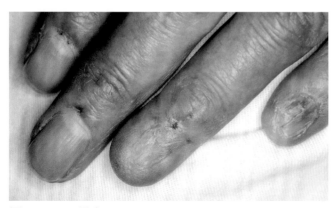

图 33.89　无甲症

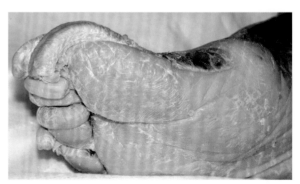

图 33.90　钩甲（*Courtesy Scott Norton, MD*）

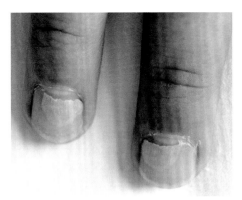

图 33.91　手足口病后甲脱落

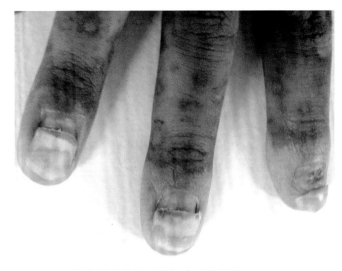

图 33.92　中毒性表皮坏死松解症后甲脱落

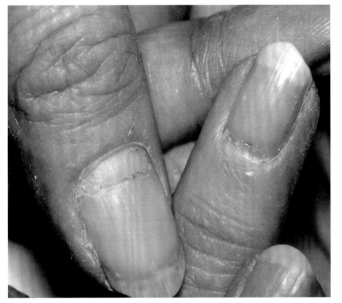

图 33.93　Beau 线（*Courtesy Steven Binnick, MD*）

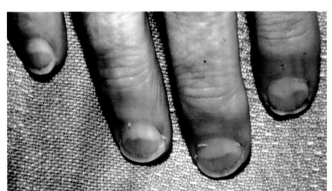

图 33.94　对半甲

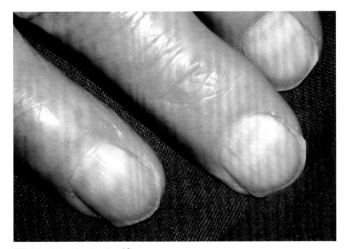

图 33.95　Muehrcke 线

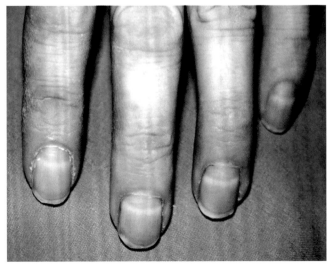

图 33.96　Mee 线

安德鲁斯临床皮肤病图谱

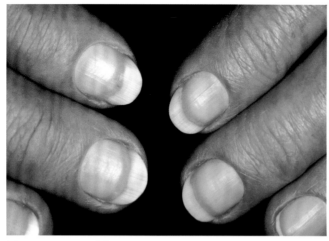

图 33.97　Terry 甲

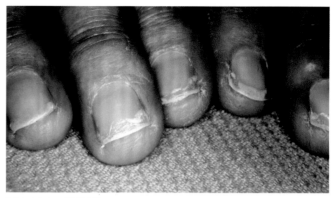

图 33.98　甲分层

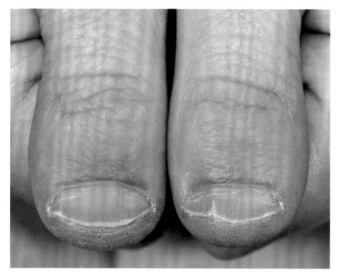

图 33.99　球拍状甲（*Courtesy Adam Rubin, MD*）

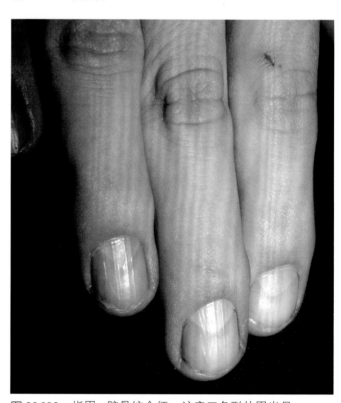

图 33.100　指甲 - 髌骨综合征，注意三角形的甲半月

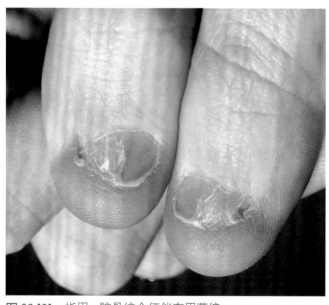

　图 33.101　指甲 - 髌骨综合征伴有甲萎缩

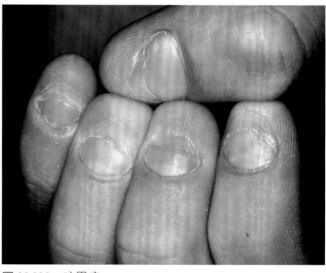

图 33.102　咬甲癖

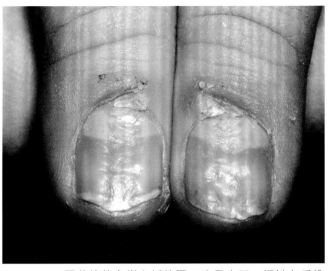

图 33.103　甲萎缩伴有搓衣板状甲，这是由于习惯性向后推甲上皮所致（*Courtesy Steven Binnick, MD*）

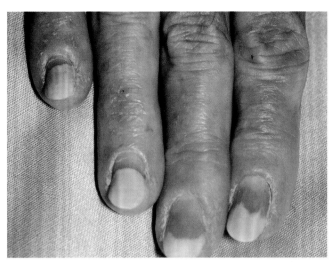

图 33.104　甲剥离（*Courtesy Steven Binnick, MD*）

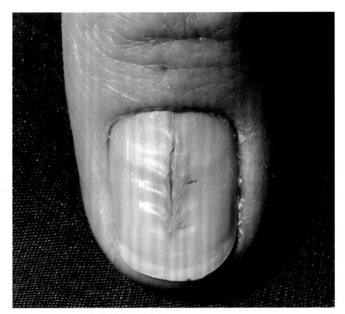

图 33.105　甲中线营养不良（*Courtesy Steven Binnick, MD*）

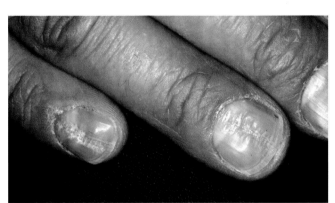

图 33.106　甲中线营养不良

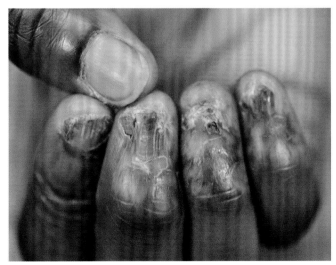

图 33.107　甲胬肉（*Courtesy Adam Rubin, MD*）

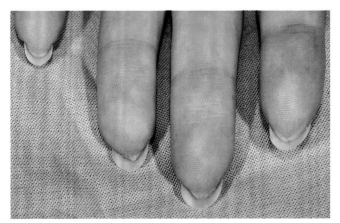

图 33.108　甲反向胬肉（*Courtesy Adam Rubin, MD*）

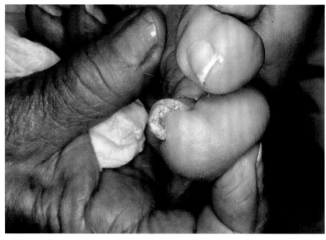

图 33.109　钳甲

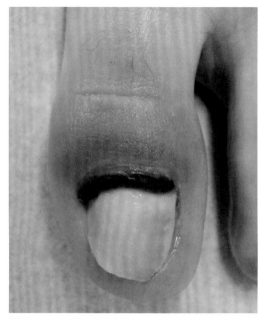

图 33.110　逆生性甲（*Courtesy Rui Tavares Bello, MD*）

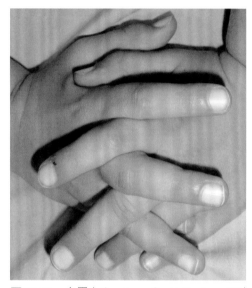

图 33.111　白甲（*Courtesy Scott Norton, MD*）

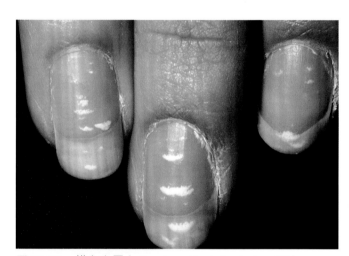

图 33.112　横向白甲（*Courtesy Curt Samlaska, MD*）

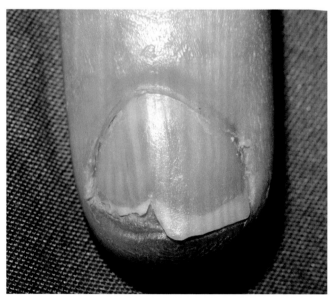

图 33.113　Darier 病的红甲（*Courtesy Steven Binnick, MD*）

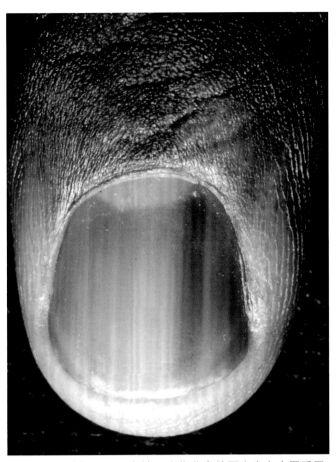

图 33.114　纵行黑甲，良性，这位非裔美国患者多个甲受累

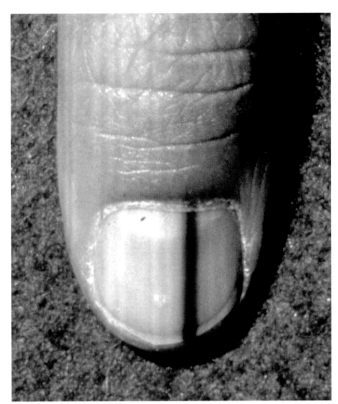

图 33.115　纵行黑甲，良性

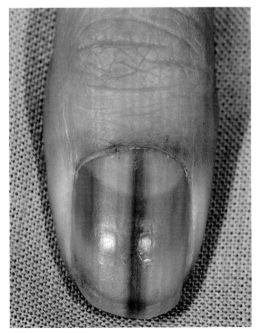

图 33.116　纵行黑甲，原位黑素瘤所致
（ *Courtesy Adam Rubin, MD* ）

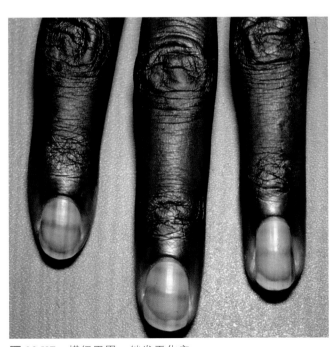

图 33.117　横行黑甲，继发于化疗

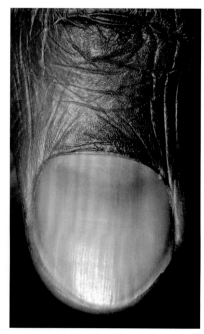

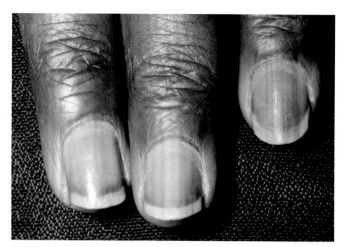

图 33.119　齐多夫定所致色素沉着

图 33.118　齐多夫定所致色素沉着

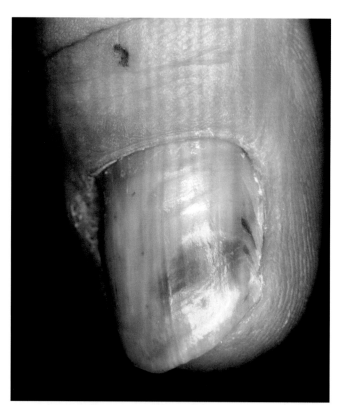

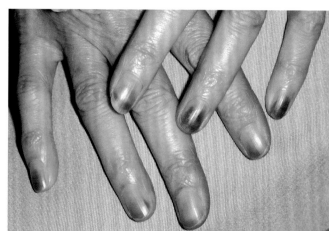

图 33.121　外源性甲染色。注意色素沿近端和侧面甲皱襞弯曲

图 33.120　绿甲

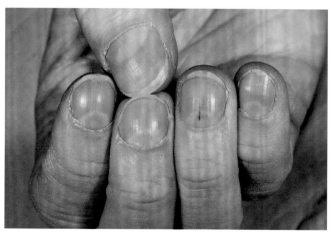

图 33.122　红色甲半月

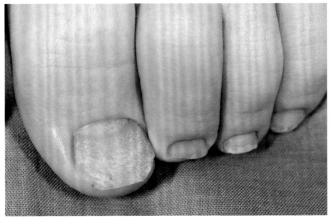

图 33.123　斑点状甲半月

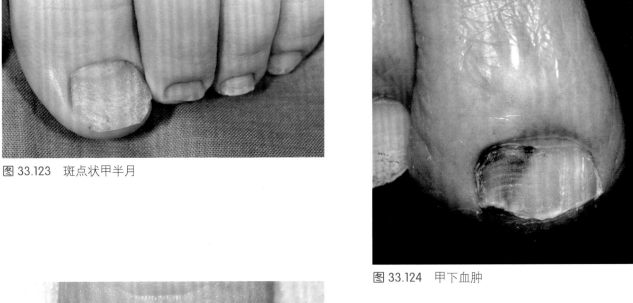

图 33.124　甲下血肿

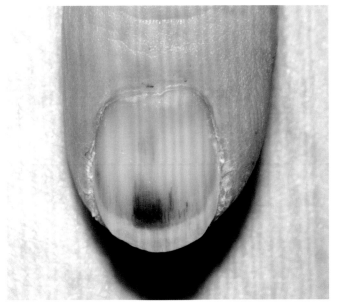

图 33.125　裂片形出血（ *Courtesy Steven Binnick, MD* ）

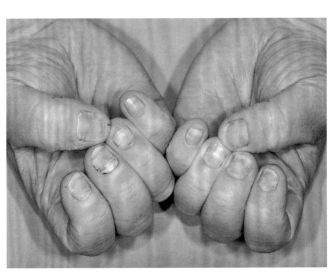

图 33.126　黄甲综合征（ *Courtesy Adam Rubin, MD* ）

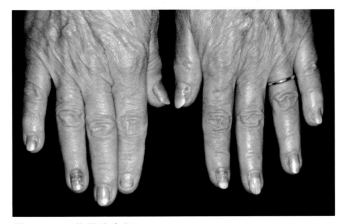

图 33.127　黄甲综合征

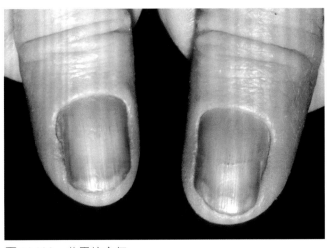

图 33.128　黄甲综合征

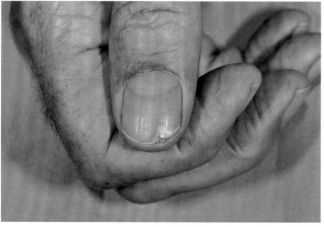

图 33.129 甲乳头状瘤（*Courtesy Adam Rubin, MD*）

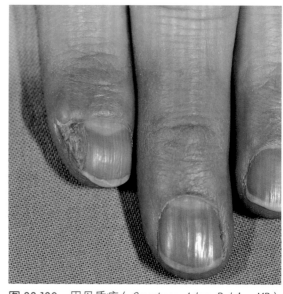

图 33.130 甲母质瘤（*Courtesy Adam Rubin, MD*）

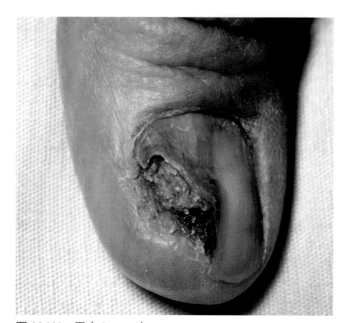

图 33.131 甲床 Bowen 病

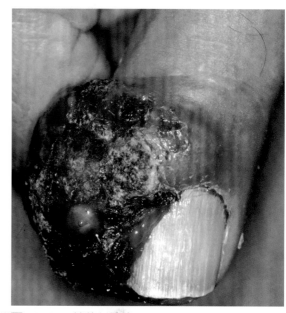

图 33.132 鳞状细胞癌

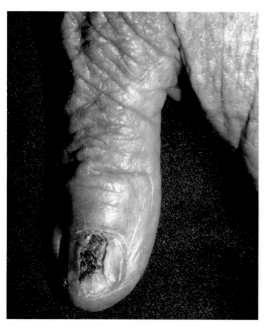

图 33.133 黑素瘤

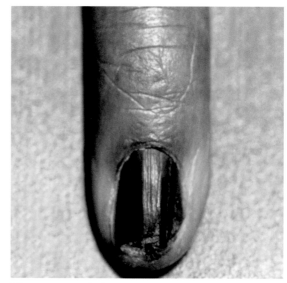

图 33.134 黑素瘤

（张芊 译，李薇薇 校）

黏膜疾病 | **34**

黏膜疾病包括累及唇、舌、上颚、牙龈、牙齿和口腔底部的疾病。完整的皮肤检查应包括对所有这些黏膜表面的检查，以筛查皮肤黏膜疾病的表现，如扁平苔藓；并发现某些黏膜原发病变，如唇部鳞状细胞癌。对这些黏膜部位的常规检查也能使我们熟悉各种良性病变，如多种形式的口腔黑变病。

黏膜表面的原发疾病包括舌头病变，如正中菱形舌炎，或味蕾发炎，也称为乳头炎。阿弗他溃疡是另一个原发的口腔疾病，特点是经典的圆形、表浅、白色的溃疡，周围有鲜红红晕。

系统性疾病可以出现多种口腔病变，如炎症性肠病（inflammatory bowl disease, IBD）。与 IBD 相关的黏膜疾病包括黏膜的鹅卵石状外观、口腔溃疡、肉芽肿性唇炎和增殖性化脓性口炎。营养缺乏、固定型药疹和白塞氏综合征也是系统性疾病伴有重要黏膜病变的例子。

本章包括许多可能在检查黏膜时看到的常见和少见表现的图片。

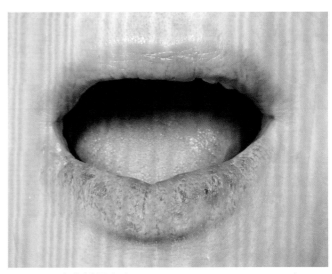

图 34.2　光化性唇炎（*Courtesy Joseph Sobanko, MD*）

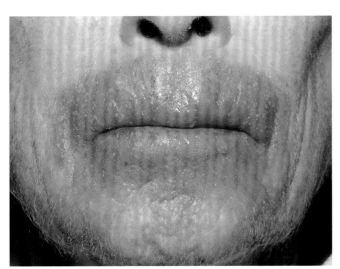

图 34.1　外用激素引起的变应性接触性唇炎（*Courtesy Glen Crawford, MD*）

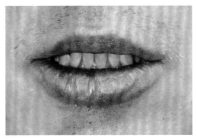

图 34.3　光化性唇炎（*Courtesy Joseph Sobanko, MD*）

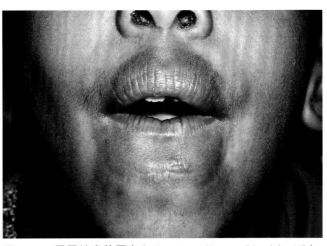

图 34.4　舔唇继发的唇炎（*Courtesy Steven Binnick, MD*）

495

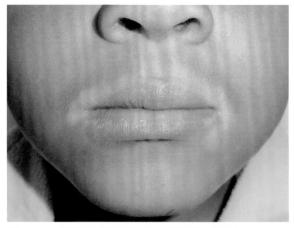

图 34.5　继发于舔唇的炎症后色素减退（*Courtesy Scott Norton, MD*）

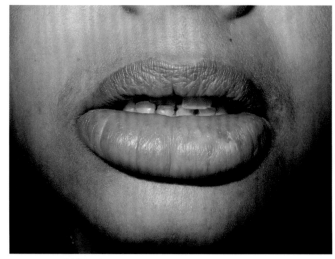

图 34.6　腺性唇炎（*Courtesy Debabrata Bandyopadhyay, MD*）

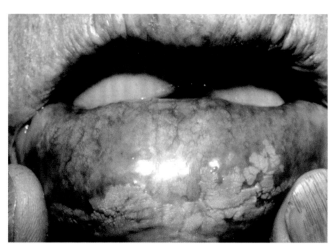

图 34.7　伴黏膜白斑的腺性唇炎

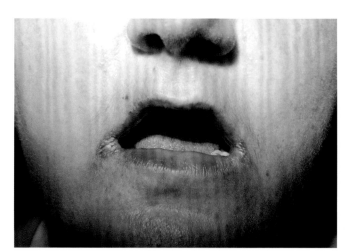

图 34.8　口角炎（*Courtesy Steven Binnick, MD*）

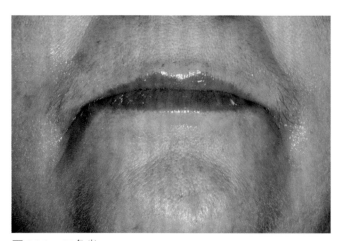

图 34.9　口角炎

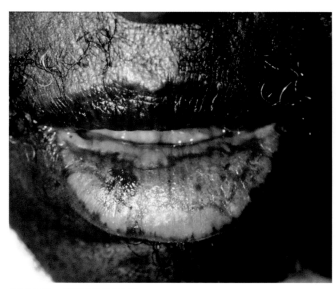

图 34.10　浆细胞性唇炎

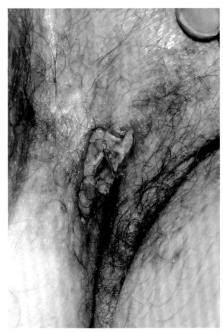

图 34.11　皮肤克罗恩病（*Courtesy Curt Samlaska, MD*）

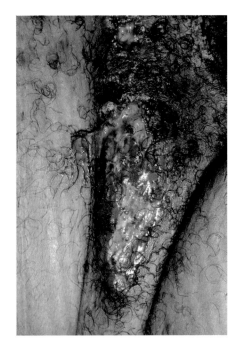

图 34.12　皮肤克罗恩病

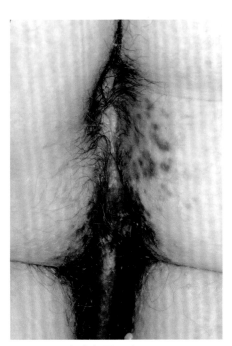

图 34.13　皮肤克罗恩病

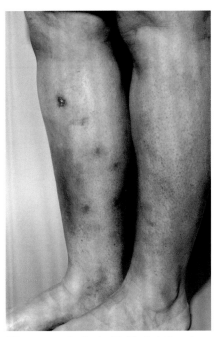

图 34.14　皮肤克罗恩病（*Courtesy Curt Samlaska, MD*）

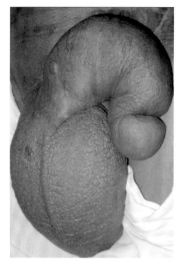

图 34.15　皮肤克罗恩病

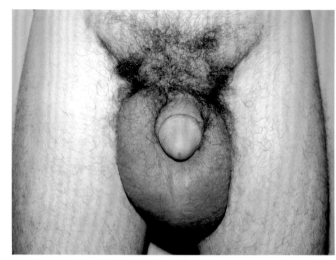

图 34.16　皮肤克罗恩病

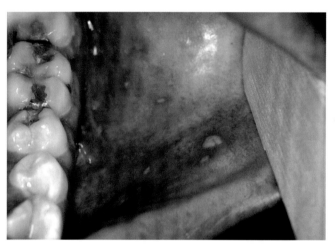

图 34.17　口腔克罗恩病（*Courtesy Curt Samlaska, MD*）

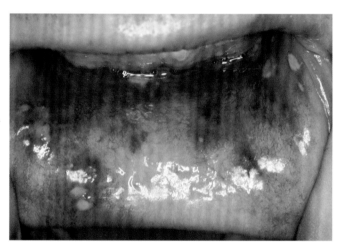

图 34.18　口腔克罗恩病（*Courtesy Curt Samlaska, MD*）

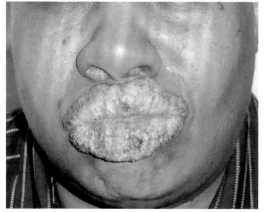

图 34.19　增殖性化脓性口炎（*Courtesy Scott Norton, MD*）

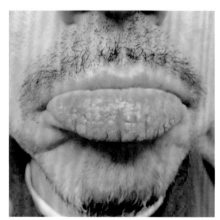

图 34.20　增殖性化脓性口炎（*Courtesy Scott Norton, MD*）

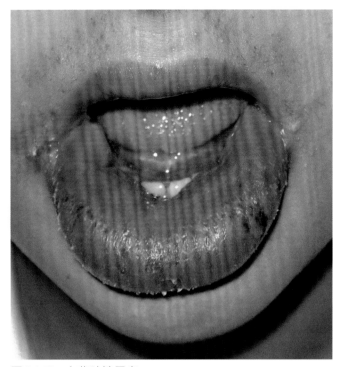

图 34.21 肉芽肿性唇炎

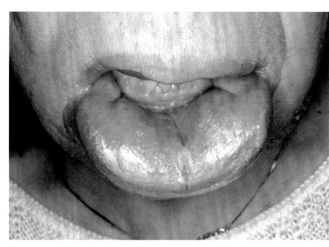

图 34.22 Melkersson-Rosenthal 综合征

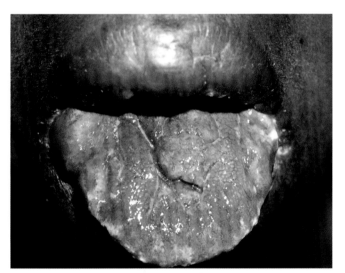

图 34.23 Melkersson-Rosenthal 综合征

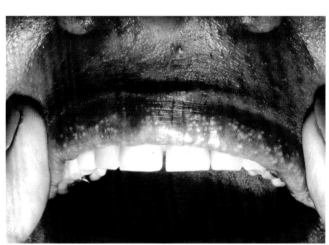

图 34.24 Fordyce 斑

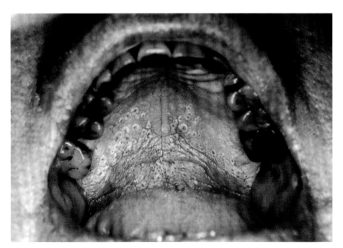

图 34.25 尼古丁口炎（*Courtesy Ken Greer, MD*）

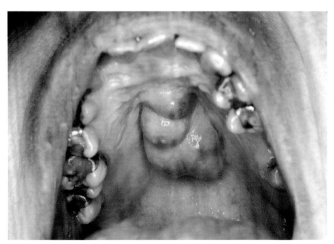

图 34.26 上腭隆突

安德鲁斯临床皮肤病图谱

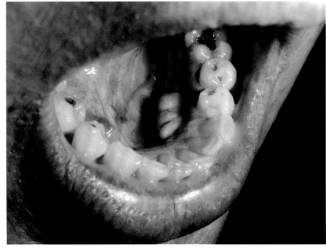

图 34.27　下颌隆突

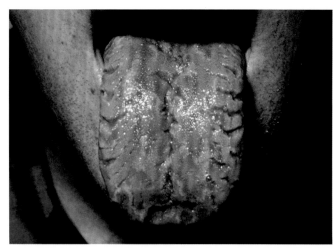

图 34.28　沟纹舌

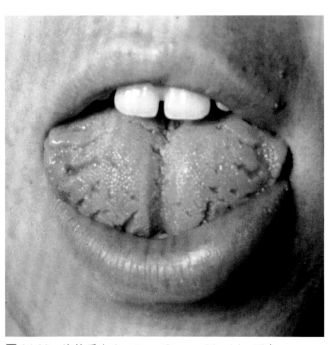

图 34.29　沟纹舌（*Courtesy Steven Binnick, MD*）

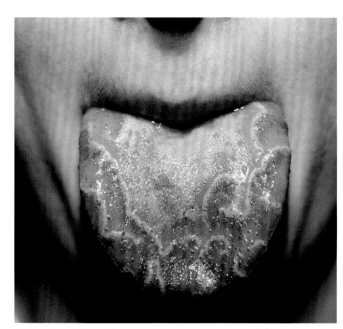

图 34.30　地图舌（*Courtesy Ken Greer, MD*）

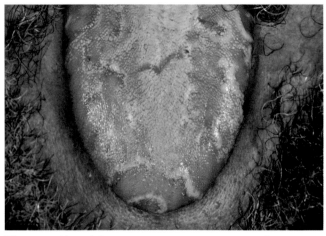

图 34.31　地图舌（*Courtesy Steven Binnick, MD*）

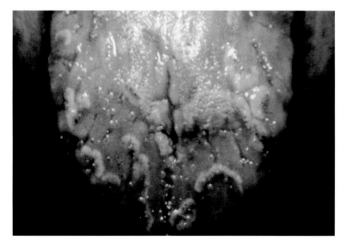

图 34.32　地图样舌

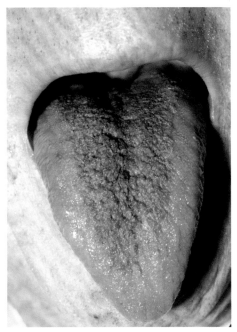

图 34.33　黑毛舌（*Courtesy Steven Binnick, MD*）

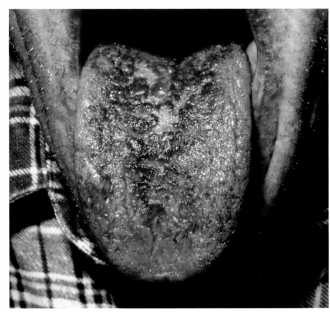

图 34.34　黑毛舌（*Courtesy Steven Binnick, MD*）

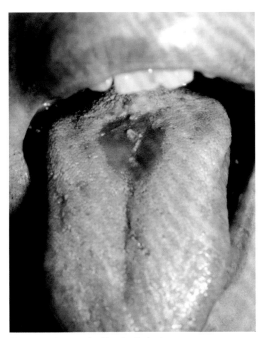

图 34.35　正中菱形舌炎（*Courtesy Steven Binnick, MD*）

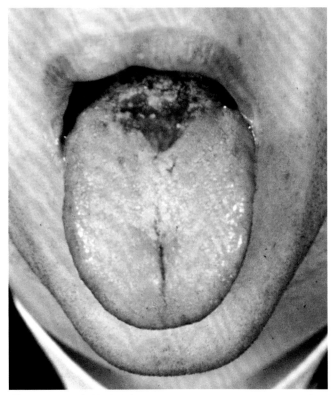

图 34.36　正中菱形舌炎（*Courtesy Steven Binnick, MD*）

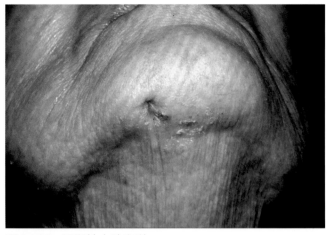

图 34.37　牙源性皮肤窦道

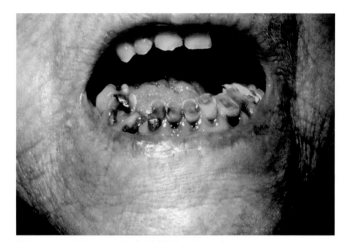

图 34.38　图 34.37 患者糟糕的口腔卫生

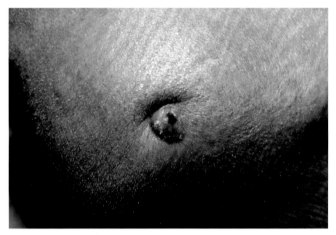

图 34.39　牙源性皮肤窦道

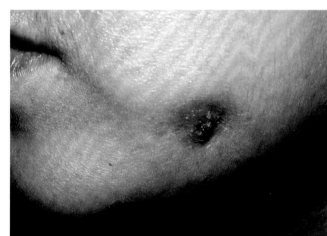

图 34.40　牙源性皮肤窦道（*Courtesy Steven Binnick, MD*）

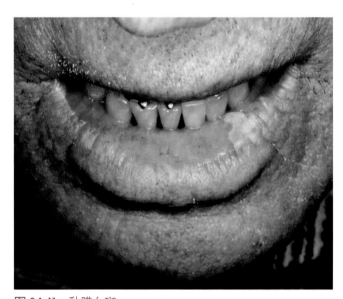

图 34.41　黏膜白斑

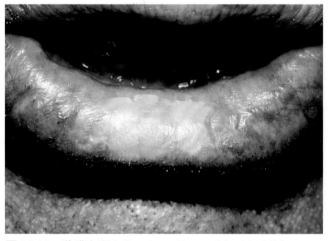

图 34.42　黏膜白斑（*Courtesy Steven Binnick, MD*）

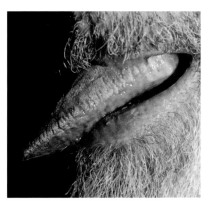

图 34.43　口腔毛状黏膜白斑

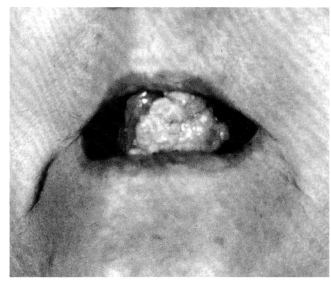

图 34.44　口腔菜花状乳头瘤病（*Courtesy Steven Binnick, MD*）

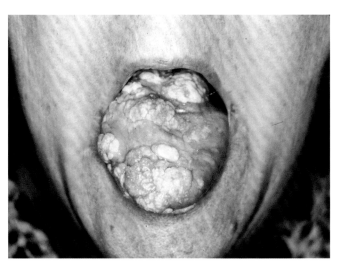

图 34.45　口腔菜花状乳头瘤病（*Courtesy Steven Binnick, MD*）

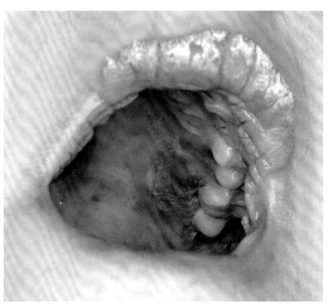

图 34.46　增生性疣状白斑

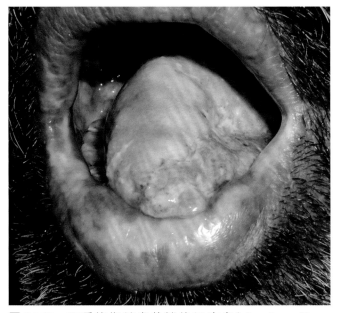

图 34.47　咀嚼槟榔继发的鳞状细胞癌（*Courtesy Shyam Verma, MBBS, DVD*）

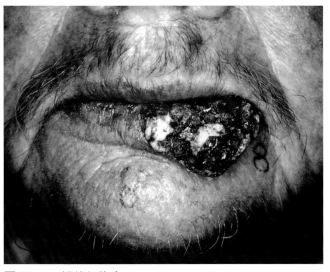

图 34.48　鳞状细胞癌

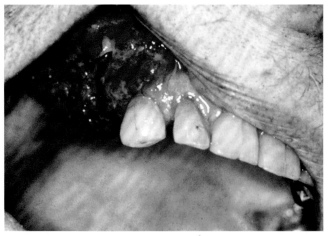

图 34.49　鳞状细胞癌

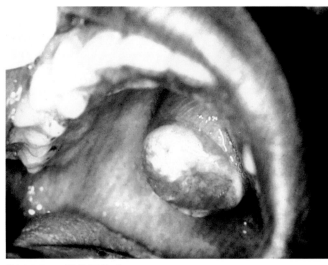

图 34.50　鳞状细胞癌

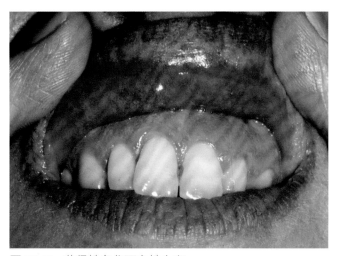

图 34.51　获得性角化不良性白斑

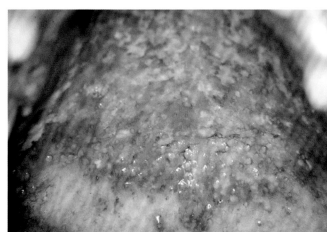

图 34.52　获得性角化不良性白斑，牙龈

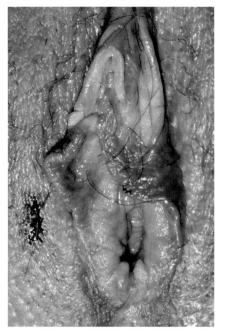

图 34.53　获得性角化不良性白斑，生殖器受累

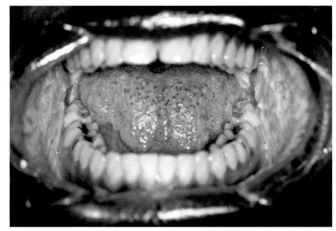

图 34.54　白色海绵状痣

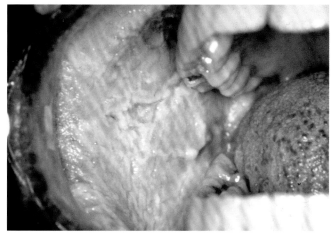

图 34.55　白色海绵状痣

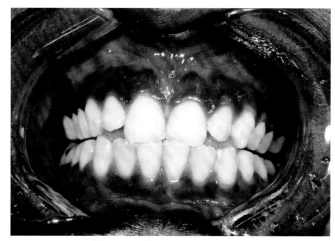

图 34.56　生理性色素沉着

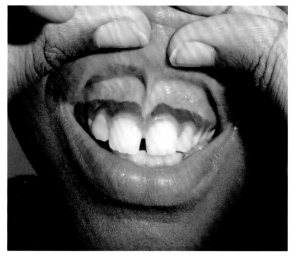

图 34.57　生理性口腔色素沉着

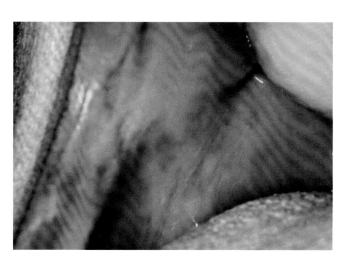

图 34.58　生理性口腔色素沉着

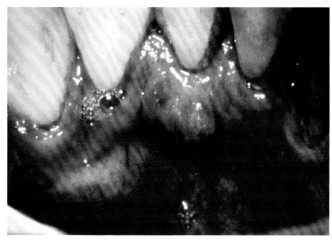

图 34.59　口腔痣

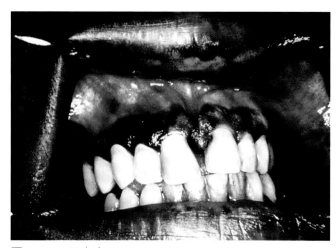

图 34.60　黑素瘤

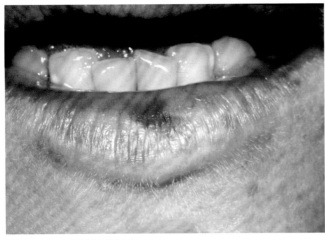

图 34.61　口腔黑素性斑

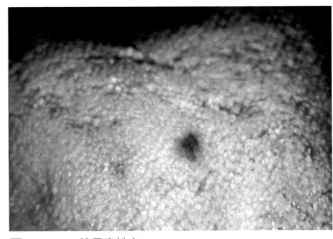

图 34.62　口腔黑素性斑

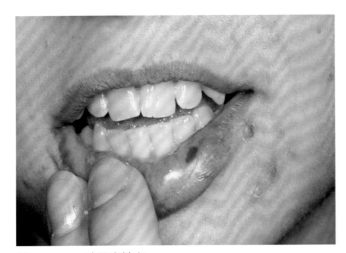

图 34.63　口腔黑素性斑

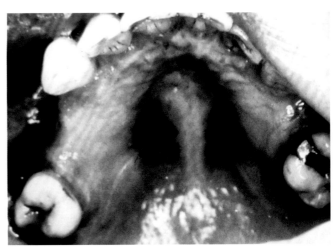

图 34.64　氯喹引起的色素沉着

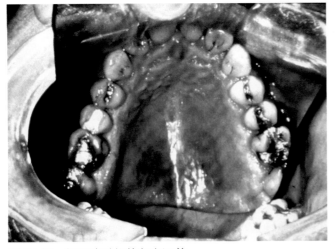

图 34.65　氯丙嗪引起的色素沉着

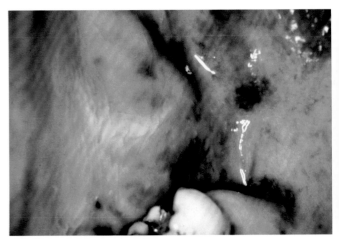

图 34.66　米诺环素引起的色素沉着

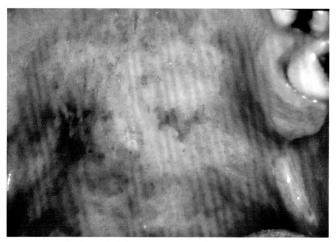

图 34.67 燕麦细胞癌相关的色素沉着

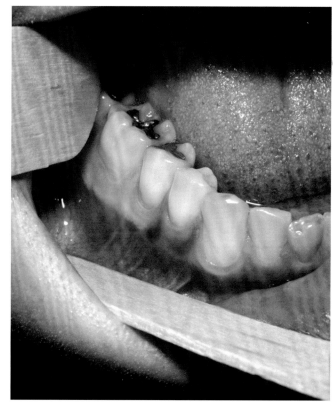

图 34.68 汞合金纹

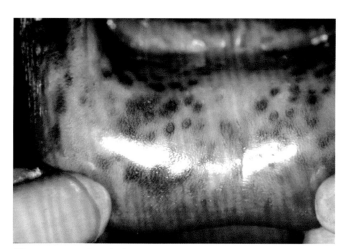

图 34.69 口腔黑变病

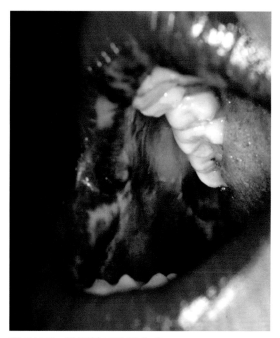

图 34.70 进展性口腔黑变病

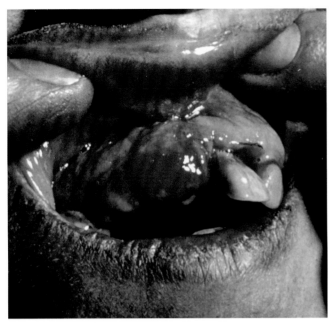

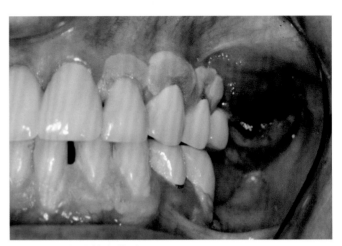

图 34.72　化脓性肉芽肿

图 34.71　牙龈瘤

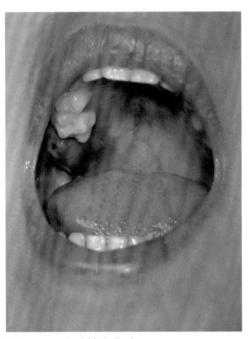

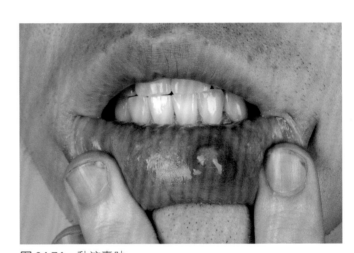

图 34.74　黏液囊肿

图 34.73　化脓性肉芽肿

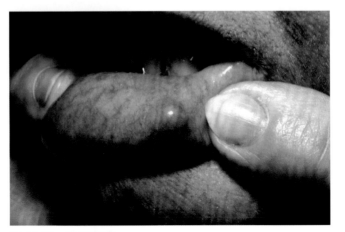

图 34.75　黏液囊肿

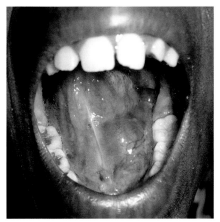

图 34.76 舌下囊肿

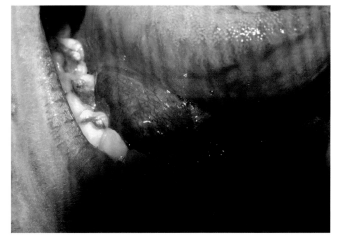

图 34.77 舌下囊肿（ *Courtesy Steven Binnick, MD* ）

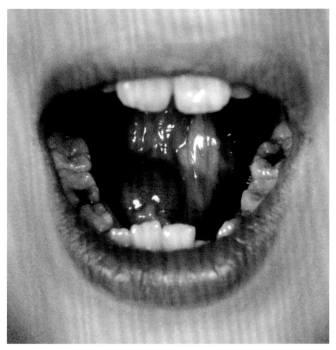

图 34.78 舌下囊肿（ *Courtesy Steven Binnick, MD* ）

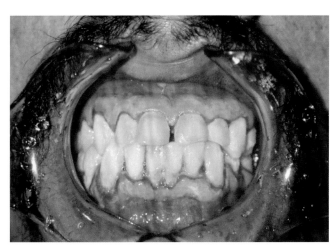

图 34.79 急性坏死性溃疡性龈口炎（ *Courtesy Department of Oral Medicine, University of Pennsylvania School of Dentistry* ）

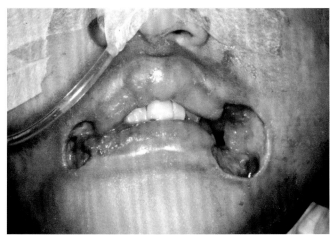

图 34.80 坏疽性口炎

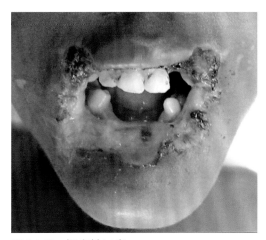

图 34.81 坏疽性口炎

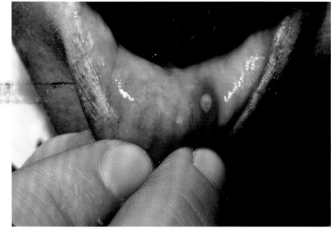

图 34.82　阿弗他口炎（*Courtesy Steven Binnick, MD*）

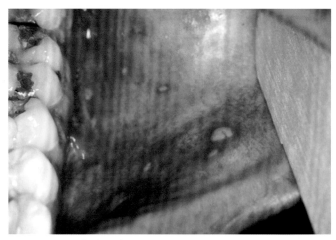

图 34.83　阿弗他口炎

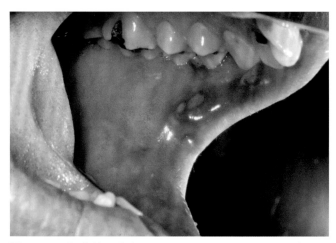

图 34.84　阿弗他口炎（*Courtesy Steven Binnick, MD*）

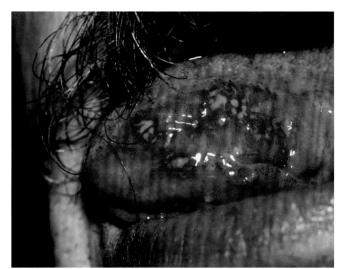

图 34.85　阿弗他口炎（*Courtesy Steven Binnick, MD*）

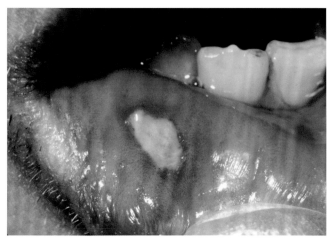

图 34.86　大阿弗他口炎

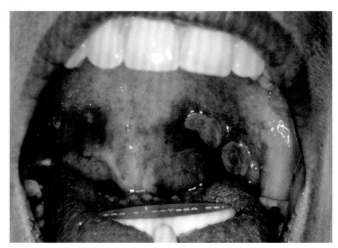

图 34.87　大阿弗他口炎

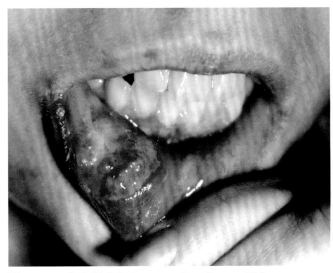

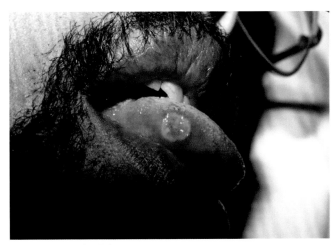

图 34.89　白塞氏病

图 34.88　白塞氏病（*Courtesy Ken Greer, MD*）

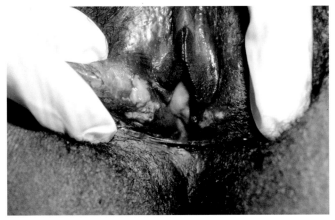

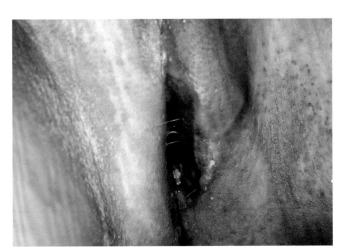

图 34.90　白塞氏病（*Courtesy Ken Greer, MD*）

图 34.91　白塞氏病

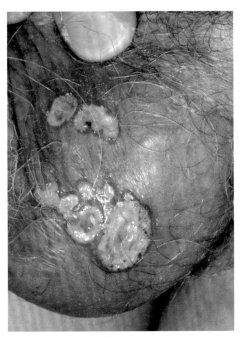

图 34.92　白塞氏病

（李春婷　译，路雪艳、王文慧　校）　　511

35 皮肤血管性疾病

本章将主要介绍皮肤血管性疾病，包括雷诺病、红斑性肢痛症、树枝状青斑、青斑样血管病、冷球蛋白血症、暴发性紫癜、浅表血栓性静脉炎、紫癜和血管炎等。与其他皮肤疾病一样，皮损的颜色、形态及分布对于做出准确诊断至关重要。免疫复合物介导的疾病常累及相关区域的皮肤，而血栓及血管收缩引起的疾病常累及肢端部位。毛细血管后微静脉或毛细血管受累的疾病极少引起皮肤坏死，并且倾向于引起圆形或椭圆形的皮损；而小动脉受累时通常引起尖角形、星形梗死和网状紫癜。毛细血管后微静脉受累的疾病可引起瘀斑或可触及性紫癜或斑疹性紫癜，而慢性毛细血管炎表现为含铁血黄素沉积及指纹样、环状、湿疹样或苔藓样的瘀斑。表现为星状或网状形态的血管炎包括抗中性粒细胞胞浆抗体相关性血管炎、类风湿性血管炎及败血症血管炎。缺血性疾病常伴随疼痛，且重度或长期的缺血会导致坏死。血管扩张可能与温度调节、异常的血液分流或小纤维神经病变相关，如红斑性肢痛症。皮损的形态及分布有助于皮肤活检部位及深度的正确选择。

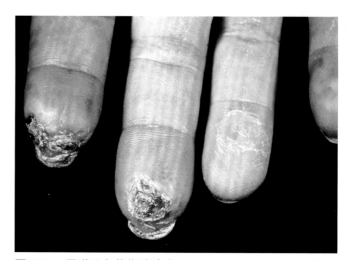

图 35.2 雷诺现象伴指端溃疡

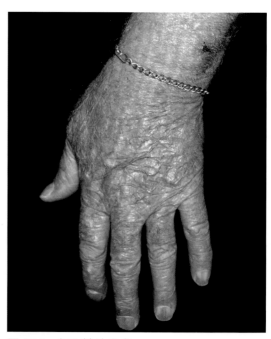

图 35.3 红斑性肢痛症

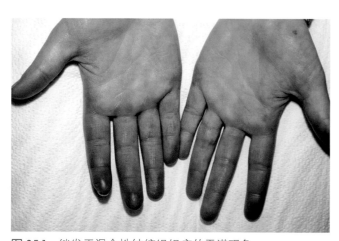

图 35.1 继发于混合性结缔组织病的雷诺现象

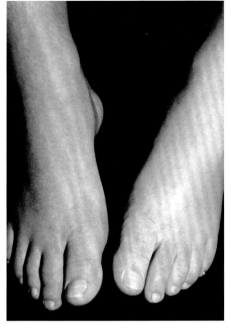

图 35.4　红斑性肢痛症

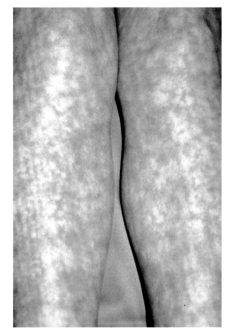

图 35.5　网状青斑

图 35.6　金刚烷胺引起的网状青斑

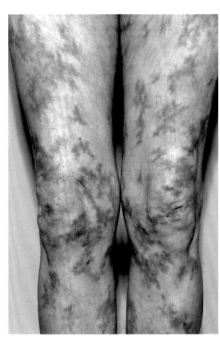

图 35.7　树枝状青斑

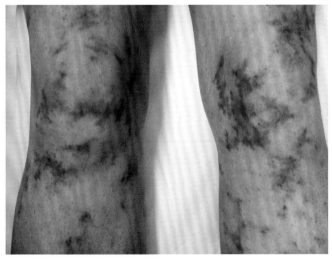

图 35.8　树枝状青斑（ *Courtesy Rui Tavares Bello, MD* ）

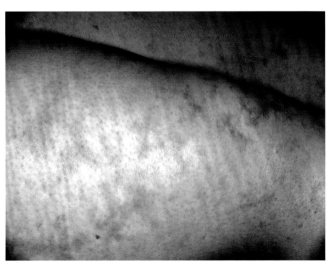

图 35.9　Sneddon 综合征

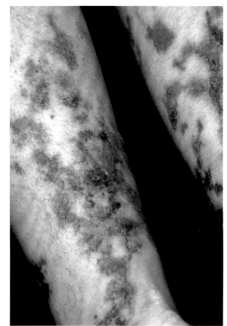

图 35.10　坏死性青斑

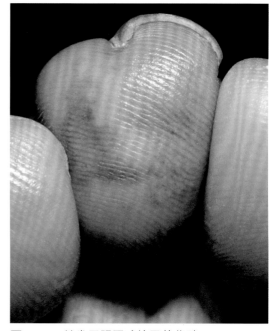

图 35.11　继发于胆固醇栓子的紫趾

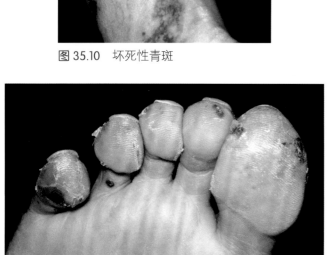

图 35.12　胆固醇栓子（*Courtesy Curt Samlaska, MD*）

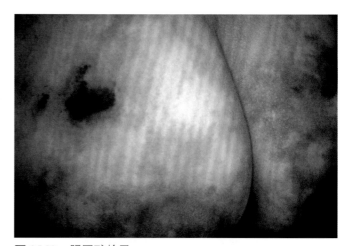

图 35.13　胆固醇栓子

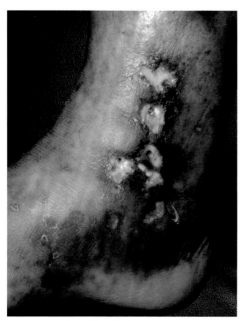

图 35.14　青斑样血管病

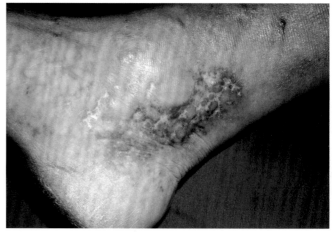

图 35.15　白色萎缩

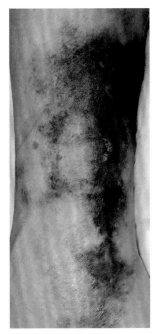

图 35.16　钙化防御

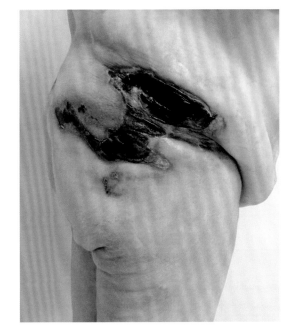

图 35.17　钙化防御

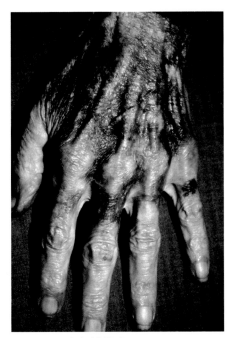

图 35.18　老年性紫癜

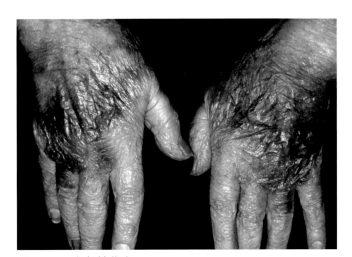

图 35.19　老年性紫癜

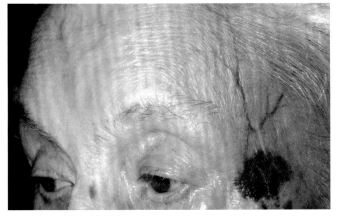

图 35.20　老年性紫癜

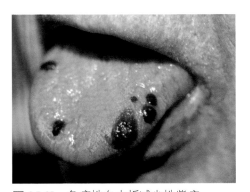

图 35.21　免疫性血小板减少性紫癜

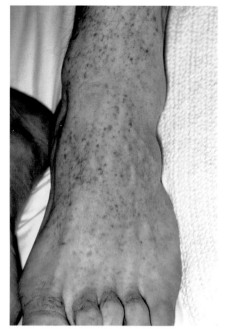

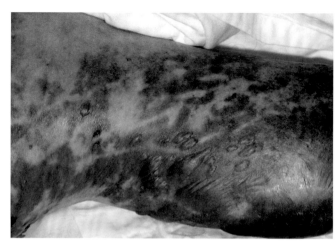

图 35.23　血栓性血小板减少性紫癜

图 35.22　免疫性血小板减少性紫癜

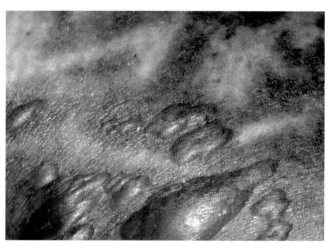

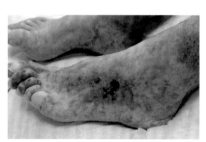

图 35.25　冷球蛋白血症性血管炎
（*Courtesy Robert Micheletti, MD*）

图 35.24　血栓性血小板减少性紫癜

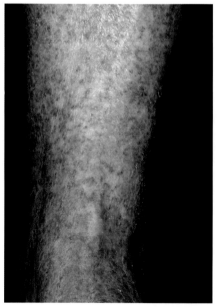

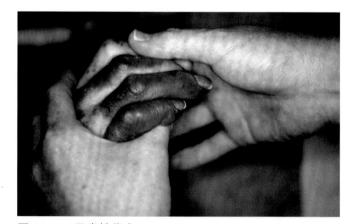

图 35.27　暴发性紫癜

图 35.26　Waldenström 高丙种球蛋白血症性紫癜

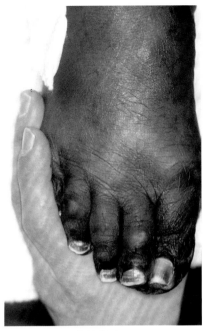

图 35.28　暴发性紫癜

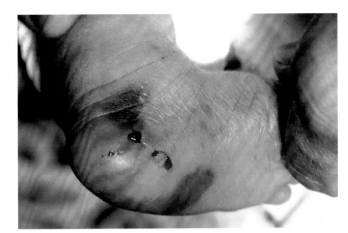

图 35.29　纯合型蛋白 C 缺乏症

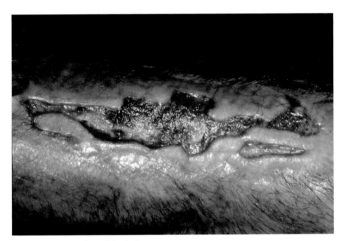

图 35.30　蛋白 S 缺乏症

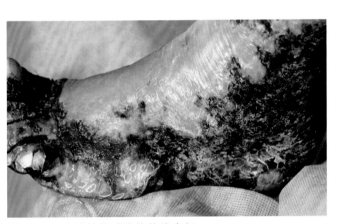

图 35.31　灾难性抗磷脂抗体综合征

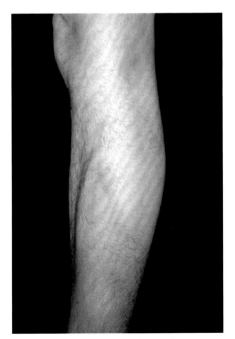

图 35.32　浅表性血栓性静脉炎

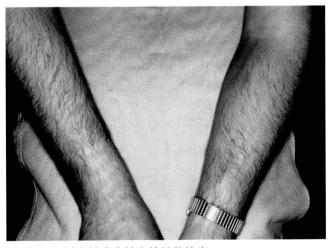

图 35.33　游走性浅表性血栓性静脉炎

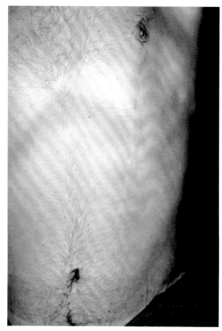

图 35.34　Mondor 病

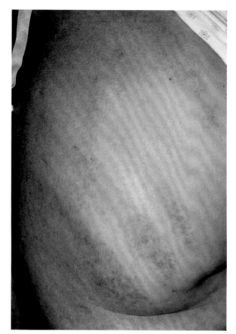

图 35.35　硬币摩擦引起的紫癜（*Courtesy Steven Binnick, MD*）

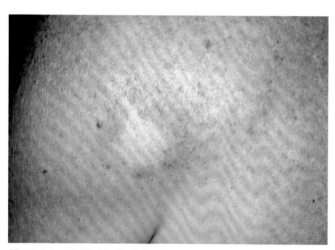

图 35.36　壁球引起的紫癜

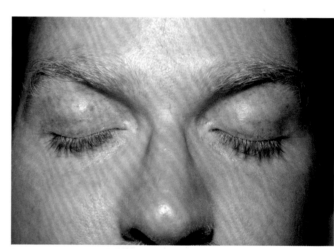

图 35.37　呕吐后出现的紫癜（*Courtesy Steven Binnick, MD*）

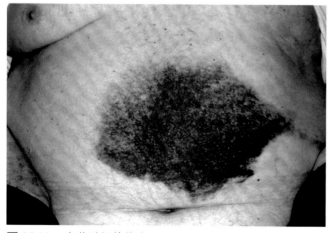

图 35.38　咳嗽引起的紫癜

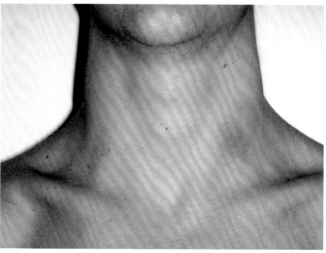

图 35.39　亲吻紫癜

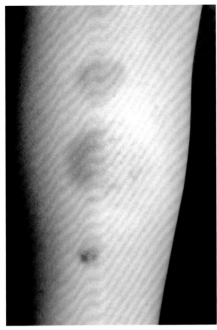

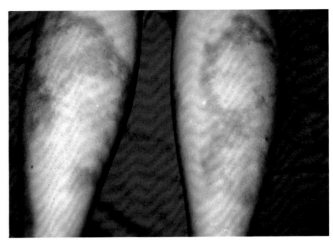

图 35.41　精神性紫癜（*Courtesy Steven Binnick, MD*）

图 35.40　精 神 性 紫 癜（*Courtesy Steven Binnick, MD*）

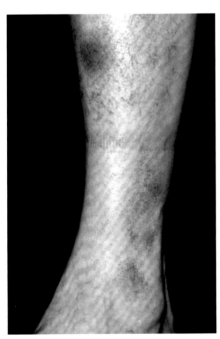

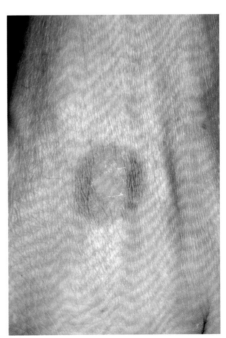

图 35.42　Schamberg 病

图 35.43　毛细血管扩张性环状紫癜

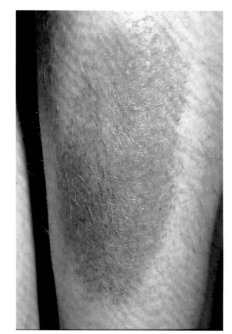

图 35.44　金黄色苔藓

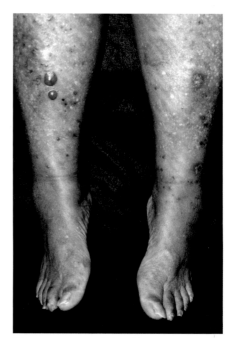

图 35.45　白细胞碎裂性血管炎

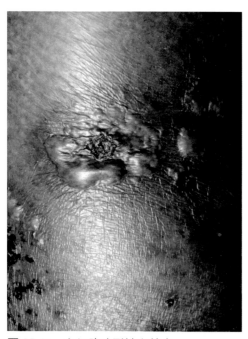

图 35.46　白细胞碎裂性血管炎

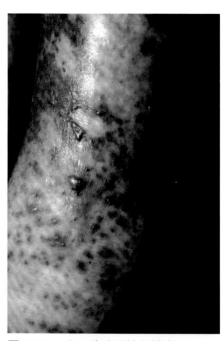

图 35.47　白细胞碎裂性血管炎

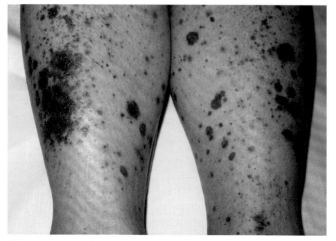

图 35.48　白细胞碎裂性血管炎（ *Courtesy Steven Binnick, MD* ）

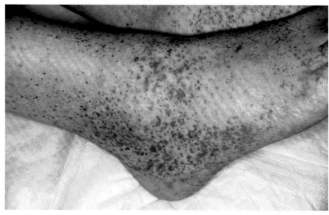

图 35.49　白细胞碎裂性血管炎

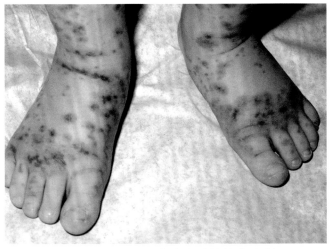

图 35.50 Henoch-Schönlein 紫癜（过敏性紫癜）(*Courtesy Steven Binnick, MD*)

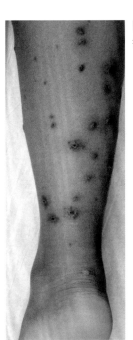

图 35.51 Henoch-Schönlein 紫癜（过敏性紫癜）

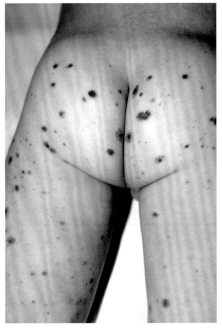

图 35.52 Henoch-Schönlein 紫癜（过敏性紫癜）

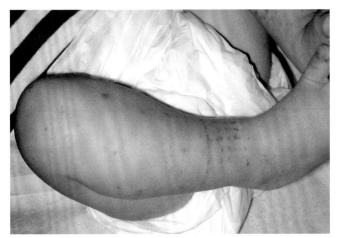

图 35.53 Henoch-Schönlein 紫癜（过敏性紫癜）注意压力部位的皮损

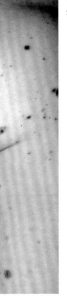

图 35.54 成人 Henoch-Schönlein 紫癜（过敏性紫癜）

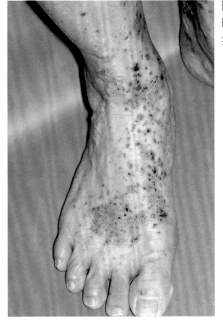

图 35.55 婴儿急性出血性水肿

安德鲁斯临床皮肤病图谱

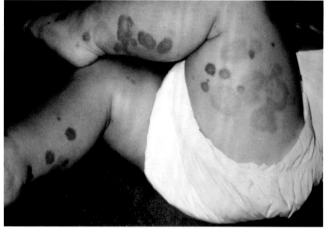

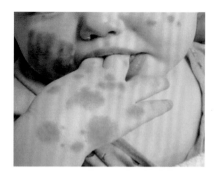

图 35.57　婴儿急性出血性水肿

图 35.56　婴儿急性出血性水肿

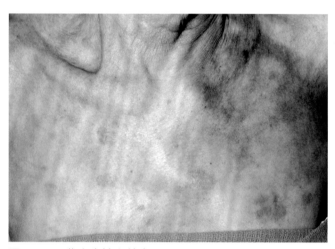

图 35.58　荨麻疹性血管炎

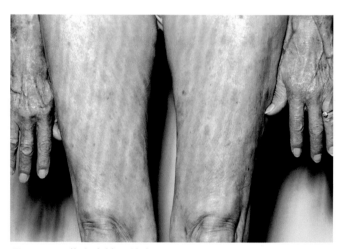

图 35.59　荨麻疹性血管炎

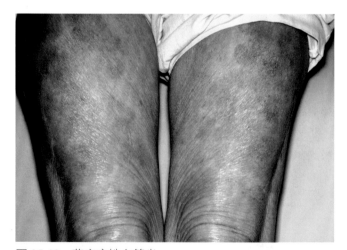

图 35.60　荨麻疹性血管炎

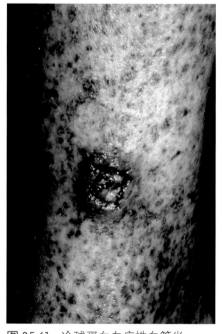

图 35.61　冷球蛋白血症性血管炎

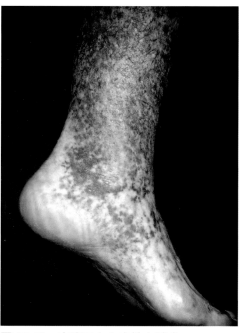

图 35.62　冷球蛋白血症性血管炎

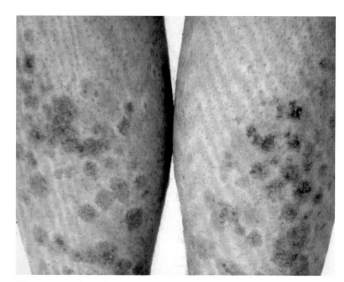

图 35.63　持久性隆起性红斑

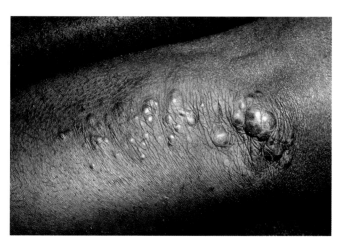

图 35.64　持久性隆起性红斑

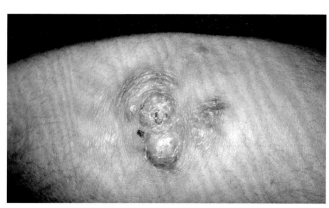

图 35.65　持久性隆起性红斑

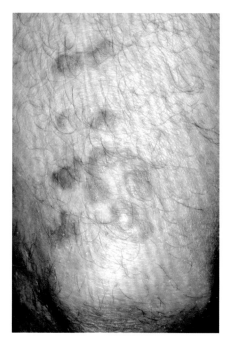

图 35.66　持久性隆起性红斑

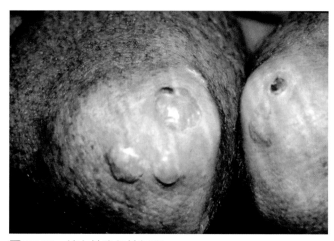

图 35.67　持久性隆起性红斑

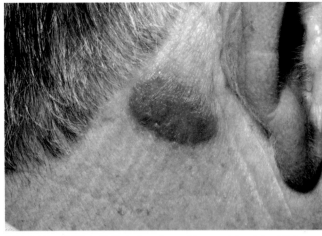

图 35.68　面部肉芽肿（*Courtesy Steven Binnick, MD*）

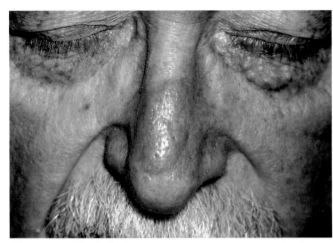

图 35.69　面部肉芽肿（*Courtesy Steven Binnick, MD*）

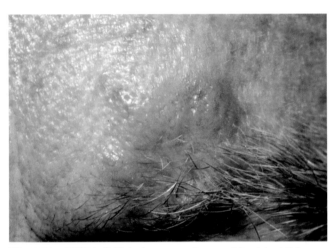

图 35.70　面部肉芽肿（*Courtesy Steven Binnick, MD*）

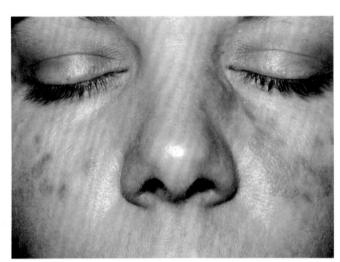

图 35.71　面部肉芽肿

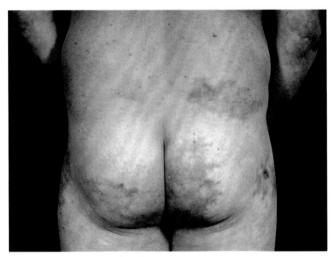

图 35.72　结节性多动脉炎

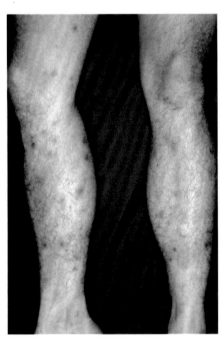

图 35.73　结节性多动脉炎

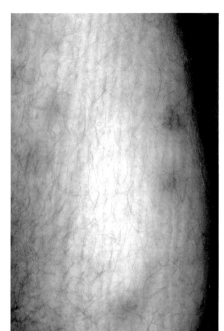

图 35.74　结节性多
动脉炎

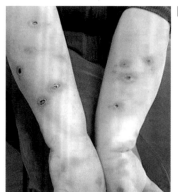

图 35.75　结节性多动脉炎

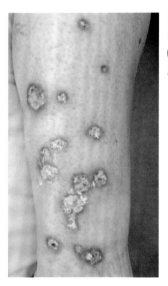

图 35.76　药物引起的抗中性
粒细胞胞浆抗体阳性的血管炎
（*Courtesy Robert Micheletti,
MD*）

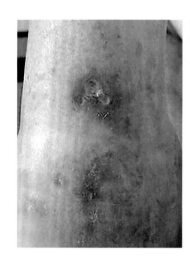

图 35.77　肉芽肿性多血
管炎（*Courtesy Campbell
Stewart, MD*）

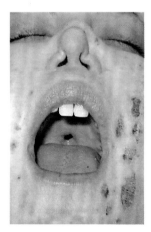

图 35.78　肉芽肿性多血管炎
（*Courtesy Campbell Stewart, MD*）

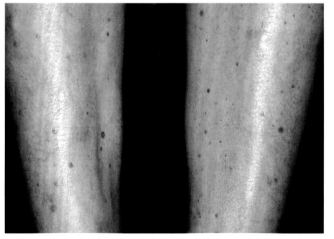

图 35.79　肉芽肿性多血管炎

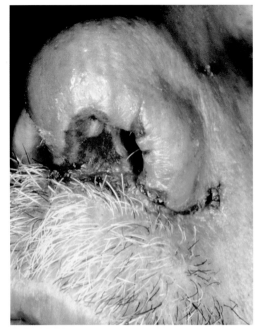

图 35.80　肉芽肿性多血管炎

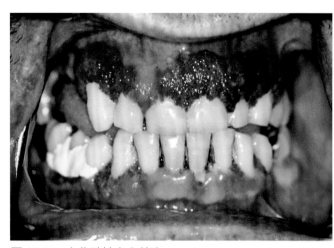

图 35.81　肉芽肿性多血管炎

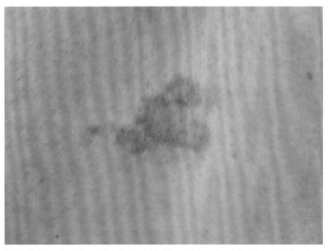

图 35.82　嗜酸细胞性肉芽肿性多血管炎患者的荨麻疹样斑块（Courtesy Robert Micheletti, MD）

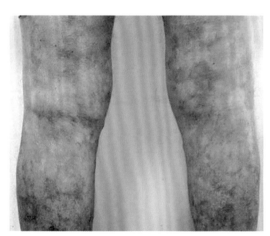

图 35.83　嗜酸细胞性肉芽肿性多血管炎（Courtesy Robert Micheletti, MD）

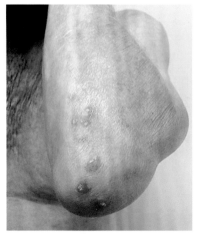

图 35.84　嗜酸细胞性肉芽肿性多血管炎（Courtesy Robert Micheletti, MD）

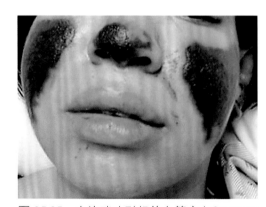

图 35.85　左旋咪唑引起的血管病（Courtesy Antoine Sreih, MD）

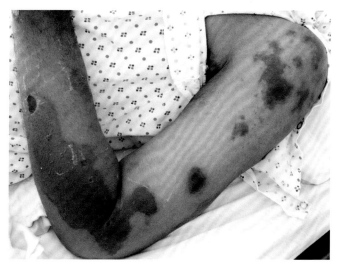

图 35.86 左旋咪唑引起的血管病（*Courtesy Misha Rosenbach, MD*）

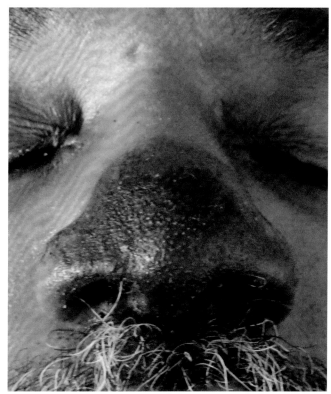

图 35.87 左旋咪唑引起的血管病（*Courtesy Misha Rosenbach, MD*）

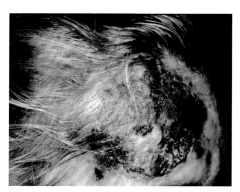

图 35.88 颞动脉炎

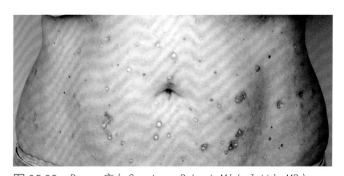

图 35.89 Degos 病（*Courtesy Robert Micheletti, MD*）

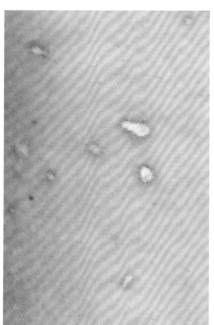

图 35.90 Degos 病（*Courtesy Robert Micheletti, MD*）

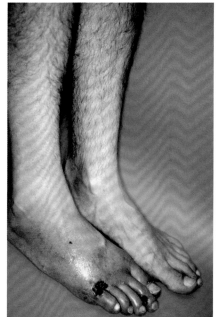

图 35.91 Buerger 病

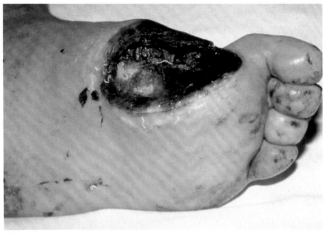

图 35.92　Buerger 病

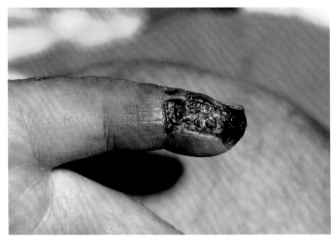

图 35.93　Buerger 病

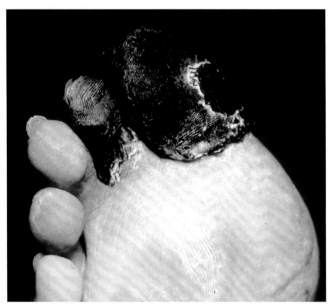

图 35.94　动脉硬化闭塞症

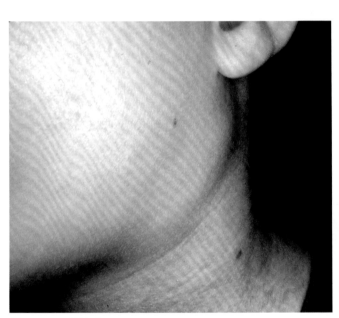

图 35.95　川崎病

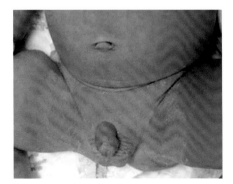

图 35.96　川崎病

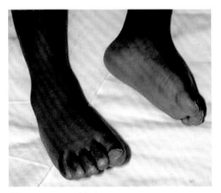

图 35.97　川崎病

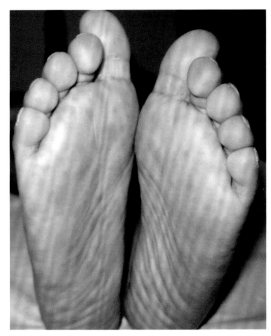

图 35.98　川崎病

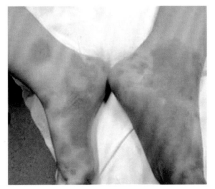

图 35.99　川崎病

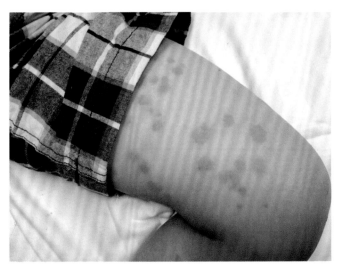

图 35.100　川崎病

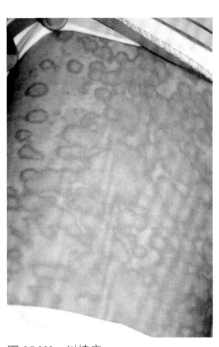

图 35.101　川崎病

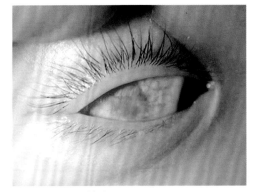

图 35.102　川崎病

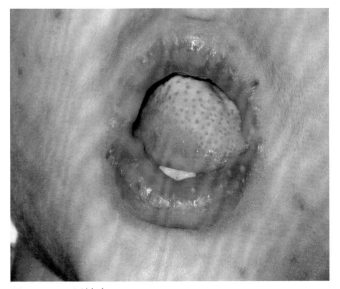

图 35.103　川崎病

安
德
鲁
斯
临
床
皮
肤
病
图
谱

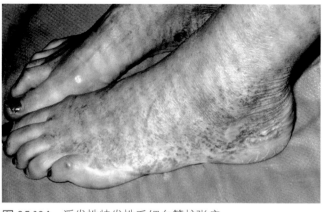

图 35.104　泛发性特发性毛细血管扩张症

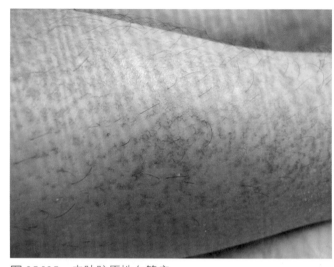

图 35.105　皮肤胶原性血管病

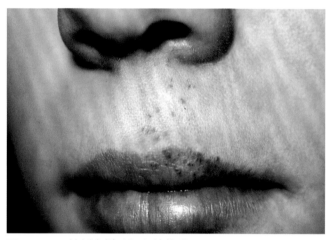

图 35.106　单侧痣样毛细血管扩张

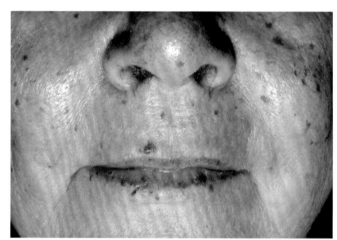

图 35.107　Osler-Weber-Rendu 病

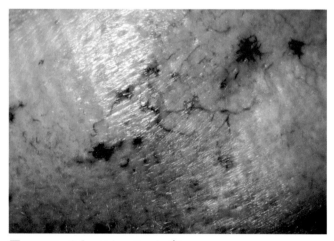

图 35.108　Osler-Weber-Rendu 病

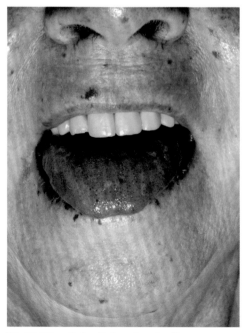

图 35.109　Osler-Weber-Rendu 病

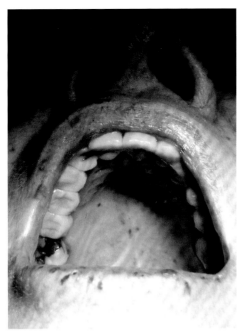

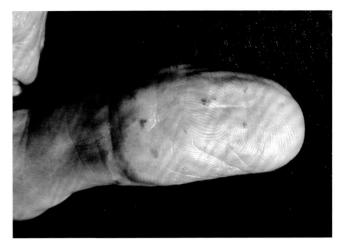

图 35.111　Osler-Weber-Rendu 病

图 35.110　Osler-Weber-Rendu 病

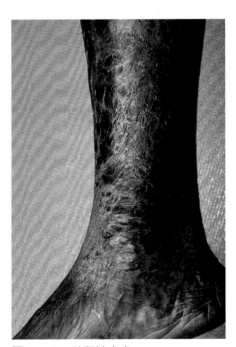

图 35.112　淤积性皮炎

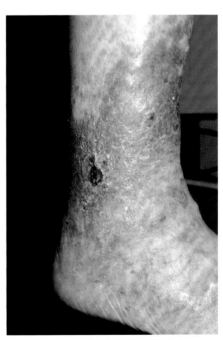

图 35.113　淤积性皮炎伴早期溃疡

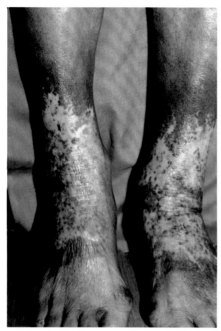

图 35.114　淤积性皮炎

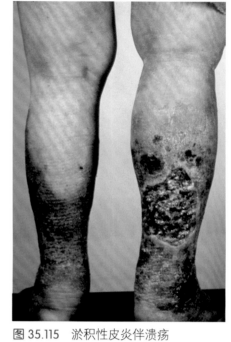

图 35.115　淤积性皮炎伴溃疡

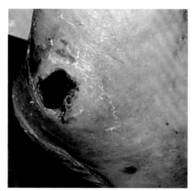

图 35.116　动脉性溃疡

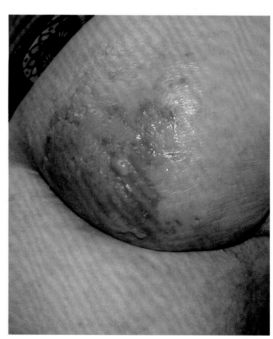

图 35.117　肥胖相关淋巴水肿

（朱思曼 译 王文慧、路雪艳 校）

色素性皮肤病可表现为色素脱失、色素减退或色素增多。皮损的颜色、形态及分布特点有助于获得正确诊断。白癜风分布可呈节段性（Blaschko线）、肢端（唇或指/趾端）或躯干。各种不同的表现都对治疗有提示。白癜风的皮损须与白色糠疹、色素减退性蕈样肉芽肿、麻风及结节性硬化症的碎纸屑样白斑和卵圆形-柳叶斑相鉴别。色素增多性皮损包括一系列相似的疾病谱，从苔藓样皮病到黄褐斑及神经纤维瘤病的牛奶咖啡斑。本章主要介绍其他章节未介绍的色素性皮肤病，包括白癜风、斑驳病、

色素性分界线、黄褐斑和Galli-Galli病。伍德灯对于这类疾病有诊断价值，因为色素的加强提示表皮色素改变，而伍德灯下异常色素的减弱提示真皮色素的沉积。局部外用药治疗对多种形式的表皮色素异常有效，而激光治疗往往更适合治疗真皮的色素。当通过临床检查不能得出特异性诊断时，就需要完善特定的病史及活检。Fontana染色可提示黑素的存在，免疫染色如Mart-1及Sox-10可以帮助确定皮损黑素细胞的模式和分布。

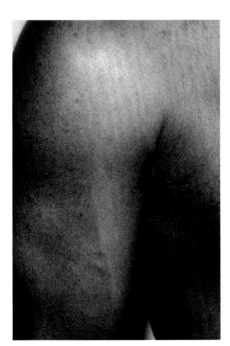

图 36.1　A 型色素性分界线

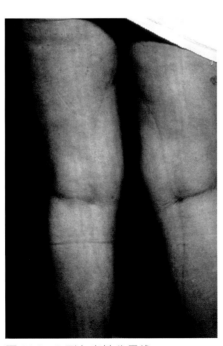

图 36.2　B 型色素性分界线

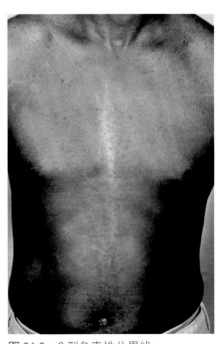

图 36.3　C 型色素性分界线

安德鲁斯临床皮肤病图谱

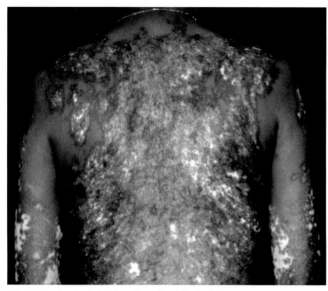

图 36.4　红斑狼疮引起的炎症后色素改变

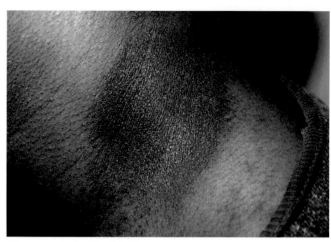

图 36.5　炎症后色素沉着（ *Courtesy Steven Binnick, MD* ）

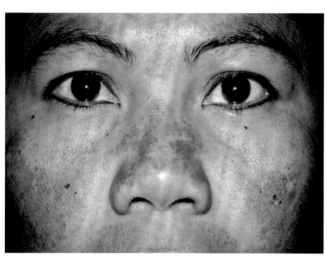

图 36.6　黄褐斑

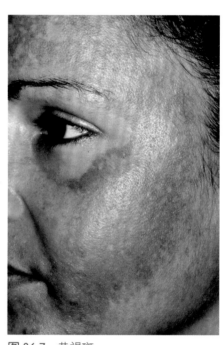

图 36.7　黄褐斑

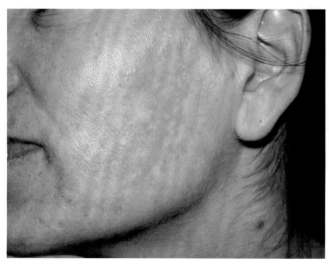

图 36.8　黄褐斑

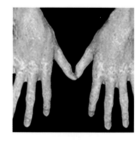

图 36.9　遗传性对称性色素异常病（ *Courtesy Department of Dermatology, Keio University, School of Medicine, Tokyo, Japan* ）

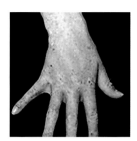

图 36.10 遗传性对称性色素异常病（*Courtesy Department of Dermatology, Keio University, School of Medicine, Tokyo, Japan*）

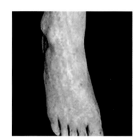

图 36.11 遗传性对称性色素异常病（*Courtesy Department of Dermatology, Keio University, School of Medicine, Tokyo, Japan*）

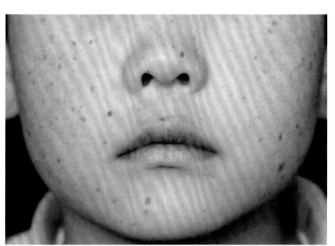

图 36.12 遗传性对称性色素异常病（*Courtesy Department of Dermatology, Keio University, School of Medicine, Tokyo, Japan*）

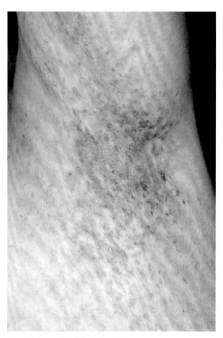

图 36.13 Galli-Galli 病

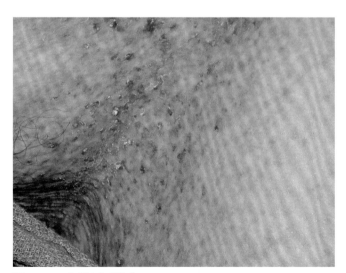

图 36.14 Galli-Galli 病

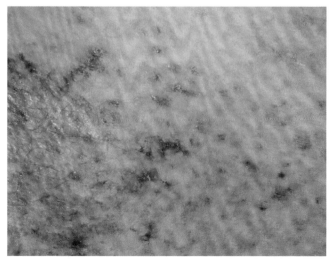

图 36.15 Galli-Galli 病

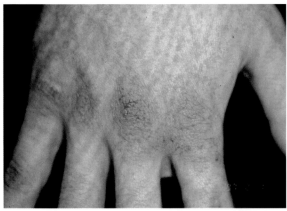

图 36.16 Kitamura 网状肢端色素沉着症 (*Courtesy Department of Dermatology, Keio University, School of Medicine, Tokyo, Japan*)

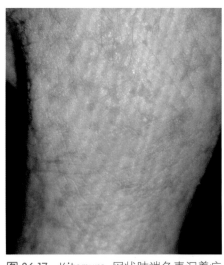

图 36.17 Kitamura 网状肢端色素沉着症 (*Courtesy Department of Dermatology, Keio University, School of Medicine, Tokyo, Japan*)

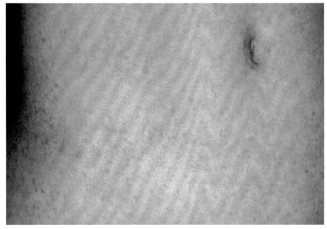

图 36.18 网状色素性皮病

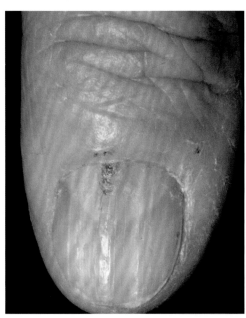

图 36.19 网状色素性皮病

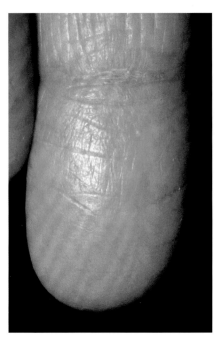

图 36.20 网状色素性皮病

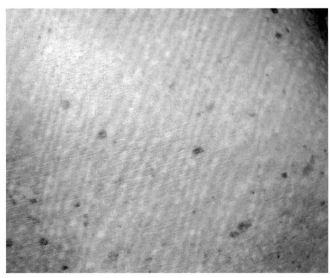

图 36.21 遗传性泛发性色素异常病 (*Courtesy VasanopVachiramon, MD*)

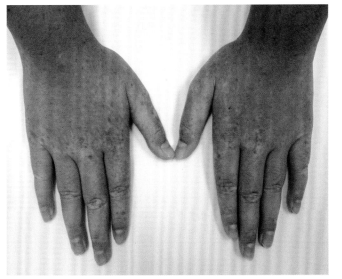

图 36.22　遗传性泛发性色素异常病（*Courtesy VasanopVachiramon, MD*）

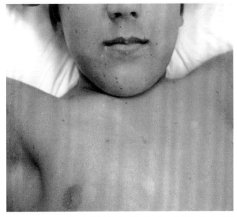

图 36.23　家族性进行性色素减退及色素沉着症（KITLG 基因突变）（*Courtesy Lara Wine-Lee, MD, PhD*）

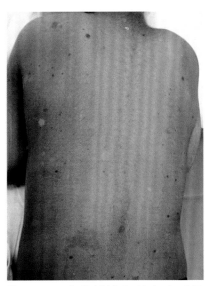

图 36.24　家族性进行性色素减退及色素沉着症（KITLG 基因突变）（*Courtesy Lara Wine-Lee, MD, PhD*）

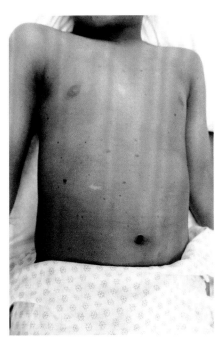

图 36.25　家族性进行性色素减退及色素沉着症（KITLG 基因突变）（*Courtesy Lara Wine-Lee, MD, PhD*）

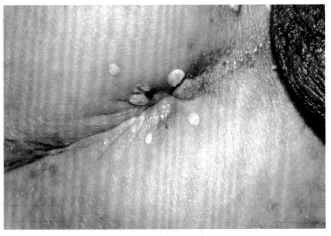

图 36.26　新生儿暂时性脓疱性黑变病

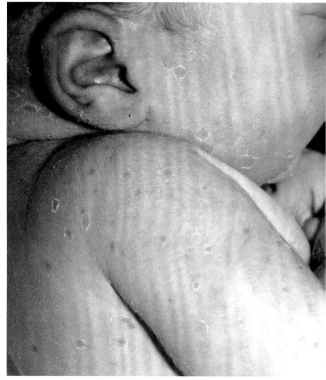

图 36.27 新生儿暂时性脓疱性黑变病

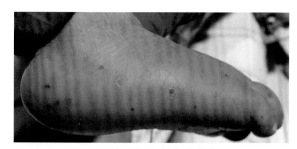

图 36.28 新生儿暂时性脓疱性黑变病

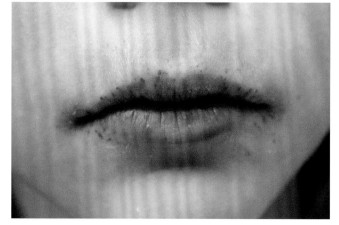

图 36.29 Peutz-Jeghers 综合征（口周黑子 - 肠息肉综合征）

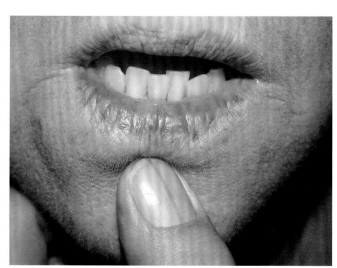

图 36.30 Laugier-Hunziker 综合征

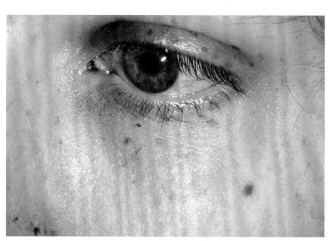

图 36.31 Carney 综合征

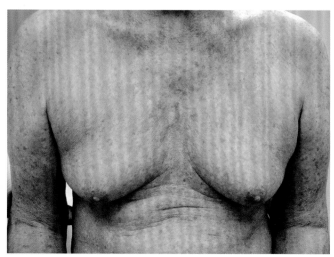

图 36.32 砷引起的色素改变

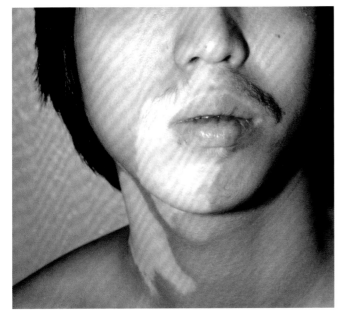

图 36.33　节段型白癜风

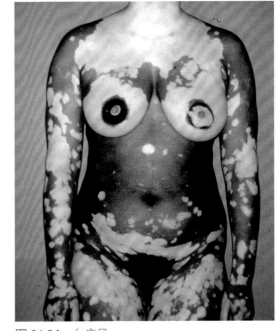

图 36.34　白癜风

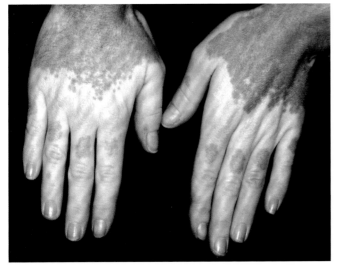

图 36.35　白癜风

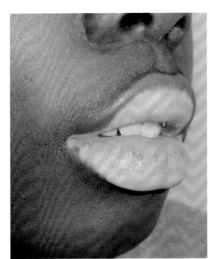

图 36.36　白癜风

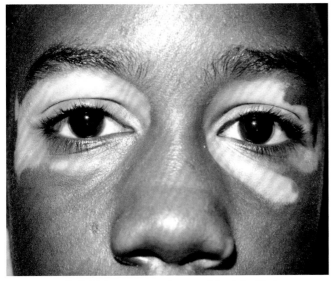

图 36.37　白癜风（ *Courtesy Steven Binnick, MD* ）

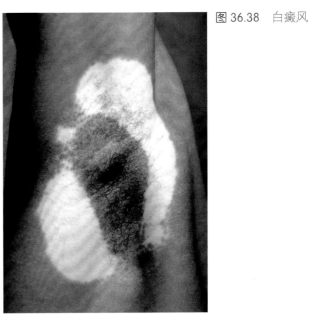

图 36.38　白癜风

539

安
德
鲁
斯
临
床
皮
肤
病
图
谱

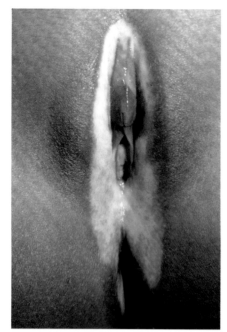

图 36.39　白癜风

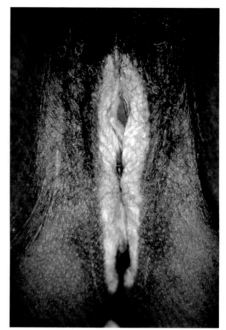

图 36.40　白癜风（*Courtesy Steven Binnick, MD*）

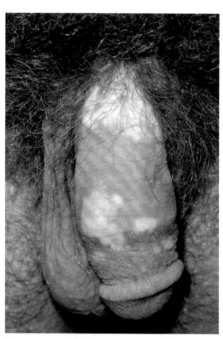

图 36.41　白癜风

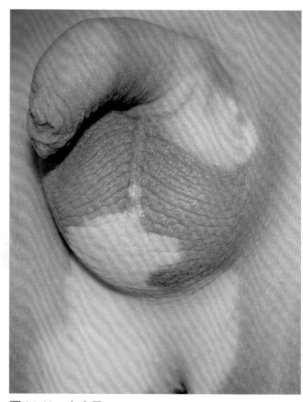

图 36.42　白癜风

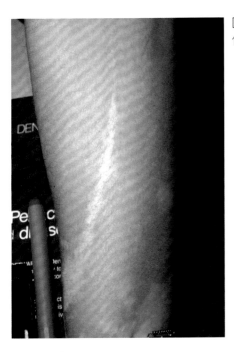

图 36.43 白癜风
伴同形反应

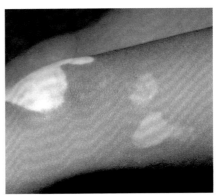

图 36.44 三色白癜风（*Courtesy Scott Norton, MD*）

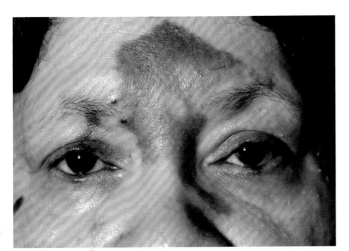

图 36.45 白癜风

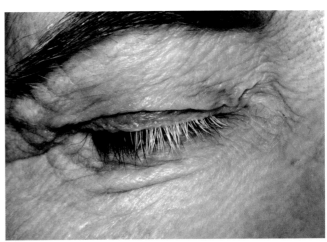

图 36.46 白癜风的白发症

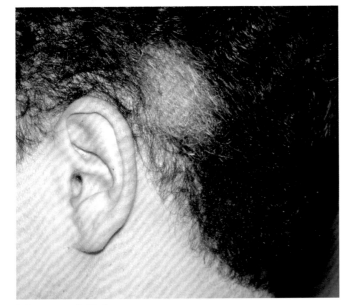

图 36.47 白发症

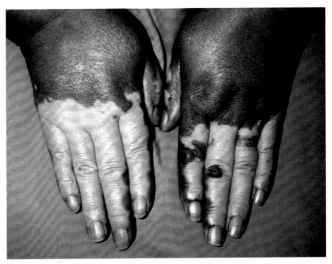

图 36.48 酚所致皮肤色素脱失

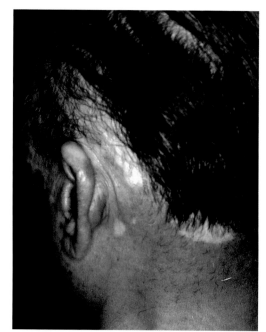

图 36.49　对苯二胺暴露引起的色素脱失

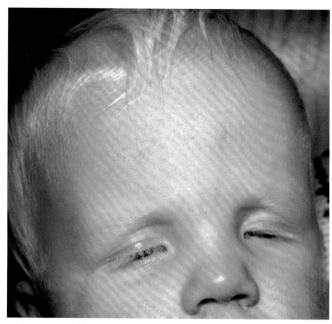

图 36.50　白化病

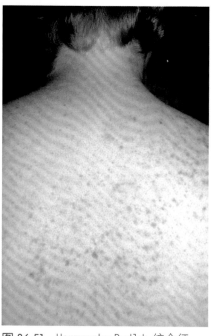

图 36.51　Hermansky-Pudlak 综合征

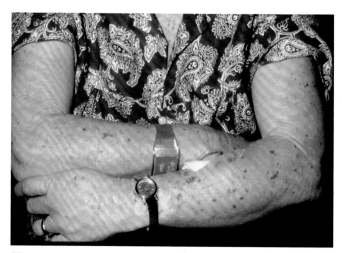

图 36.52　Hermansky-Pudlak 综合征

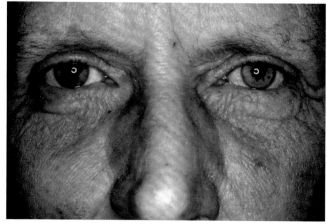

图 36.53　虹膜异色症

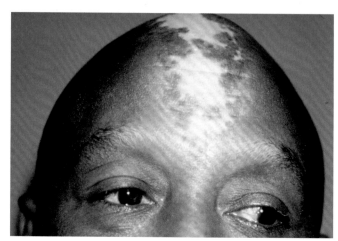

图 36.54　斑驳病

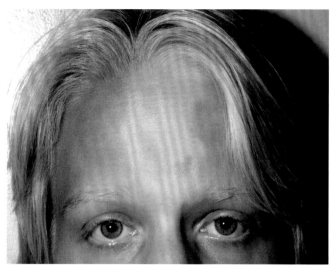

图 36.55 斑驳病

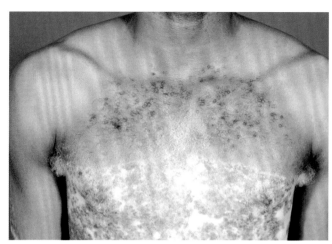

图 36.56 斑驳病

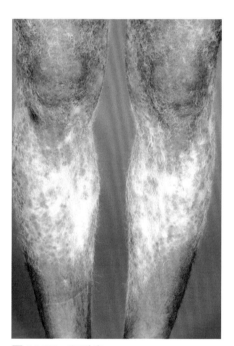

图 36.57 斑驳病

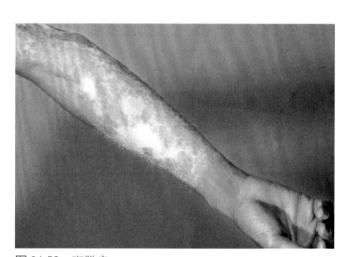

图 36.58 斑驳病

（朱思曼 译，王文慧、路雪艳 校）

索 引

A

B

C

D